国家出版基金项目
NATIONAL PUBLICATION FOUNDATION

临床手绘手术图谱丛书

名誉总主编　陈孝平　赵继宗　韩德民　宋尔卫　范先群
执行总主编　徐国成

普通外科
手绘手术图谱

精准手绘＋操作视频＋要点注释

顾　问　胡三元

主　编　徐国成　罗英伟　韩秋生

副主编　荆玉辰　齐亚力　章志丹

　　　　王　雷　康　悦　杨　昱

人民卫生出版社
·北 京·

编　者

（按姓氏笔画排序）

于　浩	中国医科大学附属第四医院	赵亚新	锦州医科大学附属第一医院
于晓鹏	中国医科大学附属盛京医院	荆玉辰	中国医科大学附属第一医院
王　雷	中国医科大学附属第一医院	姜　晗	中国医科大学附属第一医院
亓　明	大连医科大学附属第一医院	袁　鹏	中国医科大学附属第四医院
齐亚力	中国医科大学医学人文学院	徐国成	中国医科大学医学人文学院
许　东	中国医科大学附属第四医院	唐元新	中国医科大学附属第四医院
李　岩	沈阳市第七人民医院	康　悦	辽宁省肿瘤医院
李　晰	中国医科大学附属第一医院	章志丹	中国医科大学附属第一医院
李　璇	中国医科大学附属第一医院	梁　栋	中国医科大学附属第一医院
李馨桐	中国医科大学附属第一医院	寇有为	中国医科大学附属盛京医院
杨　昱	中国医科大学附属第一医院	韩秋生	中国医科大学医学人文学院
张丹怡	中国医科大学医学人文学院	焦　朕	辽宁省健康产业集团铁煤总医院
罗英伟	中国医科大学附属第一医院	温　浩	中国医科大学附属第一医院

出版说明

每一位手术医师的成长都需要资深专家的言传身教，但大型三甲医院资深专家直接带教的资源非常有限。高质量的出版工作无疑是解决这一矛盾的重要抓手。

高质量大型丛书的编写，需要一大批来自不同领域的高水平专家充分发挥各自的优势，并最终实现彼此优势的互补和融合。对于临床手术操作类的出版物，以手绘图为基础，文、图和手术视频的有机结合无疑是最佳的呈现方式。要实现这种呈现方式，需要不同领域专家的优势互补。

为了做好丛书的顶层设计，并保障内容的科学性和权威性，12位院士担任了丛书的名誉总主编和名誉顾问，来自全国30多家单位的40多位国家重点学科带头人担任了各分册的学术顾问。为了实现丛书文、图、视频的有机融合，丛书的作者队伍由来自全国50多家院校的268位医学专家、医学绘图专家和医学教育技术专家共同组成。考虑到绘图和录像制作过程中需要反复的沟通，具有医学绘图优势的中国医科大学和中国人民解放军北部战区总医院的一线骨干专家承担了较多的具体工作。各分册的主编由医学绘图专家和临床专家共同担任，考虑到插图绘制工作需要投入更多的时间，各分册的第一主编大多是绘图专家。

丛书涵盖普通外科、神经外科、胸外科、心脏外科、骨科、整形外科、泌尿外科、妇产科、眼科、耳鼻咽喉科以及肛肠外科共11个手术学科，内容涉及临床常见手术1 000余种，每个手术的内容包括适应证、禁忌证、术前准备、麻醉、体位、手术步骤/要点以及术后处理等，相应的内容都配有手绘插图（手绘插图10 000余幅），并通过二维码融入手术视频近200个。该丛书的内容充分展现了医学与美学、基础医学与临床医学、纸质载体与数字出版的完美结合。

初稿完成后，经过层层筛选和评审，该丛书获得了国家出版基金的资助。这充分体现了行业主管部门和相关评审专家对该丛书编写工作的肯定和支持。期待丛书出版后能得到每一位读者的肯定和支持。

丛书编写委员会顾问

名誉顾问（按姓氏笔画排序）

马　丁　院士　　王　俊　院士　　田　伟　院士　　胡盛寿　院士

郭应禄　院士　　黄荷凤　院士　　戴尅戎　院士

顾问（按姓氏笔画排序）

马建民	首都医科大学附属北京同仁医院	冯杰雄	华中科技大学同济医学院附属同济医院
王　硕	首都医科大学附属北京天坛医院	朱　兰	北京协和医院
王宁利	首都医科大学附属北京同仁医院	庄　建	广东省人民医院
王雨生	空军军医大学西京医院	刘中民	上海市东方医院
王国斌	华中科技大学同济医学院附属协和医院	刘伦旭	四川大学华西医院
王建六	北京大学人民医院	刘继红	华中科技大学同济医学院附属同济医院
王深明	中山大学附属第一医院	李华伟	复旦大学附属眼耳鼻喉科医院
王辉山	中国人民解放军北部战区总医院	李青峰	上海交通大学医学院附属第九人民医院
毛　颖	复旦大学附属华山医院	吴文铭	北京协和医院
毛友生	中国医学科学院肿瘤医院	吴新宝	北京积水潭医院
孔维佳	华中科技大学同济医学院附属协和医院	谷涌泉	首都医科大学宣武医院

辛世杰	中国医科大学附属第一医院	敖英芳	北京大学第三医院
沈　铿	北京协和医院	徐国兴	福建医科大学附属第一医院
张建宁	天津医科大学总医院	翁习生	北京协和医院
张潍平	首都医科大学附属北京儿童医院	郭　卫	北京大学人民医院
陈　忠	首都医科大学附属北京安贞医院	唐康来	陆军军医大学西南医院
陈规划	中山大学附属第三医院	龚树生	首都医科大学附属北京友谊医院
邵增务	华中科技大学同济医学院附属协和医院	董念国	华中科技大学同济医学院附属协和医院
金　杰	北京大学第一医院	蒋　沁	南京医科大学附属眼科医院
胡三元	山东大学齐鲁医院	蒋　青	南京大学医学院附属鼓楼医院
姜春岩	北京积水潭医院	雷光华	中南大学湘雅医院
贺西京	西安交通大学第二附属医院	魏　强	四川大学华西医院

丛书目录

妇产科手绘手术图谱 —— 精准手绘+操作视频+要点注释

眼科手绘手术图谱 —— 精准手绘+操作视频+要点注释

耳鼻咽喉科手绘手术图谱 —— 精准手绘+操作视频+要点注释

神经外科手绘手术图谱 —— 精准手绘+操作视频+要点注释

胸外科手绘手术图谱 —— 精准手绘+操作视频+要点注释

心脏外科手绘手术图谱 —— 精准手绘+操作视频+要点注释

普通外科手绘手术图谱 —— 精准手绘+操作视频+要点注释

泌尿外科手绘手术图谱 —— 精准手绘+操作视频+要点注释

肛肠外科手绘手术图谱 —— 精准手绘+操作视频+要点注释

骨科手绘手术图谱 —— 精准手绘+操作视频+要点注释

整形外科手绘手术图谱 —— 精准手绘+操作视频+要点注释

序

手术是外科、妇产科、眼科、耳鼻喉科等专科治疗疾病的主要方法，也是每一位手术医师必备的能力。这种能力的培养是一个循序渐进的过程，需要将前辈们的学术思想、人文精神、临床经验及手术技巧等提炼并加以融合，精益求精，旨在提高手术治疗的效果。

手术技术的传承需要传帮带，需要良师益友，需要一本好的手术图谱以供参考。要把临床手术以深入浅出的方式讲明白，一定要"图文并茂"，如果能做到图、文和视频相结合则是最理想的呈现方式。随着数码技术的发展，手术照片图的获取比较容易，但对于初学者和低年资医师来说，照片图对手术野解剖结构的呈现不够清晰，手绘线条图则能更好地帮助读者明确手术区域的解剖结构，掌握手术的基本操作步骤。此外，手术操作从某种角度来说是一个局部结构重塑整形的过程，带着美术创作的理念进行手术操作也是每一个优秀的手术医师需要培养的软实力。再者，对于读者来说，手术全过程的浏览，有助于把握手术的全貌，是非常必要的。

为了解决以上核心问题，该套丛书的编写团队不仅包括外科知名专家团队，还组建了优秀的医学美术团队，以及手术视频制作的IT技术团队。10 000余幅手绘插图精准地展示了手术入路和解剖层次结构，1 000余种手术要点的讲解凝聚了编者多年的临床经验，100多种常规手术操作视频呈现了临床手术的全程操作技巧。该丛书以图、文、视频全面展示的方式，将手术操作理论与实践有机结合，将医学与美学完美融合，让读者在掌握手术操作的同时也感受到美学的熏陶，并将美学逐步内化到具体的手术操作中去。

善于继承才能善于创新，基于本来才能开辟未来。该丛书的编写是基于前辈智慧的传承与创新，是在继承中转化，是在学习中超越。丛书体现了每位编者的创新性，更体现了编写团队300多位专家充分沟通、密切合作的集成性。丛书编写的背后凝结了全体创作者多年的心血和汗水，蕴含了临床专家、医学美术和视频拍摄人员的精诚合作，体现了薪火相传的大国工匠精神。

期待该丛书能在知识的传播、文化的传承中结出硕果，以更好地满足人民对医疗卫生服务的新期待！

陈孝平

中国科学院院士

前　言

手术是治疗外科疾病的重要手段，而手术质量直接关系到治疗效果。因此，外科医师应十分重视手术操作中的每一个环节、每一个过程。外科手术所采用的各种术式，只能在一定的基础之上规范进行，这就要求外科医生在正确处理复杂的外科疾病，尤其是危重疾病时，手术操作必须熟练，思路必须清晰，谙熟某些常规手术的规范步骤，进而在外科实践中，理论结合实践，逐步养成优良的外科素质。

可以说，外科手术的思维是一种立体思维，而用冗长的文字描述手术过程对年轻外科医生来说难免有过于抽象之嫌，因此以图谱为主、辅以文字说明的外科手术参考书籍，是广大外科医生所向往和青睐的。

本书是基于以上原则，从普通外科临床实践出发，在参阅了国外经典著作、国内有关资料的基础上，博采众家之长，并结合自己的临床经验撰写、编著而成。

全书有插图1200余幅，并配有文字说明，其中包括手术适应证、术前准备、麻醉、体位、手术步骤、术中要点和术后处理等，系统介绍了各类规范、经典的手术术式和正规的操作方法。各术式的每个操作步骤层次分明、简明扼要、准确无误、通俗易懂。此外，书中还配有一些经典手术的视频，以进一步提升内容的实用性。

本书注重基础。虽然目前国内外手术学进展较快，各种新技术层出不穷，但打好基础是每个外科医生都需要的，只有掌握了基本的手术技巧，才能够开展新技术并熟练掌握。同时，本书也参阅了国内外最新的手术学进展，注重立体思维，突出实用，力求创新，以插图为主，辅以简要的文字说明，使读者一目了然。

由于时间仓促和实践经验有限，书中可能存在不足之处，恳请同道批评、指正。

编　者

2023 年 1 月

目　录

第一章			
急诊手术	第一节	静脉剖开术	002
	第二节	中心静脉穿刺	003
	第三节	清创缝合术	007
	第四节	脓肿切开引流术	009
	第五节	痈切开引流术	010
	第六节	甲周围炎切开引流术	012
	第七节	化脓性指头炎切开引流术	014
	第八节	拔甲术	015
	第九节	嵌甲切除术	017

第二章			
体表肿物切除术	第一节	鸡眼与胼胝切除术	020
	第二节	寻常疣切除术	021
	第三节	皮肤黑痣切除术	022
	第四节	腋臭切除术	023
	第五节	脂肪瘤切除术	024
	第六节	皮脂腺囊肿切除术	025
	第七节	神经纤维瘤切除术	026
	第八节	血管瘤切除术	027
	第九节	淋巴结活检术	028

第三章	第一节	乳腺脓肿切开引流术	032
乳腺手术	第二节	乳腺良性肿物切除术	034
	第三节	输乳管内乳头状瘤切除术	036
	第四节	乳腺区段切除术	037
	第五节	乳房单纯切除术	039
	第六节	皮下乳腺切除术	041
	第七节	乳腺癌根治性切除术	042
	第八节	简化乳腺癌根治性切除术	047
	第九节	乳腺癌保乳手术	051
	第十节	乳腺癌扩大根治性切除术	053

第四章	第一节	甲状腺腺瘤或囊肿切除术	058
甲状腺手术	第二节	甲状腺大部切除术	060
	第三节	甲状腺全切除术	068
	第四节	甲状腺癌颈淋巴结清扫术	070
	第五节	甲状旁腺切除术	076
	第六节	甲状舌管囊肿、瘘管切除术	079

第五章	第一节	大隐静脉高位结扎及静脉剥脱术	084
周围血管手术	第二节	小隐静脉高位结扎及静脉剥脱术	090
	第三节	动脉 Fogarty 导管取栓术	091
	第四节	后天性动静脉瘘切除术	093
	第五节	四肢动脉瘤切除术	096

	第六节	颈动脉瘤切除术	099
	第七节	肾下腹主动脉瘤切除术	101
	第八节	腹主动脉瘤腔内修复术	108
	第九节	主-股动脉人工血管旁路移植术	111
	第十节	股-股动脉人工血管旁路移植术	116
	第十一节	腋-股动脉人工血管旁路移植术	118
	第十二节	倒置大隐静脉股腘动脉旁路移植术	122
	第十三节	原位大隐静脉股远端动脉旁路移植术	125

第六章	第一节	腹股沟斜疝修补术	130
腹外疝的手术	第二节	腹股沟直疝修补术	138
	第三节	股疝修补术	140
	第四节	嵌顿性腹股沟疝修补术	143
	第五节	脐疝修补术	145
	第六节	腹壁切口疝修补术	148

第七章	第一节	胃切开术	152
胃、十二指肠手术	第二节	胃造瘘术	153
	第三节	胃十二指肠溃疡穿孔修补术	157
	第四节	胃空肠吻合术	158
	第五节	胃大部切除胃空肠吻合术（Billroth Ⅱ）	161
	第六节	胃大部切除胃空肠吻合术（Billroth Ⅰ）	171
	第七节	胃穿通性溃疡的胃切除术	175
	第八节	十二指肠溃疡切除困难的胃切除术	176

第九节	高位胃溃疡的胃切除术	180
第十节	十二指肠损伤修补术	182
第十一节	胃切除术后再次手术	186
第十二节	迷走神经切断术	187
第十三节	胃癌根治性远侧胃切除术	191
第十四节	胃癌根治性全胃切除术	196
第十五节	全胃切除联合尾侧半胰、脾切除术	200
第十六节	近侧胃切除术	203
第十七节	十二指肠憩室切除术	208
第十八节	幽门成形术	210

第八章

小肠、结直肠手术

第一节	小肠穿孔修补术	215
第二节	小肠部分切除术	217
第三节	小肠造口术	224
第四节	小肠外瘘闭合术	226
第五节	肠梗阻的手术	229
第六节	梅克尔憩室切除术	236
第七节	肠系膜肿瘤摘除术	238
第八节	急性阑尾炎	240
第九节	阑尾脓肿切开引流术	247
第十节	盲肠造瘘术	248
第十一节	根治性右半结肠切除术	250
第十二节	右半结肠切除术	254
第十三节	分期右半结肠切除术	255
第十四节	横结肠切除术	257
第十五节	回盲部旷置术	259

第十六节　横结肠双腔造瘘术　261

第十七节　根治性左半结肠切除术　264

第十八节　左半结肠切除术　267

第十九节　分期左半结肠切除术　269

第二十节　乙状结肠癌切除术　269

第二十一节　乙状结肠单腔造瘘术　271

第二十二节　结肠造口闭合术　273

第二十三节　经腹息肉切除术　275

第二十四节　经腹会阴联合直肠癌根治术（Miles 手术）　277

第二十五节　直肠癌 Hartmann 手术　283

第二十六节　经腹直肠癌切除术（Dixon 手术）　284

第二十七节　直肠癌切除、保留肛门结肠拉出术　286

第九章

肝脏手术

第一节　肝外伤缝合术　290

第二节　肝清创引流术　293

第三节　肝脓肿切开引流术　294

第四节　肝棘球蚴囊肿内囊摘除术　298

第五节　肝囊肿开窗术　300

第六节　肝血管瘤核除术　301

第七节　肝部分切除术　303

第八节　肝左外侧叶切除术　305

第九节　左半肝切除术　309

第十节　肝左三叶切除术　312

第十一节　肝右后叶切除术　314

第十二节　右半肝切除术　317

第十三节　肝右三叶切除术　320

	第十四节	中叶肝切除术	322
	第十五节	第Ⅷ肝段切除术	324
	第十六节	肝尾状叶切除术	325

第十章	第一节	胆囊造瘘术	330
胆道手术	第二节	胆囊切除术	332
	第三节	腹腔镜胆囊切除术	337
	第四节	胆囊部分切除术	341
	第五节	胆总管探查引流术	342
	第六节	经十二指肠奥迪括约肌成形术	345
	第七节	胆总管十二指肠吻合术	347
	第八节	肝外胆管空肠Roux-en-Y吻合术	349
	第九节	人工乳头间置空肠胆总管肠道吻合术	351
	第十节	胆囊空肠吻合术	354
	第十一节	肝内胆管空肠吻合术	355
	第十二节	胆总管端端吻合术	359
	第十三节	胆总管成形术	360
	第十四节	肝门部胆管癌切除术	361
	第十五节	中部胆管癌切除术	366

第十一章	第一节	胰腺损伤剖腹探查术	369
胰脾手术	第二节	急性坏死性胰腺炎切开引流术	373
	第三节	胰管空肠吻合术	375
	第四节	胆胰管空肠双重吻合术	379

第五节　　胰腺囊肿摘除术　　381

第六节　　胰腺囊肿内引流术　　382

第七节　　胰腺囊肿外引流术（造袋术）　　385

第八节　　胰瘘胃（空肠）吻合术　　387

第九节　　胰岛细胞瘤核除术　　389

第十节　　胰体尾部切除术　　390

第十一节　　胰十二指肠切除术　　394

第十二节　　全胰切除术　　403

第十三节　　胰尾侧亚全切除术　　406

第十四节　　脾切除术　　407

第十五节　　脾部分切除术　　410

第十六节　　胃切开胃底曲张静脉缝合结扎术　　412

第十七节　　黏膜下胃底曲张静脉缝扎术　　415

第十八节　　经腹贲门周围血管离断术　　416

第十九节　　脾肾静脉吻合术　　418

第二十节　　远端脾肾静脉吻合术　　421

第二十一节　　肠系膜上静脉下腔静脉吻合术　　423

第二十二节　　门腔静脉吻合术　　427

参考文献　　431

正文中融合的手术视频　　433

登录中华临床影像库步骤　　435

第一章

急诊手术

第一节

静脉剖开术

↓

第二节

中心静脉穿刺

↓

第三节

清创缝合术

↓

第四节

脓肿切开引流术

↓

第五节

痈切开引流术

↓

第六节

甲周围炎切开引流术

↓

第七节

化脓性指头炎切开引流术

↓

第八节

拔甲术

↓

第九节

嵌甲切除术

视频目录

扫描二维码，
观看本书所有
手术视频

第一节 静脉剖开术

适 应 证	❶ 病情紧急、休克、正常输液困难，无中心静脉穿刺条件，需迅速建立输液通路。
	❷ 大手术时，为保证术中输液通畅，预先做好静脉剖开。
禁 忌 证	如合并静脉炎、血栓形成则不能作静脉剖开。
麻 醉	局部麻醉。
体 位	患者仰卧位，切开侧下肢稍外旋。
手术步骤	以最常见的内踝处大隐静脉切开为例。
	❶ 切口：在内踝的前上方1cm处做一与大隐静脉走行方向垂直的切口（图1-1-1）。
	❷ 分离静脉：切开皮肤，沿血管走行方向分离皮下组织，显露大隐静脉，游离1cm后用止血钳挑起（图1-1-2）。
	❸ 挑起静脉后于静脉后方引过两条4号线，远端结扎，近端不结扎，在两线间用剪刀将静脉壁斜行剪开1/3~1/2（图1-1-3）。

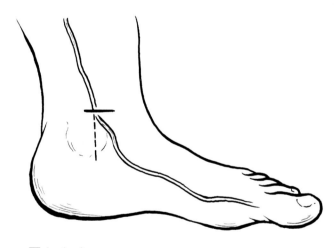

图1-1-1

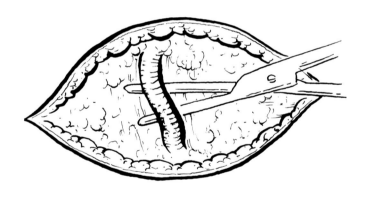

图1-1-2

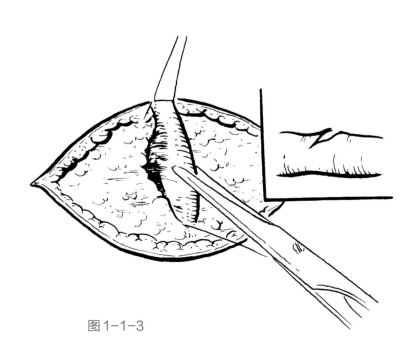

图1-1-3

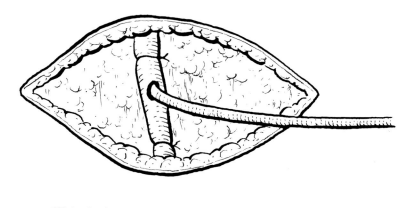

图1-1-4

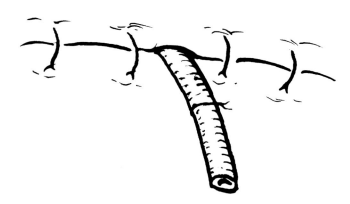

图1-1-5

❹ 提起远端结扎线，将输液管由静脉切口插入静脉腔内6~7cm，观察静脉内血液回流，输液正常，结扎近端丝线，固定输液管（图1-1-4）。

❺ 缝合皮肤，用皮肤缝线将导管一同结扎固定，以防脱落（图1-1-5）。

第二节　中心静脉穿刺

适 应 证	❶ 严重创伤、休克、大手术，尤其心血管、颅脑、腹部大手术患者，需大量、快速补液，监测中心静脉压者。
	❷ 需长期静脉高营养患者。
禁 忌 证	穿刺部位感染、凝血机制障碍、血气胸患者应避免行中心静脉穿刺。
麻　　醉	局部浸润麻醉。
体　　位	患者一般取仰卧位，头略低位、偏向对侧，如行锁骨下静脉穿刺还需垫高同侧肩部。
手术步骤	临床中常用颈内静脉穿刺和锁骨下静脉穿刺。

❶ 颈内静脉穿刺：分前路法、中路法、后路法三种，其中中路法最常用。

（1）中路法

1）在颈动脉三角的顶点穿刺进针，方向对着同侧乳头，针轴与额平面呈45°角左右（图1-2-1）。

2）穿刺前注意颈内静脉及颈总动脉走行（图1-2-2），必要时用超声引导。

3）触摸颈总动脉并向内侧推开（图1-2-3）。

4）先用细针试穿颈内静脉，确定位置后改用穿刺针穿刺（图1-2-4）。

5）回抽血确认后置入导丝（图1-2-5），确认导丝进入颈内静脉后拔出穿刺针，扩张皮肤，将静脉导管沿导丝插入颈内静脉，一般成人从穿刺点到上腔静脉右心房开口处约10cm（图1-2-6）。

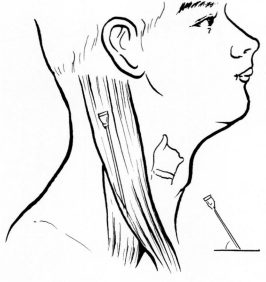

图 1-2-1

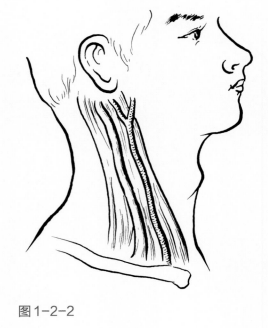

图 1-2-2

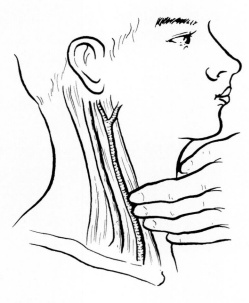

图 1-2-3

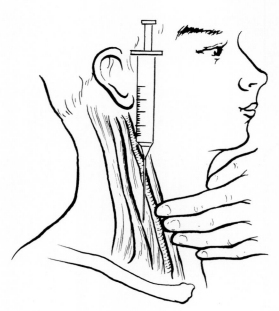

图 1-2-4

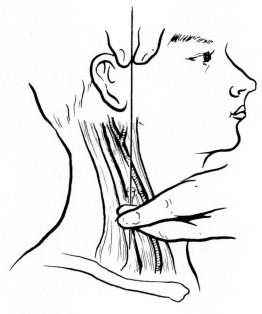

图 1-2-5

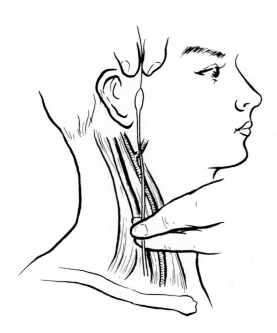

图 1-2-6

6）撤出导丝，肝素盐水冲管，连接输液器，缝合固定导管。

（2）前路法：在相当于甲状软骨下缘水平触及颈总动脉搏动，向内侧推开颈总动脉，颈总动脉外侧0.5cm或胸锁乳突肌前沿中点处为穿刺点，针尖方向对着同侧乳头，在胸锁乳突肌中段后面进入颈内静脉。

（3）后路法：穿刺点在胸锁乳突肌后缘沿中下1/3处，针尖方向对着胸骨上窝，针长轴一般保持水平位置，在胸锁乳突肌后面进入颈内静脉。前路法和后路法穿中静脉后，置管过程同中路法。

❷ 锁骨下静脉穿刺

（1）锁骨上入路法

1）在胸锁乳突肌锁骨头的外侧缘、锁骨上缘约1cm处进针（图1-2-7），针长轴与身体正中线（或与锁骨）呈45°角。

2）于冠状面保持水平或稍向前呈15°角，针尖指向胸锁关节（图1-2-8），缓慢向前推进，边进针边回抽，直到有暗红色血为止（图1-2-9），确认在静脉腔内，可置入导丝，退出穿刺针，同前所示方法置导管入静脉。

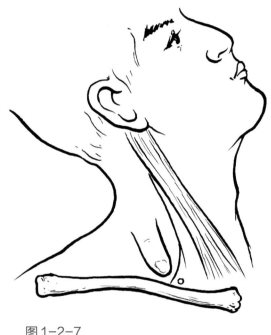

图1-2-7

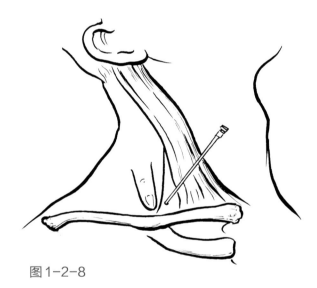

图1-2-8

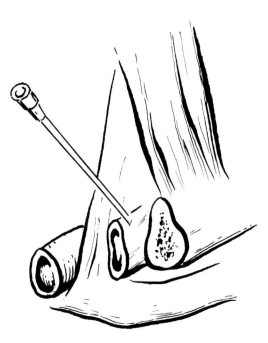

图1-2-9

（2）锁骨下入路法

1）选择锁骨中内1/3段的交界处、锁骨下缘1~1.5cm处（相当于第2肋骨上缘）为进针点（图1-2-10）。

2）针尖指向胸骨上窝，穿刺针紧靠锁骨内下缘缓慢推进（图1-2-11），当穿刺针前方滑过锁骨与第1肋骨形成的夹角后，针体与胸壁皮肤的夹角应<10°（图1-2-12），可避免穿破胸膜，边进针边回抽，当有暗红色血液时停止前进，确认在静脉腔内，置入导丝，同法置入导管，包扎固定。

术中要点

❶ 误穿入动脉可导致血肿，一旦误穿，应拔出针头，压迫10~15分钟。

❷ 注意无菌操作，防止感染。

❸ 左侧颈内静脉穿刺易误伤胸导管、胸膜顶，一般多选用右侧穿刺；锁骨下静脉穿刺易引起气胸，尽可能选择颈内静脉穿刺。

❹ 穿刺成功后要及时回抽导管内空气，盐水冲管，防止堵管。

术后处理

❶ 管理好输液管道，防止脱出。

❷ 每天换药，防止感染，导管留置时间不宜超过7~10天。

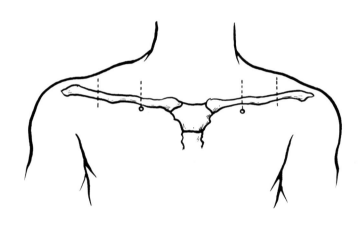

图1-2-10

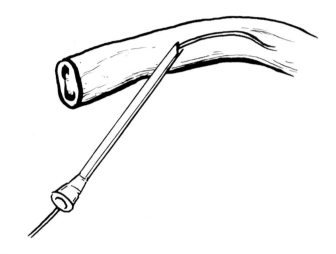

图1-2-11

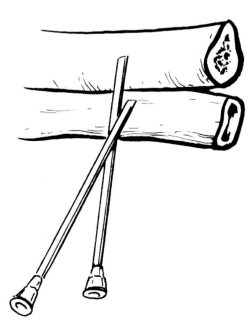

图1-2-12a

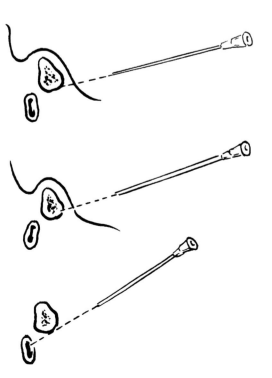

图1-2-12b

第三节　清创缝合术

适 应 证　❶　伤后8小时以内的浅表软组织损伤。

❷　8~24小时以内的浅表软组织损伤，如污染不严重，其他条件尚佳，也可行清创缝合术，头面部损伤超过24小时亦可缝合。

术前准备　❶　注意有无复合外伤，尤其注意有无颅脑及内脏损伤，如有活动性出血，应先控制出血。

❷　抗休克补液治疗，适当止痛。

麻 　 醉　一般采用局部麻醉，亦可根据情况采用臂丛阻滞麻醉、双向阻滞麻醉甚至全麻。

手术步骤　❶　清洗消毒：

（1）先用无菌纱布覆盖伤口，剪除伤口周围15cm以内的毛发，用软毛刷蘸肥皂水轻轻刷洗伤口周围皮肤污垢、泥沙等（图1-3-1）。

（2）去除纱布，生理盐水冲洗（图1-3-2）。

（3）镊子夹去附着在伤口表面的异物、血块，进一步检查肌腱、骨骼、血管、神经等有无损伤，切去失去活力的组织和明显损伤的创缘组织（图1-3-3，图1-3-4）。

（4）伤口彻底止血（图1-3-5），再次用生理盐水、氯己定、双氧水（过氧化氢）冲洗伤口，彻底去除坏死组织。

❷　缝合伤口：更换手术单、器械和术者手套，重新消毒，逐层缝合（图1-3-6），如缺损较大，放置胶皮膜引流。

术中要点　❶　清洗消毒要认真，注意无菌操作。

❷　伤口内止血彻底，勿留死腔。

❸　如皮肤缺损大，可用邻近皮瓣转移修复（图1-3-7）。

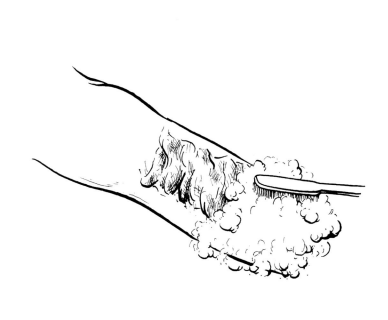

图1-3-1

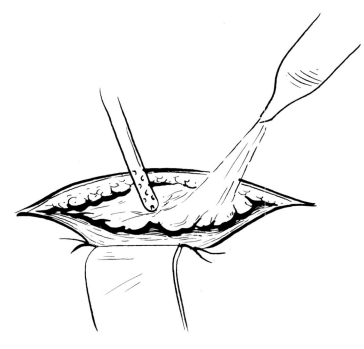

图1-3-2

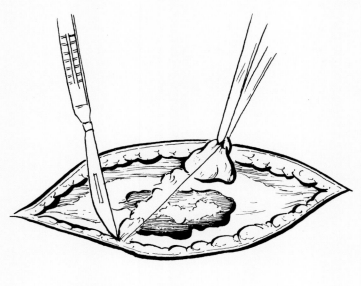

图1-3-3

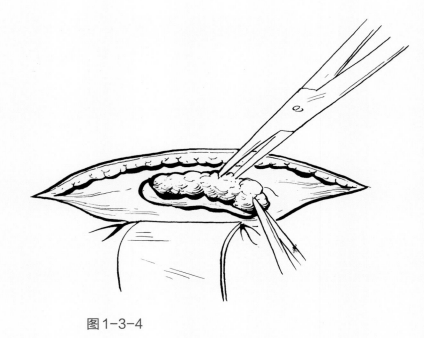

图1-3-4

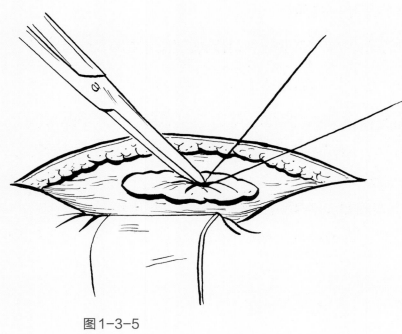

图1-3-5

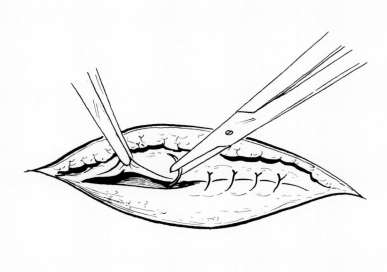

图1-3-6

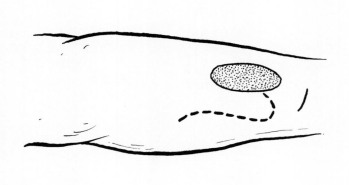

图1-3-7

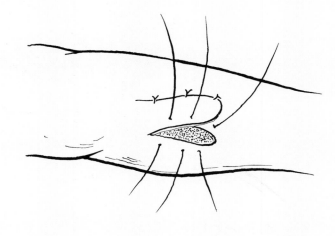

术后处理	❶	肌内注射破伤风抗毒素。
	❷	应用抗生素预防感染。
	❸	如行转移皮瓣，应留院观察5~7天，确保移植皮瓣存活。

第四节　　脓肿切开引流术

适应证	急性化脓性感染已形成脓肿，尤其颈部脓肿，更应尽早切开引流，防止压迫气管引起窒息。
术前准备	❶ 清洗局部皮肤，备皮。
	❷ 检查有无易发生脓肿的疾病，如糖尿病、肾病等。
	❸ 根据情况口服或静脉应用抗生素。
麻醉	浅表脓肿可用局部浸润麻醉，深部脓肿可用神经阻滞麻醉或全身麻醉。
体位	根据脓肿部位不同，患者取适当体位。
手术步骤	❶ 先在皮肤最隆起的部位局部浸润麻醉，同时脓肿穿刺，进一步确诊。
	❷ 切开皮肤、皮下组织，达到脓肿壁时，先切一小口，然后把刀翻转，刀刃朝上，反挑开脓肿开口（图1-4-1）。
	❸ 用止血钳伸入脓肿，探查脓肿内部，如存在分隔，予以分开（图1-4-2）。
	❹ 排净脓汁，将生理盐水纱布或凡士林纱布放至脓腔底部，另一端留在切口外（图1-4-3）。
	❺ 盖上干纱布，包扎。

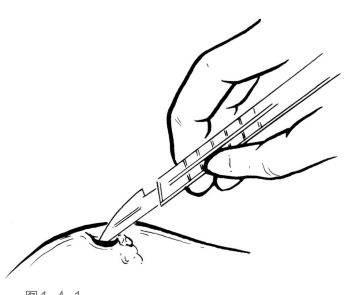

图1-4-1

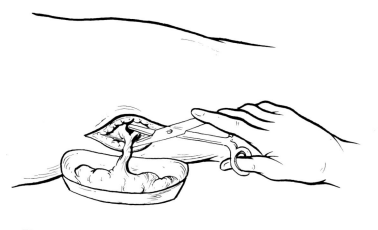 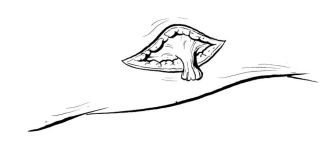

图 1-4-2　　　　　　　　　　　　　　　　　　　图 1-4-3

术中要点

❶ 切口要足够大，切口方向最好与皮纹平行，关节附近脓肿应作横切口，选择在脓肿隆起波动明显和位置较低的部位，以利于引流。

❷ 局部麻醉后，多次穿刺均为血性液，不要轻易切开，尤其是腹股沟区脓肿，应警惕动脉瘤可能。

❸ 术中出血尽可能结扎，如炎性出血，可用凡士林油纱填塞脓肿，压迫止血。

术后处理

❶ 应用抗生素控制感染，如有疼痛，常规止痛。

❷ 适当休息，减少局部活动。

❸ 如敷料浸透，应立即更换，继续留置引流，但一定要防止脓肿内遗留引流物。

第五节　　痈切开引流术

适 应 证

❶ 诊断明确，抗炎治疗无效者。

❷ 原发疾病可以耐受痈切开引流者。

手术准备

❶ 必须检查有无原发疾病，如糖尿病、心脏病及肾病等。

❷ 术前应用有效抗生素。

麻　　醉　　局部浸润麻醉，如病变范围较大，亦可用全身麻醉。

体　　位　　根据病变部位，取合适体位。

手术步骤

❶ 切口：在肿胀最明显的部位作"十"字形切口或"川"字形切口，切口的长度应超过痈的边缘至正常皮肤，深度达深筋膜。

❷ 用组织钳提起皮瓣，潜行剪开皮下组织，游离皮瓣（图1-5-1）。

❸ 将皮瓣外翻，清除皮下坏死、腐烂组织（图1-5-2），如深筋膜已坏死，也应同时切除。

④ 用3%过氧化氢溶液、生理盐水冲洗创面，伤口内填塞凡士林油纱引流，适当加压包扎（图1-5-3）。

术中要点

❶ 必须将炎症浸润部分完全切开，直达正常组织，否则引流不畅，炎症扩散。

❷ 如出血较多，为炎症性渗血，应用凡士林油纱压迫止血。

❸ 如组织坏死严重，遗留创面大，待肉芽创面新鲜后可植皮。

术后处理

❶ 继续应用抗生素。

❷ 加强换药，营养支持治疗。

❸ 积极治疗原发病。

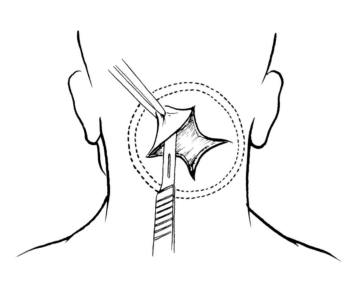

图 1-5-1

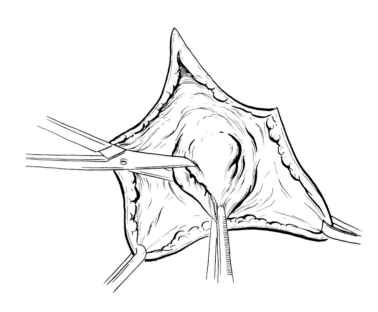

图 1-5-2

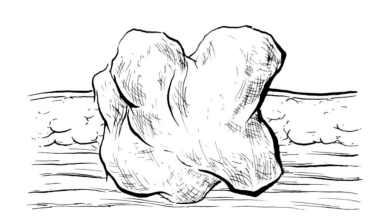

图 1-5-3

甲周围炎切开引流术

适 应 证	单侧甲沟炎、全甲沟炎、甲下脓肿。
术前准备	局部清洁，备皮，剪短指甲，适当应用抗生素。
麻　　醉	指（趾）神经阻滞。
体　　位	取患者舒适体位。

手术步骤

❶ 沿患侧甲沟缘，作凸向指（趾）侧面的弧形切口（图1-6-1），长度不超过甲床基底平面。

❷ 用尖刀分离部分指（趾）甲上皮并将其掀开（图1-6-2），放出脓液。

❸ 局部清除坏死脓液，置入凡士林纱布引流（图1-6-3）。

❹ 如为双侧甲沟炎，则应于双侧切开（图1-6-4），用尖刀分离甲上皮（图1-6-5）。

❺ 掀开甲上皮（图1-6-6），放置凡士林纱布条引流（图1-6-7）。

❻ 如有甲下脓肿，则应用镊子掀起甲根部，切除甲近端部分，必要时拔甲。

术中要点

❶ 分离甲根和甲根上部皮肤时，勿将甲根上部皮肤损伤，避免新生指（趾）甲畸形。

❷ 甲下积脓较多者，除切开引流外，还应同时拔甲。

术后处理

❶ 可给予抗生素，对症止痛。

❷ 术后24～48小时换药，检查创口。

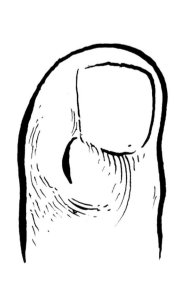

图1-6-1

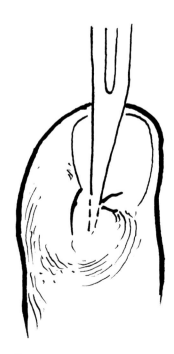

图1-6-2

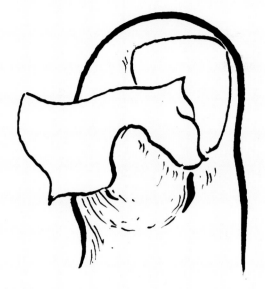

图1-6-3

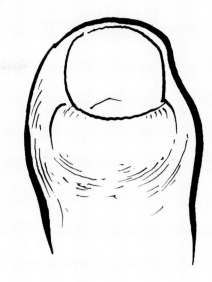

图1-6-4

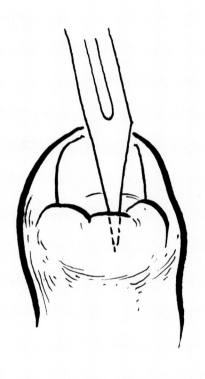

图1-6-5

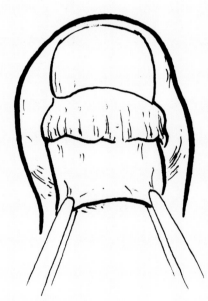

图1-6-6

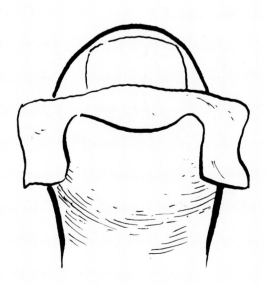

图1-6-7

第七节　　化脓性指头炎切开引流术

<table>
<tr><td>适 应 证</td><td>❶ 手指末节指腹皮下软组织感染已形成脓肿者。
❷ 手指末节指腹皮下软组织感染虽未形成脓肿，但局部张力高、疼痛明显，影响睡眠、休息，应尽早切开减压。</td></tr>
<tr><td>术前准备</td><td>❶ 应用有效抗生素。
❷ 清洗局部皮肤，剪短指甲。</td></tr>
<tr><td>体 　 位</td><td>患者取平卧位或半卧位，患手妥善固定。</td></tr>
<tr><td>麻 　 醉</td><td>指神经阻滞麻醉。</td></tr>
<tr><td>手术步骤</td><td>❶ 切口：于患指末端侧面偏掌侧作一纵切口，切口近端最长不超过末节指横纹处（图1-7-1）。
❷ 用尖刀切至脓腔，切断脓腔内纤维间隔，但勿靠近指骨，以免损伤指骨基底部的指深屈肌腱鞘（图1-7-2）。
❸ 放出脓液，冲洗干净脓腔，如脓腔较大，则需作对口引流（图1-7-3）。
❹ 填塞凡士林纱布条引流（图1-7-4），包扎伤口。</td></tr>
</table>

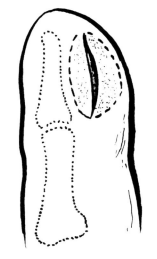

图 1-7-1

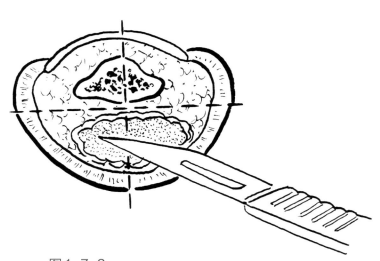

图 1-7-2

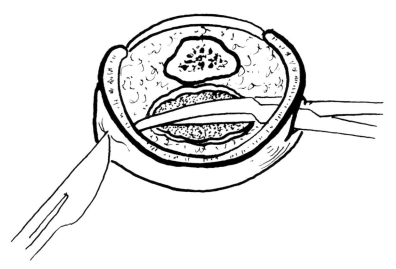

图 1-7-3

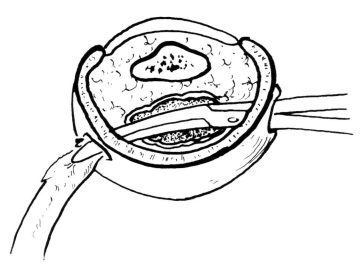

图 1-7-4

术中要点	❶ 化脓性指头炎切开引流时忌作指端的鱼嘴样切口，也不应在末节指腹作任何切口，因其不能充分引流，愈合后又影响末节感觉功能。
	❷ 由于指腹皮肤与指骨骨膜间有许多垂直的纤维索，发生感染时不易扩散，局部压力增高，疼痛剧烈，同时因血液循环障碍，易发生骨髓炎，故应及早切开减压，不一定等待脓肿形成，术中应切断脓腔内所有纤维索，使引流通畅。
术后处理	❶ 患肢抬高，镇痛，继续应用抗生素。
	❷ 术后24小时换药，保持引流通畅。
	❸ 术后5~7天，肿胀消退，可不再引流，行患指伸屈锻炼。

第八节　拔甲术

适应证	❶ 长期慢性甲沟炎局部肉芽组织增生或甲下积脓。
	❷ 外伤致甲下出血或指（趾）甲与甲床分离。
	❸ 甲癣经药物及局部长期治疗无效者。
术前准备	❶ 清洗干净局部皮肤。
	❷ 局部感染严重者，先局部换药和应用抗生素，待局部炎症控制后拔甲。
麻醉	指（趾）神经阻滞。
体位	患者平卧位，患手或患足置于适当位置。
手术步骤	❶ 抽拔法：用尖刀分离指（趾）甲上皮（图1-8-1），将刀尖插入指（趾）甲与甲床间进行分离（图1-8-2），用血管钳夹住甲的中部，顺水平方向拔出（图1-8-3）。
	❷ 卷拔法：用尖刀先将指（趾）甲上皮分离，再将指（趾）甲的一侧边缘与甲床分离，然后以直血管钳的一叶插入甲下至甲根，紧紧夹住指（趾）甲（图1-8-4），向另一侧翻转，使指（趾）甲脱离甲床（图1-8-5）。
	❸ 如有肉芽组织增生则同时切除，甲床外覆盖凡士林油纱，适当加压包扎。
术中要点	❶ 分离甲床时，动作轻柔，器械应紧贴指（趾）甲深面，保护甲床及甲上皮勿损伤，以免新生指（趾）甲发生畸形。
	❷ 甲癣时拔甲，不适合用卷拔法。
	❸ 检查拔出的指（趾）甲是否完整，防止遗留碎块，影响切口愈合。
术后处理	❶ 休息，抬高患肢，术后2~3天换药，如发现甲床不平，应用刀将其刮平，保证以后新生指（趾）甲的平整。
	❷ 适当应用抗生素。

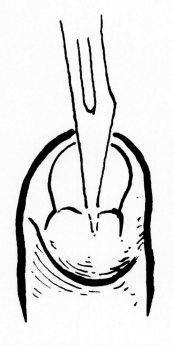

图1-8-1

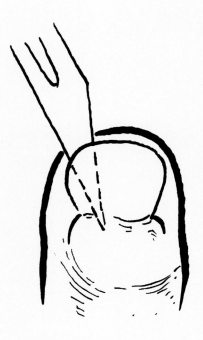

图1-8-2

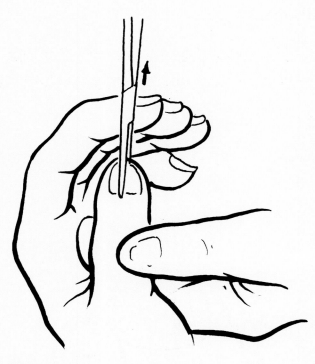

图1-8-3

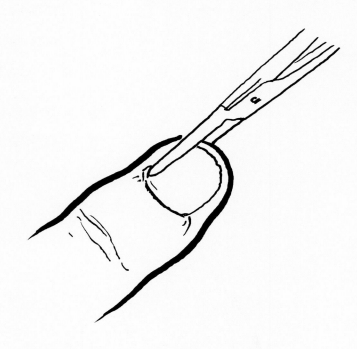

图1-8-4

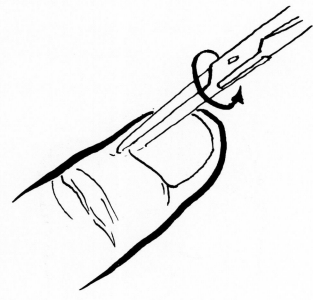

图1-8-5

第九节　　嵌甲切除术

适 应 证	嵌甲易发生感染，需作嵌甲切除术。
术前准备	备皮，局部感染者，清洁换药。
麻　　醉	趾神经阻滞麻醉。
体　　位	患者平卧位，患足置于适当位置，妥善固定。

手术步骤　❶ 术者左手固定患趾，用尖刀分离患侧部分甲上皮，再分离嵌入的软组织，将尖刀平行插入甲与甲床之间分离（图1-9-1）。

❷ 剪刀将趾甲纵向剪开，血管钳钳夹已分离的患侧趾甲，平行拔出（图1-9-2）。

❸ 切除甲根处部分皮肤及皮下组织，显露甲根（图1-9-3）。

❹ 将该处甲根组织彻底刮除（图1-9-4）。

❺ 凡士林油纱覆盖，适当加压包扎。

术中要点　❶ 嵌甲症多为一侧甲缘嵌入，如为双侧嵌入生长，均应手术切除。

❷ 术中关键是将甲根组织彻底刮除，否则术后甲组织继续长出，易复发。

术后处理　❶ 卧床休息，抬高患肢。

❷ 同拔甲术。

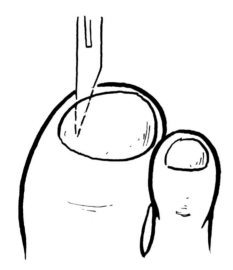

图1-9-1

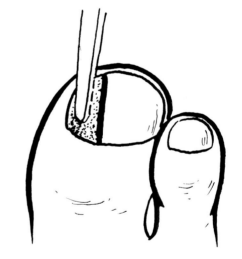

图1-9-2

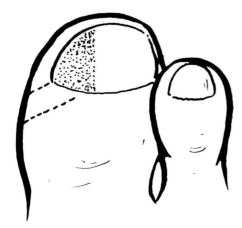

图1-9-3

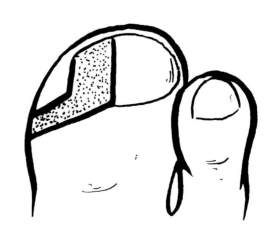

图1-9-4

第二章

体表肿物切除术

第一节

鸡眼与胼胝切除术

↓

第二节

寻常疣切除术

↓

第三节

皮肤黑痣切除术

↓

第四节

腋臭切除术

↓

第五节

脂肪瘤切除术

↓

第六节

皮脂腺囊肿切除术

↓

第七节

神经纤维瘤切除术

↓

第八节

血管瘤切除术

↓

第九节

淋巴结活检术

扫描二维码，
观看本书所有
手术视频

第一节　　鸡眼与胼胝切除术

适 应 证　　经非手术治疗无效，疼痛明显，影响走路及劳动者。

术前准备　　❶ 术前3天开始，局部停用外用药，每天温水洗脚，修剪趾甲。

　　　　　　❷ 术前30分钟温水泡脚，使局部皮肤角质层软化，以便手术。

　　　　　　❸ 如合并感染，须感染控制后方可手术。

麻　　醉　　局部浸润麻醉。

体　　位　　俯卧位，足掌向上。

手术步骤　　❶ 不需麻醉：在鸡眼与胼胝增厚的角质层边缘作一梭形切口，深度达表皮即可，用有齿镊子提起鸡眼或胼胝，沿表皮层用尖刀将病变切除。如切除不够，则见角质层残留，可能复发；切除过深可出血、引起疼痛，需麻醉后手术。

　　　　　　❷ 局部浸润麻醉：

　　　　　　（1）距鸡眼边缘2mm，以鸡眼为中心作梭形切口，其纵轴与皮纹方向一致，深达皮下组织（图2-1-1）。

　　　　　　（2）用有齿镊子提起拟切除皮肤的一角，将鸡眼切除（图2-1-2）。

　　　　　　（3）如遇小血管出血，无须结扎，将皮肤和皮下组织一起缝合。

　　　　　　（4）顽固性鸡眼其基底部往往有骨性隆起（图2-1-3），可适当凿除部分隆起的骨质然后缝合切口，勿留死腔。

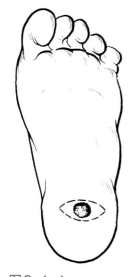

图2-1-1

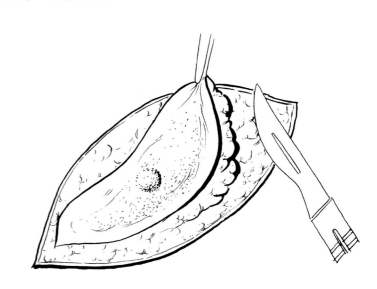

图2-1-2

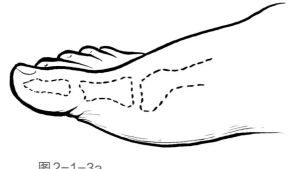

图2-1-3a

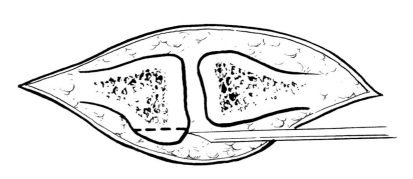

图2-1-3b

术中要点	❶ 切除要彻底，否则易复发。
	❷ 如足底多处鸡眼需手术，一次切除不超过3个。
术后处理	❶ 术后3天尽可能休息。
	❷ 定期换药，10~12天拆线。
	❸ 术后宜穿宽松鞋，防止鸡眼复发。

第二节　寻常疣切除术

适 应 证	影响美观、工作，冷冻、激光治疗后效果不佳或复发者。
术前准备	❶ 术前3天停用外用药，清洗干净局部皮肤。
	❷ 术前30分钟温水浸润，软化角质层。
麻 醉	局部浸润麻醉。
体 位	根据病变位置取适当体位。
手术步骤	❶ 钝性剥离法　在疣的基底部位浸润麻醉，用无齿镊在疣周围与正常皮肤交界处用力加压，直至疣与正常皮肤分离，完全脱离为止，一定要将疣的残根去净，用碘酒消毒创面，加压包扎。
	❷ 切除法　在疣的基底部位浸润麻醉，在疣边缘增厚的角质层外缘切开，取梭形切口，钝性分离皮下组织，将疣基底部与皮下脂肪一并楔形切除（图2-2-1），间断缝合皮肤。
术中要点	在趾（指）端伴有外生性骨疣的寻常疣，需用咬骨钳咬除骨疣，以免复发。
术后处理	❶ 适当休息，抬高患肢。
	❷ 如疣较小，切除后可不缝合，用凡士林纱布填塞，加压包扎即可。

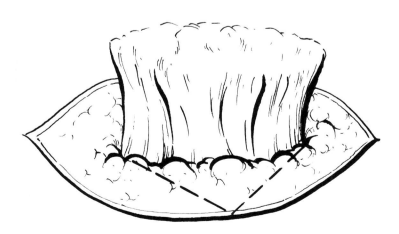

图2-2-1

第三节　　皮肤黑痣切除术

适 应 证
❶　任何部位黑痣均可切除。
❷　凡黑痣突然增大，颜色加深，发生疼痛、瘙痒、感染或出血者应尽快切除。

术前准备
❶　清洁局部皮肤，备皮。
❷　怀疑恶变者做好术中快速病理准备。

麻　　醉　局部浸润麻醉。

体　　位　患者取舒适体位，暴露病变处。

手术步骤
❶　距黑痣边缘0.5cm作顺皮纹方向的梭形切口（图2-3-1），怀疑恶变者应距离黑痣边缘1cm以上，深达筋膜。
❷　切开皮肤、皮下组织，将黑痣连同皮下脂肪组织一并梭形切除，妥善止血，缝合切口（图2-3-2）。

术中要点
❶　怀疑恶变者，术中快速病理检查，如确诊恶变应注意区域淋巴结是否肿大，肿大者予以清扫。
❷　如位于裸露部位的黑痣，切除后注意术后外形美观。
❸　注意无瘤操作，防止伤及或切入痣组织，避免痣细胞种植复发。

术后处理
❶　适当给予抗生素。
❷　如创面较大，放置引流，术后1~2天拔除。

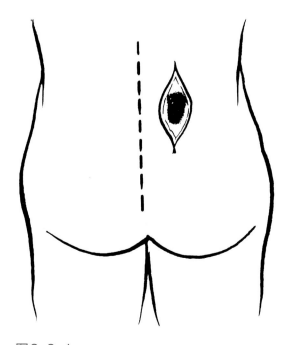

图2-3-1

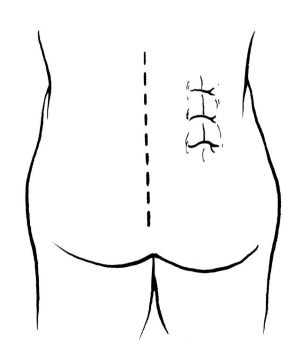

图2-3-2

第四节　　腋臭切除术

适 应 证	腋臭较重而非手术治疗无效者。
术前准备	清洁皮肤，备皮。
麻　　醉	局部浸润麻醉。
体　　位	术侧上肢外展，肩肋部垫高。
手术步骤	❶ 沿腋毛边缘外2~5mm作梭形切口（图2-4-1），将皮肤及皮下组织同时切开。
	❷ 用组织钳提起欲切除皮肤的一角（图2-4-2），将皮肤、浅层皮下组织一并切除，边切除边以纱布压迫，创面彻底止血。
	❸ 间断缝合切口，将皮肤、皮下组织一起缝合，勿留死腔（图2-4-3），如局部皮肤张力过大，可于切口两侧皮下作潜行分离后缝合。

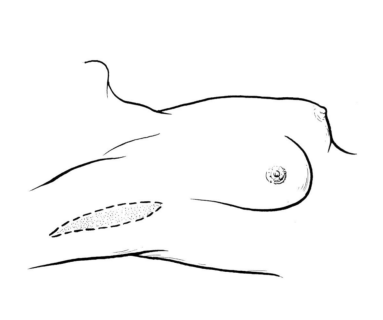

图2-4-1

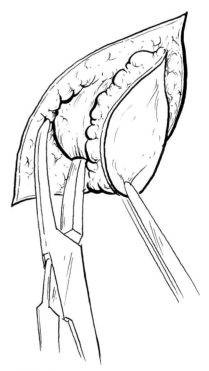

图2-4-2

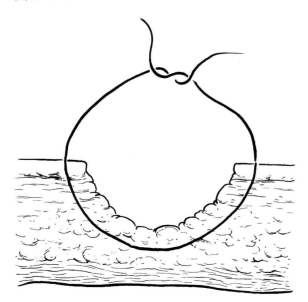

图2-4-3

术中要点	❶ 注意无菌操作，彻底止血，预防感染。
	❷ 术中剥离不可过深，避免损伤腋窝血管神经。
	❸ 切除时皮下脂肪不能切净，保留脂肪的衬垫作用和皮下淋巴组织，使术后皮肤活动良好。
术后处理	术后2天可以活动上肢，10~14天分次拆线，拆线后一段时间上肢活动幅度不宜过大。

第五节　脂肪瘤切除术

适 应 证	诊断明确的脂肪瘤（肩背部脂肪垫，为脂肪组织浸润性增厚，一般不要手术切除）。
术前准备	清洗局部皮肤，备皮。
麻 醉	局部浸润麻醉。
体 位	根据病变位置选择合适体位。
手术步骤	❶ 切除法：以脂肪瘤为中心，作适当长度的皮肤切口，长轴与皮纹方向相一致。切开皮肤、皮下组织，弯止血钳钝性分离，直达脂肪瘤包膜，脂肪瘤一般有完整包膜，可于包膜外钝性分离，直至将整个脂肪瘤切除（图2-5-1），若肿瘤较大或位置较深，可用示指于包膜外逐渐钝性分离，分离时注意顺瘤体分叶形态进行，防止遗漏。止血，缝合皮下组织、皮肤。如脂肪瘤切除后创腔较大，可于切口内放置胶皮膜引流，加压包扎。
	❷ 挤压法：对四肢或其他部位皮下组织疏松的小脂肪瘤，与周围组织无粘连，可用此法。先以左手拇指及中指/示指提起肿物，全层切开肿物表面皮肤，用力均匀地挤捏，肿物可自行滑出皮肤切口，再切除之。

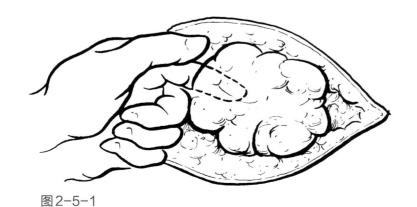

图2-5-1

术中要点	❶ 正确判断脂肪瘤位置，防止浸润麻醉后组织肿胀分不清，必要时术前皮肤表面画线定位。
	❷ 如大网膜与疝囊粘连，不能还纳腹腔的股疝，查体时颇似脂肪瘤。注意鉴别，如术中发现是股疝应行疝修补术。
	❸ 如为分叶状脂肪瘤，瘤体切除不彻底可使术后复发，如术中肿瘤界限不清，宁可多切除脂肪，也不要残留肿物。
术后处理	❶ 术后局部加压包扎，以免发生血肿。
	❷ 切除肿物术后常规送病理，如为恶性，需二次手术，扩大切除。
	❸ 如有引流，24~36小时拔除。

第六节　皮脂腺囊肿切除术

适 应 证	❶ 皮脂腺囊肿诊断明确，未合并感染者。
	❷ 合并感染者应待炎症控制后再行手术治疗。
术前准备	术前备皮，清洗术区皮肤。
麻　　醉	局部浸润麻醉。
体　　位	取舒适有利于肿物暴露的体位。
手术步骤	❶ 局部浸润麻醉，注意注入药物的层次主要在皮内，勿注入囊肿内，肿物基底可注入适量麻醉药。
	❷ 以囊肿表面的黑点或小凹处为中心，沿皮纹作梭形切口，切口长度以能将囊肿完全切除为度（图2-6-1）。
	❸ 切开皮肤、皮下组织，由两侧切缘深入剥离，显露肿物囊壁，弯止血钳或剪刀于囊壁外与软组织间分离（图2-6-2），直至将囊肿完全显露，与皮肤一并切除。
	❹ 局部碘伏消毒，缝合皮下组织及皮肤，若残留腔较大，可留置胶皮膜引流。
术中要点	❶ 细心剥离囊壁，完整切除，若囊壁残留，术后可复发。
	❷ 如术中发现囊肿合并感染，可不缝合，放纱布条引流，换药治疗。
	❸ 术中囊壁不慎破裂，应夹住破口，擦净流出物，继续手术。
术后处理	❶ 适当应用抗生素，预防感染。
	❷ 如放置胶皮膜引流，24~48小时内拔除。

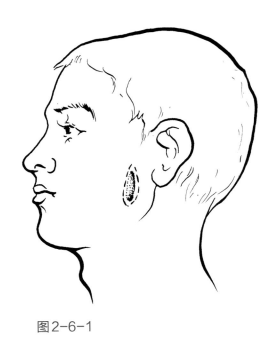

图2-6-1

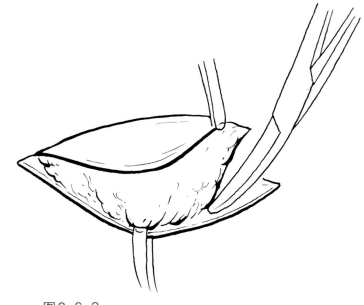

图2-6-2

第七节　　神经纤维瘤切除术

适 应 证	❶ 神经纤维瘤起源于神经纤维鞘膜，多为单发，应手术治疗。
	❷ 如为多发，不适合手术，如病变局限而巨大者，也可手术。
术前准备	清洗术区皮肤，备皮。
麻　　醉	局部浸润麻醉，如位置较深，靠近大血管，亦可全身麻醉。
体　　位	取舒适有利于肿物暴露的体位。
手术步骤	❶ 沿皮纹或肿瘤长轴作切口，切开皮肤、皮下组织，分离达肿瘤表面（图2-7-1）。
	❷ 肿瘤与神经相连，一般呈纺锤形、白色，质地较硬，沿肿瘤作钝性分离，紧靠神经将瘤体剥除（图2-7-2）。
	❸ 逐层缝合切口。
术中要点	术中发现肿瘤发源于小的神经支，可切断，不会引起功能障碍，如发源于粗大的神经支，不要损伤，如有损伤需作神经缝合术。
术后处理	常规病理检查，根据情况拆线。

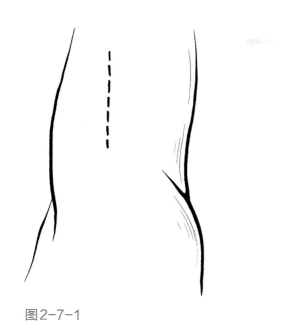

图2-7-1

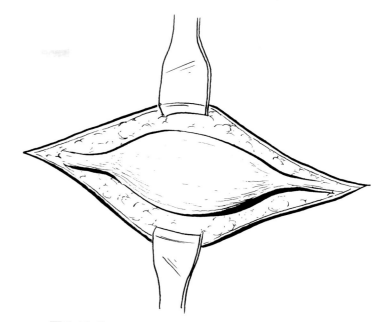

图2-7-2

第八节　血管瘤切除术

适 应 证	血管瘤生长迅速，放射、冷冻、硬化剂治疗等无效者（如无明显边界的先天性血管畸形，术后极易复发，不适宜手术治疗）。
术前准备	❶ 对血管瘤的范围、大小及其与邻近组织的关系，术前应予以明确，是否合并动静脉瘘，必要时血管造影。
	❷ 较大较深的动脉瘤，术前应备血。
麻　　醉	较小的血管瘤，可选用局部浸润麻醉，大的血管瘤，根据部位不同，可采用臂丛阻滞麻醉、双向阻滞麻醉或全身麻醉。
体　　位	取舒适有利于肿物暴露的体位。
手术步骤	❶ 于血管瘤表面沿其纵轴作一与瘤体大小近似的切口，如皮肤被侵及，应作梭形切口（图2-8-1）。
	❷ 切开皮肤后，在皮下组织中找到紫红色，形如桑葚的血管瘤，从血管瘤周围正常组织中进行钝性和锐性分离，结扎切断与血管瘤相交通的血管（图2-8-2）。
	❸ 将血管瘤完整切除，彻底止血，缝合残腔，必要时放置引流。
术中要点	❶ 血管瘤应切除彻底，防止复发。
	❷ 术中血管易分破，引起出血，可用细针线缝合破口，不要钳夹，钳夹可引起更多出血。
术后处理	❶ 预防感染及局部出血，必要时加压包扎。
	❷ 术后复发的患者可应用放射、冷冻、激光等保守治疗，必要时二次手术。

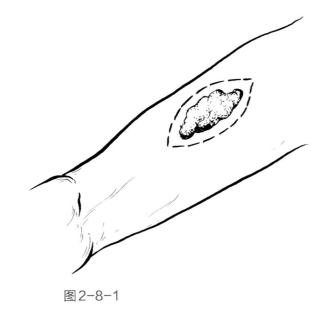

图2-8-1

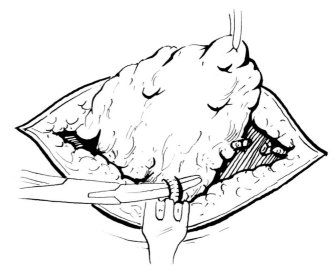

图2-8-2

第九节　　淋巴结活检术

适 应 证	❶ 诊断不明，长时间淋巴结肿大，质地较硬者。
	❷ 原有癌肿病史，区域内出现淋巴结肿大，为进一步明确诊断及病理分型。
术前准备	❶ 清洗局部皮肤，备皮。
	❷ 选择适当的淋巴结，做好标记。
麻 醉	局部浸润麻醉。
体 位	根据淋巴结位置取合适体位，多为颈部淋巴结，可取仰卧位。肩部垫高，头偏向健侧。
手术步骤	以颈部淋巴结取病理为例。
	❶ 根据拟取淋巴结位置，以淋巴结为中心，取与皮纹方向一致切口（图2-9-1），切开皮肤、皮下组织，切开颈阔肌，用血管钳沿淋巴结方向钝性分离，显露拟切除淋巴结。

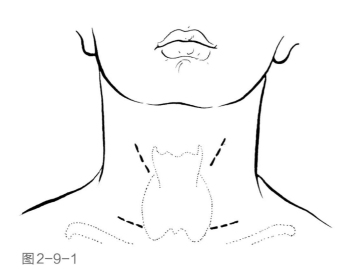

图2-9-1

❷ 于淋巴结周围游离，逐渐将淋巴结切除，止血，缝合切口。

术中要点　❶ 原则上应将淋巴结完全切除，不要部分切除，防止淋巴瘘，影响愈合。

❷ 术中尽可能不钳夹淋巴结，以免影响病理诊断，如淋巴结位置深，不宜显露，可于淋巴结上缝支持线，将淋巴结提起，有助于切除。

❸ 位于胸锁乳突肌中部外侧的淋巴结取病理应注意勿损伤副神经，锁骨上窝取病理时注意勿损伤颈内静脉。

术后处理　❶ 抗炎，切口局部加压包扎。

❷ 视切口具体位置，根据愈合情况拆线。

第三章
乳腺手术

第一节

乳腺脓肿切开引流术

第二节

乳腺良性肿物切除术

第三节

输乳管内乳头状瘤切除术

第四节

乳腺区段切除术

第五节

乳房单纯切除术

第六节

皮下乳腺切除术

第七节

乳腺癌根治性切除术

第八节

简化乳腺癌根治性切除术

第九节

乳腺癌保乳手术

第十节

乳腺癌扩大根治性切除术

视频目录

扫描二维码，
观看本书所有
手术视频

第一节　　乳腺脓肿切开引流术

适 应 证	急性乳腺炎已形成脓肿者。
麻　　醉	一般可用局部浸润麻醉，也可用乳房区域阻滞麻醉，注意勿使药物进入脓腔中。
体　　位	仰卧位，患侧上肢外展。
手术步骤	乳房脓肿分为乳房皮下脓肿、乳腺实质内脓肿、乳腺后脓肿和乳晕下方脓肿（图3-1-1），切开脓肿前先行脓肿穿刺以明确脓肿位置。

❶ 以乳头为中心，于波动最明显处或穿刺所明确的脓肿部位作为放射状切口（图3-1-2,a），在乳晕下方的脓肿沿乳晕边缘作弧形切口（图3-1-2,b），乳房后脓肿在乳房下缘，沿皮肤皱襞作弧形切口（图3-1-2，c）。

❷ 切开皮肤、皮下组织至脓肿，用止血钳钝性分离，排除脓汁，扩大脓肿开口，使其充分引流，如脓肿有分隔，以示指伸入脓腔，分开间隔，使其完全贯通，充分引流（图3-1-3）。

❸ 脓肿较大时，找到脓腔的最低部位，另作切口，行对口引流（图3-1-4）。

❹ 排出脓汁后再用凡士林纱布条填塞引流（图3-1-5）。

❺ 乳晕下脓肿沿乳晕边缘作弧形切口，切口不宜过深，防止损伤输乳管。

❻ 乳房后脓肿沿乳房下缘作弧形切口，沿胸大肌筋膜的表面，沿穿刺针方向钝性分离，打开脓腔后，充分引流（图3-1-6）。

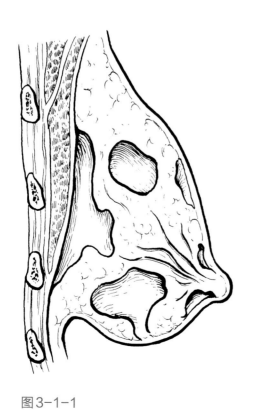

图3-1-1

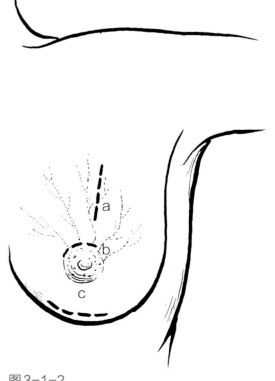

图3-1-2

术中要点	❶ 乳房脓肿切开引流时，切口一定要够大，以便引流通畅。
	❷ 哺乳期脓肿切开引流时，仅可在脓腔内操作，防止因操作不当，导致脓腔与输乳管相通引起乳瘘。
术后处理	❶ 继续抗炎治疗。
	❷ 根据情况换药，保证引流通畅。
	❸ 哺乳期，患侧乳房禁止哺乳，为防止乳汁堆积，用吸奶器吸净乳汁。
	❹ 如有乳瘘形成使切口长期不愈合时，需停止哺乳，可口服己烯雌酚5mg，每天3次，或服中药，使乳液分泌停止。

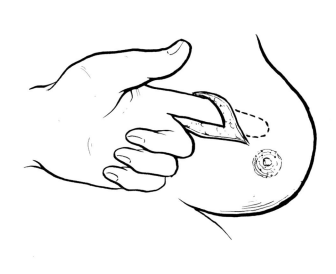

图 3-1-3

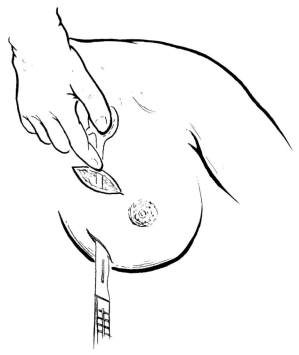

图 3-1-4

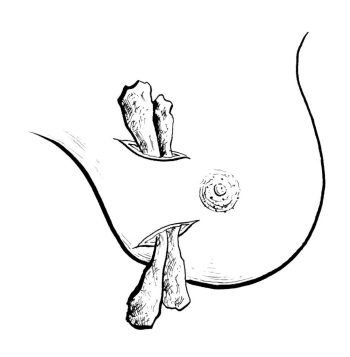

图 3-1-5

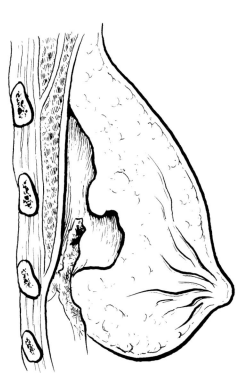

图 3-1-6

第二节　乳腺良性肿物切除术

适 应 证　　乳腺纤维腺瘤、乳腺脂肪瘤、乳腺囊肿等乳腺良性肿物。

术前准备　❶ 哺乳期患者需停止哺乳后再手术。

❷ 乳腺肿物随体位变化可以移动，尤其小的肿物在局麻后不易找到，术前应用记号笔标记肿物位置，也可用针头刺入肿物作固定和引导。有时较小的肿物需在乳腺X射线摄影下穿刺定位，才能够准确切除肿物。

麻　　醉　　局部浸润麻醉，注意麻药勿注入肿块内。

体　　位　　仰卧位，患侧肩胛下垫枕，有利于乳腺侧方肿物的暴露。

手术步骤　❶ 根据肿物位置选择合适切口，可选用弧形切口、放射状切口、乳晕周围切口、乳腺下缘切口等，为美观现多采用靠近肿物的乳腺侧方弧形切口。

ER 3-2-1
乳腺旋切术

❷ 切开皮肤或皮下组织，至乳腺组织浅层，再切开分离乳腺组织，显露肿物包膜，用组织钳钳夹瘤体或缝支持线，将肿瘤提起（图3-2-1）。

❸ 弯止血钳沿肿瘤包膜作锐性或钝性分离（图3-2-2），电凝或结扎出血点，直至将肿物完全分离切除。如肿物包膜不完整或粘连，也可将肿瘤连同周围少许乳腺组织一并切除。

❹ 创面止血，缝合腺体，逐层缝合皮下组织和皮肤。局部加压包扎，创面较大和出血较多时，留置胶皮膜引流（图3-2-3）。

❺ 肿瘤位于乳腺下方或后方深部时，选用乳腺下缘切口（图3-2-4），切开皮肤及皮下组织，在胸大肌筋膜的浅面分离，向上翻开乳腺组织，显露肿物（图3-2-5），切除肿物，切口缝合同上。

❻ 靠近乳晕，较小的肿物可采用乳晕周围弧形切口（图3-2-6），切开皮肤、皮下组织，显露肿物（图3-2-7），贴近肿瘤表面剥离，避免损伤输乳管。

❼ 切除肿瘤，缝合腺体、皮下组织及皮肤（图3-2-8）。

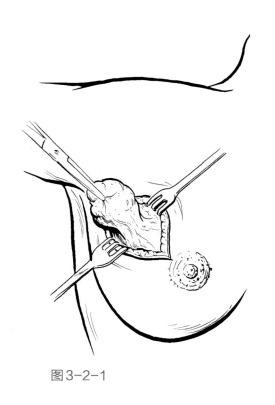

图3-2-1

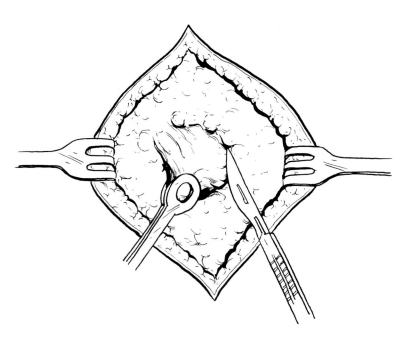

图3-2-2

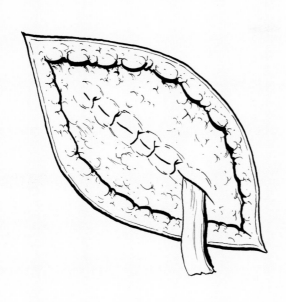

图3-2-3

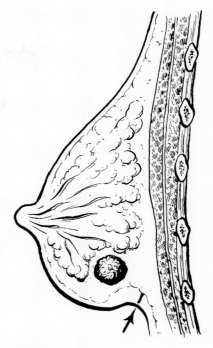

图3-2-4

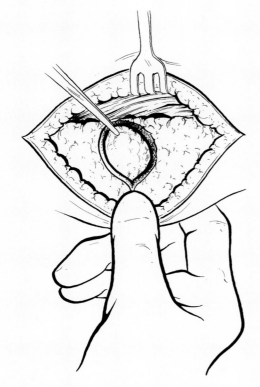

图3-2-5

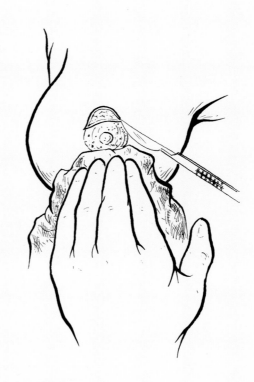

图3-2-6

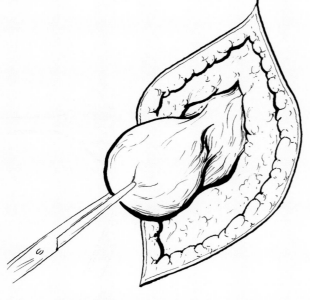

图3-2-7

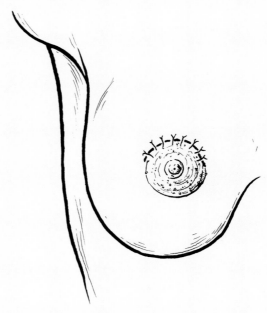

图3-2-8

术中要点	❶ 术中止血彻底，防止术后出血或血肿形成，残腔较大时，将两侧腺体组织及创面的基底部紧密缝合，不留死腔，必要时留置胶皮膜引流。
	❷ 如肿瘤较小、活动较大，局部麻醉药注射过多导致组织水肿，乳腺组织切开后找不到肿瘤，术前应仔细触诊，麻醉前应用记号笔于肿物处皮肤进行标记。
	❸ 术中常规冰冻切片检查，如为恶性需行乳腺癌根治术。
	❹ 剥离乳晕区肿物时注意避免损伤输乳管。
术后处理	❶ 术后局部用纱布垫加压包扎或沙袋压迫3~4小时。
	❷ 术后24~48小时拔除引流条，再继续加压包扎，术后7~9天拆线。
	❸ 术后石蜡切片如为恶性，应立即或近日行乳腺癌根治性切除术，最迟不超过2周。

第三节　输乳管内乳头状瘤切除术

适 应 证	输乳管内乳头状瘤诊断明确者。
术前准备	同乳腺良性肿物切除术，术前仔细检查乳晕处，如能扪及肿物，应用记号笔标记，以便术中参考。
麻　　醉	局部浸润麻醉。
体　　位	仰卧位。
手术步骤	❶ 沿乳晕反复触诊寻找肿物，明确溢液的输乳管开口。
	❷ 在乳头溢液的导管处插入钝头的细针，以探针为标记，从乳头开始向乳晕的外方作放射状切口（图3-3-1），也可沿乳晕边缘作弧形切口。
	❸ 切开皮肤、皮下组织，以探针为引导，适当解剖分离周围组织，找到病变的输乳管，但勿切开插入探针的输乳管。靠近乳头开口处切除输乳管并沿导管周围将病变导管和部分乳腺组织一并切除（图3-3-2）。
	❹ 彻底止血，逐层缝合乳腺组织及皮肤切口（图3-3-3），包扎时先环绕乳头放一圈纱布卷，以维持乳头直立状态，然后再覆盖纱布包扎。
术中要点、术后处理	同乳腺良性肿物切除术。

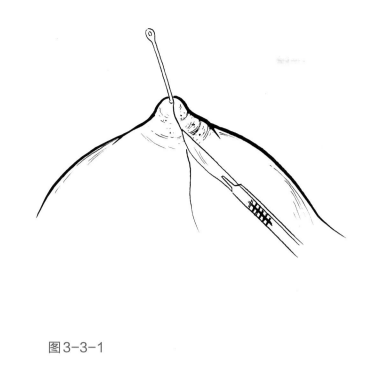

图 3-3-1

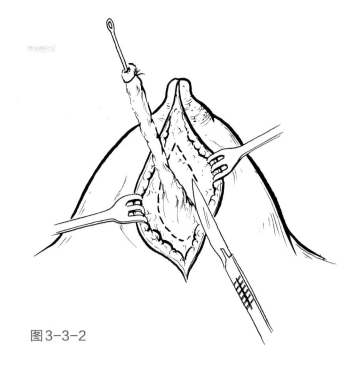

图 3-3-2

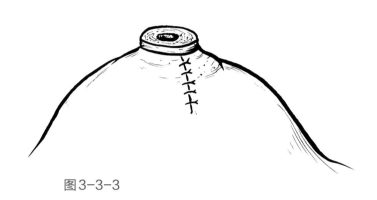

图 3-3-3

第四节　　乳腺区段切除术

适　应　证
❶ 乳腺囊性增生病，病灶局限在乳腺某一区段者。

❷ 较大的乳腺良性肿物。

❸ 局限性的乳腺慢性炎症，如慢性窦道、乳腺结核等。

术前准备　　同乳腺良性肿物切除术。

麻　　醉　　局部浸润麻醉或乳腺区域阻滞麻醉。

体　　位　　仰卧位。

手术步骤
❶ 以病变为中心作放射状切口，切开皮肤及皮下组织，在乳腺组织和皮下组织之间潜行分离皮瓣。确定病变范围后，钳夹或缝支持线牵引（图3-4-1）。

❷ 左手持钳或缝线，用示指与拇指进一步显露肿物，向外牵拉腺体（图3-4-2）。

❸ 沿病变外0.5cm作预定切除线，沿此线斜向内，楔形切除包括病变在内的乳腺组织（图3-4-3）。

❹ 彻底止血，结节缝合乳腺组织创面，避免残留死腔（图3-4-4）。

❺ 如创面大、渗血，可留置胶皮膜引流，缝合皮下组织及皮肤，加压包扎
（图3-4-5）。

术中要点、
术后处理

同乳腺良性肿物切除术。

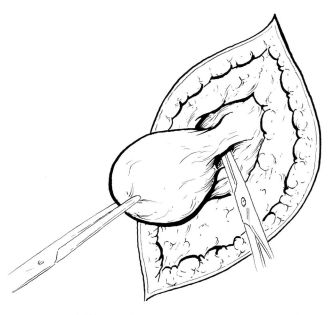

图3-4-1

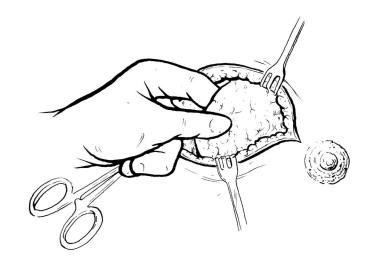

图3-4-2

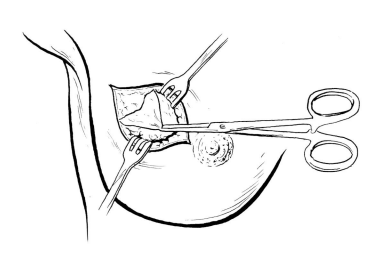

图3-4-3

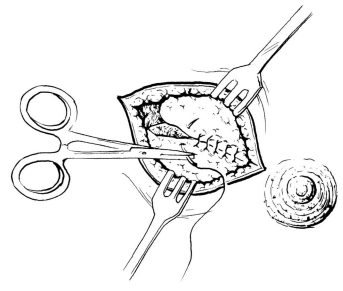

图3-4-4

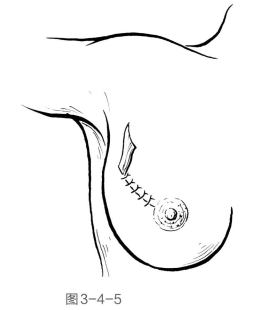

图3-4-5

乳房单纯切除术

适 应 证	❶ 乳腺炎性增生病变，凡病灶广泛、病理检查细胞增生活跃者。
	❷ 巨大的乳腺良性肿瘤或多发的纤维腺瘤。
	❸ 较大的输乳管内乳头状瘤或出血，患者年龄较大。
	❹ 乳房结核，病变范围广或形成瘘管等，长期抗结核治疗无效者。
	❺ 早期乳腺癌，单纯乳房切除后加放疗。
	❻ 晚期乳腺癌已破溃，不宜作根治术，但未固定于胸壁者。
	❼ 年老体弱的乳腺癌患者，不能耐受根治性手术者。
	❽ 乳房肉瘤，行本手术后加化疗。
术前准备	❶ 备皮，应包括同侧胸壁、锁骨上区加腋窝。
	❷ 肿瘤破溃感染者，给予抗生素治疗。
	❸ 乳腺结核患者术前应抗结核治疗。
麻 醉	全身麻醉，亦可用乳房区域阻滞麻醉、局部浸润麻醉。
体 位	仰卧位，患侧肩下垫一薄枕，头略偏向对侧，同侧上臂外展，屈肘位固定（图3-5-1）。
手术步骤	❶ 以乳头为中心环绕乳房作梭形切口（横纵均可），如为恶性肿瘤，切口距乳腺癌边缘5cm以上（图3-5-2）。
	❷ 切开皮肤和皮下组织，向两侧潜行分离皮瓣（图3-5-3），游离范围：上起第2、3肋骨，下至第7、8肋骨，内侧达胸骨缘，外侧至胸大肌外侧缘，注意腋前部副乳应包括在内，一侧皮肤分离完毕后，用热盐水纱布压迫，再进行另一侧分离。
	❸ 围绕乳房基底部切开皮下脂肪组织至胸大肌筋膜，由上而下、由内向外，将整个乳房及周围脂肪组织自胸大肌筋膜浅面切除（图3-5-4），如为恶性肿瘤，应同时切除胸大肌筋膜。
	❹ 创面冲洗止血，在皮下组织内放置胶管引流，从低位引出，缝合皮下组织和皮肤（图3-5-5），局部加压包扎。
术中要点	❶ 术中注意彻底止血，防止术后皮下积液，影响愈合，引流管放在低位，切口加压包扎。
	❷ 缝合时皮肤张力过大可能导致皮缘坏死，继发感染，术中如切口张力过大，可充分游离皮瓣再缝合，必要时植皮。
术后处理	❶ 术后加压包扎3~5天，应用抗生素预防感染。
	❷ 术后2~3天拔除引流管，7~9天拆线。
	❸ 乳房结核者继续抗结核治疗。
	❹ 如为乳腺癌患者，术后应加化疗或放疗。

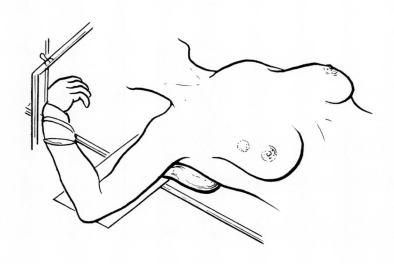

图3-5-1

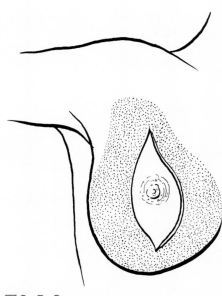

图3-5-2

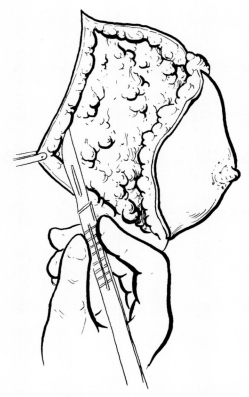

图3-5-3

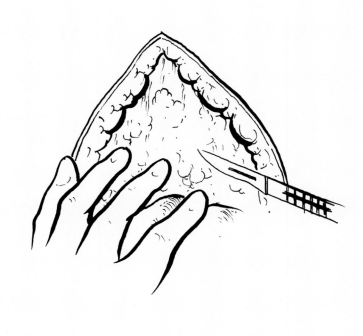

图3-5-4

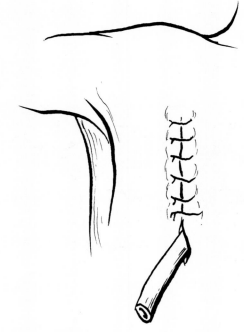

图3-5-5

第六节 皮下乳腺切除术

适 应 证	❶ 同乳房单纯切除术。
	❷ 拟同时或分期行乳房重建的患者。
术前准备	同乳房单纯切除术。
麻　　醉	全身麻醉。
体　　位	同乳房单纯切除术。
手术步骤	❶ 沿乳房下缘作弧形切口，外侧端稍向上延长，有利于乳腺尾部的切除（图3-6-1）。
	❷ 切开皮肤、皮下组织，锐性解剖乳腺组织的下缘，显露胸大肌筋膜（图3-6-2）。
	❸ 在胸大肌的浅面，游离起乳腺组织的下缘。将左手四指插入乳腺后方，拇指向前并向下牵拉，在皮下脂肪与乳腺之间向上游离皮瓣（图3-6-3），剥离出全部乳腺组织。
	❹ 将乳腺组织从胸大肌筋膜的浅面全部切除。但要注意结扎来自胸壁的血管穿支（图3-6-4）。
	❺ 移去乳腺后，仔细止血。留置乳胶管引流，逐层缝合皮下组织、皮肤（图3-6-5）。缝合皮肤时，皮肤剩余较多可剪除少许。
术中要点	❶ 游离皮瓣时多留皮下脂肪，防止皮瓣过薄血运不良，导致皮瓣坏死。
	❷ 游离皮瓣至乳头部时，皮瓣过薄可引起乳头缺血坏死，应保留基底部相当厚的组织后再切断。
术后处理	同乳房单纯切除术。

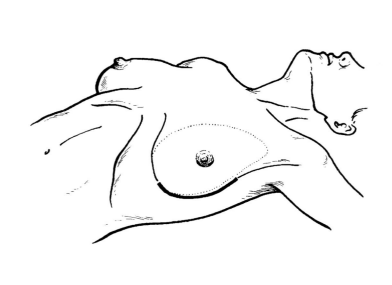

图3-6-1

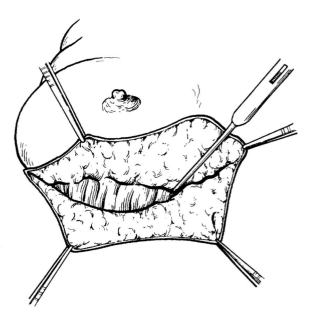

图3-6-2

041

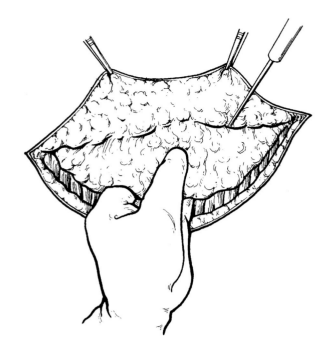

图3-6-3

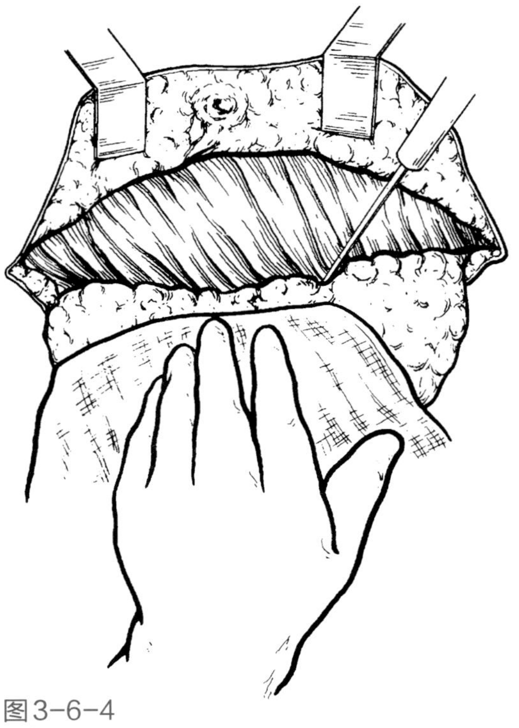

图3-6-4

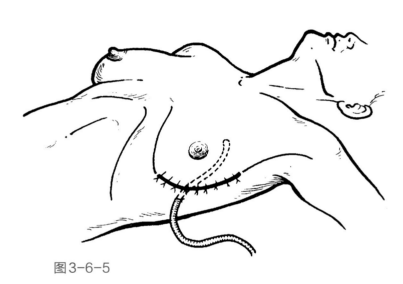

图3-6-5

第七节　　乳腺癌根治性切除术

| 适 应 证 | 按照TNM国际分期法，Ⅰ期、Ⅱ期和部分Ⅲ期的乳腺癌，不伴重要脏器功能障碍者。 |

术前准备

❶ 术前详细的全身检查，了解心、肺、肝、肾等重要器官的功能和有无远处转移。

❷ 较大的乳腺癌，术前应用联合化疗，可使肿瘤缩小，有利于切除，提高手术治愈率。

❸ 术前设计切口，记号笔标记。估计缝合皮肤有困难时，准备好大腿内侧皮肤，供术中植皮使用。

❹ 乳腺癌根治术前，为了明确肿瘤性质，可采用细针穿刺作细胞学检查，证实为恶性肿瘤后，应即时或在1周之内行根治性手术。

麻　醉	气管插管全身麻醉。
体　位	仰卧位，患侧肩胛部垫一扁枕，上臂外展90°，曲肘80°，腕部包一棉垫后固定。避免较长时间的上臂过度外展，以防止臂丛神经麻痹（图3-7-1）。

手术步骤

❶ 诊断不明确者，先在局麻下切取肿瘤组织，作冰冻切片病理检查。若肿瘤较小，将肿瘤及周边1~1.5cm范围的正常乳腺组织一并切除（图3-7-2）。

❷ 肿瘤较大时，仅切除部分肿瘤送检（图3-7-3）。缝合切口。待明确诊断后，再全身麻醉，进行根治性手术。

❸ 乳腺癌根治性手术常用切口有Stewart切口及Halsted-Meyer切口。Stewart切口为横行切口，较美观。切口一般在肿瘤外3~4cm，内侧达第4肋骨胸骨缘，外侧为腋皱襞下2cm（图3-7-4），切口的设计应根据肿瘤部位而定，如肿瘤位于乳腺的周边部位，术后如切口张力过大时需作皮下广泛游离或植皮，在分离腋部皮瓣时应充分暴露腋部。

❹ Halsted-Meyer切口为纵行切口，因美观原因已不常用。但如肿瘤位于乳晕的上或下方近边缘处，不适合应用横切口时可采用此切口。以肿瘤为中心，环绕乳头和乳晕作一纵梭形切口，上端自锁骨中外1/3交界处的下方，下端达肋弓。肿瘤与皮肤有粘连或皮肤有水肿者，切口两边应距肿瘤5cm以上；皮肤没有受累者，切口距肿瘤边缘3~4cm（图3-7-5）。

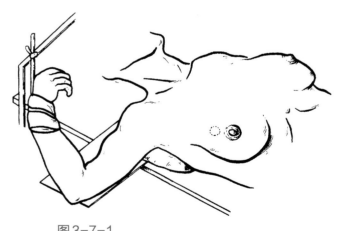

图3-7-1

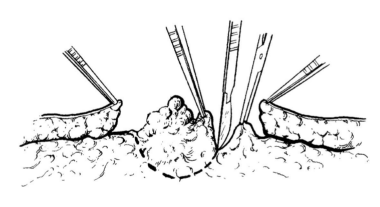

图3-7-2

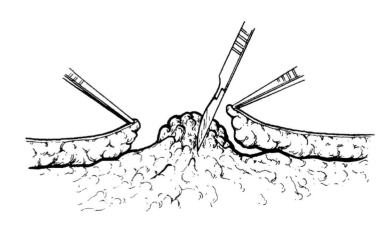

图3-7-3

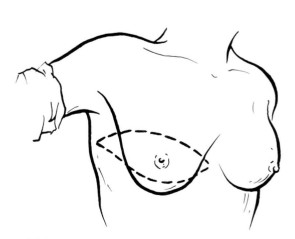

图3-7-4

❺ 沿切口纵行切开皮肤，不宜过深。使用大的手术刀片，在浅筋膜的浅层下方向两侧锐性剥离，距皮缘4~5cm范围内，尽量使皮肤不带有脂肪组织。距皮缘5~6cm后再用电刀，保留的皮下脂肪逐渐增多直至全层（图3-7-6）。

❻ 剥离外侧和内侧皮瓣时，提起皮瓣边缘，使其成一平面，同时向对侧牵拉乳房便于剥离，用大盐水纱布压迫止血（图3-7-7）。剥离皮瓣的范围上到锁骨，下达肋弓，外侧至背阔肌前缘，内侧为胸骨旁。

❼ 在锁骨下分离皮下脂肪显露胸大肌。沿胸锁关节的锁骨头下缘平行向外至胸大肌在肱骨附着点的连线，切开胸大肌筋膜，分离腋窝部的胸大肌下缘，保留胸大肌的锁骨部（图3-7-8），以示指通过其深面，向外分离胸大肌的胸肋部，在其附着点肱骨大结节嵴处切断（图3-7-9）。

❽ 向下牵拉胸大肌，显露胸部深筋膜，沿喙肱肌下缘切开深筋膜，向内达胸小肌外缘，显露胸小肌。以示指勾起胸小肌，向上钝性分离至喙突，靠近肌腱处切断（图3-7-10）。

❾ 向下拉开胸大肌、胸小肌，显露腋窝及锁骨下区域。在腋血管的前面剪开喙锁筋膜（图3-7-11），可充分显露锁骨下动、静脉，腋动、静脉及臂丛神经。

❿ 沿腋静脉上缘轻轻地剪开鞘膜，将鞘膜连同周围的脂肪和淋巴组织一起从腋静脉前面向下剥离（图3-7-12）。靠近腋静脉下缘，结扎切断所有下行的血管分支，外侧达腋窝后壁的肩胛下肌，仔细清除腋、锁骨下血管及神经周围的淋巴结、脂肪及筋膜，此后结扎切断胸外侧血管及肩胛下血管。

⓫ 将欲切除的整块组织推向外侧，从上而下切断胸大肌和胸小肌在胸骨缘及肋骨上的附着点，同时结扎来自肋间动脉和胸廓内动脉的穿支（图3-7-13）。将乳房、胸大肌、胸小肌和上述剥离的脂肪组织及肿大的淋巴结一并切除（图3-7-14）。

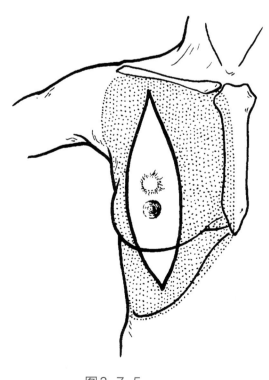

图3-7-5

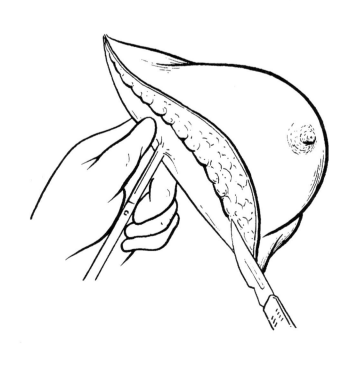

图3-7-6

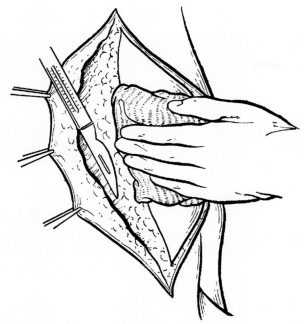

图 3-7-7

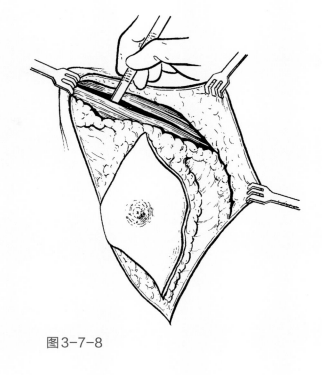

图 3-7-8

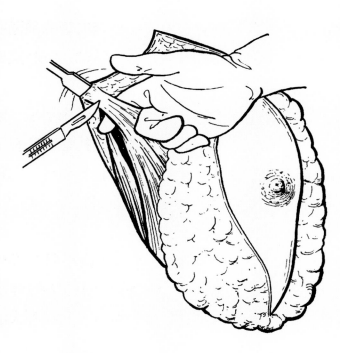

图 3-7-9

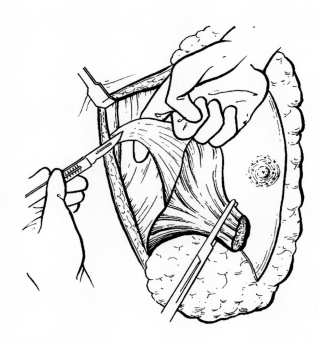

图 3-7-10

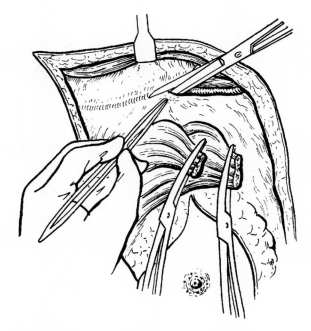

图 3-7-11

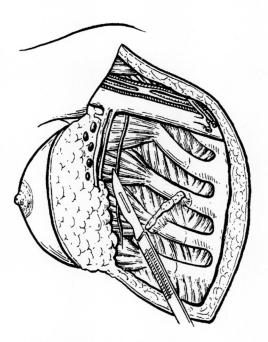

图 3-7-12

⑫ 用生理盐水反复冲洗创面。查无活动出血点。留置腋下及皮下负压引流，皮肤对位一层缝合（图3-7-15）。有张力时施行减张缝合，若张力过大无法减张缝合，应作游离植皮。切口加压包扎。

术中要点

❶ 术中游离皮瓣时，避免过薄或厚薄不均；不使用电刀游离切口边缘较薄的皮瓣，以防组织灼伤坏死；缝合皮肤时的张力不宜过大，以免影响皮瓣血运。

❷ 切断胸大肌和胸小肌时，应该在其附着点肱骨大结节嵴和喙突处，靠近肌腱切断可减少出血，断端若有渗血可电凝止血。

❸ 廓清腋窝是本手术的关键。腋静脉管径粗、管壁薄、易受损伤，操作应轻柔。如腋静脉损伤，立即缝合修补，不能结扎。

❹ 切口的上端不宜进入腋窝中部和上臂，以免瘢痕挛缩妨碍上肢活动。

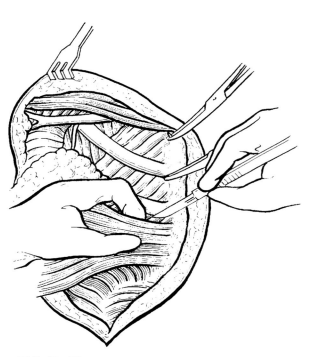

图3-7-13

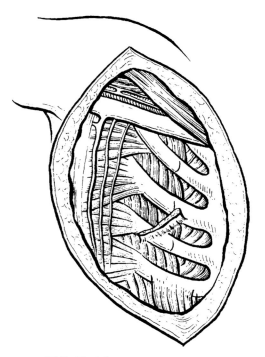

图3-7-14

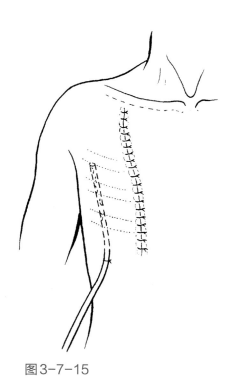

图3-7-15

⑤ 保留胸大肌的锁骨部，可保护头静脉，且有助于术后上肢的功能恢复，还可避免因皮肤瘢痕直接压迫腋血管所引起的上肢水肿。

⑥ 在肩胛下肌的浅面有胸背神经和胸背动脉伴行，沿胸外侧壁有胸长神经下行，术中应注意保护避免损伤。

⑦ 加压包扎。注意不宜过紧，以防影响呼吸运动和患侧上肢的血运。

术后处理

① 注意加压包扎是否确切并观察患侧肢体的血运。

② 应用抗生素预防感染。

③ 术后2~3天，引流量每天在10ml以下时，可拔除引流管。创面继续适度加压包扎。

④ 术后第7天左右开始活动患侧肩关节，活动过早易导致皮瓣与胸壁分离，造成皮下积液。如有皮下积液，应穿刺抽出，再加压包扎。

⑤ 术后根据情况行抗肿瘤综合治疗。

第八节　简化乳腺癌根治性切除术

适应证

① 非浸润性癌（小叶原位癌、管内癌、大导管内的乳头状腺癌）。

② Ⅰ期浸润性乳腺癌。

③ Ⅱ期乳腺癌，腋下没有明显转移淋巴结者。

术前准备　同乳腺癌根治性切除术。

麻　醉　同乳腺癌根治性切除术。

体　位　同乳腺癌根治性切除术。

手术步骤

① Kodama法：保留胸大肌，切断胸小肌。此法是将胸大肌的锁骨部与胸肋部分开，充分显露锁骨下区及胸肌间，有助于廓清该区域的脂肪、淋巴组织，不损伤分布到胸肌的神经、血管，术后很少有胸大肌的萎缩。

ER 3-8-1
乳腺癌改良
根治术

（1）切口、剥离皮瓣同乳腺癌根治性切除术。

（2）沿胸骨缘切开胸大肌筋膜，将乳房及胸大肌筋膜一并从胸大肌表面向外剥离，到肿瘤部位时，切除部分胸大肌纤维（图3-8-1）。

（3）越过胸大肌外缘后，不予切断，保持与腋筋膜的连接。在胸锁关节锁骨头下缘向下1~2cm处，平行向外分离胸大肌纤维，用牵开器分开胸大肌，显露胸肌间组织（图3-8-2）。

（4）清除胸肌间组织时，避免损伤胸内、外侧神经。沿喙肱肌下缘切开喙锁筋膜，显露胸小肌。向内侧分开胸外侧神经和胸肩峰动、静脉的胸肌支（图3-8-3）。

（5）靠近喙突部切断胸小肌（图3-8-4）。保留附着在胸小肌上的胸内侧神经（图3-8-5）。

（6）向下拉开胸小肌断端。结扎腋静脉下缘小静脉分支，沿腋静脉从内向外清除其前面及下方的脂肪、淋巴组织，廓清锁骨下淋巴结（图3-8-6）。注意避免血管神经的损伤。

（7）廓清腋窝方法同乳腺癌根治性切除术。将乳房、胸大肌筋膜、廓清的胸肌间、锁骨下和腋窝淋巴组织一并整块切除。将胸小肌的断端夹在分开的胸大肌中结节缝合。

（8）切口缝合同乳腺癌根治性切除术。

❷ Patey法：保留胸大肌，切除胸小肌，能较完全地廓清腋窝、锁骨下区和胸肌间淋巴结；有时损伤支配胸大肌的神经，发生胸大肌萎缩。

（1）切口、游离皮瓣和剥离胸大肌筋膜，同简化乳腺癌根治性切除术Kodama法。

（2）将乳房连同胸大肌筋膜剥离至胸大肌外缘。使用宽拉钩向内上牵开胸大肌，充分游离胸大肌与胸小肌之间（图3-8-7）。牵开胸大肌显露术野是本手术的关键。

（3）牵开胸大肌，保护到胸大肌的胸肩峰动、静脉的胸肌支和胸外侧神经，清除其周围的胸肌间组织，胸内侧神经多经胸小肌中央穿出，靠近喙突切断胸小肌，从胸小肌外缘横切至神经穿过处，游离、保护胸内侧神经（图3-8-8）。将胸小肌自第3~5肋骨附着处切断，与乳房一起向外侧翻转。

（4）廓清锁骨下及腋窝淋巴结，锁骨下最内侧的淋巴结位置深、视野小、难以清除。在胸大肌锁骨部与胸肋部间向下1~2cm处分开胸大肌（图3-8-9），有助于扩大术野和清除锁骨下淋巴结。廓清腋窝注意保护胸长神经、胸背神经和血管。

（5）将乳房、胸大肌筋膜、胸小肌、廓清的胸肌间、锁骨下和腋窝脂肪、淋巴组织一并整块切除。缝合切口同乳腺癌根治性切除术。

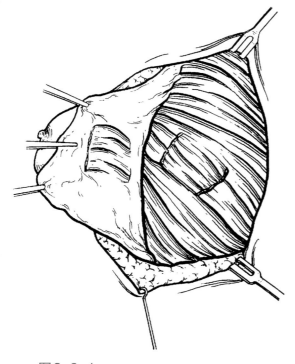

图3-8-1

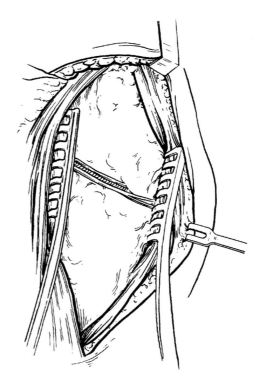

图3-8-2

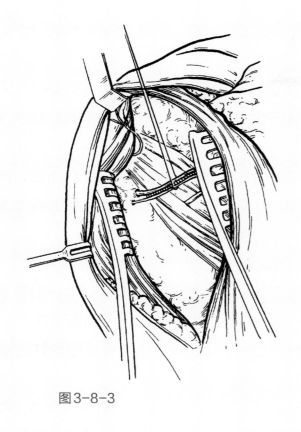

图3-8-3

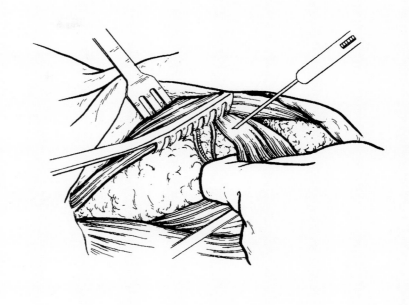

图3-8-4

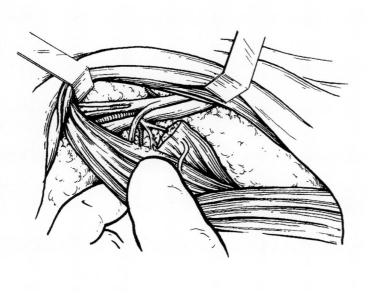

图3-8-5

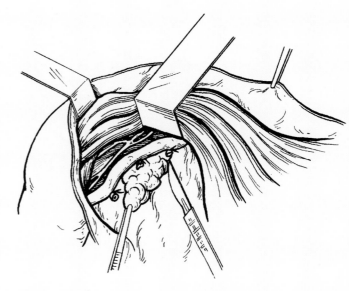

图3-8-6

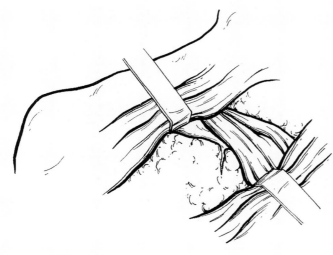

图3-8-7

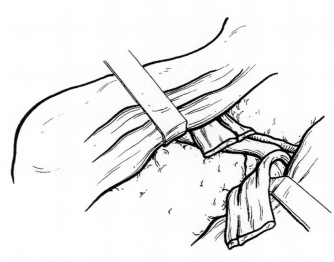

图3-8-8

❸ Auchincloss法：保留胸大肌和胸小肌，对分布到胸大肌的神经、血管没有损伤，术后胸大肌不发生萎缩，但对胸小肌背面的锁骨下区廓清困难，胸肌间淋巴结不易彻底清除。

（1）切口、游离皮瓣和剥离胸大肌筋膜同简化乳腺癌根治性切除术Kodama法。

（2）将乳房连同胸大肌筋膜剥离至胸大肌外缘。用拉钩向内上方牵开胸大肌（图3-8-10）。

（3）在胸小肌的浅面，由内向外清除胸肌间组织（图3-8-11），避免损伤斜行的胸肩峰动、静脉的胸肌支和伴行的胸外侧神经、胸内侧神经。

（4）廓清锁骨下及腋窝淋巴组织：将胸大肌和胸小肌一并向内上方拉开，可显露腋窝外侧的1/3（图3-8-12）。由胸肩峰动、静脉开始，向外清除腋静脉前面及下缘的脂肪、淋巴组织。胸小肌内侧锁骨下组织位置深在、廓清困难，按上述方法分开胸大肌则便于清除。廓清腋窝方法同乳腺癌根治性切除术。

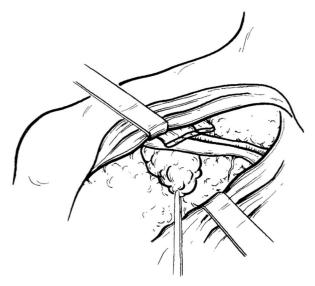

图3-8-9

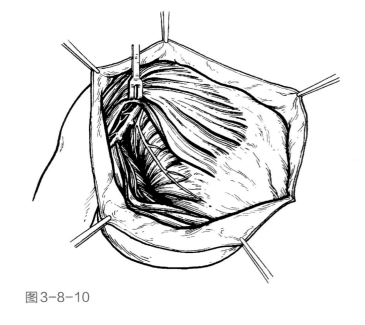

图3-8-10

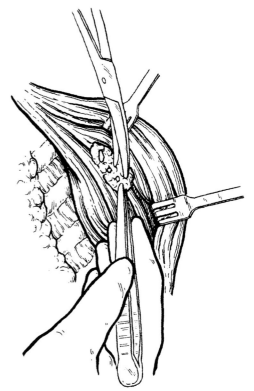

图3-8-11

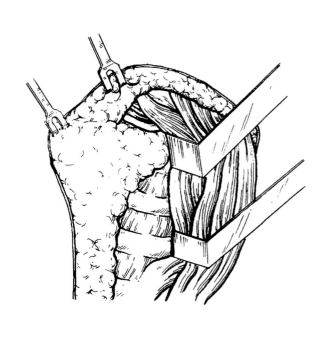

图3-8-12

（5）缝合切口同乳腺癌根治性切除术。

术中要点

❶ 乳腺癌的基底部贴近胸肌筋膜时，可将下方的胸大肌作盆状切除；乳腺癌若与胸肌筋膜接触，应切取胸大肌及其筋膜作冰冻切片检查，证明已被癌细胞累及时，则不除外胸大肌内微小癌灶存在的可能，故不宜再进行简化乳腺癌根治性切除术；乳腺癌黏着或明显浸润到胸大肌时，应改为乳腺癌根治性切除术。

❷ 胸肌间淋巴结有明显癌转移者，胸大肌内有微小癌灶存在的可能，以进行乳腺癌根治性切除术为宜。

术后处理 同乳腺癌根治性切除术。

第九节　乳腺癌保乳手术

适 应 证

❶ 肿瘤直径小于4cm（T_1、T_2）。

❷ 肿瘤位于乳晕外1~2cm。

❸ 临床腋窝部无明确肿大淋巴结。

❹ 对肿瘤较大或局部晚期病灶经化疗后肿瘤降期能适合上述条件者，应在新辅助化疗前对原发肿瘤边界进行明确的体表标记，以指导降期后原来肿瘤床的完整切除，但对选用保乳手术仍需慎重。

❺ 非妊娠哺乳期、无放射治疗禁忌证者（如硬皮病、活动性系统性红斑狼疮等）。

禁 忌 证

❶ 肿瘤位于乳晕下。

❷ 多原发病灶，且位于乳房不同象限；或乳腺X射线摄影提示乳房内弥漫性微小钙化灶，伴有恶性特征。

❸ 腋淋巴结已有明确转移。

❹ 乳房较大，术后放疗不易定位。

❺ 患侧乳腺曾接受放射治疗。

❻ 手术中冰冻切片发现手术切缘阳性，扩大切除后仍然阳性。

术前准备 同乳腺癌根治性切除术。

麻醉、体位 同乳腺癌根治性切除术。

手术步骤

❶ 手术切口：为了手术后有较好的外形与美容，必须妥善设计手术切口，可以采用放射状或弧形切口。一般肿瘤位于乳房上方时常采用弧形切口切除肿物，并可向腋部延伸（图3-9-1）。

❷ 如肿物位于乳房腋尾部或外上方时，可采用放射状切口，而腋淋巴结清

除可在腋部另作切口较为隐蔽，并且外形较好和美观（图3-9-2）。

❸ 皮肤的切除：保乳手术后为使局部有较好的外形，皮肤不需作广泛切除。如肿瘤与皮肤无粘连，一般可保留皮肤，或仅将肿瘤表面一小片皮肤予以切除，皮肤下可以保留部分脂肪（图3-9-3）。

❹ 在皮肤及皮下组织分离，再伸向乳腺组织，必须注意切缘距肿瘤有1~2cm的正常组织，手术时必须充分暴露，先切开肿瘤周围的一侧乳腺组织，进入乳腺后间隙，然后用一手指伸入乳腺后间隙，这样可使整个标本均在掌握之中，能确保切除的范围足够，同时胸大肌筋膜应予以一并切除（图3-9-4）。

❺ 创面应彻底止血，在上、下及内、外侧切缘均应放置钛夹，为术后放疗作定位用，乳腺组织并不要求对缝。因重新缝合常会使乳腺外形受到影响，考虑乳腺组织缝合过多会影响手术时肿瘤广泛切除的要求，因而乳腺组织切缘缝合有困难时不必对缝。可将切缘与胸大肌筋膜稍作固定，创面在仔细止血后不必放置引流条，若有少许渗液可使局部缺损得以填充，使外形较为饱满。

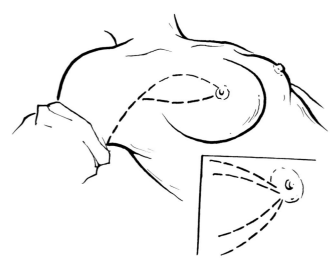
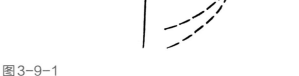

图3-9-1

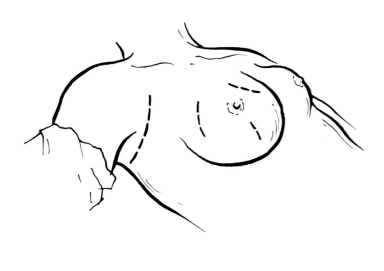

图3-9-2

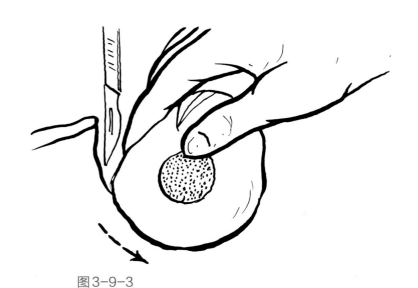

图3-9-3

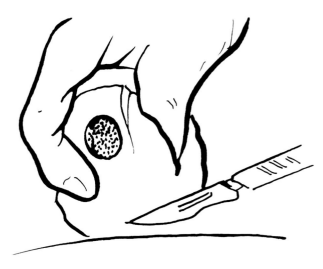

图3-9-4

❻ 腋淋巴结清扫：腋部若另作切口，可选择在腋皱裂下2cm，内侧起自胸大肌外缘，外侧达背阔肌前缘的弧形切口，该切口的优点是暴露较好，且位于腋部较为隐蔽，术后有较好的外形，对上肢功能的影响较小。皮瓣的分离外上方达胸大肌的肱骨头附着处，下方达腋窝的下缘。腋淋巴结清除术以往均采用薄皮瓣，目前均适当保留皮下深层脂肪组织，使术后外形更为完美，腋窝解剖及淋巴结清扫同乳腺癌根治性切除术，标本取下后，创面止血并置负压引流一根。

术中要点 ❶ 保乳手术要严格掌握适应证，确定保乳治疗时应对以下因素进行仔细的评估：病史与体格检查；双乳腺X射线摄影，必要时磁共振检查，明确乳房内有无多发病灶；乳腺切除标本的病理组织学检查，明确原发灶的性质以及各切缘与肿瘤的距离；患者自身的要求与期望，以及术后放、化疗的应用，随访条件等。

❷ 切除的标本必须标记明确，及时送术中冰冻病理，明确切缘、基底有无肿瘤残留。若切缘有肿瘤细胞残留，必须再次手术，直至切缘阴性为止。若切缘多次仍为阳性，则需改为全乳切除术。在标本切下前应先用丝线在标本的上、下、内、外分别做标记，以便在病理检查时明确切缘有无肿瘤细胞残留及部位。病理科医生可在手术标本外上、下、左、右、表面、基底涂上不同颜色的染料，再予以剖开标本，观察并取不同颜色部位的组织制作切片，以明确各切缘的情况，是否有残留的肿瘤细胞。

术后处理 同乳腺癌根治性切除术。

第十节　乳腺癌扩大根治性切除术

乳腺癌扩大根治性切除术是在乳腺癌根治性切除术的基础上，再切除同侧胸骨旁淋巴结。胸骨旁淋巴结沿胸廓内动静脉分布（图3-10-1、图3-10-2）。

适 应 证 适合做乳腺癌根治术又伴有下列情况者，可行此手术。

❶ 肿瘤位于乳房中央或内侧象限者。

❷ 乳腺癌术前检查，提示胸骨旁淋巴结转移者。

❸ 外侧象限的乳腺癌，有明显腋淋巴结转移者也可选用。

术前准备 同乳腺癌根治性切除术。

麻醉、体位 同乳腺癌根治性切除术。

手术步骤 在乳腺癌根治性切除术已经完成的基础上，再进行胸骨旁淋巴结廓清术。

❶ 切除第2、3、4肋软骨，分别从胸骨缘到向外约3cm宽处切除肋软骨。

"H"形切开肋软骨膜（图3-10-3、图3-10-4），伸入剥离器分离肋软骨的后方（图3-10-5），切除肋软骨（图3-10-6）。

❷ 结扎胸廓内血管，距胸骨缘1.5~2cm处，纵行切开第2~4肋软骨床和肋间肌，分别在胸廓内动、静脉的上、下端给予双重结扎、切断（图3-10-7）。

❸ 提起胸廓内动、静脉的下端，将血管及其周围的脂肪组织和淋巴结一起从下向上切除。同时，注意处理向肋间发出的分支。

❹ 腋下内侧皮瓣肋软骨缺损处各留置一枚引流管。缝合切口与乳腺癌根治性切除术相同。

术中要点　　　第2肋间隙以上胸横肌消失，胸内筋膜很薄，胸廓内动、静脉与壁胸膜贴近，术中如戳穿胸膜，造成气胸，缺口应及时利用肌肉修补，再按气胸处理。

术后处理　　　同乳腺癌根治性切除术。

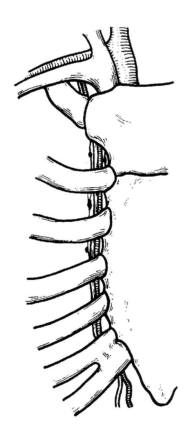

图3-10-1

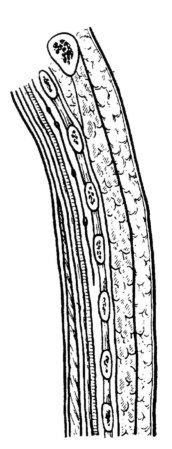

图3-10-2

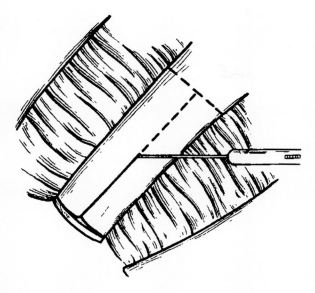

图 3-10-3

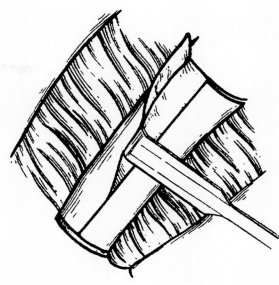

图 3-10-4

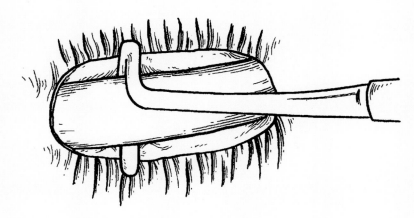

图 3-10-5

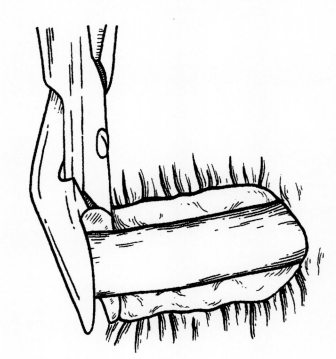

图 3-10-6

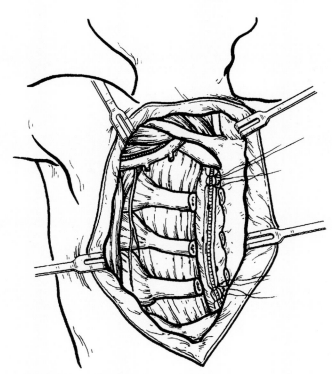

图 3-10-7

第四章

甲状腺手术

第一节

甲状腺腺瘤或囊肿切除术

第二节

甲状腺大部切除术

第三节

甲状腺全切除术

第四节

甲状腺癌颈淋巴结清扫术

第五节

甲状旁腺切除术

第六节

甲状舌管囊肿、瘘管切除术

视频目录

扫描二维码，
观看本书所有
手术视频

甲状腺腺瘤或囊肿切除术

适应证	甲状腺腺瘤或囊肿,怀疑恶变、压迫气管、合并甲亢或肿瘤进入胸骨后。

术前准备
❶ 治疗口腔疾病,如龋齿、扁桃体炎等。
❷ 术前备皮(面部及颈部皮肤),术前2~3天清洁口腔,漱口水漱口。
❸ 如合并甲状腺功能亢进,应按甲状腺功能亢进术前准备。

麻　　醉　　全身麻醉,如肿物较小可采用局部麻醉或颈神经丛阻滞麻醉。

体　　位　　患者仰卧位,局部垫枕,充分暴露颈部,又不致使颈肌紧张(图4-1-1)。

手术步骤
❶ 胸骨切迹上方1cm,沿皮缘方向作横行切口(图4-1-2)。
❷ 切开皮肤、皮下组织及颈阔肌,于颈阔肌深面游离皮瓣,使肿瘤暴露于切口下方,能在直视下切除,纵行切开颈白线(图4-1-3)。
❸ 于颈正中牵开两侧甲状腺-舌骨下肌群,一般不需切断。将肌肉切开即可显露肿瘤(图4-1-4)。
❹ 沿甲状腺纤维囊、甲状腺鞘间游离,显露甲状腺及肿瘤(图4-1-5)。
❺ 甲状腺浅表的肿瘤或囊肿在充分显露后即可用手指将其剥出(图4-1-6)。
❻ 甲状腺实质内的肿瘤,与正常甲状腺组织边界不清时,可用蚊式钳钳夹周围甲状腺血管,切开甲状腺,直达甲状腺腺瘤包膜,由浅入深地分离(图4-1-7)。
❼ 分离达腺瘤基底部,止血钳钳夹切断,完整切除肿物(图4-1-8)。
❽ 结扎止血,间断缝合甲状腺残腔,缝线应穿过残腔底部,能够彻底止血,防止血肿形成(图4-1-9)。
❾ 缝合颈白线、颈阔肌、皮下组织,埋线缝合皮肤,一般应放置胶皮膜或胶管引流(图4-1-10)。

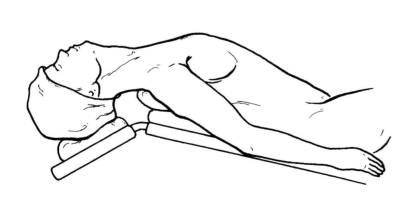

图4-1-1

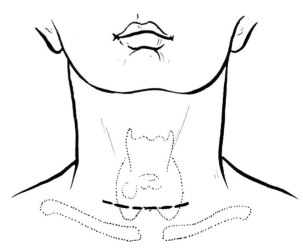

图4-1-2

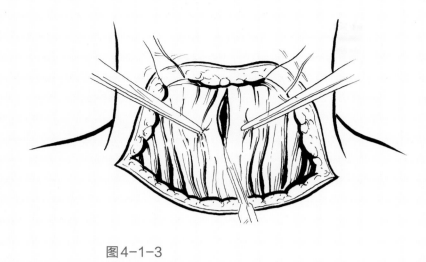

图4-1-3

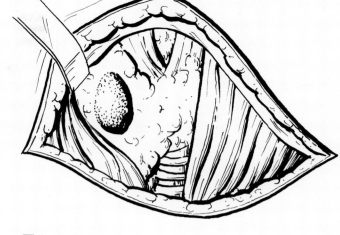

图4-1-4

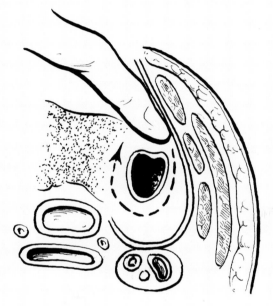

图4-1-5

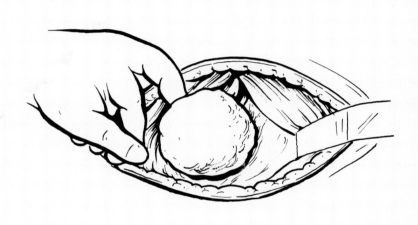

图4-1-6

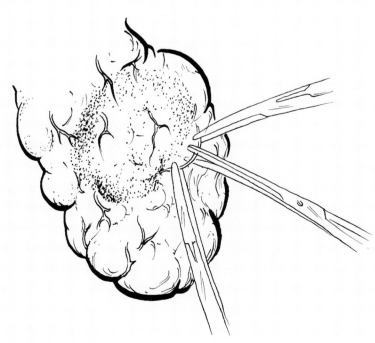

图4-1-7

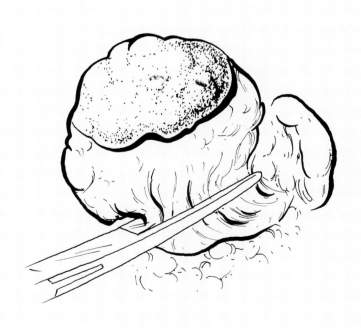

图4-1-8

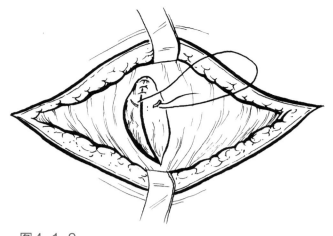

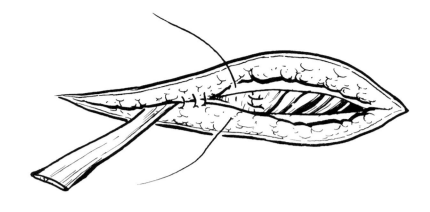

图 4-1-9 图 4-1-10

| **术中要点** | ❶ | 甲状腺腺瘤一般有完整包膜，紧贴包膜游离出血少，如进入甲状腺实质引起出血可用纱布压迫，改由对侧分离，待切除肿瘤后再彻底止血。 |

术中要点

❶ 甲状腺腺瘤一般有完整包膜，紧贴包膜游离出血少，如进入甲状腺实质引起出血可用纱布压迫，改由对侧分离，待切除肿瘤后再彻底止血。

❷ 甲状腺腺瘤切除术一般不会损伤喉返神经，但如肿瘤位置较深，或位于甲状腺外侧，缝合甲状腺创面可能损伤喉返神经，故不可缝合过深，以免损伤喉返神经。

❸ 术中如发现肿物较大，压迫气管，引起气管软化，应行气管切开术。

❹ 腺瘤切除后应立即送冰冻病理切片检查，如为恶性，则行甲状腺癌根治术。

术后处理

术后24~48小时拔除引流。

第二节　甲状腺大部切除术

适 应 证

❶ 结节性甲状腺肿合并甲亢。

❷ 原发性甲状腺功能亢进非手术治疗无效者。

❸ 巨大结节性甲状腺肿及胸骨后甲状腺肿。

❹ 弥漫性甲状腺肿产生压迫症状或影响生活。

术前准备

❶ 消除患者顾虑和恐惧心理，术前检查喉镜，了解声带运动情况；行颈部X线片或计算机断层扫描术，了解胸骨后有无甲状腺、气管有无受压移位；检查心脏功能，了解心、脑等重要脏器的功能情况。

❷ 合并甲状腺功能亢进患者，术前口服药物，降低基础代谢率和减少甲状腺的供血情况。常用药物有甲巯咪唑或丙硫氧嘧啶，和碘剂互相配合。

❸ 服碘剂，可口服鲁氏碘液，每日3次，第一日每次3滴，第二日每次4滴，依次增至每次15滴止，维持此剂量1周，可以控制甲亢症状，减少术中出血。

④ 甲亢患者多合并心悸，可口服普萘洛尔10mg，每日3次，使心率控制在90次/min以下为宜。

⑤ 经上述处理，使基础代谢率控制在+20%以下，方可手术。

麻醉、体位　　同甲状腺腺瘤或囊肿切除术。

手术步骤
① 切口同甲状腺腺瘤或囊肿切除术。

② 切开皮肤、皮下组织及颈阔肌（图4-2-1），于颈阔肌深面游离上、下部皮瓣（图4-2-2）。

③ 游离胸锁乳突肌和甲状腺前肌，切开胸锁乳突肌内侧缘的筋膜（图4-2-3）。

④ 钝性分离胸锁乳突肌的深面，使其和甲状腺前肌分离（图4-2-4）。

⑤ 用止血钳提起中线（颈白线）两侧筋膜和肌肉，沿中线切开（图4-2-5）。

⑥ 提起中线边缘，钝性剥离甲状腺前肌（图4-2-6）。

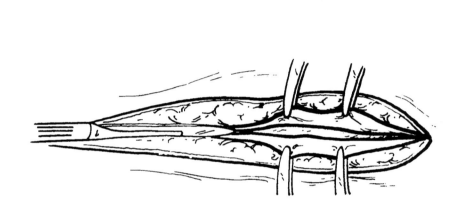

图4-2-1

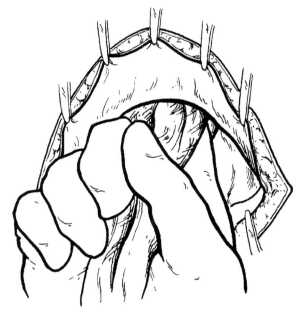

图4-2-2

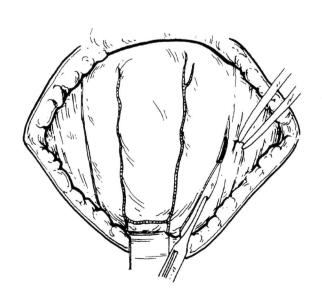

图4-2-3

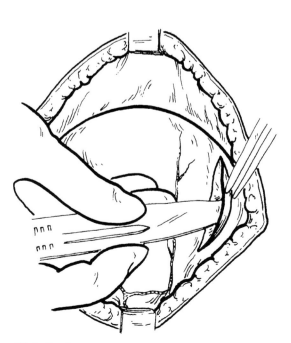

图4-2-4

❼ 显露深面的甲状腺鞘（图4-2-7），切开甲状腺鞘（图4-2-8），显露甲状腺。

❽ 拉起甲状腺前肌和甲状腺鞘，于甲状腺鞘下钝性分离（图4-2-9）。

❾ 使甲状腺和甲状腺鞘分离（图4-2-10、图4-2-11）。

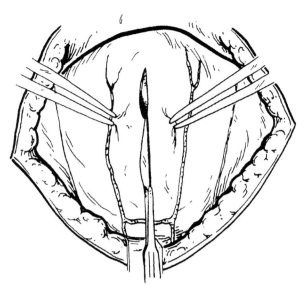

图4-2-5

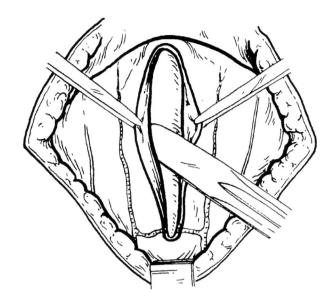

图4-2-6

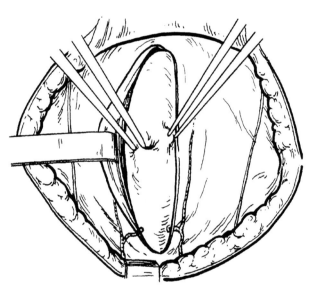

图4-2-7

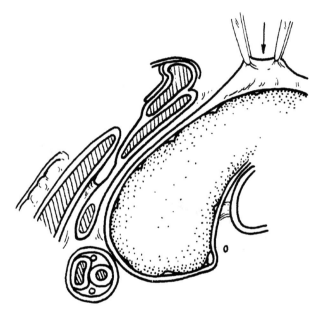

图4-2-8

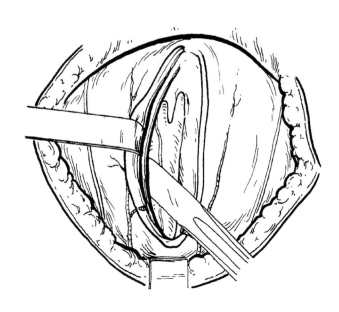

图4-2-9

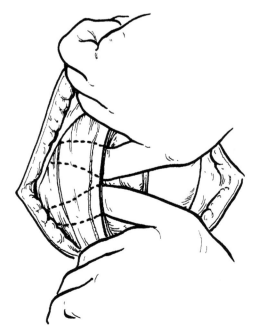

图4-2-10

⑩ 如甲状腺肿大明显，需将分离的甲状腺前肌横断，使甲状腺完全暴露。取两把止血钳于分离的甲状腺前肌上1/3处将其钳夹、横断（图4-2-12），断端用4号线结扎，对侧甲状腺前肌以同样方法横断。

⑪ 将甲状腺前肌的上部钝性分离，向上牵开，结扎进入肌层的甲状腺上动脉分支，暴露甲状腺上极。切断甲状腺悬韧带，将甲状腺上极从甲状软骨上分离下来（图4-2-13、图4-2-14）。

⑫ 用直角钳小心分离甲状腺上动、静脉，紧靠甲状腺上极夹住，以免损伤喉上神经外支（图4-2-15），切断血管，断端结扎加缝扎（图4-2-16）。

⑬ 将胸锁乳突肌、肩胛舌骨肌和甲状腺鞘拉开，将甲状腺向内侧拉开，暴露甲状腺中静脉，靠近甲状腺，分离、切断并结扎（图4-2-17）。

⑭ 拉开下方的肌肉和皮下组织，将甲状腺向上提，暴露甲状腺下静脉，3~4支，小心分离，靠近甲状腺切断并结扎、缝扎（图4-2-18、图4-2-19）。甲状腺下动脉主干一般不予结扎，以免损伤喉返神经和影响甲状旁腺的血液供应。

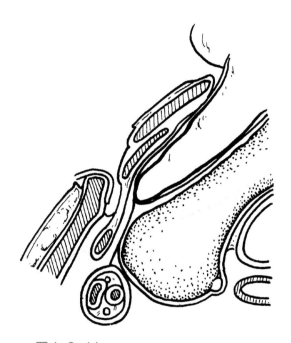

图4-2-11

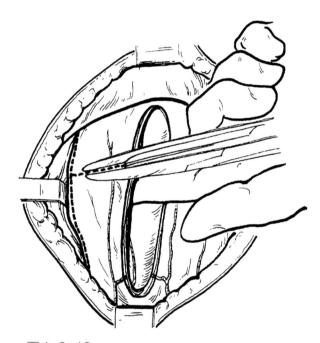

图4-2-12

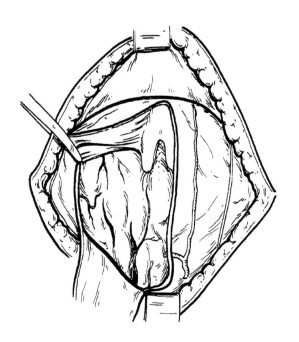

图4-2-13

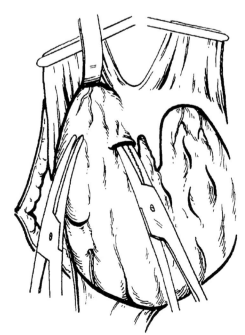

图4-2-14

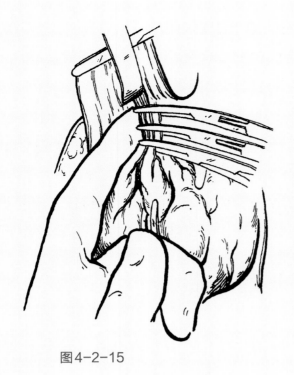

图 4-2-15

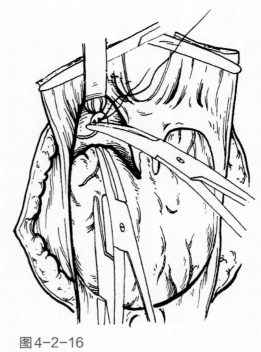

图 4-2-16

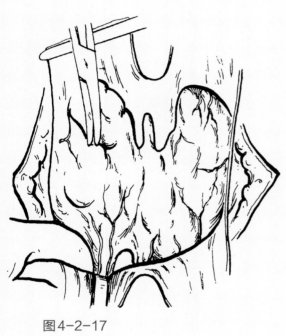

图 4-2-17

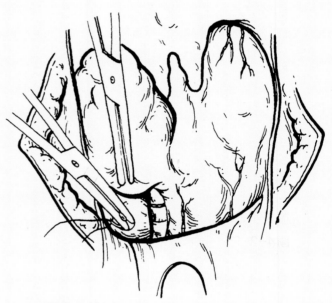

图 4-2-18

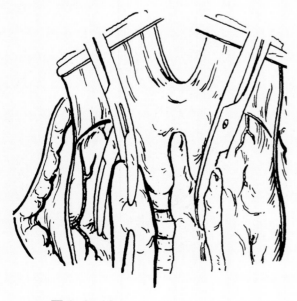

图 4-2-19

⑮ 另一种处理甲状腺血管的方法是先游离甲状腺下极，分离、结扎并切断甲状腺下静脉，然后将甲状腺向内翻处理甲状腺中静脉，之后将甲状腺向下拉，将上部肌肉向上拉，用止血钳自甲状软骨和甲状腺上极内侧之间分离悬韧带，靠近上极处理上极血管（图4-2-20）。

⑯ 峡部的处理：于气管前潜行分离峡部（图4-2-21），于中线处夹止血钳，切断峡部（图4-2-22），有锥状叶时，将其与患叶一并切除。

⑰ 甲状腺游离完成后，将甲状腺向前内提起，同时将外侧的胸锁乳突肌拉开，于甲状腺的后外侧显露甲状腺下动脉及喉返神经，在喉返神经和甲状腺下动脉的前方确定切除线（图4-2-23）。

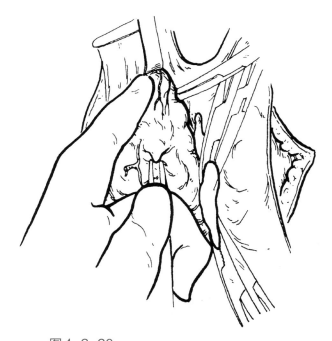

图 4-2-20

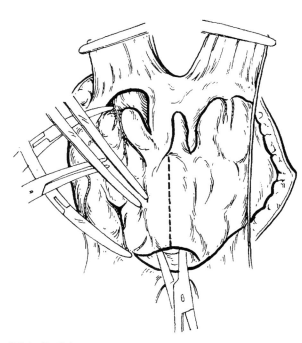

图 4-2-21

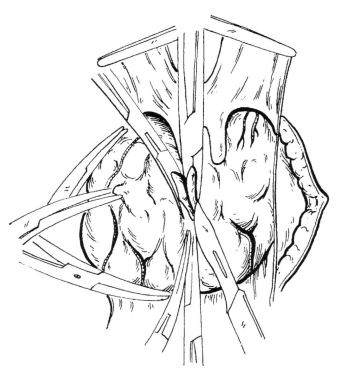

图 4-2-22

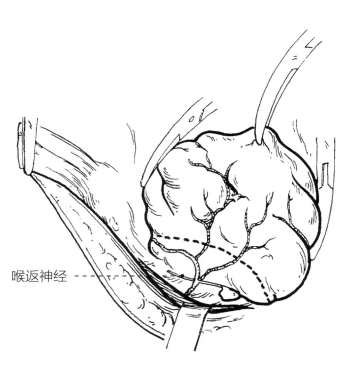

喉返神经 - - -

图 4-2-23

⑱ 于甲状腺背侧预定切除线的周围，应用蚊式钳钳夹甲状腺被膜及被膜下血管，提起甲状腺，用刀楔形切开外侧甲状腺（图4-2-24），腺组织内遇到血管予以钳夹。亦可直接应用超声刀切除甲状腺。

⑲ 将峡部向外侧翻起，小心分离峡部和气管侧方的纤维组织（图4-2-25）。

⑳ 取蚊式钳于预定切除线处将甲状腺夹住，用刀于钳上楔形切开甲状腺（图4-2-26），直至和外侧汇合，将甲状腺大部切除（图4-2-27）。

㉑ 结扎甲状腺切面上的出血点，间断缝合甲状腺残余部分（图4-2-28）。

㉒ 用相同的方法将对侧甲状腺大部切除（图4-2-29）。

㉓ 取引流条或引流管放入创面处，间断缝合切断的甲状腺前肌及中线处纵行分开的甲状腺前肌（图4-2-30），缝合颈阔肌、皮下组织（图4-2-31），美容缝合皮肤。

㉔ 随着科技的发展，超声刀应用越来越广泛，充分游离甲状腺后，可直接应用超声刀切除甲状腺，可减少出血，缩短手术时间。

术中要点

❶ 术中注意甲状腺背侧的黄色结节样组织，不可盲目切除，以免损伤甲状旁腺。

❷ 钳夹甲状腺断面的出血点时，止血钳勿钳夹过多，缝合甲状腺残余部分时勿穿入过深，以免缝扎喉返神经。

❸ 处理甲状腺下动脉时，不必分离过多，此处甲状腺下动脉与喉返神经交叉，易损伤。如不慎损伤引起声音嘶哑，应立即拆除结扎线；有时亦可不处理甲状腺下动脉，如切除过程中出血较多，术者与第一助手可按图4-2-32所示，手指由两侧边挤压、边切除，既可控制出血，又避免神经损伤。

❹ 处理甲状腺上动脉时，一定靠近甲状腺上极，避免损伤喉上神经。

❺ 术中冰冻切片检查，如为恶性，则行甲状腺癌根治术。

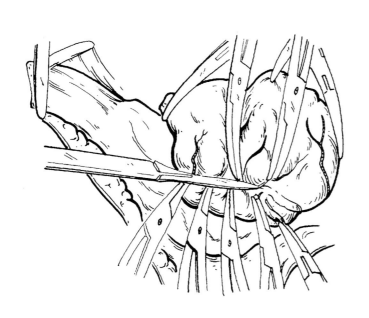

图4-2-24

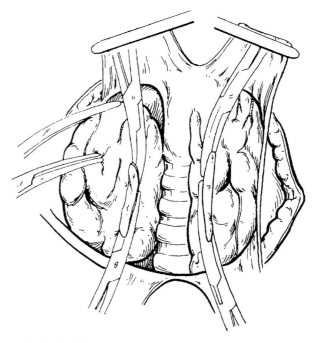

图4-2-25

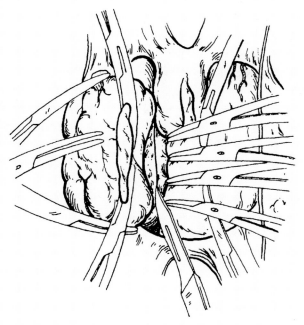

图4-2-26

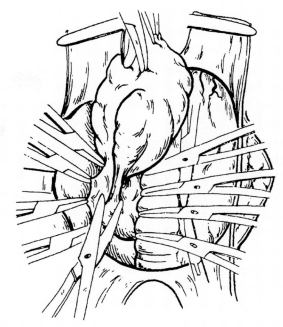

图4-2-27

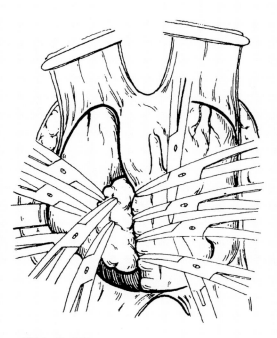

图4-2-28

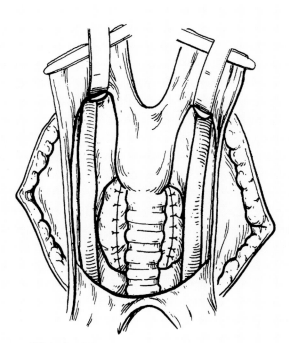

图4-2-29

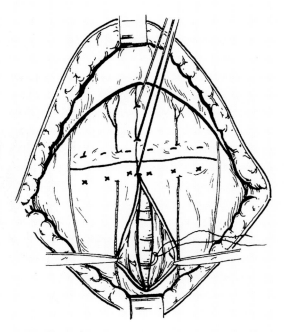

图4-2-30

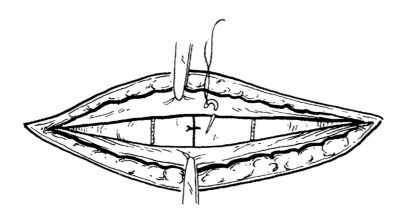

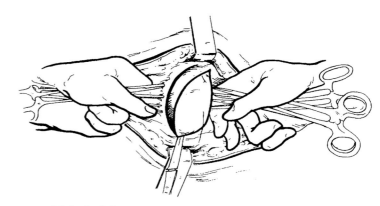

图 4-2-31   图 4-2-32

术后处理	❶	术后24小时内床旁应备气管切开包，并随时检查有无出血及呼吸困难等，注意切口渗血情况。

术后处理

❶ 术后24小时内床旁应备气管切开包，并随时检查有无出血及呼吸困难等，注意切口渗血情况。

❷ 密切观察患者有无声音嘶哑、饮水呛咳、手足抽搐等，以确定有无神经及甲状旁腺损伤。

❸ 术后24~48小时拔除引流条或引流管。

❹ 如合并甲状腺功能亢进，术后注意甲状腺危象的发生，应继续用药，一旦发生要紧急处理。

第三节　　甲状腺全切除术

适 应 证

❶ 甲状腺微小乳头状癌，癌灶局限于一侧，无淋巴结转移及远处转移时可行一侧腺叶加峡部切除术。原发癌累及双侧腺叶应施行甲状腺全或次全切除术。乳头状癌致死因素主要是局部复发，故有必要彻底切除原发灶。

❷ 滤泡状癌发生远处转移，其癌灶有摄取 ^{131}I 的能力，施行甲状腺全切除术，术后应用 ^{131}I 放射治疗，能较有效地清除转移癌。

❸ 髓样癌，多中心性散发性患者或家族性患者均宜施行甲状腺全切除术。

❹ 甲状腺恶性淋巴瘤，局限于腺体内者。

术前准备

术前应仔细进行全面体检，注意有无肺、肝的转移。应做好术中快速冰冻病理检查的准备。

麻 醉

双侧颈神经丛阻滞麻醉或气管内插管全身麻醉。

体 位

取仰卧位，肩部垫高，头稍偏向健侧，用沙袋固定头颈部。

手术步骤

❶ 切口及显露甲状腺的方法同甲状腺次全切除术。游离甲状腺可从分离甲状腺中静脉开始，在直视下经中静脉深侧引入细线后结扎静脉的两端，在线结间切断该静脉。

❷ 在肿瘤病灶外的正常甲状腺组织缝置牵引线，将甲状腺上极牵向下方，同甲状腺次全切除术方法分离上极血管，将血管切断。

❸ 将部分游离的甲状腺上极及侧方腺组织向内牵引显露甲状腺后面，即可分离甲状腺与环甲肌邻接的间隙，切断部分上极血管垂直进入环甲肌的血管分支，手术中应注意勿损伤喉上神经外支（图4-3-1）。

❹ 游离峡部（图4-3-2），切除一侧全叶甲状腺（图4-3-3）。

❺ 一侧甲状腺切除后，以相同的步骤切除另一侧甲状腺。有时在两侧的喉返神经与环状软骨间的甲状腺有角状嵌入的部分，局部如有粘连，为保证喉返神经的完整，可保留该处少许腺体（图4-3-4）。

❻ 留置引流管逐层缝合。

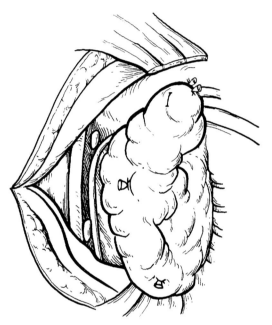

图4-3-1

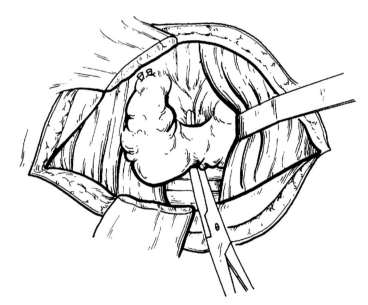

图4-3-2

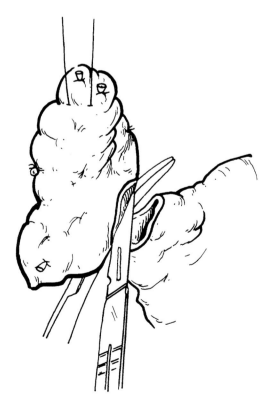

图4-3-3

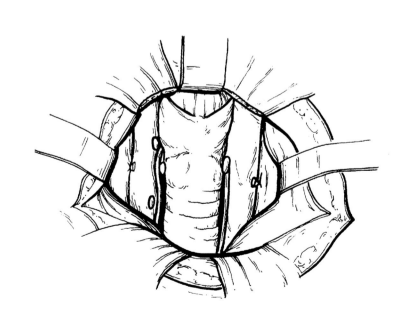

图4-3-4

术中要点	❶	术中若甲状腺上极位置达甲状软骨上方，需注意勿损伤喉上神经。为避免损伤喉上神经，结扎甲状腺上动脉时，应将腺体分离清楚，每一支小的血管均应分别结扎。
	❷	切断甲状腺下极血管时，应注意勿损伤喉返神经，如术中解剖层次正确而找不到神经，则应考虑有变异。结扎甲状腺下动脉时应靠近颈总动脉，在缝合腺体或结扎止血时注意勿缝扎过深。
	❸	施行甲状腺全切除术时，除用肉眼观察甲状旁腺是否被切除外，对疑为甲状旁腺的组织，应取材 $1mm^3$ 作组织学检查。已切下的甲状旁腺先置于冰盐水中，待移植时可将其切为数小块组织，植入同侧胸锁乳突肌或前臂肱桡肌的肌袋中并以银夹标示，便于术后观察。
术后处理		同甲状腺大部切除术。

第四节 甲状腺癌颈淋巴结清扫术

适 应 证	❶	甲状腺癌局部病变可活动，颈部淋巴结虽有转移，但未侵犯重要血管、神经、气管及食管，周身情况良好，无心、肺、肝、肾等器官疾病。
	❷	已有远隔转移，为解除或预防并发症及便于术后综合治疗，在局部病变能切除的情况下可行姑息切除。
	❸	术式选择：甲状腺乳头状癌或腺瘤恶变，如颈部淋巴结已有转移，需同时行颈部淋巴结清除术；甲状腺滤泡状癌，无论有无颈部淋巴结转移，均行患侧全叶、峡部和近峡部对侧部分腺体切除术，加患侧颈部淋巴结清除术；未分化癌如经穿刺细胞学检查或活体组织检查证实后，则应以放射治疗为主。早期可行患侧全叶、峡部和近峡部对侧部分腺体加患侧淋巴结廓清后，补加放射治疗。
	❹	甲状腺癌颈淋巴结清扫术分中央区淋巴结清扫术及颈侧区淋巴结清扫术。中央区淋巴结清扫术适用于颈侧区临床未发现有颈淋巴结转移的患者。颈侧区淋巴结清扫术适用于临床 cN_1 期的患者。
术前准备	❶	术前检查：摄颈部及胸部正侧位片或 CT（计算机断层扫描），检查气管是否受压及受压程度，并注意纵隔有无钙化淋巴结及肺转移；做食管点片，以发现可能存在的继发性食管癌；检查声带是否麻痹，以判定喉返神经是否受侵犯；如有甲状腺功能亢进症状，应检查基础代谢率。
	❷	术前给予抗生素。
	❸	为预防气管插管当时及拔管后可能引起的窒息，准备气管切开器械。
麻 醉		气管内插管全身麻醉。

体 位	仰卧位，肩部稍垫高，头后仰并偏向健侧。

手术步骤

❶ 颈部淋巴结按层次分浅、深两组。浅筋膜层上为浅表淋巴结，极少有肿瘤转移，深筋膜下为颈深淋巴结，可以根据部位分为颈侧及中央区两组。同时将其分为7个区域（图4-4-1）。

Ⅰ区：包括颏下和颌下两组淋巴结，分Ⅰa与Ⅰb两亚区。

Ⅱ区：为颈内静脉上组淋巴结，亦分为Ⅱa与Ⅱb两亚区。

Ⅲ区：颈内静脉中组淋巴结。

Ⅳ区：颈内静脉下组淋巴结。

Ⅴ区指锁骨上及颈后区淋巴结，分Ⅴa与Ⅴb两亚区。

Ⅵ区亦称为中央区淋巴结，该区是甲状腺癌最常见的转移部位。

❷ 中央区淋巴结清扫术

（1）切口同甲状腺全切除术。

（2）切除患侧甲状腺时，暴露喉返神经，沿喉返神经表面，全程游离喉返神经，清除颈总动脉内侧、气管表面、胸骨切迹以上区域的淋巴、脂肪组织（图4-4-2）。

❸ 颈淋巴结清扫术（根治性）

（1）切口：术前已确诊者可采用"X"形切口。切口的皮支起自下颌角后，平行下颌骨下缘至颈部，切口的前下支呈弧形至对侧胸锁乳突肌前缘，后下支至锁骨，然后于下颌骨中点向下作垂直切口（图4-4-3）。

（2）若术前未能确诊，术中证实为甲状腺癌时，可将原弧形切口沿患侧胸锁乳突肌后缘向后方延伸，变为"L"形切口（图4-4-4）。为美观考虑，多数患者采用该切口。

（3）切开皮肤、皮下组织及颈阔肌，沿颈阔肌深面锐性分离，游离皮瓣。上至下颌骨下缘稍上方，下至锁骨，前抵颈正中线，后达斜方肌前缘（图4-4-5）。

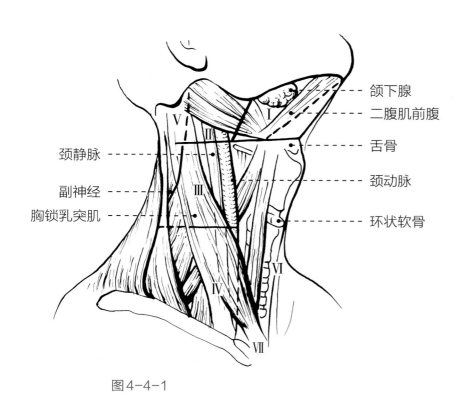

图4-4-1

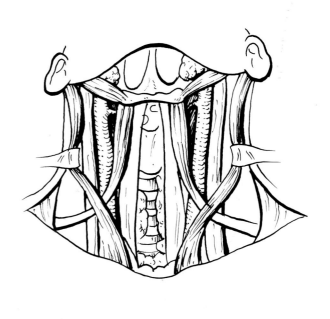

图4-4-2

071

（4）皮瓣游离完成后，结扎面动、静脉，面神经下颌缘支在下颌骨下缘由后向前横越面动、静脉，结扎面动、静脉时应防止损伤，可在神经下方钝性分离出面血管。面动、静脉结扎切断后将血管的远断端拉向上方，缝于皮瓣的深面（图4-4-6）。

（5）在锁骨上方约2cm处，切断并缝扎颈外静脉及颈内静脉；分离胸锁乳突肌，在该处将其胸骨头及锁骨头切断（图4-4-7）。

（6）向上翻转并牵拉胸锁乳突肌的断端，可显露颈动脉鞘及肩胛舌骨肌，在斜方肌前缘将肩胛舌骨肌切断。然后，在颈正中线纵行切开并分离颈前肌，在胸骨切迹上方将其横行切断，一并向上翻转，即可显露甲状腺（图4-4-8）。

（7）切断颈内静脉并清除颈深淋巴结及颈后三角的脂肪、淋巴结。在锁骨上方约2cm处切开颈动脉鞘，仔细分离颈内静脉，缝合结扎并切断（图4-4-9）。

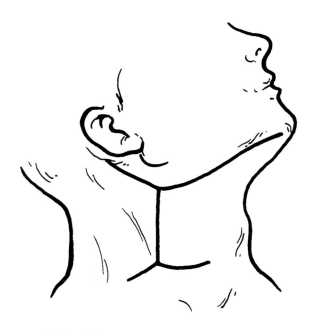

图4-4-3

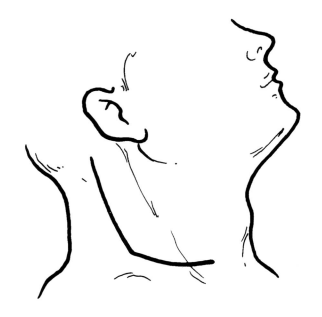

图4-4-4

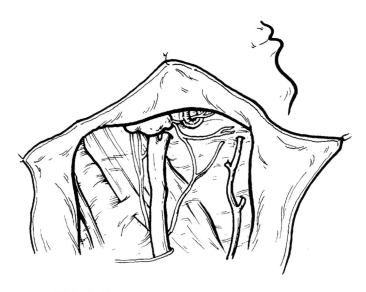

图4-4-5

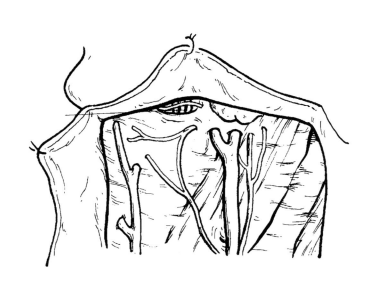

图4-4-6

（8）再向后切开颈深筋膜显露斜角肌，遇有颈横动脉应将其结扎、切断，将副神经切断。沿斜角肌浅面由后向前清除脂肪组织及淋巴结。仔细向上分离颈内静脉并清除其附近的颈深淋巴结（图4-4-10）。注意避免损伤颈内静脉后方的迷走神经、胸导管及斜角肌浅面的膈神经、臂丛。

（9）游离甲状腺及清除气管周围淋巴结：直接结扎、切断甲状腺下静脉。然后，认清甲状腺下动脉与喉返神经的关系，在远离甲状腺后下面，于靠近颈总动脉处将甲状腺下动脉切断，并行双重结扎（图4-4-11）。如喉返神经已被癌肿侵犯，不能剥离时，也可将其切断、结扎。切断甲状腺中静脉。

（10）切断峡部（图4-4-12），断端缝扎。在防止损伤喉返神经的前提下，钝性和锐性相结合清除气管前、喉返神经周围及气管食管旁沟处的脂肪组织及淋巴结，将颈前肌在其抵止点切断，并在颈外动脉分出处将甲状腺上动脉切断、结扎，再缝扎。在切断胸骨甲状肌及清除甲状腺上动脉附近淋巴结时，注意防止损伤喉上神经。如甲状旁腺未受侵犯，应予以保留。

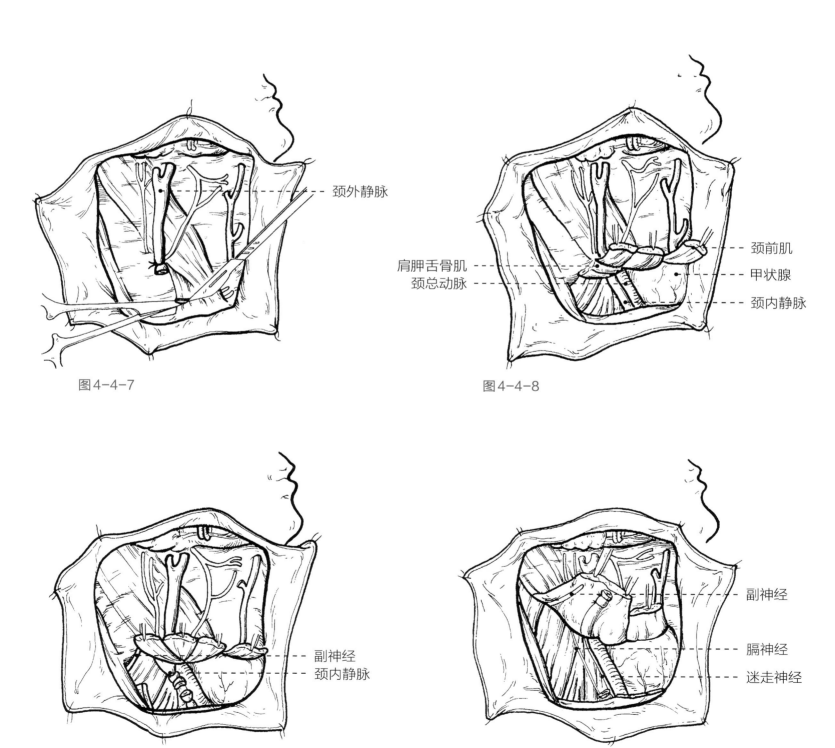

图4-4-7　　颈外静脉

图4-4-8　　肩胛舌骨肌　颈总动脉　颈前肌　甲状腺　颈内静脉

图4-4-9　　副神经　颈内静脉

图4-4-10　　副神经　膈神经　迷走神经

（11）切断胸锁乳突肌乳突端及颈内静脉远端，清除颏下及颌下淋巴结。充分游离甲状腺，将整块组织向上方牵拉，显露颈皮神经，并将其切断（图4-4-13）。

（12）向上游离胸锁乳突肌，于近乳突处将其切断。向上牵拉二腹肌后腹，显露颈总动脉分叉处及横过颈外动脉浅面的舌下神经。避免损伤舌下神经，靠近颈椎横突处将颈内静脉近端双重结扎、切断（图4-4-14），再切断副神经的近端。

（13）沿上颌骨下缘切开深筋膜，将颏下区的脂肪组织及淋巴结由前向后分离。将已游离的整块组织拉向下方，并将下颌舌骨肌切断，即可显露位于舌神经及舌下神经之间的颌下腺管，将颌下腺管结扎、切断（图4-4-15），即可切除包括甲状腺、颈内静脉及其周围淋巴结、胸锁乳突肌、颈前肌、颌下腺等在内的整块组织。

（14）切除完成后，于创腔内只见到气管、喉返神经、颈总动脉及其分支、迷走神经、膈神经、臂丛及舌下神经等重要结构（图4-4-16）。

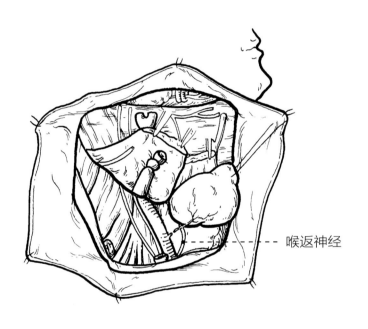

图4-4-11

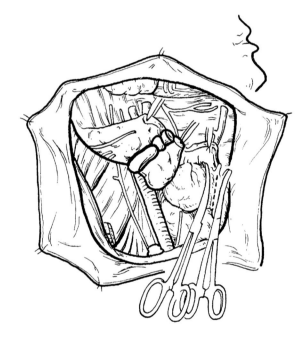

图4-4-12

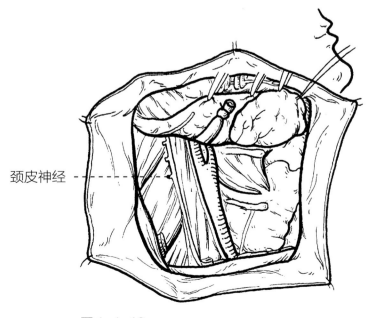

图4-4-13

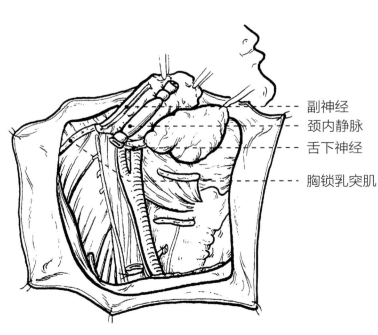

图4-4-14

（15）用温生理盐水反复冲洗创面，结扎出血点。于创腔内放置两条剪有侧孔的直径为6~8mm的引流管，术后负压吸引。结节或埋线缝合颈阔肌及皮肤（图4-4-17）。手术区置无菌棉垫，加压包扎。

术中要点

❶ 切断游离胸锁乳突肌时注意勿损伤其深面的颈内静脉、颈总动脉及迷走神经。

❷ 预防喉返神经及喉上神经损伤已在甲状腺次全切除术中叙述。

❸ 在分离、切断颈内静脉近端及清除周围淋巴结时，可能损伤迷走神经，导致同侧声带麻痹。

❹ 在清除颈后三角的脂肪、淋巴结及切断颈皮神经时，如分离过深，可能损伤膈神经，应尽量避免。

❺ 近年来，多行改良的甲状腺癌颈淋巴结清扫术，即保留胸锁乳突肌和颈内静脉的颈部淋巴结清扫术。该术式可避免术后局部变形，还可避免皮肤直接覆盖颈动脉，因此或行胸锁乳突肌在锁骨附着部切断，淋巴结清

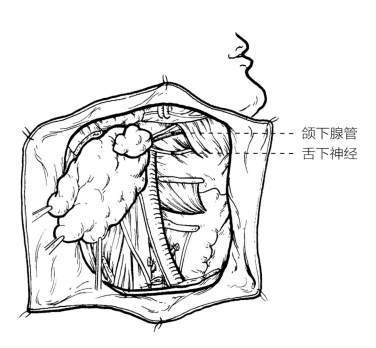

颌下腺管
舌下神经

图4-4-15

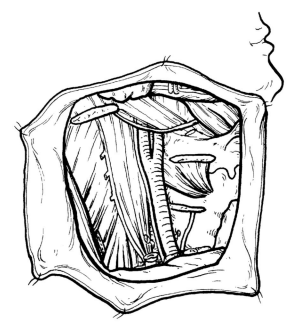

图4-4-16

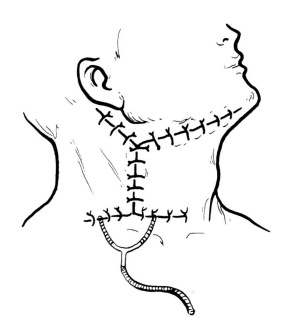

图4-4-17

075

扫后再行缝合，或不切断胸锁乳突肌，单纯将该肌肉游离后，在其下面通过纱布带，一面牵引肌肉，一面行淋巴结清扫术。此外，颈内静脉如无癌浸润时，游离颈内静脉及颈总动脉，共同通过纱布带牵引后，将其下面的颈内深部淋巴结彻底廓清。

术后处理

❶ 与甲状腺大部切除术后处理基本相同。

❷ 引流管持续负压吸引，记24小时引流量，术后3~5天引流量减少后可拔除。如切口形成血肿，可穿刺、抽吸、压迫、包扎，必要时可开放引流。

❸ 乳糜瘘：术后引流管流出较多乳白色液体时，应考虑胸导管破裂形成乳糜瘘。对较轻的乳糜瘘，用压迫方法一般可以治愈；对较重的乳糜瘘用压迫方法无效时，可手术结扎。

❹ 术后出血：缓慢出血多为渗血，局部压迫即可。迅速大量出血多为血管断端的结扎线脱落引起，迅速出现颈部肿胀、呼吸困难等症状，应紧急手术，结扎出血点。

❺ 术后根据情况辅以放射治疗、甲状腺制剂或同位素^{131}I疗法等。

第五节　　甲状旁腺切除术

适 应 证　　甲状旁腺腺瘤、甲状旁腺增生合并甲状旁腺功能亢进、甲状旁腺癌。

术前准备　　甲状旁腺病变定位很困难，4个甲状旁腺中究竟是哪一个发生了病变、如何去寻找病变，术前应有思想准备。临床上除个别大的腺瘤能扪及或经B超、CT检查发现外，绝大多数术前不能定位。

麻醉与体位　　同甲状腺大部切除术。

手术步骤

❶ 切口、显露甲状腺：同甲状腺大部切除术。

❷ 于甲状腺右叶缝3条支持线向内前方牵引，向甲状腺右叶的侧后面行钝性剥离。如遇甲状腺中静脉，则结扎切断。一定游离到显露出食管和颈后肌肉为止。如有肿大的甲状旁腺，于手术视野内可以见到（图4-5-1）。如为甲状旁腺腺瘤所致的功能亢进时，腺瘤呈红褐色，易被发现。探查右侧如找不到病变时，用同样方法探查左侧。

❸ 用上述方法探查仍然找不到病变的甲状旁腺，在甲状旁腺功能亢进症中占1/10~1/5。此时应扩大手术野，系统性探查甲状旁腺。上甲状旁腺异常位置有4处（图4-5-2）。

❹ 下甲状旁腺的异常位置有7处（图4-5-3），其中5处能在颈部找到。

❺ 在对甲状旁腺异常位置充分了解的基础上，探查左右4个腺体。如在颈部彻底探查仍找不到病变腺体时，应于前上纵隔或纵隔胸腺内寻找。必要

时可劈开胸骨。因为甲状旁腺在纵隔时几乎均在胸膜内，故应切除胸腺。

❻ 找到甲状旁腺腺瘤后，将肿大的腺瘤由周围组织钝性剥离，结扎、切断出入的血管（图4-5-4）。

❼ 对其他考虑为正常的甲状旁腺，切除1mm³，进行活体组织检查，以确认其是否为正常组织（图4-5-5）。

❽ 如对2个以上肿大的甲状旁腺判定为增生时，则探查全部4个旁腺，将1个确保有血运的旁腺保留约40mg，其他行全切除术。或将4个旁腺切除，将其中1个旁腺切成碎块，移植于前臂肌肉或胸锁乳突肌内，详见甲状腺全切除术。

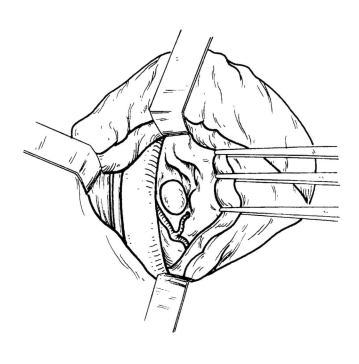

图4-5-1

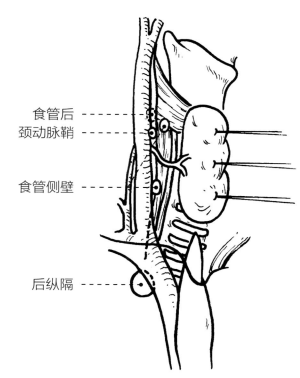

食管后
颈动脉鞘

食管侧壁

后纵隔

图4-5-2

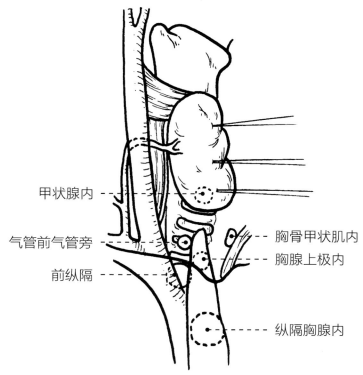

甲状腺内

气管前气管旁
前纵隔

胸骨甲状肌内
胸腺上极内

纵隔胸腺内

图4-5-3

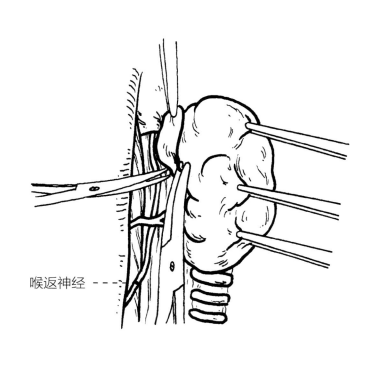

喉返神经

图4-5-4

❾ 如冰冻结果为甲状旁腺癌时，将患侧颈总动脉前面的疏松结缔组织切开，连同甲状旁腺周围的结缔组织由颈总动脉鞘剥离下来，再将含有气管周围脂肪组织的气管前、气管旁淋巴结由颈总动脉、气管壁剥离下来（图4-5-6）。

❿ 甲状旁腺被膜未破溃时可保留喉返神经（图4-5-7）。

⓫ 如甲状旁腺和喉返神经粘连或浸润时，则和癌肿一并切除。在峡部切断甲状腺，在上极结扎切断甲状腺上动、静脉，同甲状旁腺癌一并将患叶切除（图4-5-8）。

⓬ 行甲状旁腺腺瘤摘除手术时，确切止血后不放引流管，缝合切口。甲状旁腺增生时大范围剥离甲状腺，或切除甲状旁腺癌时，应放置引流管。切口缝合方法同甲状腺大部切除术。

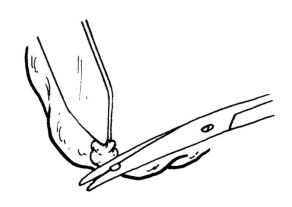

图4-5-5

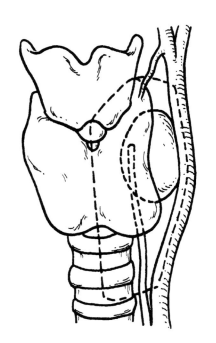

图4-5-6

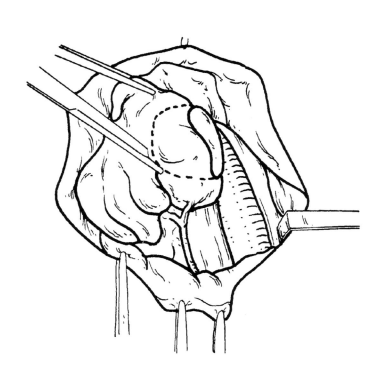

图4-5-7

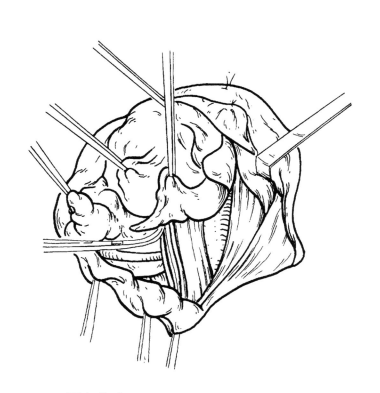

图4-5-8

078

术中要点	甲状旁腺增生时，4个腺体增生和大小多不一致。一旦病理检查证实为增生时，则应当机立断，行甲状旁腺大部切除（残留40mg）或全摘后自体移植。无论采取哪种方法，术中一定要确实找到4个腺体。
术后处理	同甲状腺大部切除术。

第六节 甲状舌管囊肿、瘘管切除术

适 应 证		甲状舌管囊肿为先天发育异常，甲状腺舌管间未能完全闭锁，残留的管道内积液所致。感染后破溃形成甲状舌骨瘘（图4-6-1），甲状舌管囊肿（瘘）易合并感染，故宜尽早切除，2岁以前的婴儿和直径细小、未发生过感染的囊肿可以不手术。
术前准备	❶	甲状舌管囊肿或瘘管局部有继发性感染者，术前应用抗生素控制，待炎症完全控制后2~3周再手术治疗。
	❷	复杂的瘘管，应于术前行瘘管造影，探查有无复杂的分支。
麻　　醉		小儿应全麻，较大儿或成人可用局部麻醉。
体　　位		同甲状腺大部切除术。
手术步骤	❶	切口：以囊肿为中心，沿颈部皮纹做横行切口，长4~6cm，不宜过小，否则颈部深层组织不宜显露，如为瘘管，则以瘘口为中心做横梭形切口，切去这一皮瓣。先于瘘口周围作荷包缝合，闭锁瘘口（图4-6-2），再切开皮下组织、颈阔肌，分离显露囊肿或瘘管。
	❷	沿瘘管或囊肿壁作钝性或锐性分离，向上直至舌骨体部（图4-6-3）。
	❸	牵引囊肿或瘘管，将舌骨提向前，在距瘘管两侧0.5cm处，用剪刀剪断舌骨（图4-6-4），将瘘管通过或附着的舌骨中段切除1cm左右。
	❹	切除舌骨后，可请麻醉师将示指伸入患者口腔内，将舌盲孔向前下方顶起（图4-6-5），术者轻轻向外下方牵拉至切断的舌骨，沿瘘管周围游离，直至舌盲孔处，将其结扎、切断（图4-6-6），这样可切除残留的甲状舌管，同时当分离接近舌黏膜时，麻醉师可随时提醒术者，避免切进口腔。
	❺	缝合切口：创腔应仔细止血，舌骨断端不需缝合，仅缝合上下方的肌肉（图4-6-7），如缝合后张力过大，可作部分缝合或不缝合，创腔内放置胶皮膜引流，逐层缝合。
术中要点	❶	为避免复发，手术切除范围包括： （1）与瘘管相近的皮肤以及与其相邻的皮下组织、筋膜和肌肉等。 （2）瘘管经过的舌骨部分。

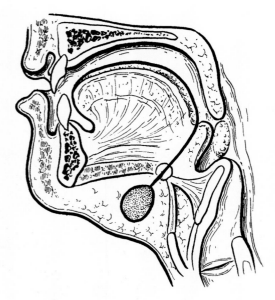

图4-6-1

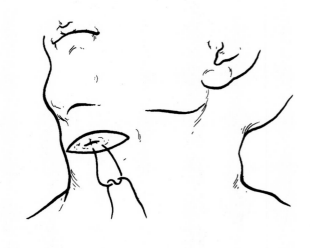

图4-6-2

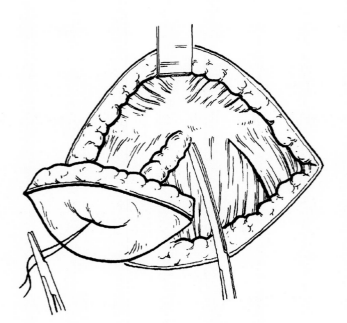

图4-6-3

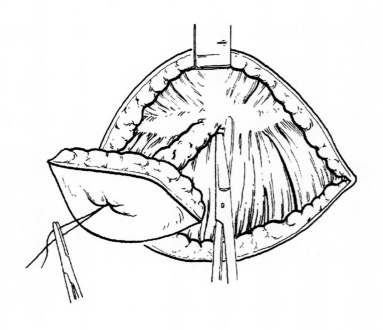

图4-6-4

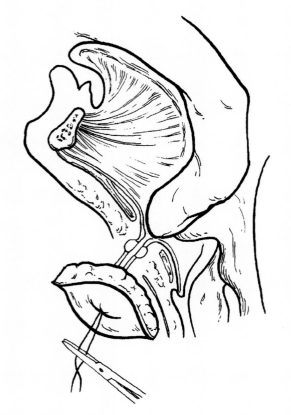

图4-6-5

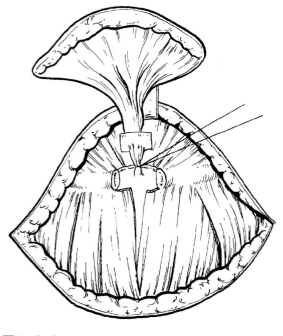

图4-6-6

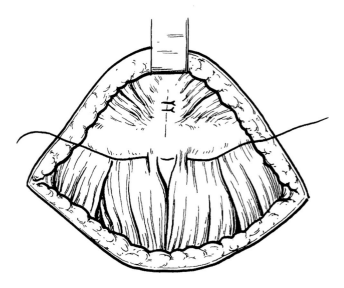

图4-6-7

（3）瘘管分出的侧支以及末端的膨大部。

（4）在舌骨以上，沿瘘管走行方向，包括部分肌组织一并切除，直达盲孔处。

❷ 术前可于瘘口处注入亚甲蓝，有助于瘘管的跟踪解剖。

❸ 术中注意勿将异位甲状腺当作甲状舌管囊肿而切除，如见肿物的两侧有血管进入时，不应贸然切除，以免引起甲状腺功能减退。

术后处理 ❶ 每天应用2~3次口腔护理，多次应用漱口水漱口。

❷ 应用抗生素，术后24小时拔除引流。

第五章

周围血管手术

第一节

大隐静脉高位结扎及静脉剥脱术

↓

第二节

小隐静脉高位结扎及静脉剥脱术

↓

第三节

动脉 Fogarty 导管取栓术

↓

第四节

后天性动静脉瘘切除术

↓

第五节

四肢动脉瘤切除术

↓

第六节

颈动脉瘤切除术

↓

第七节

肾下腹主动脉瘤切除术

↓

第八节

腹主动脉瘤腔内修复术

↓

第九节

主－股动脉人工血管旁路移植术

↓

第十节

股－股动脉人工血管旁路移植术

第十一节

腋－股动脉人工血管旁路移植术

↓

第十二节

倒置大隐静脉股腘动脉旁路移植术

↓

第十三节

原位大隐静脉股远端动脉
旁路移植术

050001

ER 5-0-1
巨大左锁骨下
动脉瘤食管瘘
的腔内治疗术

050002

ER 5-0-2
杂交手术重建
左锁骨下动脉
在主动脉夹层
治疗中的应用

050003

ER 5-0-3
自体动静脉瘘
狭窄的腔内治
疗术

视频目录

扫描二维码,
观看本书所有
手术视频

第一节　　大隐静脉高位结扎及静脉剥脱术

适 应 证	❶ 下肢浅静脉和交通支瓣膜功能不全而深静脉通畅者。
	❷ 各种深静脉瓣膜修复术的辅助治疗。
禁 忌 证	❶ 下肢深静脉血栓形成、深静脉回流障碍的患者。
	❷ 巴德－基亚里综合征或髂静脉压迫综合征的下肢静脉曲张患者。
	❸ 盆腔肿瘤引起的压迫或浸润引起的下肢静脉曲张患者。
	❹ 妊娠期的下肢静脉曲张患者。
	❺ 患肢有急性感染病灶的患者。
	❻ 患肢有严重动脉缺血、踝肱指数（ABI）<0.7的患者。
	❼ 身体条件差，不能耐受手术者。
术前准备	❶ 术前应仔细检查下肢深静脉是否通畅，必要时行深静脉造影，下肢深静脉通畅无阻塞者可手术，如双下肢静脉曲张患者，应警惕下腔静脉有无阻塞性病变。
	❷ 下肢静脉曲张并发血栓性静脉炎，小腿溃疡伴感染者，应待炎症控制后再行手术。
	❸ 术前患者站位，用记号笔标记曲张静脉。
麻　　醉	连续硬膜外麻醉或全身麻醉，微创手术可选用局部麻醉。
体　　位	仰卧位，患侧大腿和膝部轻度外旋。
手术步骤	❶ 切口：于腹股沟韧带下方1.5cm卵圆窝处，股动脉搏动内侧作斜行或纵行切口（图5-1-1）。
	❷ 切开皮肤、皮下组织和浅筋膜，于皮下组织间找到大隐静脉，将其向上游离，显露卵圆窝，并游离该处大隐静脉及其属支（图5-1-2）。

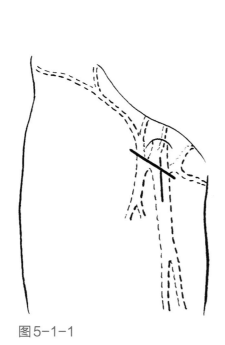

图 5-1-1

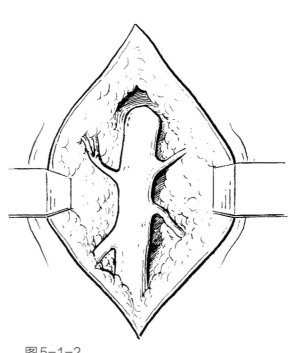

图 5-1-2

❸ 结扎大隐静脉各属支，包括旋髂浅静脉、腹壁浅静脉、阴部外静脉、股内侧静脉、股外侧静脉，有时两支静脉可能共干，汇合于大隐静脉（图5-1-3）。有时分支可有解剖学变异，不强求结扎切断所有分支。

❹ 距卵圆窝0.5~1cm结扎切断大隐静脉，近心端双重结扎，远心端止血钳暂时钳夹（图5-1-4）。

❺ 向远端大隐静脉腔内插入静脉剥脱器，并用7号线作松松结扎，控制出血，将剥脱器尽可能向远端插入（图5-1-5）。

❻ 如静脉迂曲严重，剥脱器不能再前进，可于该处做横切口，游离静脉，将近心端静脉结扎在剥脱器头部，远端钳夹、切断（图5-1-6）。

❼ 将静脉剥脱器缓慢向上拉出，剥脱大隐静脉主干，助手压迫已剥脱部位，便于止血（图5-1-7）。

❽ 向远心端继续插入静脉剥脱器，直至内踝上方大隐静脉，如插入困难，可于内踝前上方另行横切口，显露大隐静脉（图5-1-8），向上插入剥脱器，直至腹股沟切口下方大隐静脉处，进行剥脱。

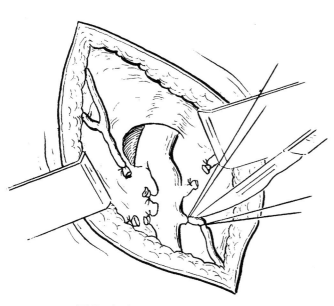

图5-1-3

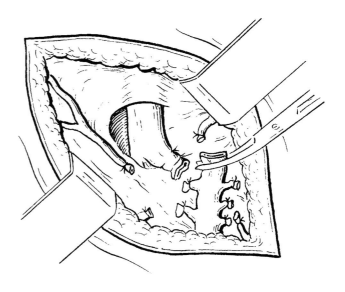

图5-1-4

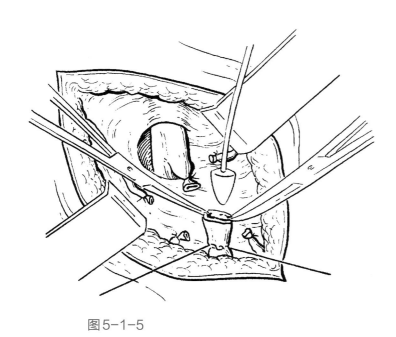

图5-1-5

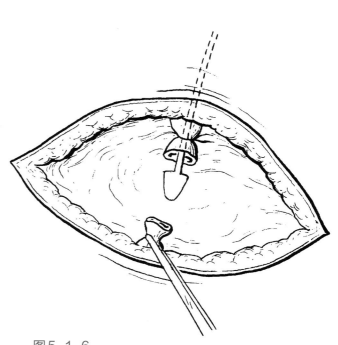

图5-1-6

❾ 其他方法处理大隐静脉主干：常规的大隐静脉高位结扎分段剥脱术创伤较大，常伴有隐神经损伤。随着超声技术的发展，超声引导下微创治疗大隐静脉曲张得到了越来越多的应用，大隐静脉曲张已经成为一种微创的日间手术。

（1）腔内热消融治疗大隐静脉曲张：包括激光、射频、微波等手术方法，都是通过热能使大隐静脉闭合。

1）超声引导下膝关节内侧穿刺（图5-1-9）。

2）穿刺成功后送入0.018导丝，超声证实导丝位于大隐静脉根部，扩皮，沿导丝送入微鞘管（图5-1-10）。

3）沿微鞘管送入射频导管（或激光、微波导丝等），直至隐股静脉汇合处（图5-1-11），超声定位导管尖端位置（不同方法要求尖端位置不同）。

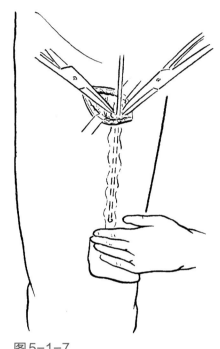

图5-1-7

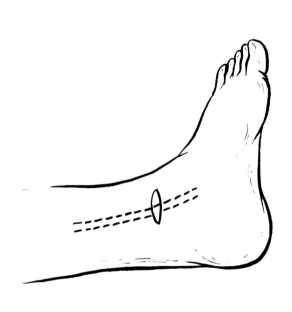

图5-1-8

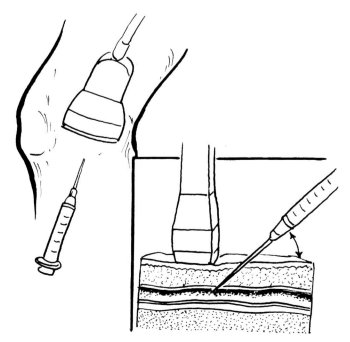

图5-1-9

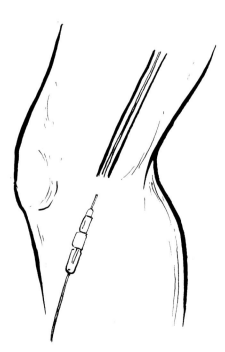

图5-1-10

4）超声引导下沿大隐静脉走行注入肿胀液（图5-1-12），肿胀液一般由利多卡因、肾上腺素、碳酸氢钠组成，一方面可使大隐静脉闭合，另一方面止痛、止血。

5）直至整条大隐静脉均被肿胀液包围（图5-1-13）。

6）连接相应机器，超声引导下逐渐后撤导管导丝，按压开关将大隐静脉主干热消融闭合（图5-1-14）。

（2）化学消融术（硬化剂疗法）治疗大隐静脉曲张：硬化剂疗法应用较早，但直到泡沫硬化剂的出现、超声技术的发展，才应用于大隐静脉主干。

1）首先把硬化剂和空气按1∶4混合，制成泡沫硬化剂（图5-1-15）。

2）超声引导下将泡沫硬化剂注入曲张静脉，注意压迫隐股静脉汇合处大隐静脉，防止硬化剂进入深静脉（图5-1-16）。

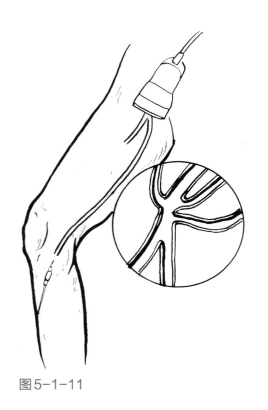

图5-1-11

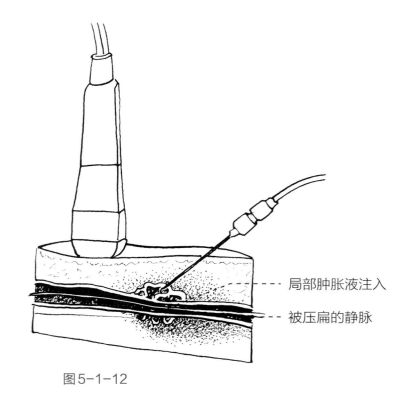

局部肿胀液注入

被压扁的静脉

图5-1-12

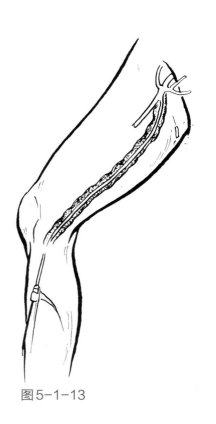

图5-1-13

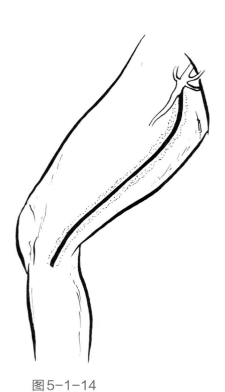

图5-1-14

087

3）浅表静脉更适合硬化剂注射治疗（图5-1-17）。

（3）治疗结束，局部按压，最后加压包扎。

⑩ 遇到迂曲成团或与皮肤粘连、形成血栓的浅静脉，应分段剥脱，于静脉曲张明显处切开皮肤，在皮下作潜行游离，完整剥脱曲张静脉（图5-1-18）。如遇进入深筋膜的交通支静脉，予以结扎切断。

⑪ 亦可采用点式剥脱术，切口小、创伤小。结合大隐静脉主干微创治疗，使无切口治疗静脉曲张成为可能。

（1）术前标记好曲张静脉团和功能不全的交通支静脉，局部肿胀麻醉，用小尖刀点状切开皮肤1~3mm（图5-1-19）。

（2）可用小蚊式钳或专用的静脉钩将要切除的静脉从切口取出（图5-1-20）。

（3）用小蚊式钳夹住静脉（图5-1-21）。

（4）抓住血管钳，轻柔地旋转，将剩余的静脉牵拉出切口外（图5-1-22）。

（5）如有交通支予以结扎，小切口可以不缝合。

⑫ 分别缝合切口，从足部到腹股沟区弹力绷带加压包扎（图5-1-23）。

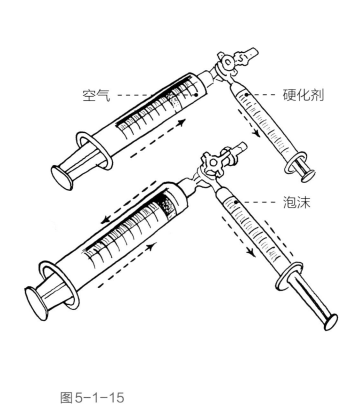

图5-1-15

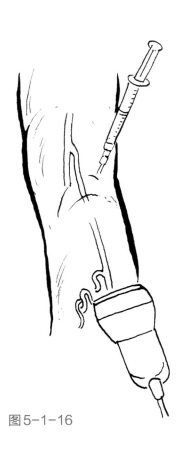

图5-1-16

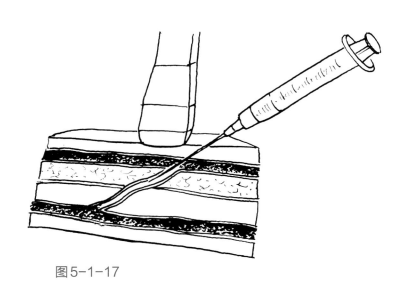

图5-1-17

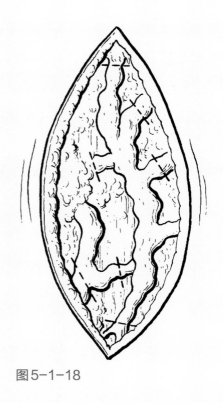

图5-1-18

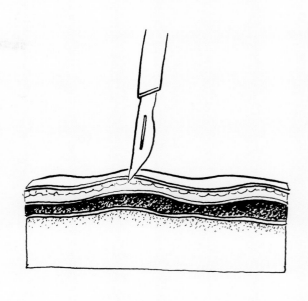

图5-1-19

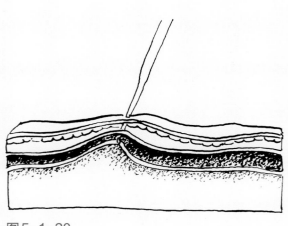

图5-1-20

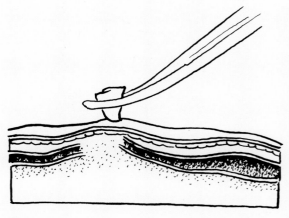

图5-1-21

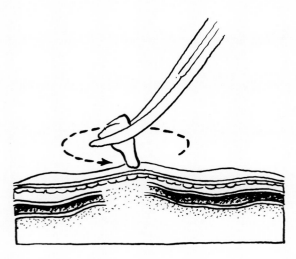

图5-1-22

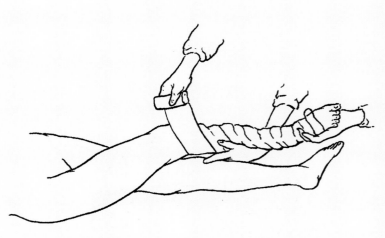

图5-1-23

089

术中要点	❶ 大隐静脉各属支变异较多，有时独立汇入大隐静脉，有时合干后汇入大隐静脉，故高位结扎时一定要在卵圆窝处认清大隐静脉及股静脉，勿将大隐静脉分支误认为大隐静脉主干结扎，造成手术失败；术中大隐静脉分支尽可能一一结扎切断，但有时分支可有解剖学变异，不强求结扎切断所有分支。
	❷ 抽出大隐静脉剥脱器时动作要轻柔，力量均匀，防止扯断大隐静脉。
	❸ 术中尽可能结扎所有交通支静脉，防止复发。
术后处理	❶ 早期离床活动，避免深静脉血栓形成，卧床时患肢抬高 10°～15°。
	❷ 术后 12~14 天拆线，弹力绷带加压包扎或穿弹力袜 3~6 个月。

第二节　小隐静脉高位结扎及静脉剥脱术

适 应 证	❶ 原发性小隐静脉曲张。
	❷ 大隐静脉曲张合并小隐静脉曲张，处理大隐静脉后还需处理小隐静脉。
术前准备	❶ 检查小隐静脉瓣膜功能及小隐静脉与深静脉之间交通支的瓣膜功能。
	❷ 备腘窝小腿皮肤，用记号笔标记曲张静脉的行径。
	❸ 其他同大隐静脉高位结扎及静脉剥脱术
麻　　醉	全身麻醉或连续硬膜外麻醉。
体　　位	俯卧位，膝关节稍屈曲。
手术步骤	❶ 腘窝皮肤皱襞上方约2cm处做一横切口，长约5cm（图5-2-1）。
	❷ 切开皮肤、皮下组织，直达腘筋膜，在腘窝中外1/3交界处，腓肠肌两头之间找到小隐静脉（图5-2-2）。
	❸ 结扎切断小隐静脉，远心端插入静脉剥脱器，用剥脱大隐静脉的方法剥脱小隐静脉并加压包扎（图5-2-3）。
术中要点	参考大隐静脉高位结扎及静脉剥脱术。
术后处理	同大隐静脉高位结扎及静脉剥脱术。

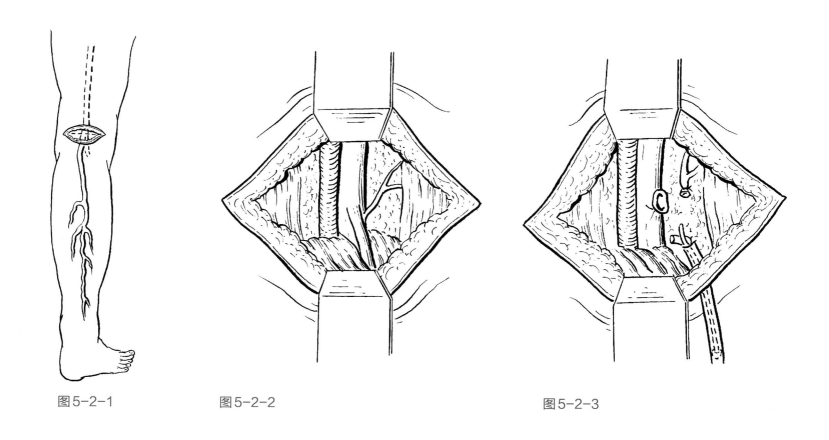

图5-2-1   图5-2-2   图5-2-3

第三节   动脉 Fogarty 导管取栓术

适 应 证	急性动脉栓塞诊断明确，除肢体已坏疽或栓塞部位在小动脉，患肢血运无影响外，只要患者全身情况允许，均可施行取栓术。
术前准备	❶ 急性动脉栓塞患者多伴有心脏疾病，术前应注意患者心脏功能。
	❷ 凝血功能检查，包括凝血酶原时间、纤维蛋白原定量、血小板检查等，以便术后用药。
麻 醉	多采用局部麻醉，如未抗凝治疗，凝血机制正常，可采用连续硬膜外麻醉，上肢可用臂丛阻滞麻醉。
体 位	仰卧位，如位于上肢动脉栓塞，患肢外展。
手术步骤	❶ 福格蒂取栓导管（又称为Fogarty导管）长约80cm，管径2~7F不等，远端装置一小乳胶球囊，并有一小孔与导管相通，可于导管末端注入盐水使其充盈（图5-3-1）。
	❷ 以下肢动脉栓塞为例。可取腹股沟韧带下方纵或斜切口，显露股总、股浅、股深动脉，分别绕过阻断带，全身肝素化（100U/kg）后全部阻断，于股浅、股深动脉汇合部，纵行切开股动脉，松开股总动脉阻断带，将4F或5F导管向近心端插入，球囊注水后缓慢拉出（图5-3-2），取出近心端动脉内的栓子，近心端股动脉血流喷射良好，如近心端射血欠佳，可反复取栓2~3次，直至血流恢复。阻断股动脉。

❸ 用3F或4F导管分别插入股浅及股深动脉，尽可能插向远端，球囊注水后缓慢拉出，取出远心端血栓，远心端恢复返血，可反复取栓，直至血栓取净（图5-3-3）。

❹ 经导管向远心端注入尿激酶20万U（溶于20ml生理盐水中），肝素盐水冲洗管腔，5-0无损伤缝合线连续或结节缝合股动脉（图5-3-4），先松开远心端阻断带，排除气泡后放松近心端阻断带。如有针眼漏血，可结节缝合，外喷止血胶。

❺ 逐层缝合切口。

❻ 用此方法可取出腘动脉内栓子，如为腹主动脉末端骑跨血栓，则可取双侧腹股沟切口，分别从双侧股动脉插入导管，取出血栓（图5-3-5）。

❼ 若腋动脉或肱动脉栓塞，可取上肢上臂内侧沿肱动脉走行纵切口，显露肱动脉，用同样方法取栓（图5-3-6）。

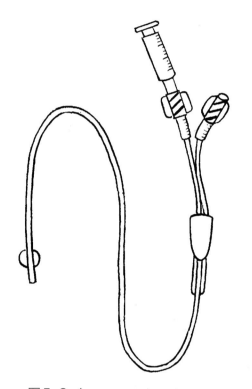

图5-3-1

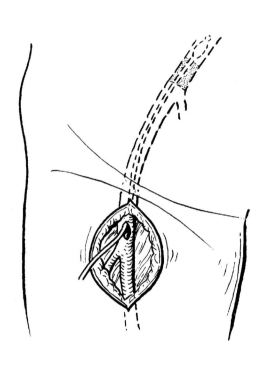

图5-3-2

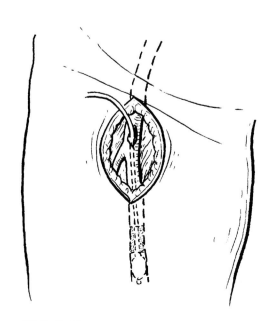

图5-3-3

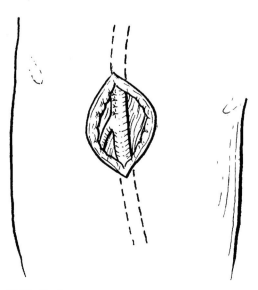

图5-3-4

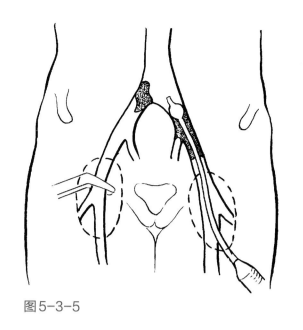

图5-3-5

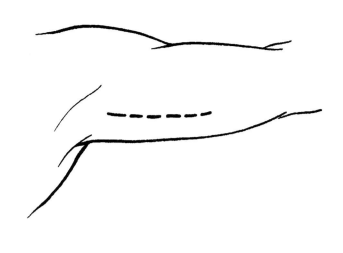

图5-3-6

术中要点
❶ 球囊注水后缓慢拉出时，用力应均匀，并根据抵抗情况决定增加或减少注水量，务必保持球囊对动脉壁有一定压力，过大可损伤动脉，过小不能取出血栓。

❷ 术中如发现动脉硬化明显，已造成管腔狭窄，可根据情况行内膜剥脱、股深动脉成形或架桥术。

❸ 如为大的动脉栓塞（尤其是腹主动脉骑跨栓塞），下肢肌肉坏死严重，为治疗和预防肌病肾病代谢综合征，取栓同时可给予甘露醇、5%碳酸氢钠静滴。

术后处理
❶ 继续抗凝、溶栓、祛聚治疗。

❷ 全身应用抗生素。

❸ 注意观察远端肢体血运情况，与术前相比，必要时复查彩色多普勒超声、3D-CT血管成像或血管造影。

第四节　　后天性动静脉瘘切除术

适 应 证　　后天性动静脉瘘一旦形成，应尽早手术治疗。

术前准备
❶ 如位于体表，每天压迫动静脉瘘口近心端动脉2~3次，初期每次30分钟，可逐渐延长，促进侧支循环形成。

❷ 应行血管造影，明确瘘口具体部位、性状。

❸ 如肢体已发生炎症、溃疡，术前应用抗生素控制感染。

麻　　醉　　根据部位不同，可选择连续硬膜外麻醉、臂丛阻滞麻醉或全身麻醉。

体　　位　　四肢病变多采用仰卧位，患肢外展。

手术步骤

❶ 切开皮肤、皮下组织，游离软组织，显露瘘口两端的动静脉。为了修补方便，瘘口两端的血管要充分显露，一般需游离5~6cm，然后沿血管两端向中央逐渐分离，显露瘘口部位，用4把无损伤血管钳或阻断带依次阻断动脉近端、动脉远端、静脉远端及静脉近端（图5-4-1）。

❷ 根据瘘口部位及大小选择相应的处理方式。

（1）闭合性手术包括瘘口近端主干动脉结扎以减少血流量和动静脉上下端均结扎（即四头结扎）。前者适用于颈部或骨盆深处的动静脉瘘，远端动静脉难以显露，后者仅适用于肘膝关节以下的小血管，侧支循环建立较好的动静脉瘘，四头结扎后不影响远端血供（图5-4-2）。

（2）对瘘口较小的管状动静脉瘘，在阻断血流后与血管平行方向将瘘口切断或切除，将动静脉的瘘口用无损伤血管缝合线分别作横行结节缝合，以免管腔狭窄（图5-4-3）。

（3）对较小的、病变范围不大的动静脉瘘，可以通过静脉修补动脉瘘口，阻断血流后切开静脉壁即能发现瘘口（图5-4-4）。用无损伤缝合线连续缝合，修补瘘口，然后再缝合静脉或结扎切断（图5-4-5）。

（4）对较大的囊瘤型动静脉瘘（图5-4-6），可切除动静脉瘘，动静脉分别吻合或移植。阻断血流后将瘘口附近充分游离的动静脉瘘一并切除，静脉侧修补或切断结扎，动脉侧如无张力，可作端端吻合（图5-4-7）。若有张力则行自体静脉或人工血管移植术（图5-4-8）。

（5）若动静脉瘘与邻近组织如神经粘连紧密，难以将瘘切除，可将瘘的动脉近、远心端结扎切断，将瘘旷置，在远离动静脉瘘处，用自体动脉或人工血管移植（图5-4-9）。

（6）若动静脉瘘处合并感染，局部粘连较重，无法行血管移植，可四头结扎或仅结扎动脉近心端，然后行非解剖途径旁路架桥，如可行腋－股动脉架桥等。

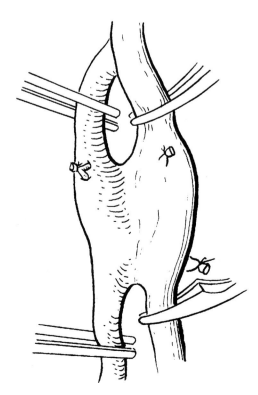

图5-4-1

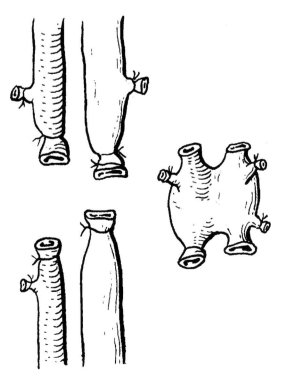

图5-4-2

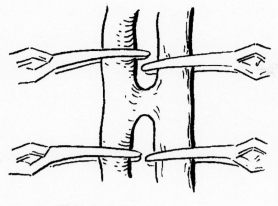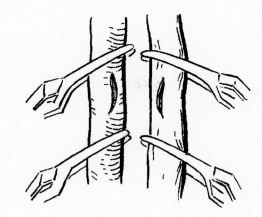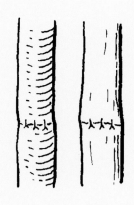

图 5-4-3

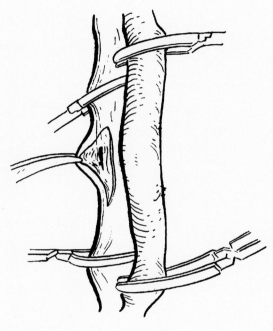

图 5-4-4

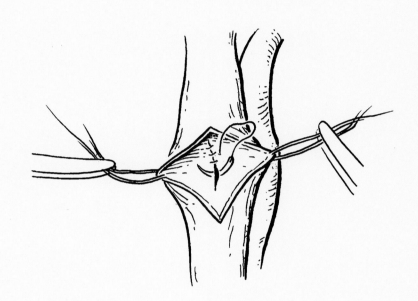

图 5-4-5

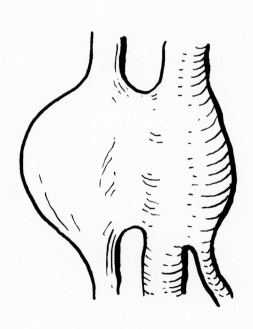

图 5-4-6

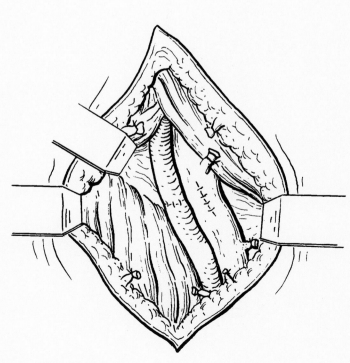

图 5-4-7

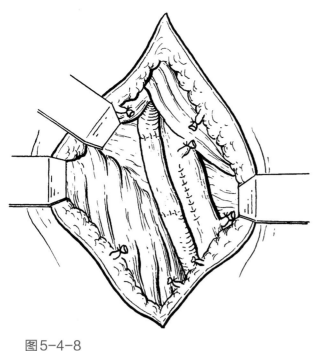

图 5-4-8

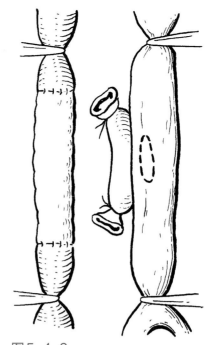

图 5-4-9

❸ 最后缝合切口各层，必要时留置引流管。

术中要点 ❶ 有时动静脉瘘周围粘连严重，分离时应注意，以免发生大出血，故游离前一定先阻断瘘口近、远心端动静脉，必要时可于数字减影血管造影下球囊阻断。

❷ 有时瘘口不止一个，术中应用示指尖仔细探查，避免遗漏导致复发，有条件可应用术中彩超或造影检查。

术后处理 ❶ 术后应用抗生素预防感染。

❷ 术后患肢于水平位或稍低位，注意观察患肢皮肤颜色、温度及末梢动脉搏动情况。

❸ 如行血管移植，应抗凝治疗，可皮下注射低分子量肝素或口服新型抗凝药，如无条件继续口服华法林抗凝。

第五节 四肢动脉瘤切除术

适 应 证 假性或真性动脉瘤均需手术治疗，如动脉瘤迅速增大有破裂危险时应急诊手术。

术前准备 ❶ 应用彩色多普勒超声、CTA（CT血管成像）明确动脉瘤部位、性质、流入/流出道情况，必要时行血管造影。

❷ 如果瘤体巨大，伴严重贫血，可适当补充新鲜血，加强支持疗法。

麻　　醉	连续硬膜外麻醉（下肢）或臂丛阻滞麻醉（上肢），如有抗凝禁忌可应用全身麻醉。
体　　位	根据病变部位有所不同。选取平卧、侧卧、俯卧等动脉瘤能充分显示的位置，肢体适当外展。

手术步骤

❶ 逐层切开，显露动脉瘤，游离动脉瘤近、远心端血管各长5~6cm（图5-5-1），分别用无损伤血管钳钳夹阻断血流，然后剥离瘤体，使其充分游离。

❷ 如动脉瘤体长度<2cm，可切除动脉瘤（图5-5-2）。两断端各游离一段后，行间断外翻或连续外翻的端端吻合术（图5-5-3）。

❸ 肢体大、中动脉的血管瘤，切除后应行血管重建。先游离并阻断瘤体近、远端的血流，然后切除瘤体，用大隐静脉或人工血管行血管移植术（图5-5-4）。

❹ 如为假性动脉瘤，则阻断后切除动脉瘤，如缺损较小，可用无损伤血管缝合线修补动脉壁缺损处（图5-5-5），如缺损较大，可取补片（自体静脉片或人工血管片等）修补，防止修复后引起管腔狭窄（图5-5-6）。

❺ 如瘤体与周围组织紧密粘连难以分离，可阻断血流后切开瘤体，取出腔内血凝块，用肝素盐水冲洗（图5-5-7）。

❻ 取自体静脉或口径相匹配的人工血管置于动脉瘤内，与瘤体纵行切开的两端内壁缝合（图5-5-8）。然后将整个残留的囊壁包裹，缝合于移植血管外（图5-5-9）。

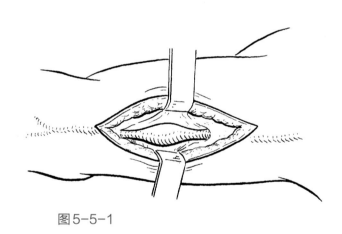

图5-5-1

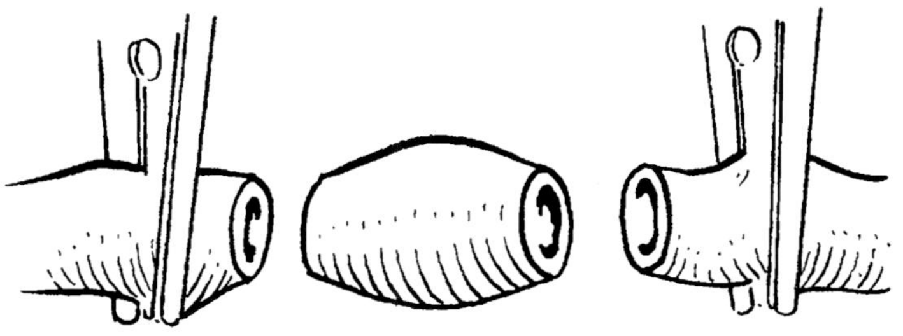

图5-5-2

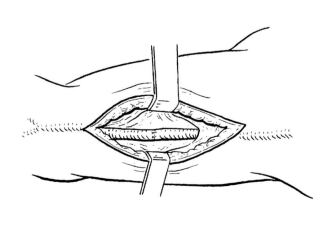

图5-5-3

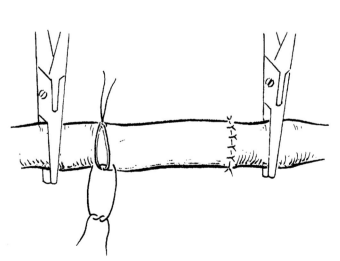

图5-5-4

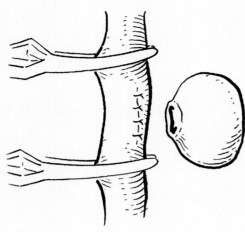

图 5-5-5

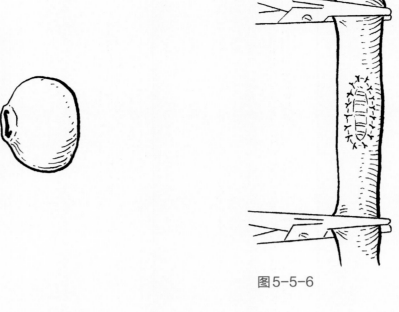

图 5-5-6

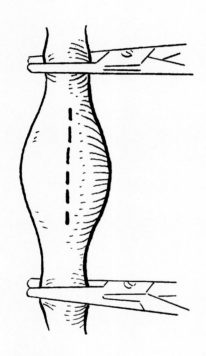

图 5-5-7

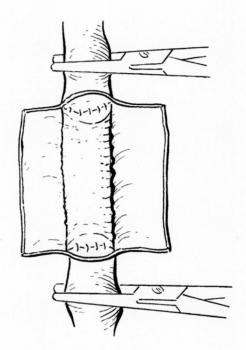

图 5-5-8

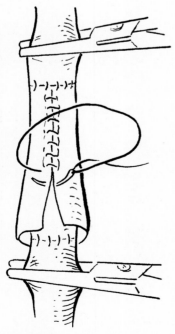

图 5-5-9

术中要点	❶ 阻断血管前应行全身肝素化（100U/kg），术中不断用肝素盐水冲洗管腔。
	❷ 无论单纯缝合或血管吻合的最后2~3针均暂不结扎，开放远端血管夹，用血液排出血管腔内气体后，再结扎全部缝线，最后开放近端血管夹。
	❸ 膝下、肘下或其他小血管的动脉瘤，可行动脉单纯结扎，切除瘤体即可。
	❹ 感染性动脉瘤应行动脉结扎术，不宜原位修补、吻合或血管移植，可行解剖外旁路移植。
术后处理	同后天性动静脉瘘切除术。

第六节　　颈动脉瘤切除术

适应证	颈动脉瘤一经确诊，如患者条件允许，均应手术治疗。
术前准备	❶ 选择性颈动脉造影或全脑彩超，以了解脑供血情况、可否动脉重建等。
	❷ 颈动脉压迫（Matas）试验：术前做此试验，目的在于了解和帮助建立脑侧支循环。方法：每日多次压迫颈总动脉根部，压迫时间可逐日延长，直至压迫20~30分钟。若无脑缺血症状，说明脑侧支循环已充分建立，阻断颈动脉行动脉重建比较安全。
	❸ 双下肢深静脉及大隐静脉彩超，了解深静脉是否通畅、大隐静脉条件、可否作为移植血管应用。
麻醉	全身麻醉。
体位	仰卧位，肩下垫一扁枕，头颈部伸展，颜面部稍向健侧偏斜。
手术步骤	❶ 取胸锁乳突肌前缘切口，长约20cm，切开皮肤、浅筋膜和颈阔肌，在颈阔肌深面，切断颈外静脉（图5-6-1）。
	❷ 将胸锁乳突肌向后方拉开，即可显露颈内静脉和面总静脉，结扎切断面总静脉，将颈内静脉向后侧牵拉，显露颈总动脉（图5-6-2），游离颈总、颈内外动脉及动脉瘤，注意保护舌下、迷走、交感和副神经，在颈外动脉的起始部，结扎切断甲状腺上动、静脉，注意避免损伤喉上神经及其分支。
	❸ 取腹股沟区纵切口，游离大隐静脉，切取大隐静脉一段，分支逐一结扎，以肝素盐水轻轻加压注入大隐静脉内，使之适度扩张，置盐水中备用。
	❹ 全身肝素化（100U/kg），用小心耳钳部分钳夹近侧颈总动脉，不完全阻断患侧的颈动脉血流，以尖刀纵切动脉钳闭部8~10mm长，以6-0无损伤缝线连续外翻缝合，行大隐静脉-颈总动脉端侧吻合（图5-6-3）。
	❺ 吻合毕，用小无创钳钳夹移植静脉的另一端后，松开心耳钳，移植静脉

立即出现搏动。准备好远侧吻合所需器械和缝线后，在靠近瘤体侧钳夹阻断颈内动脉近心端，然后以小心耳钳在尽量靠近颅底处钳夹颈内动脉，靠近瘤体侧切断颈内动脉，尽可能多地保留供吻合的颈内动脉段（图5-6-4）。

❻ 用6-0无损伤缝合线，两定点缝合后连续外翻缝合，迅速完成大隐静脉-颈内动脉端端吻合。恢复血运，证实通畅无漏血后，将动脉瘤和相连的颈动脉一并切除，以5-0无损伤缝线连续缝合颈动脉断端，完成手术（图5-6-5）。

❼ 如无合适的大隐静脉做血管移植物，也可选用同侧甲状腺上动脉或6~8mm的聚四氟乙烯人工血管。

❽ 颈内动脉近端常迂曲，如动脉瘤不大，亦可切除瘤体后，作颈内动脉端端吻合（图5-6-6）。

❾ 瘤体局限于颈外动脉，可行瘤体切除、颈外动脉结扎，无须重建血管。

❿ 逐层缝合切口，留置细乳胶管引流。

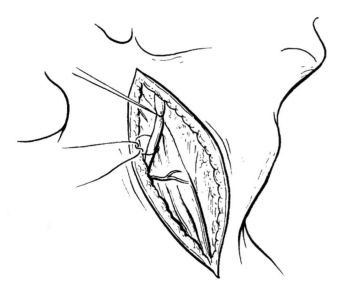

图5-6-1

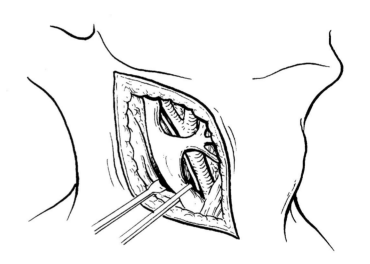

图5-6-2

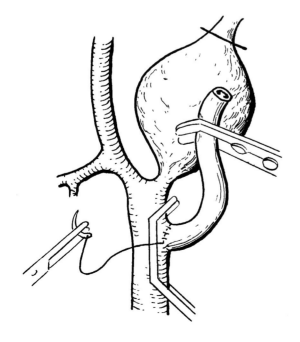

图5-6-3

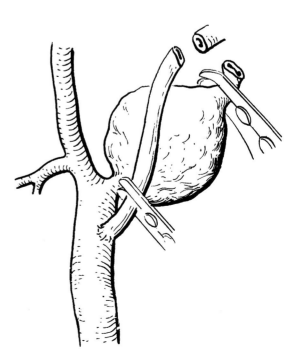

图5-6-4

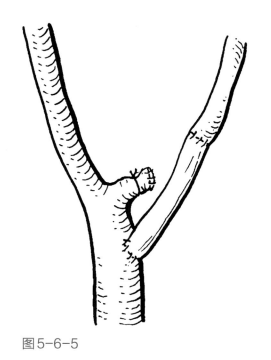

图5-6-5

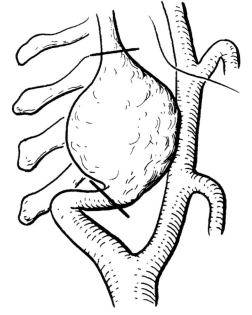

图5-6-6

术中要点	❶	术中正确分辨颈内、外动脉，在颈部颈内动脉一般走行于后方，术中在切断颈外、内动脉前，可嘱麻醉师在颞部触摸颞浅动脉搏动，如阻断颈外动脉，则搏动消失，以此区分颈内外动脉，以免错误结扎、缝合。
	❷	术中如阻断颈内动脉的时间较长，可用冰帽进行头部降温和在颈动脉阻断时常规提高血压，以减轻脑组织缺氧缺血引起的脑损伤。
术后处理	❶	术后常规应用低分子右旋糖酐500ml每日一次静脉滴注，肝素抗凝治疗7~10天。
	❷	术后注意观察患者神志，有无偏瘫发生。
	❸	甘露醇250ml快速静脉滴注，视病情，可每天1~2次。
	❹	术后仔细观察引流管的量，切口有无出血、渗血，局部有无肿胀，以免血肿压迫呼吸道造成窒息或压迫移植血管造成血栓形成。

第七节 肾下腹主动脉瘤切除术

适 应 证	❶	动脉瘤直径>5cm的无症状患者，能耐受手术者。
	❷	动脉瘤直径<5cm但有破裂危险者。
	❸	动脉瘤直径在4~5cm以内，瘤体扩张速度半年>0.5cm者。
	❹	有症状者，特别是有疼痛症状者。
术前准备	❶	术前应详细检查心功能、肺功能、肝肾功能、凝血机制等，根据情况行相应处理。
	❷	术前3天开始流食，术前通便洗肠。

❸ 术前1天、术前30分钟预防性应用抗生素。

❹ 备血1 500~2 000ml，有条件应用自体血回输。

❺ 备皮范围上至胸骨上切迹，下至大腿上1/3。

麻　　醉　　全身麻醉，也可于全身麻醉同时辅助使用连续硬膜外麻醉，获得更好的肌肉松弛。如有条件，术中应进行中心静脉压、直接动脉压监测，保证至少两条大的静脉通路。

体　　位　　经腹入路采用仰卧位，腹膜外入路者可采用右侧卧位。

手术步骤

❶ 经腹入路多采用剑突至耻骨联合的腹正中切口（图5-7-1）。

❷ 开腹后迅速触摸和显露证实腹主动脉瘤的诊断，然后将所有小肠装入无菌袋内，在袋内注入生理盐水以保持肠壁湿润，置于右上腹腔内，可切开十二指肠悬韧带附近的腹膜，进一步把小肠向上和向右牵开，使术野暴露得更好（图5-7-2）。

❸ 将大网膜和横结肠牵向上方，将降结肠和乙状结肠拉向侧方，从十二指肠悬韧带开始向下到骶骨岬下方切开后腹膜，并将其向两侧游离，显露动脉瘤及两侧髂动脉（图5-7-3）。

❹ 游离十二指肠第3、4段并将其与肠系膜上静脉适当分离，以便向右上方进一步牵开，紧贴腹主动脉瘤外膜锐性加钝性向上解剖，直到左肾静脉，把左肾静脉向上牵开，显露动脉瘤颈（图5-7-4）。

❺ 如左肾静脉牵开困难，可切断左肾上腺静脉和精索（卵巢）静脉而保留左肾静脉。如估计左肾静脉向上方提起后仍不能显示动脉瘤颈，可于左肾静脉入下腔静脉处切断左肾静脉，但应保留左肾上腺静脉和精索（卵巢）静脉（图5-7-5）。

❻ 游离动脉瘤颈两边的侧后方，使主动脉能从脊柱前方捏起，但不必作环形游离，以免引起后方腰动脉、静脉撕裂出血（图5-7-6）。

❼ 从动脉瘤发出的肠系膜下动脉多已严重狭窄闭塞，可以切断，极少数情况下，此血管粗大而为降结肠的主要血供，则需把该动脉移植到人工血

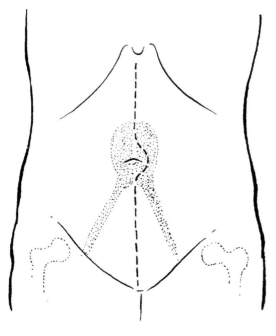

图5-7-1

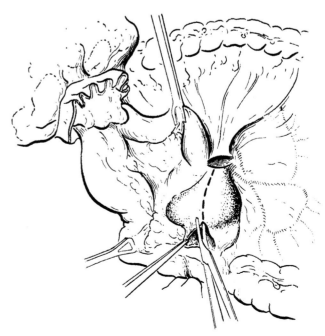

图5-7-2

102

管壁上，可将肠系膜下动脉开口剪成喇叭状，与人工血管上的开口作端侧吻合（图5-7-7），或从腹主动脉瘤腔内显示肠系膜下动脉的开口，以便进行吻合（图5-7-8）。

❽ 游离两侧髂总动脉，游离前壁时要防止损伤输尿管，在其后方主要防止髂静脉的损伤，男性患者在分离髂总动脉时，尽量少损伤腹腔神经以防止术后引起性功能障碍。如分离困难可不作全周径分离，使其能被手指捏起即可。

❾ 全身肝素化（100U/kg），在动脉瘤近侧、肾动脉远侧置主动脉钳阻断血流，置钳前应认清肾动脉的位置，可向着脊柱方向前后钳夹，为防止血管钳脱落引起大出血，有时需上两把无损伤钳。左右髂总动脉远侧置弯角状动脉钳，动脉瘤前壁偏右侧作纵行切开，颈部可追加前壁半周径横行切开（图5-7-9）。

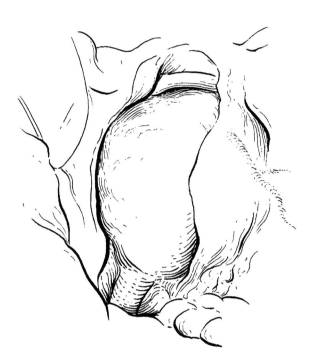

图5-7-3

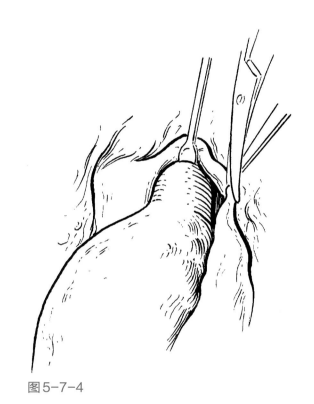

图5-7-4

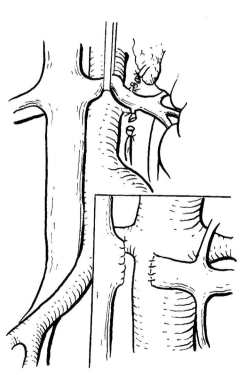

图5-7-5

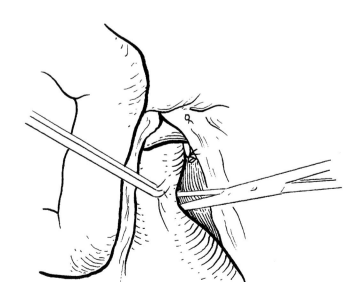

图5-7-6

103

⑩ 取出动脉瘤内的血栓及动脉粥样硬化的斑块（图5-7-10）。

⑪ 瘤壁可用电刀止血，缝扎后壁成对的腰动脉止血（图5-7-11）。

⑫ 如用涤纶人工血管，人工血管需预凝：先从"Y"形人工血管脚部注入不含肝素的自体血40~60ml，达到人工血管必须完全浸湿，并要求在1分钟之内完成。注入后再用手反复均匀按压人工血管，防止有血块形成，该按压必须坚持2分钟左右，上述操作完成后再从人工血管的中枢侧注入不含肝素的自体血，其具体操作同前。最后一步为在50ml血内加入肝素盐水20ml，冲洗人工血管达到不漏血且膨胀性良好的状态，才算完成预凝。如选用聚四氟乙烯人工血管，则不需预凝。

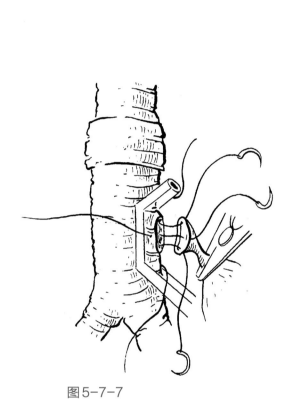

图5-7-7

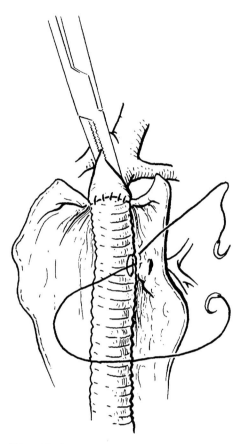

图5-7-8

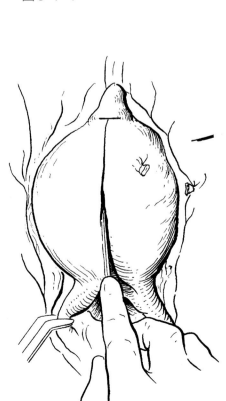

图5-7-9

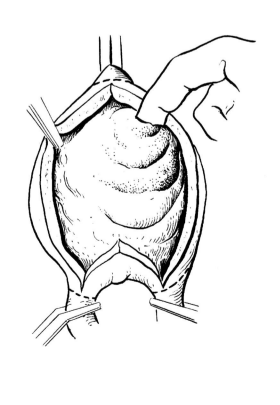

图5-7-10

⑬ 将人工血管伸展和剪裁，使之适合于主动脉缺损处。人工血管体部不宜过长，应控制在3cm以内（图5-7-12）。

⑭ 首先吻合近心端主动脉和人工血管体部，可选用3-0双针无损伤缝合针线，自后壁中线开始缝合，开始第一针把2根针分别自人工血管由外向内进针，再由内向外自主动脉出针，然后打结，继之两针分别由两侧进行连续外翻缝合（图5-7-13）。

⑮ 外翻缝合自人工血管外侧进针，再由主动脉内侧向外出针，当缝至前壁中线时两线再度打结（图5-7-14）。

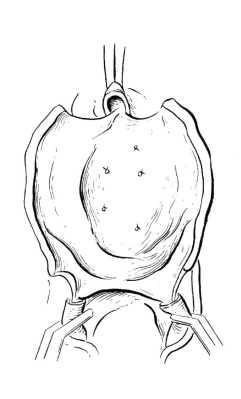

图5-7-11

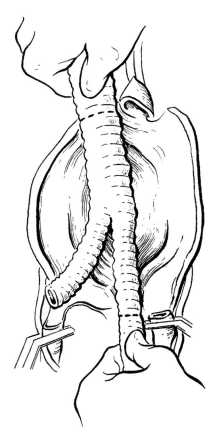

图5-7-12

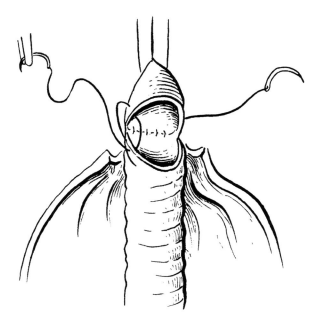

图5-7-13

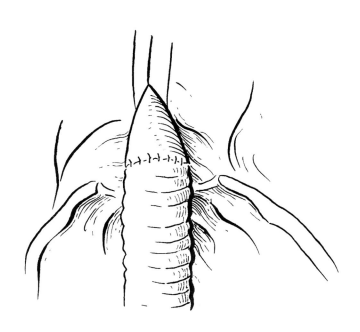

图5-7-14

⓰ 人工血管的髂支暂时用血管钳夹住，短暂放松主动脉钳以检验近侧吻合口有无漏血，如吻合口有渗漏，应补加单针结节缝合止血，如针眼漏血，可用干纱布压迫止血或用医用胶涂抹止血。

⓱ 用同样方法作人工血管髂支与同侧髂总动脉吻合（图5-7-15）。

⓲ 在吻合结束前1~2针，暂时放开主动脉钳，使可能积聚在主动脉或人造血管内的凝血块排出（图5-7-16）。

⓳ 用主动脉钳重新钳夹，完成吻合并打结，用同法吻合另一侧人工血管髂支和髂动脉（图5-7-17）。

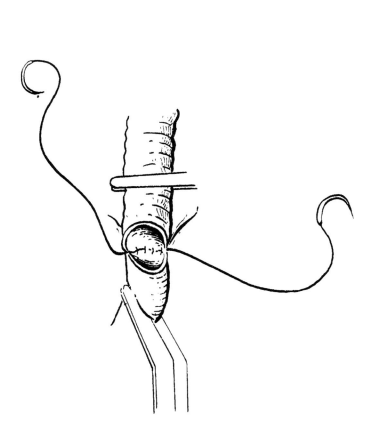

图5-7-15

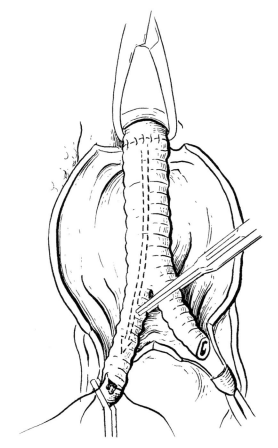

图5-7-16

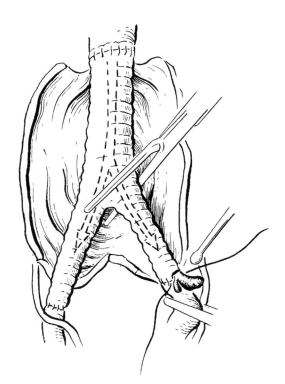

图5-7-17

㉐ 若动脉瘤有足够的囊壁，可将壁层连续缝合包绕人工血管，缝合后腹膜，注意勿损伤输尿管（图5-7-18）。

㉑ 有时髂动脉易合并动脉瘤或硬化闭塞，则人工血管可与股总动脉进行端端或端侧吻合，具体方法见主-股动脉旁路人工血管移植术（图5-7-19）。

㉒ 把小肠由无菌袋放回腹腔，清除腹腔内血凝块和纱布，逐层关腹，不放置引流管。

术中要点

❶ 动脉瘤颈的显露为手术成功的关键，一般不需显露后壁，需要时应慎重进行，防止大出血。

❷ 出现腹主动脉阻断时，应采取降压措施，松开腹主动脉阻断时应缓慢，并备好升压药，防止松钳性低血压。

❸ 如切断肠系膜下动脉，关腹前要特别注意乙状结肠的血供是否良好，如供血欠佳，则考虑吻合肠系膜下动脉。

❹ 人工血管不直接与十二指肠接触，防止腹主动脉十二指肠瘘发生。

术后处理

❶ 腹主动脉瘤术后的患者一般应在重症监护病房观察24小时，待病情相对平稳后再回到病房。

❷ 注意下肢的血供，严密观察皮温及足背动脉搏动情况，必要时应用多普勒或彩超监测血流情况。

❸ 术后第一天即复查血、尿常规、血气分析、肝肾功能及离子等，根据情况作相应处理。

❹ 继续应用广谱抗生素。

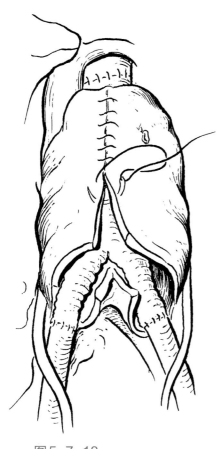

图5-7-18

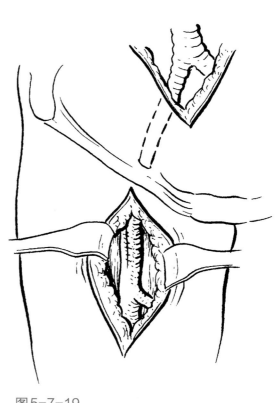

图5-7-19

107

第八节　腹主动脉瘤腔内修复术

适 应 证

❶ 动脉瘤直径>5.0cm无症状患者。

❷ 含有下列高危因素不能耐受常规手术的患者。

（1）血清肌酐的浓度>150mmol/L。

（2）缺血性心脏病或左心功能不全。

（3）呼吸功能<50%正常预期值。

（4）年龄大于80岁。

❸ 患有其他疾病，如5年之内接受过恶性肿瘤手术的患者。

❹ 有开腹手术禁忌的患者，如既往腹部手术史腹腔内粘连严重入腹困难者。

❺ 腹主动脉瘤必须满足以下解剖条件：近端瘤颈长度>（15~20）mm；瘤颈直径≤（26~30）mm；瘤颈角度<（60°~75°）；瘤颈内无附壁血栓，瘤颈呈直管非圆锥形；髂总动脉直径8~20mm；长度>25mm；角度<90°，且无严重扭曲、狭窄及钙化。近年来随着技术发展，腔内修复术的手术指征放宽，以前无法行腔内修复术手术的患者很多可以通过新技术手术治疗。

术前准备

❶ 因有可能中转开腹手术，故应同开腹手术一样进行准备。

❷ 术前应行计算机断层扫描、磁共振成像或血管造影检查，测量腹主动脉瘤相关数据：包括瘤颈直径、长度；动脉瘤直径、长度；髂总动脉直径、长度及髂外动脉直径等。一方面决定可否行腔内修复术，另一方面选择合适血管。

❸ 手术室应具备数字减影血管造影（DSA）条件。

麻　　醉

一般选择全身麻醉，根据患者情况也可采用连续硬膜外麻醉或局部麻醉。

体　　位

一般选择平卧位。

手术步骤

❶ 取腹股沟区沿股总动脉走行的斜切口，长约10cm。显露双侧股总动脉（图5-8-1）。随着介入技术的发展，亦可直接穿刺，术后应用血管缝合器缝合股动脉。

ER 5-8-1
腹主动脉瘤
腔内修复治
疗中转开放
手术

❷ 用18号或19号动脉针穿刺右侧股总动脉，插入0.035英寸（0.9mm）/145cm"J"导丝。拔除穿刺针更换7F导鞘，将带有刻度的猪尾管导入。用0.035英寸（0.9mm）/260cm超硬导丝替换J导丝，通过导管一直送入达主动脉弓的高度。撤出猪尾管。

❸ 以同样方法穿刺对侧股总动脉，将带有刻度的猪尾管导入，将导管的第一个标记点定位在低位肾动脉的水平处，再次行动脉DSA确认。

❹ 全身肝素化，将主体发射系统沿右侧超硬导丝缓缓植入，经股动脉、髂外髂总动脉达腹主动脉。将第1节代膜支架的顶端置于低位肾动脉开口的下方（图5-8-2）。

ER 5-8-2
腹主动脉瘤
切除人工血
管置换术

❺ 缓慢撤出外导鞘，将带膜支架一节一节地释放直到对侧短腿弹出时停止（图5-8-3）。

❻ 经对侧股动脉插入"J"导丝，将导丝送入开放的短腿支架血管腔内。送入导丝后，插入导管造影证实确实在血管腔内。更换超硬导丝（图5-8-4）。

❼ 经主体发射系统再次造影确定第1节代膜支架血管没有移位及双侧肾动脉开放。释放第1节裸支架（图5-8-5）。

❽ 在对侧将超硬导丝经短腿的血管腔一直送到主动脉弓的位置。然后将短腿支架血管的发射系统沿该导丝缓慢送入（图5-8-6）。经股动脉、器外动脉到主体血管腔内直到短腿支架血管与主体支架血管有一节支架完全重叠为止。

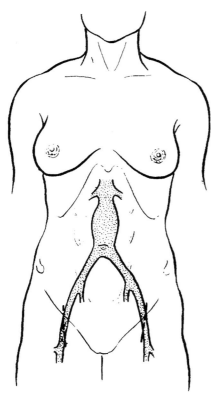

图5-8-1

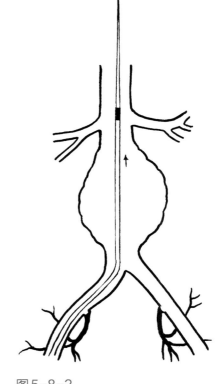

图5-8-2

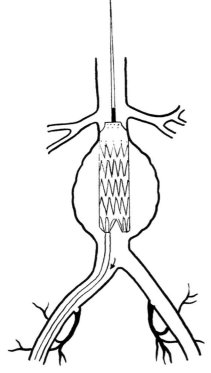

图5-8-3

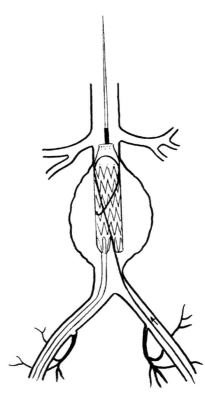

图5-8-4

⑨ 确定远端支架血管的位置，确保髂内动脉开放。缓慢撤出导鞘将短腿人工血管释放（图5-8-7）。

⑩ 将主体人工血管的外导鞘缓慢外撤直至主体血管全部释放。然后将发射系统撤出，保留超硬导丝在血管腔内（图5-8-8）。

⑪ 应用球囊导管扩张人工血管顶端与腹主动脉的结合处，底端与髂动脉的结合处（图5-8-9）。

⑫ 最后行血管造影，了解手术是否成功，撤出导丝及造影导管，用5-0血管缝合线缝合股动脉，开放血流。逐一缝合创口。

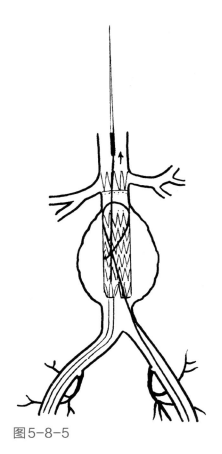

图5-8-5

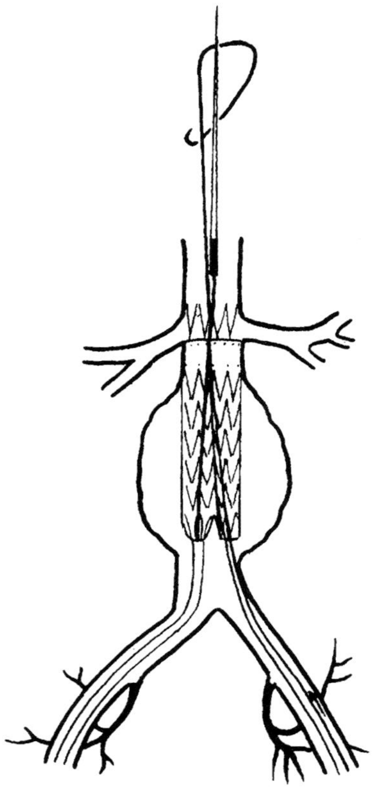

图5-8-6

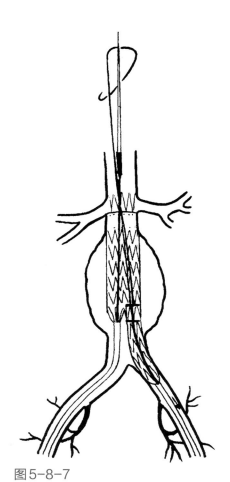

图5-8-7

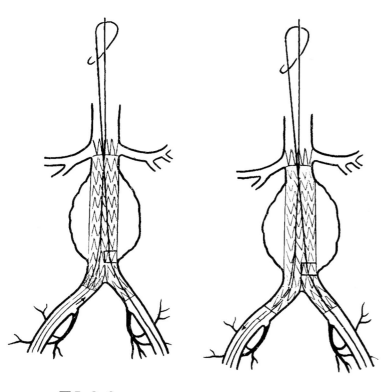

图 5-8-8

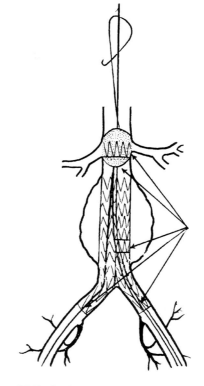

图 5-8-9

术中要点	❶ 先仔细测量动脉瘤各解剖学数据，设计合适的人工血管。
	❷ 如术中不慎发生动脉瘤破裂，应中转行开腹手术。
	❸ 将导丝送入开放的短腿支架血管腔时较困难，可采用调整管球视野角度或更换导丝等手段，将导丝送入血管腔内。
术后处理	❶ 术后应用广谱抗生素。
	❷ 部分患者可能有较长时间低热，为术后血管正常反应，对症处理即可。
	❸ 定期复查，了解有否内瘘及移位。

第九节　　主－股动脉人工血管旁路移植术

适 应 证	❶ 腹主动脉末端及一侧或双侧髂总、髂外动脉硬化闭塞，微创手术无法开通血管，需开放手术。
	❷ 来源于主髂动脉病变栓子脱落，肢体远端反复发生栓塞。
	❸ 主髂动脉闭塞性病变合并主动脉瘤。
术前准备	❶ 腹主动脉及双下肢动脉3D-CTA或常规造影，了解动脉闭塞的部位、范围、流入及流出道情况。
	❷ 行心、脑、肺、肝、肾功能全面检查，判断患者是否能耐受手术。
	❸ 术前一天静脉应用广谱抗生素。

❹ 注意双下肢皮肤温度、颜色及末梢动脉搏动情况，查踝肱指数，以利于术后对比。

麻　醉　　　全身麻醉。

体　位　　　仰卧位。

手术步骤

❶ 腹部正中切口，左侧绕脐从剑突到耻骨联合，如选择双侧股动脉作为远端流出通道，于腹股沟韧带下方做纵行切口以暴露两侧股总动脉（图5-9-1）。

❷ 进腹腔后将小肠系膜推向右侧或放在保护袋内，切开后腹膜，探查主髂动脉闭塞情况（图5-9-2）。

❸ 游离十二指肠直至显露肾静脉，在肾静脉以下2~3cm锐、钝性结合游离腹主动脉，应尽可能高地游离腹主动脉，有时需结扎1~2对腰动脉，可用手指钝性分离腹主动脉的后壁，但要避免损伤下腔静脉和腰静脉（图5-9-3）。

❹ 对于病变部位很高的病例，需要游离肾静脉，必要时可以结扎切断肾上腺静脉及精索或卵巢静脉。如估计需切断结扎肾静脉，则应靠近腔静脉侧切断肾静脉，保留完整的肾上腺静脉和精索静脉以利回流。

❺ 近端吻合：多采用端端吻合，因为端端吻合更符合生理，吻合口并发症少，远期通畅率高。腹主动脉游离完成后，按100U/kg静脉注入肝素，全身肝素化，在预定吻合处的两端分别置阻断钳，然后横断腹主动脉，远端用3-0无损伤缝线缝合闭锁（图5-9-4）。

❻ 选择合适口径的"Y"形人工血管，如采用涤纶人工血管则需预凝处理，如用膨体聚四氟乙烯人造血管，则不需预凝。人工血管与腹主动脉近心端用3-0无损伤缝线连续外翻端端吻合，先缝合后壁，两线到达前壁相会后互相打结（图5-9-5）。

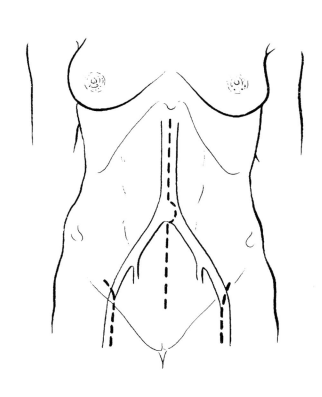

图5-9-1

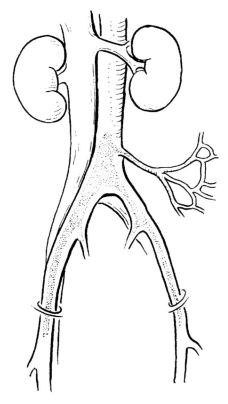

图5-9-2

❼ 如发现肠系膜下动脉粗大且通畅，存在起源于腹主动脉下方的迷走肾静脉，闭塞性病变主要位于髂外动脉或盆腔已建立了广泛的侧支循环，则宜行端侧吻合。可于肾动脉下方阻断腹主动脉，水平方向置阻断钳阻断髂动脉和腰动脉（图5-9-6），在主动脉方向上作一直线切开。

❽ 斜切人工血管，用3-0双针无损伤缝线从动脉切口下缘开始作连续外翻缝合（图5-9-7）。

❾ 接着在动脉切口的两侧进行连续缝合（图5-9-8）。

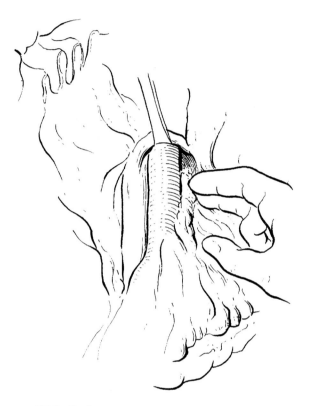

图5-9-3

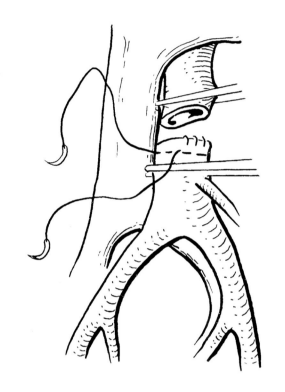

图5-9-4

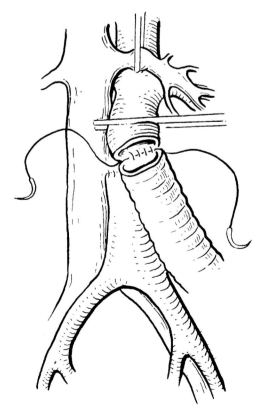

图5-9-5

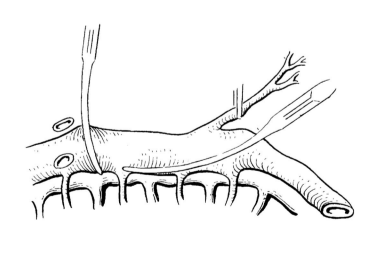

图5-9-6

113

⑩ 最后两线汇合打结。注意吻合时要穿透腹主动脉全层，否则可能造成内膜剥离（图5-9-9）。

⑪ 阻断人工血管两脚，开放主动脉阻断钳，观察吻合口是否漏血，必要时间断缝合修补。

⑫ 远端吻合：根据情况人工血管远端可以和髂总动脉、髂外动脉或股总动脉吻合，但因动脉硬化闭塞性病变进一步发展可累及到髂动脉、股总动脉，远期通畅率不佳，故吻合口应选在股深动脉、股浅动脉分叉的上方。

⑬ 在腹股沟部做纵行切口，分离股动脉、股深动脉、股浅动脉，股深动脉至少要游离数厘米以了解此血管是否有病变。做腹膜后隧道，在髂动脉前方通向股部切口（图5-9-10）。

⑭ 把人工血管拉入腹股沟切口（图5-9-11）。

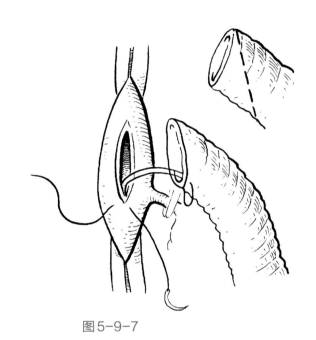

图5-9-7

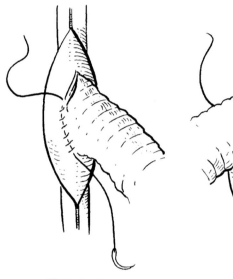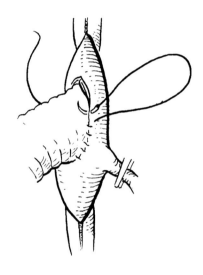

图5-9-8

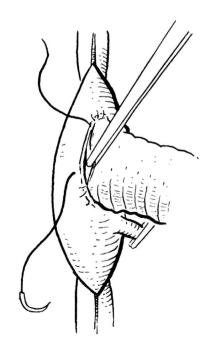

图5-9-9

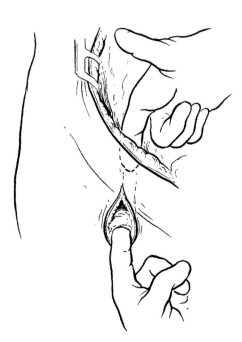

图5-9-10

114

⑮ 股总动脉、股深动脉、股浅动脉分别置阻断钳，纵行切开股动脉，下端应达股深动脉、股浅动脉的分叉处，将人工血管断端剪成斜口（图5-9-12）。

⑯ 用5-0或6-0双针无损伤缝线，与上述端侧吻合人工血管及主动脉的相同方式做吻合（图5-9-13）。

⑰ 在股部吻合即将完成前，在人工血管的对侧髂支置阻断钳，短暂地松开主动脉阻断钳，使所有可能存在的血凝块被从人工血管内冲出。

⑱ 重新夹紧主动脉阻断钳，完成吻合，以同样方法完成对侧吻合（图5-9-14）。

⑲ 彻底止血，关闭后腹膜，将人工血管全部覆盖，逐层缝合切口，不放置引流管。

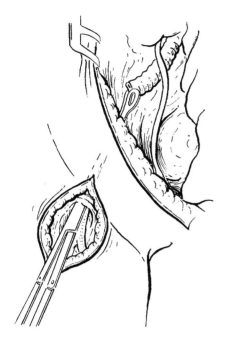

图5-9-11

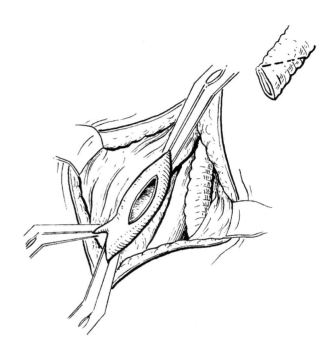

图5-9-12

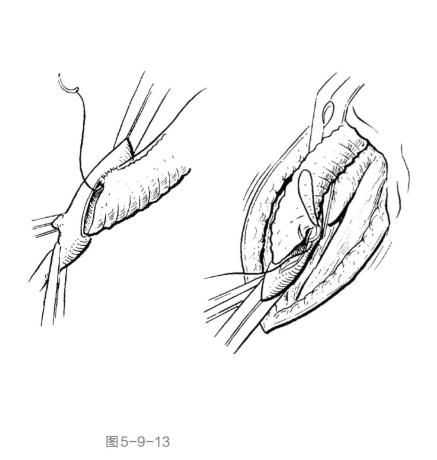

图5-9-13

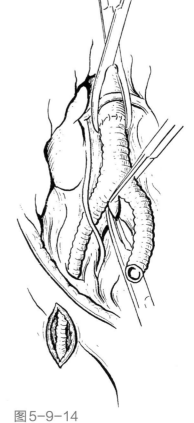

图5-9-14

术中要点	❶ 阻断腹主动脉及开放人工血管阻断钳以恢复下肢血流时，应严密监测血压变化，防止骤升急降。
	❷ 阻断血流后可能造成再灌注损伤，术中可给予甘露醇及碳酸氢钠溶液。
	❸ 远端吻合时，如股深动脉存在狭窄或闭塞，应行股深动脉成形术。
	❹ 缝合后腹膜时，务必将人工血管及吻合口妥善覆盖，使之与肠管隔开。
术后处理	❶ 加强监护，必要时入重症监护病房。
	❷ 全身应用广谱抗生素。
	❸ 监测凝血指标，术后超过24小时无出血风险后可应用抗凝及扩血管药物。
	❹ 注意观察双下肢血运情况，与术前相比较。

第十节　股－股动脉人工血管旁路移植术

适 应 证	❶ 一侧髂动脉狭窄或闭塞，年老体弱或其他原因不能接受常规主－股动脉重建手术的患者。
	❷ 既往曾接受主－股动脉重建手术，当一侧移植血管发生闭塞时。
术前准备	同主－股动脉人工血管旁路移植术。
麻　　醉	连续硬膜外麻醉或全身麻醉。
体　　位	仰卧位。
手术步骤	❶ 两侧腹股沟区沿股动脉行径做8cm长切口（图5-10-1）。
	❷ 分别显露两侧股总动脉、股浅和股深动脉并用阻断带控制血流，尽量保留股总动脉小的分支，可用7号线双重环绕控制（图5-10-2）。
	❸ 用手指或隧道器在皮下组织深处做成隧道，经耻骨联合上方与对侧隧道会合，全身肝素化（100U/kg），阻断股总动脉、股浅动脉和股深动脉血流，将人工血管一端剪成30°~45°斜面，先作输出段的端侧吻合（图5-10-3）。
	❹ 用止血钳由患侧腹股沟切口通过耻骨上皮下隧道将人工血管置入隧道内，并从患侧腹股沟区切口引出（图5-10-4）。
	❺ 用无损伤血管钳阻断人工血管血流，开放健侧股总动脉、股浅动脉、股深动脉血流，调整人工血管长度和角度，将另一端剪成斜面与患侧股动脉行端侧吻合（图5-10-5）。
	❻ 在将完成吻合最后1~2针时，先开放患侧股动脉血流观察返血情况，再重新阻断，然后开放人工血管血液将其内部的血凝块和空气冲走，再阻断血流，完成吻合（图5-10-6）。
	❼ 亦可将供血侧吻合口靠近股总动脉上端或髂外动脉下端，对侧吻合口在

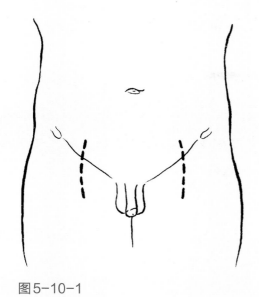

图5-10-1

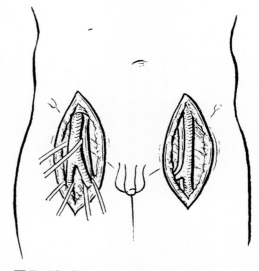

图5-10-2

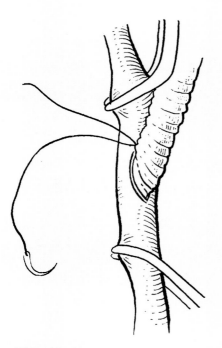

图5-10-3

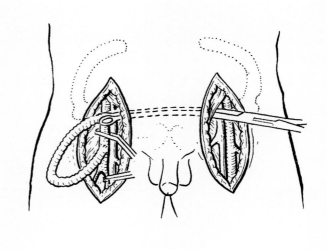

图5-10-4

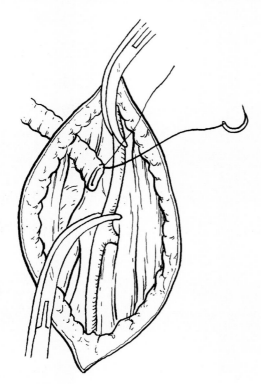

图5-10-5

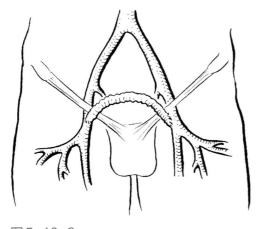
图 5-10-6

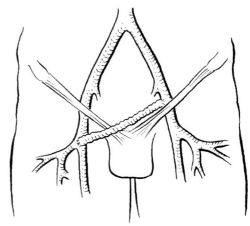
图 5-10-7

股浅动脉、股深动脉分叉处或骑跨股总动脉、股深动脉，此方法更顺从血流方向（图5-10-7）。

❽ 缝合切口，不留置引流管。

术中要点

❶ 因腹股沟区手术易感染，感染后造成移植失败，故一定严格遵守无菌操作。

❷ 注意吻合口有无出血，如吻合口出血引起感染，可导致移植失败。

术后处理

❶ 广谱抗生素预防感染。

❷ 注意双下肢皮肤温度、颜色，如发生人工血管内血栓形成，可在中段切开，用导管取出。

❸ 监测凝血指标，术后超过24小时无出血风险后可应用抗凝及扩血管药物，防止移植血管闭塞。

第十一节　腋－股动脉人工血管旁路移植术

适 应 证

❶ 腹主动脉及髂动脉闭塞性疾病介入开通失败，需行架桥术，但患者因年迈体弱或有严重基础疾病不能耐受开腹手术。

❷ 腹腔感染或腹膜后感染同时又必须行架桥手术者。

❸ 既往曾行架桥术，人工血管感染，需重新建立血供者。

❹ 感染性腹主动脉瘤，腹腔无法原位移植，需行解剖外旁路移植手术。

术前准备

❶ 双上肢测量血压均正常，动脉搏动正常，锁骨下没有血管杂音。

❷ 腋动脉及肱动脉超声或造影检查血流正常。

❸ 余同主－股动脉人工血管旁路移植术。

麻　　醉　全身麻醉。

体　　位　仰卧位，一侧上肢（一般为右侧）外展位，肩部垫高。

手术步骤

❶ 取双侧腹股沟区沿股动脉行径纵切口，切开皮肤、皮下组织，显露双侧股总动脉、股深动脉、股浅动脉，分别上阻断带控制血流（图5-11-1）。

❷ 锁骨中点下方2~3cm处做斜行切口，长7~8cm，外侧达三角肌内侧缘，切开皮肤、皮下组织，沿肌纤维走行方向切开胸大肌，置开张器，切开喙锁筋膜显露胸小肌的上缘，靠近喙突切断胸小肌，解剖显露由臂丛和腋静脉包绕的腋动脉，游离5~6cm腋动脉准备架桥（图5-11-2）。

❸ 建立隧道，从腋动脉开始，隧道从胸大肌间隙穿过，到达腋窝下方腋中线处，然后用特定的隧道器在皮下深层向远端推进，必要时在左季肋部添加一个切口，在髂前上棘方向转向内下，最后到达股三角部，其腹股沟区的隧道应设在Scarpa筋膜的深面（图5-11-3）。

❹ 选用带支架环的膨体聚四氟乙烯人造血管，通过隧道器置入皮下隧道内（图5-11-4）。

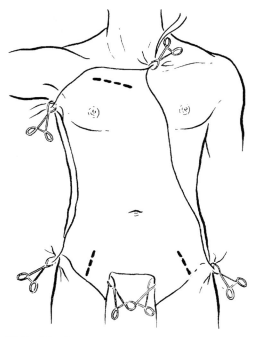

图5-11-1

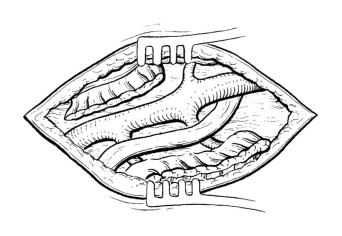

图5-11-2

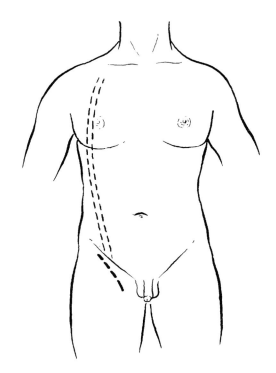

图5-11-3

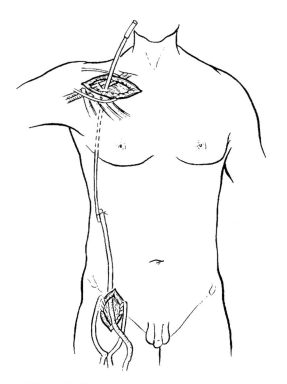

图5-11-4

❺ 全身肝素化后阻断腋动脉，在其前下方而不是正前方做纵行切口，与剪成斜面的移植血管用5-0线作连续外翻的端侧吻合（图5-11-5）。

❻ 完成吻合后，开放近端腋动脉阻断钳，将血凝块和空气冲出后阻断近端人工血管，确认吻合口无漏血后去除远端腋动脉阻断钳，恢复上肢血运（图5-11-6）。

❼ 用肝素盐水冲洗人工血管管腔，洗净其中的血液，切断部分腹股沟韧带，在其下方将人工血管内侧壁做一椭圆形孔（长约15mm，横径5mm），将另一支人工血管上端剪成斜面后与之行端侧吻合（图5-11-7）。

❽ 于耻骨结节上方做皮下隧道，将长臂人工血管引至对侧（图5-11-8）。

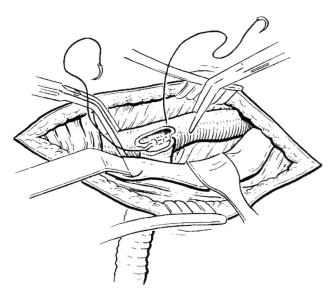

图5-11-5

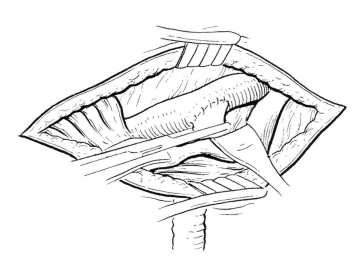

图5-11-6

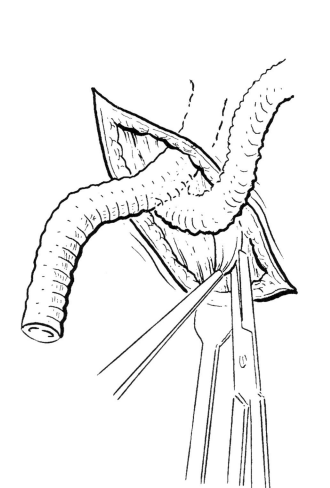

图5-11-7

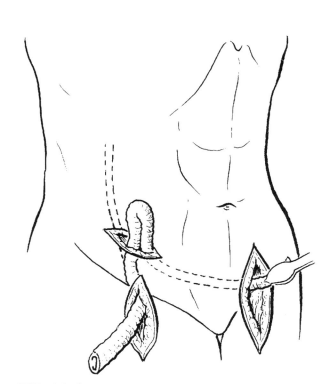

图5-11-8

⑨ 用无损伤血管钳分别阻断股总动脉、股浅动脉和股深动脉血流，调整人工血管长度后将其远端剪成斜面与股动脉作连续外翻的端侧吻合（图5-11-9），同法处理对侧（图5-11-10）。

⑩ 在吻合完成最后1~2针时，松开人工血管上的阻断钳以排空血凝块和空气，然后打结，同时开放股动脉及其分支上的阻断钳，吻合结束（图5-11-11）。

⑪ 用庆大霉素盐水冲洗各切口，查吻合口无漏血，分别缝合切口，人工血管上方至少有深筋膜、皮下脂肪及皮肤三层，防止人工血管外露，不放置引流管。

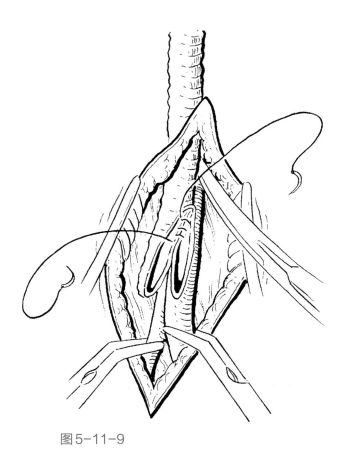

图5-11-9

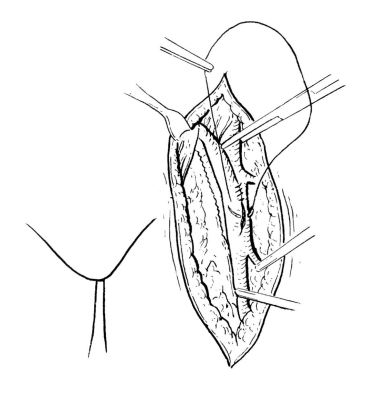

图5-11-10

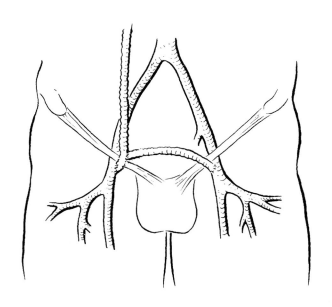

图5-11-11

| 术中要点 | ❶ | 腋－股动脉旁路移植手术的流出通道可选择一侧或双侧股动脉，但腋双股动脉旁路手术的5年通畅率明显高于腋单股动脉旁路手术，这与流出通道阻力降低、血流通畅有关，故应尽可能行腋双股动脉旁路手术。 |

❷ 人工血管与腋动脉吻合时不能在腋动脉正前方切开，因为在动脉的正前方切开，完成吻合后，人工血管与腋动脉可能会形成"T"形直角，影响血流。

❸ 人工血管应选择聚四氟乙烯（PTFE）人工血管，优点是不漏血、内壁光滑、不易形成血栓、远期通畅率好，如选择带支架环的PTFE人工血管，则走行于皮下隧道时不易塌陷。

术后处理 同股－股动脉人工血管旁路移植术。

第十二节 倒置大隐静脉股腘动脉旁路移植术

适应证 ❶ 股浅动脉及腘动脉闭塞性病变，近端主髂动脉无狭窄或闭塞病变，远端有良好的流出通道。

❷ 大隐静脉为单一主干型，无静脉曲张。

术前准备 ❶ 下肢动脉3D-CTA或常规造影，了解动脉闭塞的部位、程度、流入/流出道情况。

❷ 患肢及会阴部备皮，术前一天静脉滴注广谱抗生素。

麻　醉 连续硬膜外麻醉或全身麻醉。

体　位 仰卧位，患肢处于屈曲外展位，膝下略垫高。

手术步骤 ❶ 显露膝上腘动脉的切口在股骨髁上，股骨干下方两横指，平行于缝匠肌前缘。如显露远端腘动脉，则切口位于胫骨下缘（图5-12-1）。

❷ 切开皮肤、皮下组织、深筋膜，向下牵拉缝匠肌，显露血管神经鞘，分离腘静脉、隐神经及腘动脉，显露腘动脉并用阻断带控制血流（图5-12-2）。

❸ 腹股沟区沿股动脉行径纵行切开，显露股总动脉、股浅动脉及股深动脉，分别上阻断带（图5-12-3）。

❹ 切取大隐静脉：沿大隐静脉走行做多个切口或一个长的连续切口，分离大隐静脉，将其分支一一结扎，在隐股静脉交界下方切断结扎大隐静脉，下方游离达膝上或膝下切口，切取所需长度的大隐静脉（图5-12-4）。

❺ 用血管夹夹住大隐静脉上端，用带有平头粗针头的注射器，插入大隐静脉下端注入肝素生理盐水，逐渐加压扩张静脉，缝扎漏水的分支血管，剪开紧固的外膜（图5-12-5）。

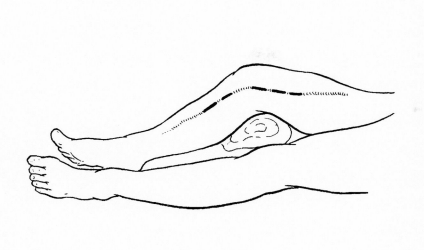

图 5-12-1

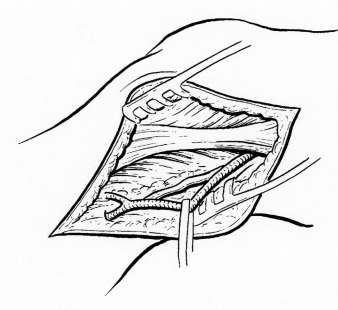

图 5-12-2

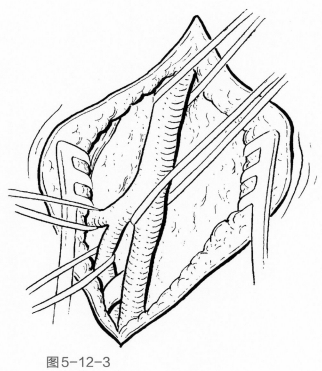

图 5-12-3

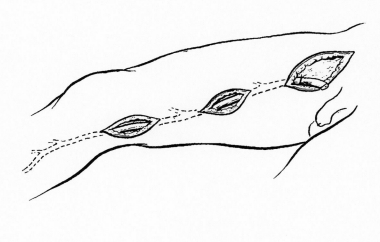

图 5-12-4

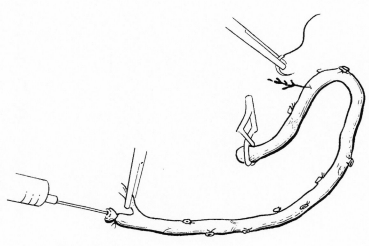

图 5-12-5

❻ 做皮下隧道：自股部切口到膝上或膝下切口用隧道器做皮下隧道，将备好的大隐静脉经隧道器倒置于皮下隧道内，注意不要扭曲（图5-12-6）。

❼ 血管吻合：全身肝素化后，用无损伤血管钳阻断股总动脉、股浅动脉及股深动脉，切开股总动脉前壁（图5-12-7）。

❽ 修剪静脉断端呈眼镜蛇头样斜面（图5-12-8）。

❾ 大隐静脉与股动脉端侧吻合：血管吻合从两端开始，用双针6-0无损伤缝线，第1针从动脉壁由外向里进针，在静脉由里向外出针，打结后，在静脉上由外向内进针、动脉上由内向外出针，连续外翻缝合，缝合到动脉切口的一半停止，开始从另一侧以同样方法作连续缝合，在动脉切口的中间与对侧两条缝线汇合，打结完成吻合（图5-12-9）。

❿ 远端吻合可采用同样的方法，修剪大隐静脉后用6-0无损伤缝线作连续外翻的端侧吻合，吻合最后1~2针时松开腘动脉阻断钳，检查血液逆流情况后重新阻断，然后松开大隐静脉阻断钳，让血流冲出血凝块和空气，再阻断血流，迅速完成吻合，松开血流阻断钳，可见到移植静脉的搏动（图5-12-10）。

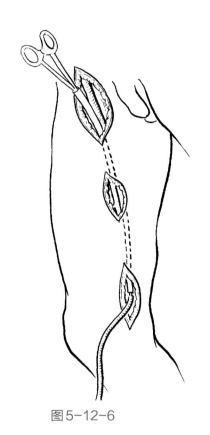

图5-12-6

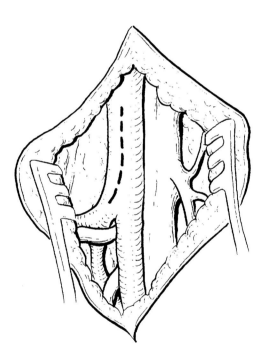

图5-12-7

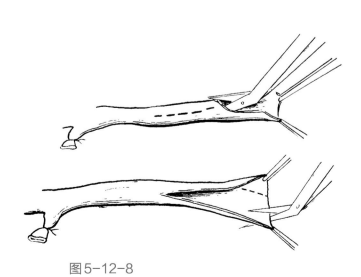

图5-12-8

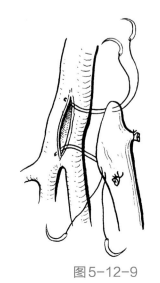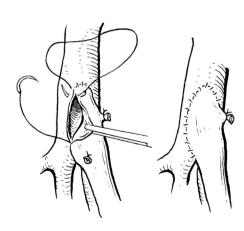

图5-12-9

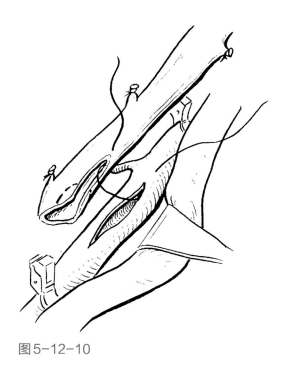

图 5-12-10

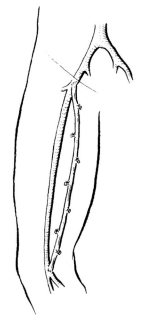

图 5-12-11

⓫ 冲洗，缝合切口（图5-12-11）。

术中要点 ❶ 切取大隐静脉长度应合适，过长或过短均易导致血栓形成，致使手术失败。

❷ 结扎大隐静脉分支时不要靠近大隐静脉壁，以免血管外膜皱拢，导致被作旁路用的移植血管狭窄。

术后处理 ❶ 术后患肢膝关节屈曲10°～15°，膝下及小腿可垫一软枕保持患肢舒适。

❷ 术后第1天严密观察患肢末梢血流情况，必要时行彩色超声多普勒检查或再次手术探查。

❸ 术后5~6天可离床活动。

❹ 常规应用抗生素。

❺ 术后应抗凝扩血管治疗。低分子量肝素5 000U，每日2次皮下注射，进食后可改为口服抗凝药（华法林或新型口服抗凝药）；定期复查，防止移植血管狭窄。

第十三节　原位大隐静脉股远端动脉旁路移植术

适应证、
术前准备、
麻醉、体位

同倒置大隐静脉股腘动脉旁路移植术。

手术步骤 ❶ 在预定远端作血管吻合的部位，沿胫骨做纵行切口，显露大隐静脉，检查其直径，如符合条件，则进一步游离腘动脉及胫后动脉，显露后可用阻断带阻断（图5-13-1）。

125

❷ 做腹股沟切口，显露股动脉、股静脉及大隐静脉，全身肝素化，在大隐静脉、股静脉汇合处切断大隐静脉，然后阻断股总动脉、股浅动脉、股深动脉，用6-0无损伤缝合线连续缝合，完成大隐静脉与股总动脉的端侧吻合（图5-13-2）。

❸ 放松所有阻断钳，恢复动脉血流，在大隐静脉起始部应能够触摸到动脉搏动。

❹ 切除静脉瓣：在远端拟行吻合部位以远几厘米处切断大隐静脉，肝素盐水冲洗，然后插入大隐静脉瓣膜切除器，达到近端以后缓慢回撤瓣膜切除器，反复两次切除残留的静脉瓣膜（图5-13-3）。

❺ 用肝素盐水冲洗灌注大隐静脉，远端置血管夹，近端结扎大隐静脉各穿通支血管，使大腿部整段大隐静脉充分游离，不遗漏一个分支，也不损伤静脉壁（图5-13-4）。

❻ 大隐静脉远端与膝下腘动脉或胫后动脉端侧吻合，用6-0或7-0无损伤缝合线进行缝合，方法同前（图5-13-5）。

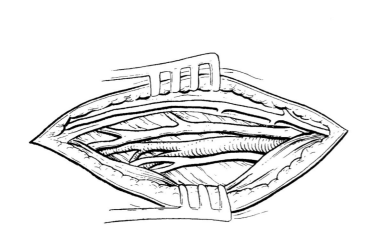

图5-13-1

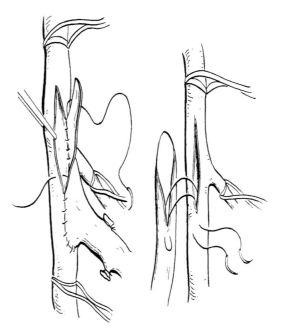

图5-13-2

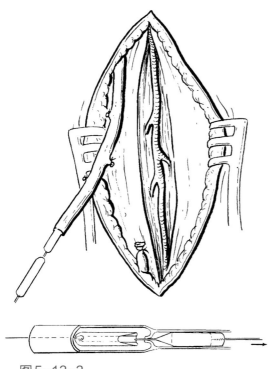

图5-13-3

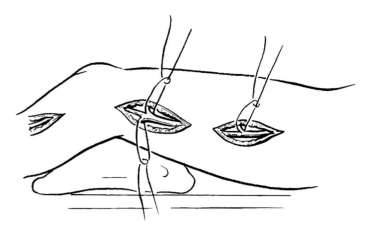

图5-13-4

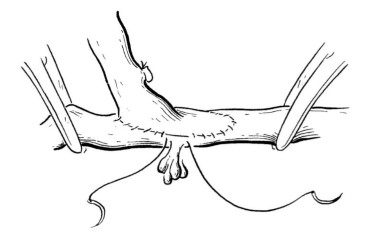

图5-13-5

术中要点	❶	原位大隐静脉移植与倒置大隐静脉移植术远期通畅率无明显差异，但该手术不受管腔口径的限制，远端可与踝部或足背动脉进行吻合，移植血管管腔逐渐变细，可使血流加速。
	❷	作大隐静脉与膝下腘动脉或胫后动脉远端吻合时，因动脉口径较小，缝合动脉切口上角较困难，可从上角开始缝合，为防止吻合口狭窄，进针时不要过多缝合静脉壁。
术后处理		同倒置大隐静脉股腘动脉旁路移植术。

第六章

腹外疝的手术

第一节

腹股沟斜疝修补术

↓

第二节

腹股沟直疝修补术

↓

第三节

股疝修补术

↓

第四节

嵌顿性腹股沟疝修补术

↓

第五节

脐疝修补术

↓

第六节

腹壁切口疝修补术

视频目录

扫描二维码，
观看本书所有
手术视频

第一节　　腹股沟斜疝修补术

适 应 证	成年人的腹股沟疝，不伴有严重的内科疾病，一经确诊均应手术治疗。
禁 忌 证	❶ 全身状态差，伴严重内科疾病，无法耐受手术。
	❷ 小于1岁的婴儿，因疝有自行愈合的可能，如无嵌顿或绞窄者，可暂不手术。
	❸ 腹内压力增高患者，如腹内压增高因素未解除，慢性支气管炎、咳嗽未能控制；顽固性便秘，排便困难；前列腺增生，排尿困难；大量腹水等，暂不能手术，需解除腹内压增高因素后再行手术。
术前准备	❶ 术前常规检查，除外手术禁忌证。
	❷ 巨大疝需卧床3天，回纳疝内容物，使局部组织松弛，有利于术后愈合。
	❸ 术区备皮时，注意勿使皮肤划伤，以免感染影响愈合。
	❹ 术前留置导尿，排空膀胱，以免手术时误伤膀胱。
	❺ 吸烟者，术前2周戒烟，术前应积极治疗引起腹内压升高的疾病。
麻 醉	局部麻醉，腹股沟区域阻滞麻醉，硬膜外麻醉或腰麻，小儿和高龄患者可采用全身麻醉。
	局部麻醉的方法（图6-1-1：先确定a、b点，a点在髂前上棘内侧两横指，b点在外环的耻骨结节处，沿如图所示方向作局部浸润麻醉。
体 位	仰卧位。
手术步骤	主要分为疝囊高位结扎及疝修补两大步骤。

❶ 疝囊高位结扎

ER 6-1-1
腹腔镜全腹膜外腹股沟疝修补术

（1）切口：从腹股沟韧带的中点上方一横指处（内环）至耻骨结节上缘（外环）做一平行于腹股沟韧带的斜切口。切口的上端超过内环1~2cm（图6-1-2）。

（2）切开皮肤、皮下组织，显露腹外斜肌腱膜及外环，在腹外斜肌腱膜的中部切一小口（图6-1-3），然后顺腱膜纤维方向上下剪开，向上剪超过内环，向下剪开外环，注意保护走行于腹外斜肌腱膜深面的髂腹下神经和髂腹股沟神经（图6-1-4）。

（3）提起腹外斜肌腱膜，在其深面进行分离，显露腹股沟韧带、联合腱和腹内斜肌下缘（图6-1-5）。

（4）腹股沟管前壁打开后，显露精索，髂腹股沟神经附着于精索，应予以保护。顺及纤维方向纵行切开提睾肌和精索内筋膜，于精索前内侧可见灰白色膜状组织，即为疝囊，如疝囊不易识别，可嘱患者咳嗽，增加腹压，使疝囊隆起或有疝内容物滑动，可证实为疝囊。提起疝囊，小心切开，注意勿损伤疝内容物（图6-1-6）。

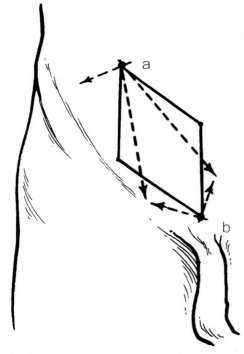

图6-1-1

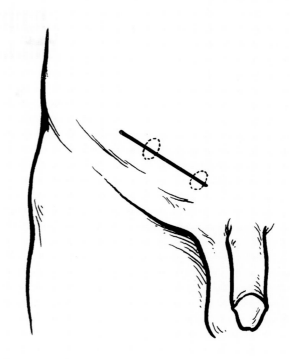

图6-1-2

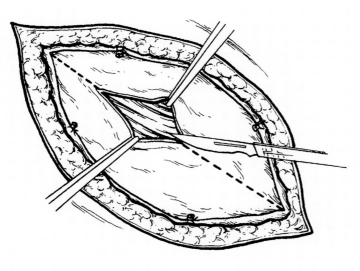

图6-1-3

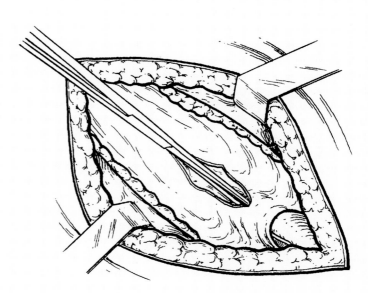

图6-1-4

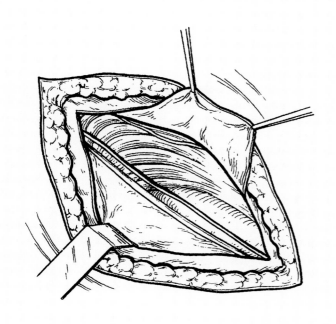

图6-1-5

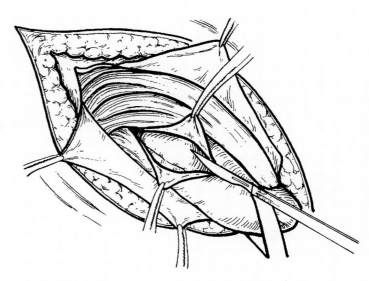

图6-1-6

131

（5）探查证实是否为斜疝，术中区别直斜疝的方法是示指伸入疝囊内，触摸腹壁下动脉，如疝囊颈位于腹壁下动脉的外侧即为斜疝，否则为直疝。

（6）探查明确后，将左手示指伸入疝囊内顶住疝囊壁，右手示指裹以生理盐水纱布，将疝囊周围的精索组织及脂肪组织推开，直至疝囊颈部（图6-1-7）。到达颈部的标志是见到腹壁前脂肪。

（7）疝囊较大，远端已进入阴囊者，横断疝囊，远端碘酒涂抹挫灭后送回阴囊内，近端疝囊留在原位（图6-1-8）。

（8）推开腹内斜肌和腹横肌的弓状下缘，在疝囊颈部作内荷包缝合，在外面结扎缝线，此时注意疝囊内面的每针针距要小，疝囊外面针距要大，否则结扎不完全，会导致术后复发（图6-1-9）。

（9）结扎后用此线环绕一圈再结扎一次（图6-1-10），高位结扎一定要结扎在疝囊颈高位，否则会遗留部分疝囊颈，亦是术后复发的原因之一。疝囊颈部较小时，可作贯穿缝合结扎。若疝囊颈部巨大，切断疝囊后作连续缝合。

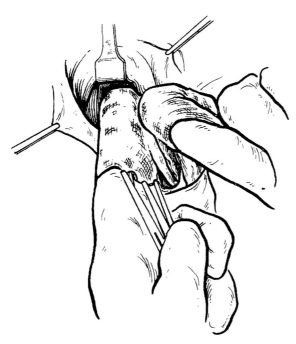

图6-1-7

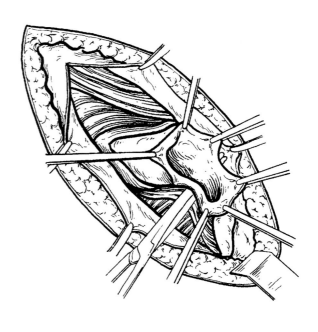

图6-1-8

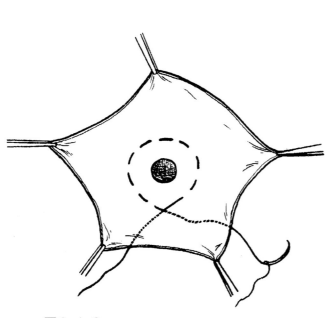

图6-1-9

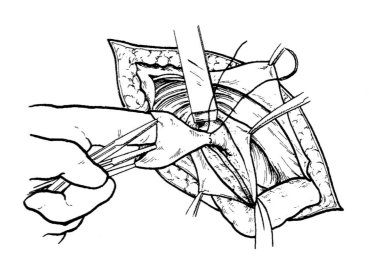

图6-1-10

（10）游离精索：钝性分离提睾肌，将精索自筋膜床上游离，近端至内环处，远端至阴囊口，并穿过纱布条牵引精索。

（11）修补内环：提起精索，分离内环处的提睾肌，显露扩大的内环，用4号线由内环的下缘开始，将内环的内缘及外缘的腹横筋膜向上作结节缝合，一般缝合2~3针。重建后的内环以通过示指尖为度，切勿过紧以免压迫精索（图6-1-11）。

（12）对儿童、青少年早期斜疝，如腹股沟区肌肉、腱膜组织有力，可仅修补内环及腹横筋膜，女性患者可切断子宫圆韧带以封闭内环（图6-1-12）。

❷ 疝修补术　疝修补术的方法很多，常用以下几种。

（1）巴西尼疝修补术（Bassini herniorrhaphy）　加强腹股沟管后壁，主要适用于青壮年疝、老年人较小疝、腹横筋膜缺损、腹股沟管后壁薄弱者。

1）在精索的后方，将联合腱、腹内斜肌与腹股沟韧带用7号丝线间断缝合4~5针（图6-1-13），缝合后逐一结扎，最下方一针要将弓状缘连同陷窝韧带一同缝合于腹股沟韧带，甚至将耻骨结节附近的骨膜一同缝合在内，最上方一针不要压迫精索，以通过示指尖为宜。

2）结节缝合切开的提睾肌，将精索复位，在精索前方缝合腹外斜肌腱膜，新建的外环应能容纳示指尖，以防止压迫精索（图6-1-14）。

3）逐层缝合皮下组织和皮肤。

（2）麦克维疝修补术（McVay herniorrhaphy）：加强腹股沟管后壁，适用于腹股沟区肌肉重度薄弱的巨大斜疝，也适用于复发疝、股疝和直疝。

1）牵开精索，在腹股沟管的后壁，显露深面的腹横筋膜，隔着腹横筋膜可以摸到耻骨上支内缘，钝性分离腹横筋膜，避开其深面的腹壁下血管（多为闭孔静脉的分支），示指向下轻轻推开疏松组织，显露耻骨梳韧带（图6-1-15）。

2）用7号线将联合腱、腹内斜肌及腹横筋膜的内侧叶缝在耻骨梳韧带上，间断缝合3~5针（图6-1-16），最内侧一针缝在陷窝韧带上，缝最外侧一针时，用示指挡住股动静脉，避免损伤血管，缝合时注意避开耻

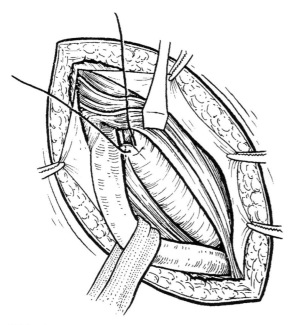

图6-1-11

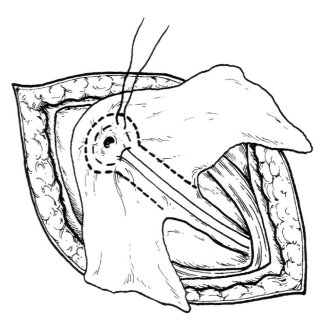

图6-1-12

骨梳韧带上的闭孔静脉分支。缝合后逐一结扎缝线，将腹横筋膜的外侧叶再重叠缝合到联合腱上。

3）在精索的前面逐层缝合腹外斜肌腱膜、皮下组织、皮肤。

（3）霍尔斯特德疝修补术（Halsted herniorrhaphy）：按巴西尼法修补后，在精索后方缝合腹外斜肌腱膜，将精索移位到皮下，适用于老年人腹股沟管后壁明显薄弱的斜疝和直疝。

1）切口至疝修补同巴西尼疝修补术。

2）将腹外斜肌腱膜内上叶缝在腹外斜肌腱膜外下叶的内面（图6-1-17）。

3）再将外下叶重叠缝在内上叶上，精索移位至腹外斜肌腱膜的浅面（图6-1-18）。

4）有时为保护精索，也可将腹外斜肌腱膜的外下叶在精索上方缝在内上叶上，精索位于腱膜之间（图6-1-19）。

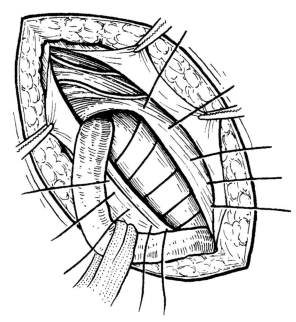

图6-1-13

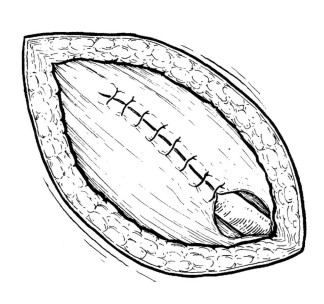

图6-1-14

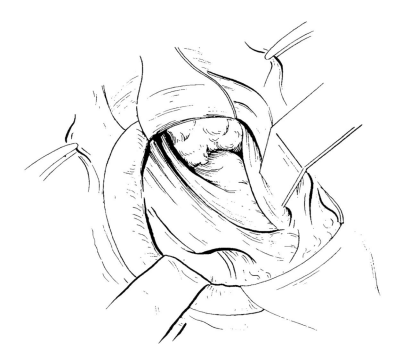

图6-1-15

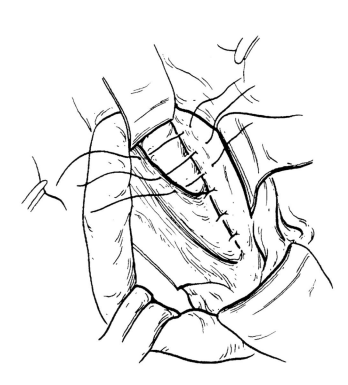

图6-1-16

❸ 无张力疝修补术 前面疝修补术的方法腹股沟区均有张力，不易愈合，近年来兴起应用人工修补材料行疝修补术，局部无张力，术后复发率低，根据有无充填塞，分为平片无张力疝修补和疝环充填式无张力疝修补两种方法。

（1）平片无张力疝修补术：使用一大小相当的补片材料置于腹股沟管后壁（图6-1-20），适用于疝环周围组织完整性好，腹股沟管后壁坚实的疝。

1）切口选择及切开显露精索同腹股沟斜疝修补术，切开提睾肌，游离精索并将疝囊游离至近疝囊颈处（图6-1-21）。

2）将疝囊回纳入腹腔（图6-1-22），降入阴囊的巨大疝，于中部横断疝囊，近端缝合，回纳入腹腔，远端碘酒挫灭后开放留置。

3）于腹内斜肌浅面游离腹外斜肌腱膜，其宽度应能容纳6~8cm宽的补片，补片需覆盖腹内斜肌并超过海氏三角外侧缘2~3cm（图6-1-23）。

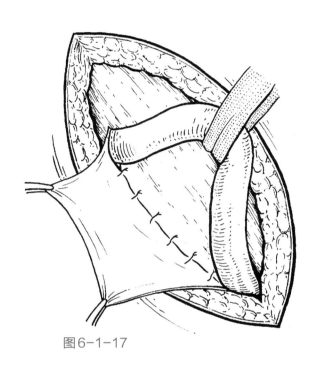

图6-1-17

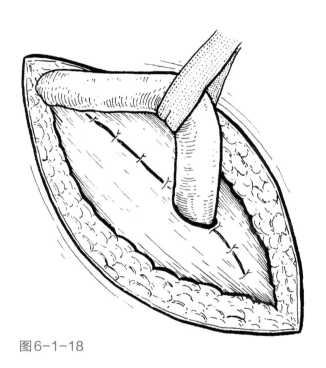

图6-1-18

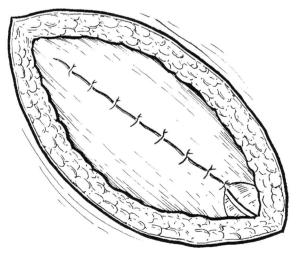

图6-1-19

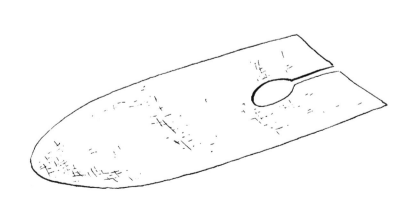

图6-1-20

4）向上牵引精索，以不吸收缝线，把补片的圆角固定在距耻骨缘1.5~2cm的耻骨面的腱膜组织上。补片的下缘与腹股沟韧带缝合，上缘与腹内斜肌及弓状缘缝合，外侧将精索放置于圆孔中，结节缝合，注意勿压迫精索过紧（图6-1-24）。

5）将精索放置于补片上方，依次缝合腹外斜肌腱膜、皮下、皮肤。

（2）疝环充填式无张力疝修补术：使用一个伞形充填塞塞入疝环中，并予以固定，再用补片置于精索后加强腹股沟管后壁（图6-1-25），适用于疝环有缺损，最大直径大于2.5cm的疝。

1）切口选择及切开显露精索同腹股沟斜疝修补术，游离疝囊至疝囊颈，回纳疝囊，检查疝环大小，确认腹横筋膜的紧张程度，将充填塞全部塞入疝环内，伞面与疝环平齐（图6-1-26）。

2）将充填塞伞面边缘与疝环周围组织间断缝合，针距1cm左右（图6-1-27）。

3）于精索后方固定补片，方法同平片无张力疝修补术。

术中要点

❶ 疝囊结扎到位、修补疝环确切、注意加强腹股沟管后壁是疝修补术成功、避免术后复发的关键。

❷ 疝囊剥离面止血应彻底，否则可能导致切口下或阴囊血肿。

❸ 腹壁下动静脉走行在内环口的边缘和腹横筋膜的深面，修补内环时避免损伤。

❹ 加强腹股沟管后壁，缝合时应浅而宽，若缝合深可能损伤髂外静脉或动脉，缝针时不应在同一平面上，以免打结时组织撕裂。

❺ 内环口明显扩大时，内侧注意避免损伤膀胱。

❻ 避免结扎精索内静脉，缝合内环或外环不宜过紧，否则压迫精索，会导致术后睾丸肿大。

❼ 切开疝囊及高位结扎时，避免损伤疝内容物或腹腔内脏器。

❽ 尽量避免损伤髂腹下神经、髂腹股沟神经，以免术后局部疼痛，肌肉萎缩导致疝复发。

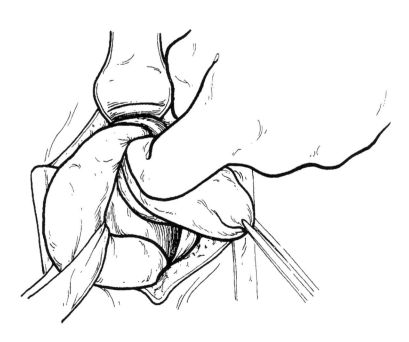

图6-1-21

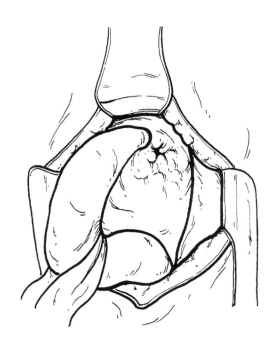

图6-1-22

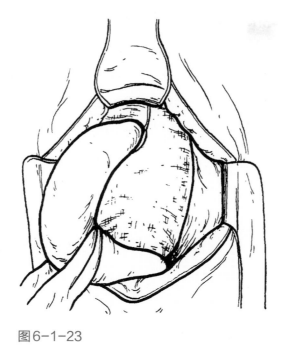

图6-1-23

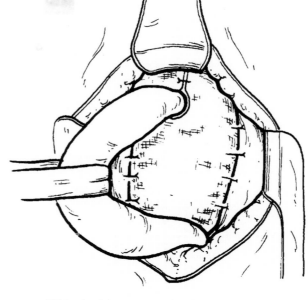

图6-1-24

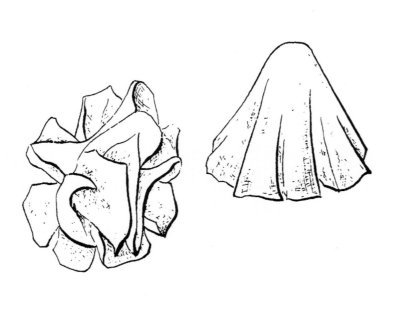

图6-1-25

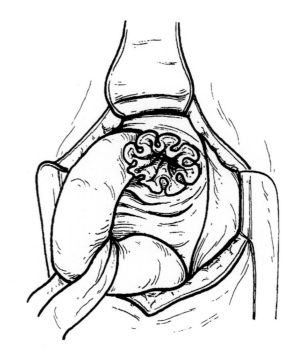

图6-1-26

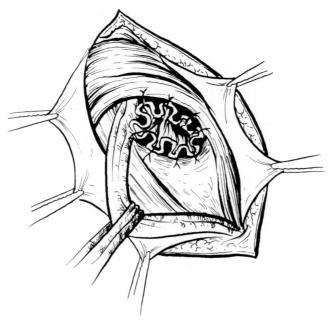

图6-1-27

137

术后处理

❶ 术后平卧2~3天，膝关节下方垫一小枕，使髋部微屈，可减轻切口疼痛，有利愈合。

❷ 用沙袋压迫切口，防止切口渗血和阴囊血肿。

❸ 将阴囊托起，以改善血运和淋巴回流，防止阴囊肿胀。

❹ 预防和治疗腹内压增高的因素，例如咳嗽、便秘、排尿困难等。

❺ 术后7天拆线，3个月内避免重体力劳动。

第二节　腹股沟直疝修补术

适　应　证　　直疝不伴有严重的内科疾病者。

禁　忌　证　　同腹股沟斜疝修补术。

术前准备　　同腹股沟斜疝修补术。

麻醉、体位　　同腹股沟斜疝修补术。

手术步骤

❶ 切口：切开腹外斜肌腱膜与腹股沟斜疝手术相同。

❷ 分离和处理疝囊：游离精索，拉向下方，分开腹横筋膜，显露疝囊，直疝呈半球形，位于精索上内侧，其颈部宽大，由腹股沟管后壁向前突出，有时疝囊不明显，而仅在腹股沟管后壁间腹横筋膜向前呈弥漫的隆起（图6-2-1）。

❸ 切开疝囊底部，回纳疝内容物，用左手示指包纱布剥离疝囊，直至疝囊颈部，两侧缝支持线，剪除多余疝囊（图6-2-2）。

❹ 提紧两侧支持线，将疝囊颈行"U"形缝合，交锁缝合，闭锁疝囊颈部（图6-2-3），外层再加间断缝合（图6-2-4）。

❺ 如果疝囊较小，可将疝囊隆起作2~3个荷包缝合（图6-2-5），将其向内翻入，由远到近逐一结扎荷包缝合线（图6-2-6），将疝囊埋入（图6-2-7）。

❻ 根据情况按巴西尼疝修补术、霍尔斯特德疝修补术、麦克维疝修补术或无张力疝修补法修补后壁。

❼ 逐层缝合腹外斜肌腱膜、皮下组织和皮肤。

术中要点、
术后处理　　同腹股沟斜疝修补术。

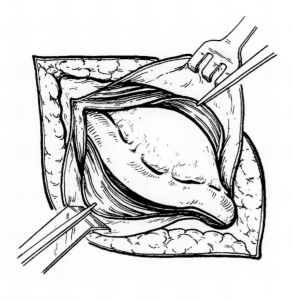

图6-2-1

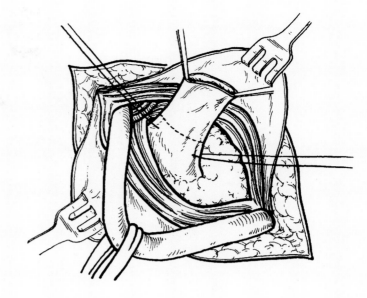

图6-2-2

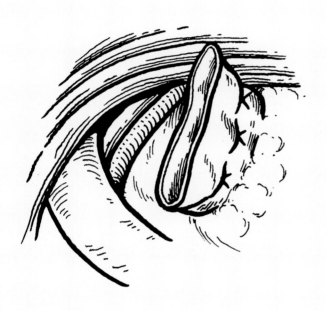

图6-2-3

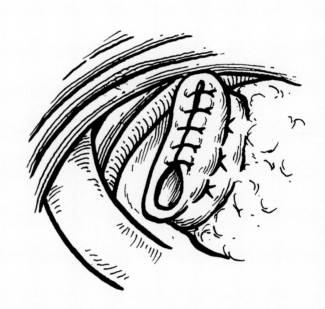

图6-2-4

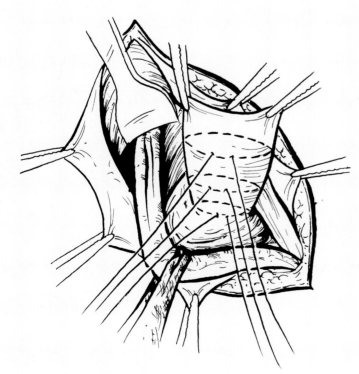

图6-2-5

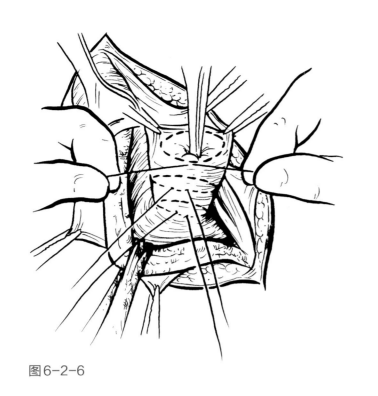
图6-2-6

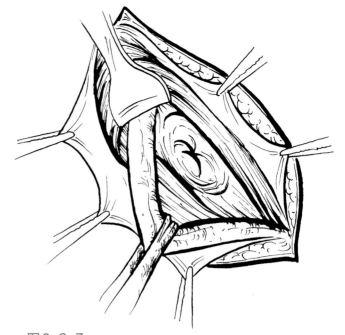
图6-2-7

第三节　　股疝修补术

适 应 证	股疝容易发生嵌顿和绞窄，应早期手术治疗。已经嵌顿或绞窄时应作急诊手术治疗。
禁 忌 证	同腹股沟斜疝修补术。
术前准备	同腹股沟斜疝修补术。
麻　　醉	局部麻醉较为方便，也可用硬膜外麻醉。股疝发生嵌顿和绞窄，估计需行肠切除时，宜采用全身麻醉。
体　　位	仰卧位。
手术步骤	❶ 经腹股沟修补法　较常用，显露充分，必要时可行肠切除和肠吻合。

（1）切口与斜疝修补术相同，但切口内侧宜向内下方适当延长，个别情况，如股疝较大时，可补加直切口。

（2）切开腹外斜肌腱膜后，将子宫圆韧带或精索向内上方牵开，显露腹股沟管后壁。在腹壁下动脉内侧，沿腹股沟韧带平行方向切开腹横筋膜（图6-3-1），推开腹膜外脂肪显露疝囊颈（图6-3-2）。

（3）沿疝囊颈作周围钝性分离，显露疝囊，也可以由腹股沟韧带浅面向股部皮下层分离覆于疝囊外的各层组织（图6-3-3），并将疝囊推回切口内（图6-3-4）。

（4）靠近疝囊颈部切开疝囊，观察疝内容物，确认其正常可还纳腹腔，若有肠坏死，则行肠切除、肠吻合术。若疝内容物嵌顿无法还纳，可剪开部分陷窝韧带，必要时切断腹股沟韧带内侧端，松解股环，手术完毕时再将韧带的断端上下重叠缝合。解除嵌顿的同时防止肠管突然缩入腹腔。

（5）在疝囊颈部高位荷包缝合并予以结扎，利用此线再于疝囊颈部结扎，切除疝囊远端（图6-3-5）。

（6）腹股沟韧带内侧端与耻骨梳韧带缝合2~3针，封闭股环（图6-3-6）。

（7）麦克维疝修补术或无张力疝修补法加强腹股沟管后壁。有肠坏死时不能应用无张力疝修补法。

❷ 经股部修补法　操作简单、术后恢复快，但术野显露较差，不宜高位结扎疝囊及修补股环，特别是处理绞窄的肠袢较困难，适用于较小的股疝或年龄较大的患者。

（1）切口：斜切口位于腹股沟韧带内侧下方，以股疝为中心斜行切开，适用于较小的可复性疝；纵切口在股动脉搏动的内侧，腹股沟韧带上方2cm开始向下经疝表面垂直切开。

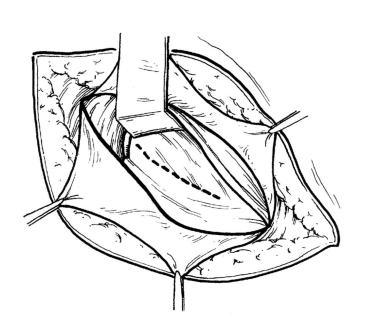

图6-3-1

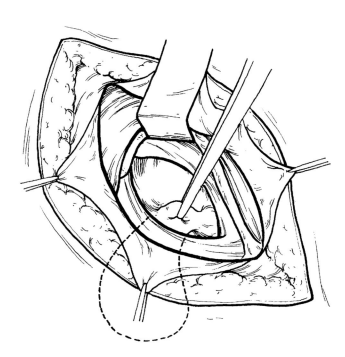

图6-3-2

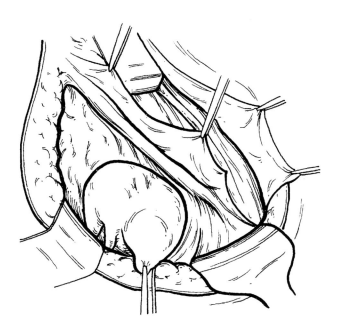

图6-3-3

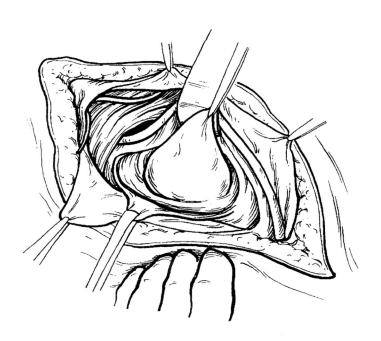

图6-3-4

141

（2）切开皮肤、皮下组织，剪开筛筋膜显露疝囊。以示指裹纱布向上钝性分离疝囊，使其与大隐静脉和股静脉分开，直至疝囊颈部（图6-3-7）。

（3）切开疝囊，检查疝内容物，如正常，可还纳入腹腔，如无法还纳，切开部分陷窝韧带或切断腹股沟韧带。向下牵拉疝囊，于疝囊的高位贯穿缝合结扎（图6-3-8），剪除多余疝囊壁，使残端缩回至股环上方。

（4）以示指保护股静脉，缝合腹股沟韧带与耻骨梳韧带2~3针，闭锁开大的股环（图6-3-9）。疝环口较小，显露耻骨梳韧带有困难时，可将腹股沟韧带与耻骨肌筋膜缝合，封闭股环。有时，将腹股沟韧带、陷窝韧带、耻骨肌筋膜、股静脉内侧的纤维间隔缝合在一起，闭锁股环。

（5）间断缝合镰状韧带与耻骨肌筋膜，闭合股管（图6-3-10）。逐层缝合皮下组织和皮肤。

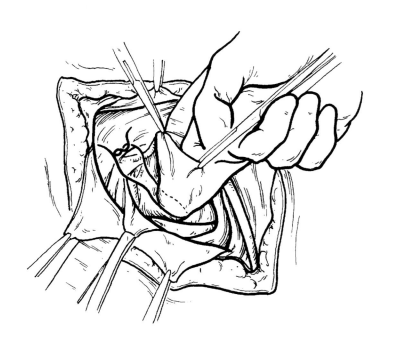

图6-3-5

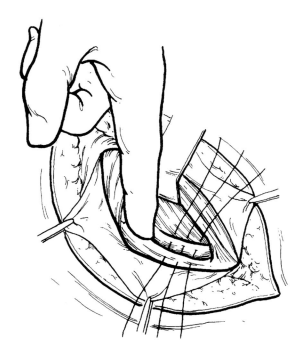

图6-3-6

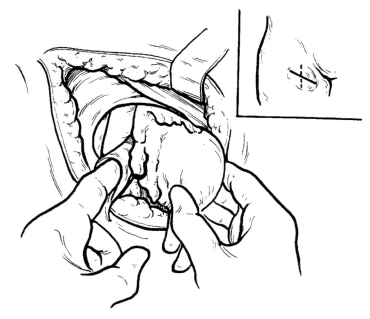

图6-3-7

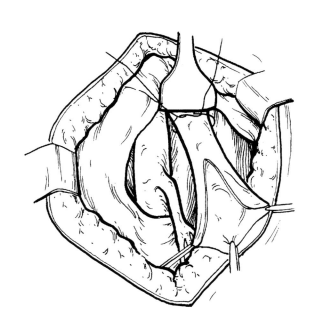

图6-3-8

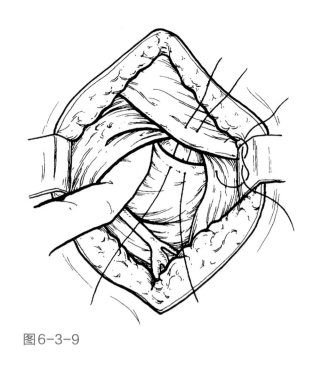

图6-3-9

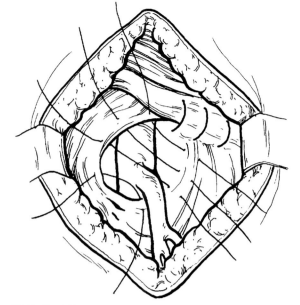

图6-3-10

术中要点	❶	股疝绞窄出现肠坏死时，可于腹腔内切除坏死肠管的远近两端，坏死的肠管与疝囊一并从腹股沟韧带的下方切除，正常的肠管作吻合。
	❷	肠坏死合并肠梗阻，需行肠减压、肠切除、肠吻合术，经腹股沟切口不利于操作且污染切口，不利于愈合。可另行经腹直肌切口，将坏死肠管移至此切口内，再做肠减压、肠切除、肠吻合术。
	❸	缝合腹股沟韧带与耻骨梳韧带，最内侧一针应包括陷窝韧带，最外侧一针应离股静脉1cm，以防止损伤和结扎后压迫股静脉，引起下肢回流受阻。
术后处理	❶	肠梗阻、肠坏死行肠切除者，参照肠道手术的术后处理。
	❷	注意观察切口，若有血肿或感染应及时拆除1~2针缝线，充分引流。
	❸	术后3~5天，可离床活动，3个月内禁止重体力活动。

第四节　嵌顿性腹股沟疝修补术

适应证	腹股沟疝发生嵌顿时需要急诊手术治疗。
术前准备	按肠梗阻做术前准备，包括：禁食水，胃肠减压，纠正水和电解质失衡，应用抗生素等。
麻醉	全身麻醉，也可选用腰麻或硬膜外麻醉。
体位	仰卧位。
手术步骤	❶ 切口与腹股沟斜疝修补术相同，但应适当延长。逐层切开至腹外斜肌腱膜时，可见疝内容物通过外环进入阴囊。分开疝囊表面组织，显露疝囊（图6-4-1）。

143

❷ 小心切开疝囊前壁，将腹内斜肌和腹横肌的弓状下缘向外上方拉开，止血钳提起疝囊前壁边缘，将示指尖伸入疝囊内，向外上方逐步剪开狭窄的内环或部分腹内斜肌（图6-4-2），解除箍闭。

❸ 剪开狭窄的内环时，注意防止肠袢突然缩回腹腔。嵌顿肠袢的远、近端均应自腹腔内拉出检查。有时肠袢呈"W"形嵌顿，也称逆行性嵌顿（图6-4-3），嵌顿肠袢的两端位于疝囊内，中间却在腹腔。

❹ 为了避免遗留坏死肠袢在腹腔，需将腹腔内的中间肠袢拉出检查（图6-4-4）。嵌顿的肠袢如果恢复正常，将其送回腹腔。肠坏死时应该做肠切除、肠吻合术。

❺ 腹股沟区污染不重，全身状况良好者，可行巴西尼疝修补术；局部污染较重或已有感染者，不宜做疝囊修补术，只作疝囊高位结扎，放置引流条，逐层缝合，待3~6个月后做疝修补术。

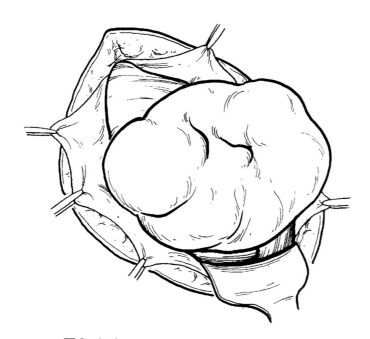

图6-4-1

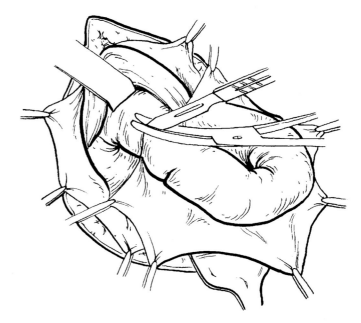

图6-4-2

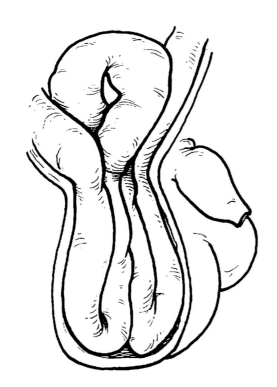

图6-4-3

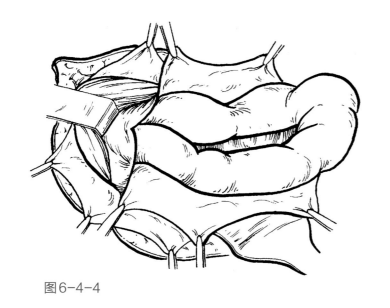

图6-4-4

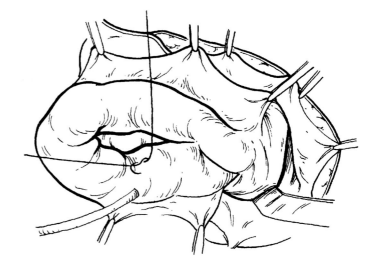

图6-4-5

术中要点

❶ 麻醉以后有的嵌顿疝因狭窄环松弛，肠袢可自动还纳腹腔，切开疝囊时已不见嵌顿肠袢。为了查明肠袢是否坏死，应将嵌顿肠袢重新自腹腔内找出。

❷ 术中病情突然加重，不允许作肠切除、肠吻合术时，可将坏死肠袢置于腹壁外，近端肠内插入肛管解除梗阻（图6-4-5），待2周后患者一般状况好转时再手术。

❸ 肠袢坏死穿孔污染腹腔，术前已有腹膜炎表现者；切开疝囊前，嵌顿肠袢自动还纳腹腔，疝囊内有脓性或粪臭样液体者；肠梗阻近端肠袢明显扩张，需做进一步肠减压手术者，以另做腹部切口处理腹腔病变为宜。

术后处理

❶ 局部污染不重、行疝修补手术者，术后按腹股沟斜疝修补术处理。

❷ 有肠坏死行肠切除、肠吻合手术者，参照肠切除手术的术后处理。

❸ 为了预防感染，给予抗生素。

第五节　　脐疝修补术

适　应　证

❶ 经保守治疗无效，年龄在3岁以上，脐疝没有愈合或较大者，宜用手术治疗。

❷ 成人脐疝应该手术治疗，以免发生嵌顿或绞窄。

术前准备　同腹股沟斜疝修补术。

麻　　醉　小儿脐疝宜用全身麻醉，成人则选用硬膜外麻醉或腰麻。脐疝较小时，亦可采用局部麻醉。

体　　位　仰卧位。

手术步骤	❶ 小儿脐疝修补术
	（1）在脐疝下缘的皮肤皱褶处做一半月形切口（图6-5-1）。
	（2）切开皮肤及皮下组织，将皮瓣和脐向上方掀起，剥离疝囊（图6-5-2），显露疝囊颈部和周围的筋膜缘，清除腹直肌前鞘表面的脂肪组织。
	（3）切开疝囊，还纳疝内容物，结扎疝囊颈。肠袢若与疝囊粘连，仔细分离后送回腹腔；若为大网膜粘连，可与疝囊一并切除（图6-5-3）。
	（4）距脐环口的边缘1.5cm处，用7号线间断缝合腹直肌前鞘，最后逐一结扎缝线（图6-5-4）。将脐孔皮肤的内面缝在腹直肌前鞘，恢复脐的外观，缝合皮肤。
	❷ 成人脐疝修补术
	（1）绕脐疝的基底部做一横向或纵向梭形切口（图6-5-5）。
	（2）切开皮肤和皮下组织深达腹直肌前鞘，由此向里清除前鞘表面的脂肪组织，在疝环口的边缘显露疝囊颈部（图6-5-6）。
	（3）沿疝环口上方约2cm处环形切除疝囊颈部。先切一小口，伸入手指探查粘连情况并为切除疝囊作引导。对粘连的肠袢应细致分离后送回腹腔，粘连的大网膜可予切除（图6-5-7）。
	（4）在疝环两侧切开腹直肌前鞘，显露腹直肌及后鞘。疝囊颈部的腹膜自疝环口的上、下两侧游离出来，将腹膜与腹直肌后鞘一并间断缝合（图6-5-8）。
	（5）分离腹直肌前鞘的深面，将腹直肌前鞘的右侧叶缝在左侧叶的深面，使其重叠3~4cm，缝合后逐一结扎；再将腹直肌前鞘的左侧叶缝在右侧叶的浅面，两叶之间不留死腔。依次缝合皮下组织和皮肤（图6-5-9、图6-5-10）。
术中要点、术后处理	同腹股沟斜疝修补术。

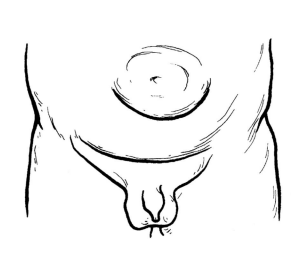

图6-5-1

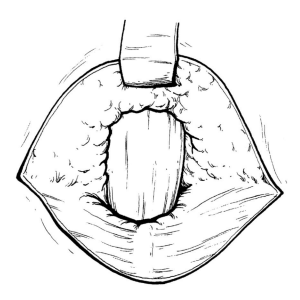

图6-5-2

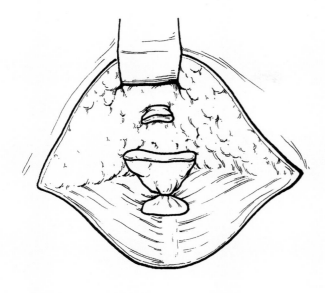

图6-5-3

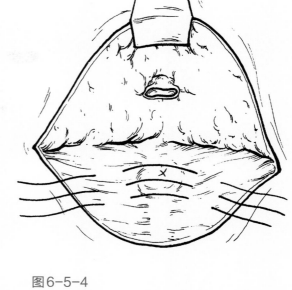

图6-5-4

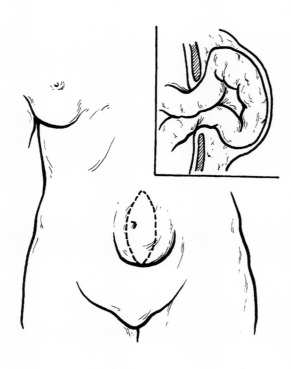

图6-5-5

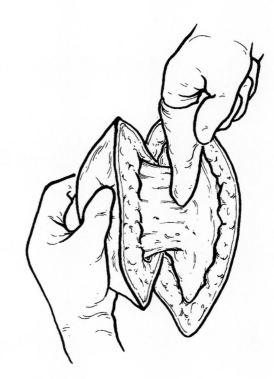

图6-5-6

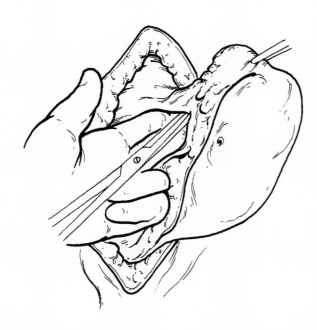

图6-5-7

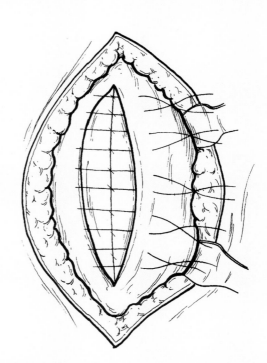

图6-5-8

147

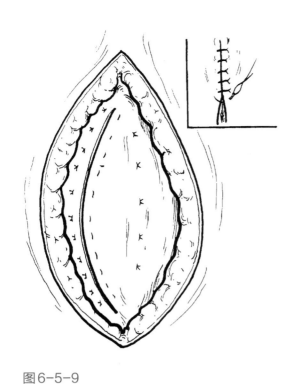

图6-5-9

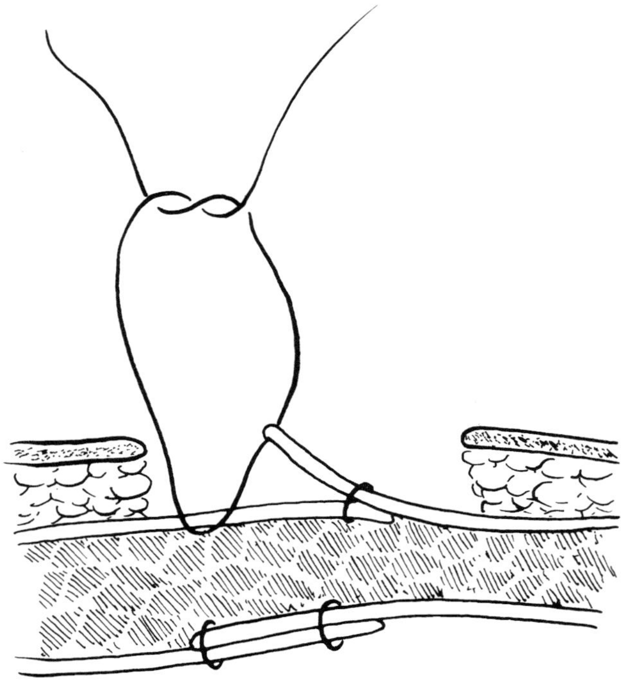

图6-5-10

第六节 腹壁切口疝修补术

适 应 证	腹壁切口疝较大，而没有便秘、排尿困难和顽固性咳嗽等增加腹压的因素存在者，均应手术治疗。
禁 忌 证	❶ 全身状态差，无法耐受手术。
	❷ 便秘、排尿困难和顽固性咳嗽等增加腹压的因素未解除者。
术前准备	同腹股沟斜疝修补术。
麻 醉	硬膜外麻醉或全身麻醉。
体 位	仰卧位
手术步骤	❶ 以上腹正中切口疝为例，梭形切开皮肤和切除手术瘢痕（图6-6-1）。
	❷ 在切口上、下端的正常组织处，显露腹直肌前鞘和腹白线，沿其浅面清除脂肪组织，显露疝囊颈部（图6-6-2）。
	❸ 切开疝囊，还纳疝内容物，多余的疝囊及皮肤瘢痕组织一并切除（图6-6-3）。
	❹ 完全切除疝环周围的瘢痕组织，露出正常的组织层次，利用正常组织修复有利于组织愈合。
	❺ 用7号线间断缝合腹膜和腹直肌后鞘（图6-6-4）。
	❻ 再间断缝合腹直肌前鞘（图6-6-5）。分别缝合皮下组织和皮肤。
	❼ 有时，把腹直肌内侧前鞘翻转成后鞘，间断缝合（图6-6-6），再缝合腹直肌及外侧前鞘（图6-6-7）。

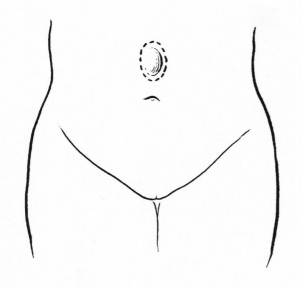

图6-6-1

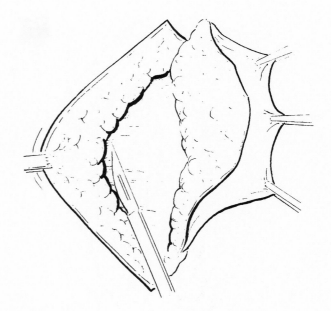

图6-6-2

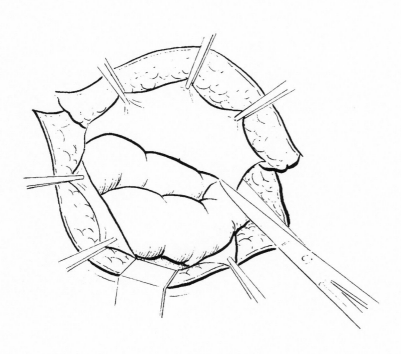

图6-6-3

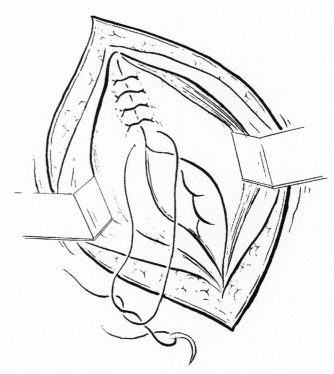

图6-6-4

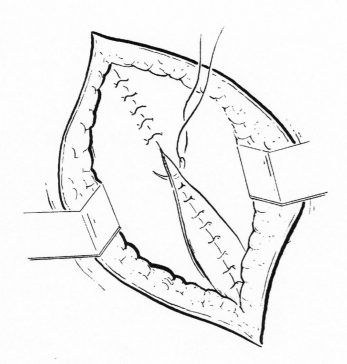

图6-6-5

149

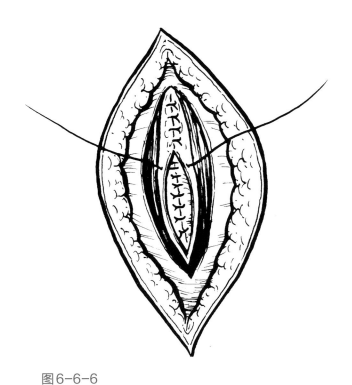

图6-6-6

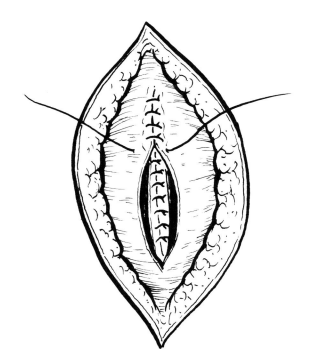

图6-6-7

术中要点　　　❶　如疝环周围瘢痕组织较重，无法分清组织层次时，也可做一层缝合。

❷　必须在完全没有张力的情况下行疝修补术，为了减少张力，可在两侧腹直肌前鞘纵行切开，也可行减张缝合。

❸　必须彻底清除瘢痕组织。

术后处理　　　同腹股沟斜疝修补术。

第七章
胃、十二指肠手术

第一节

胃切开术

↓

第二节

胃造瘘术

↓

第三节

胃十二指肠溃疡穿孔修补术

↓

第四节

胃空肠吻合术

↓

第五节

胃大部切除胃空肠吻合术

（Billroth Ⅱ）

↓

第六节

胃大部切除胃空肠吻合术

（Billroth Ⅰ）

↓

第七节

胃穿通性溃疡的胃切除术

↓

第八节

十二指肠溃疡切除困难的胃切除术

↓

第九节

高位胃溃疡的胃切除术

↓

第十节

十二指肠损伤修补术

↓

第十一节

胃切除术后

再次手术

↓

第十二节

迷走神经切断术

↓

第十三节

胃癌根治性远侧胃切除术

第十四节

胃癌根治性全胃切除术

↓

第十五节

全胃切除联合尾侧半胰、脾切除术

↓

第十六节

近侧胃切除术

↓

第十七节

十二指肠憩室切除术

↓

第十八节

幽门成形术

视频目录

扫描二维码，
观看本书所有
手术视频

第一节　　胃切开术

适 应 证
❶ 寻找胃内异物、病变、出血点，切除息肉。
❷ 急性胃扩张、开放性损伤。

术前准备
确定异物或病变在胃内，如有出血应输血补液。

麻　　醉
局部麻醉、硬膜外麻醉或全麻。

体　　位
仰卧位。

手术步骤
❶ 取上腹正中切口或左旁正中切口。
❷ 在病变附近沿胃轴方向切开胃壁，如不能确定病变部位，可在胃窦部切开胃前壁，如为门静脉高压症出血，可在近贲门部切开胃前壁。
❸ 切开前壁浆肌层，显露胃黏膜下层（图7-1-1）。
❹ 于切口两侧缝合结扎黏膜下血管（图7-1-2）。
❺ 于切口两侧黏膜下血管结扎线之间切开黏膜层，吸净胃内容物后，拉开胃壁，探查病变（图7-1-3）。
❻ 病变处理完毕后，结节或连续内翻缝合胃壁全层（图7-1-4）。
❼ 浆肌层结节缝合（图7-1-5）。清点纱布器械，关腹。

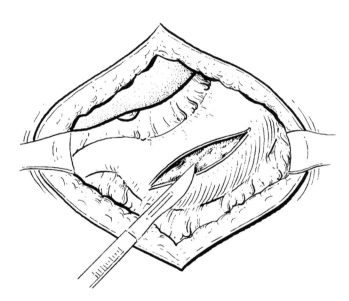

图7-1-1

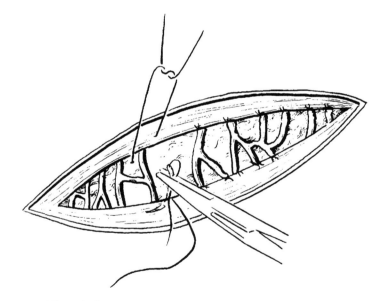

图7-1-2

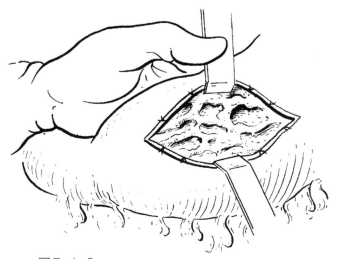

图7-1-3

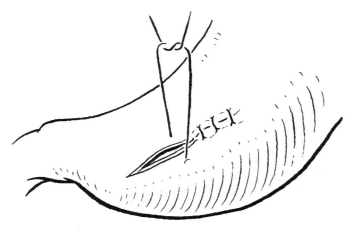

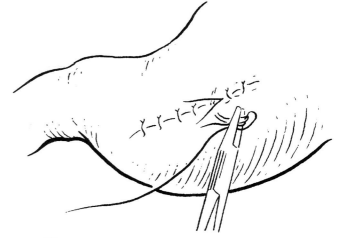

图 7-1-4   图 7-1-5

术中要点	切口要够大、便于探查；左手可伸入小网膜囊内顶起胃后壁，便于探查病变。
术后处理	❶ 禁食、胃肠减压、补液。
	❷ 排气后拔除胃管，停止补液。给全流食，2天后给半流食，再过2~3天后即可进软食。

第二节　　胃造瘘术

适应证	❶ 口腔、咽喉、食管、胃贲门部病变，不能经口进食者。
	❷ 任何其他情况使患者不能经口进食者。
	❸ 十二指肠外伤或高位肠造瘘术后，可于术中行胃造瘘减压，防止术后长时间经鼻插胃管。
术前准备	补液，静脉营养，改善营养状况，纠正各种失衡，提高患者的耐受性。
麻　醉	全身麻醉或硬膜外麻醉，对于全身状态差的患者，紧急情况下亦可选局部麻醉。
体　位	仰卧位。
手术步骤	❶ 切口：取上腹正中切口或左侧经腹直肌切口，儿童可选用上腹横切口。
	❷ 进腹后探查幽门及下方肠道有无狭窄，以免胃造瘘后饮食仍不能通过。
	❸ 探查后用纱布隔离腹腔并保护腹壁切口，将胃置于手术野，在胃体前壁大小弯之间选择胃壁切口行造瘘术，常用方法有以下四种。
	（1）荷包式胃造瘘：简单常用，适用于临时性胃造瘘。
	1）于胃前壁中间，用4号线在浆肌层上做一直径1.5~2.0cm的荷包缝合，不收紧缝线（图7-2-1）。

2）在荷包缝合中央切开全层胃壁1~1.5cm，吸净胃内容物，在胃壁切口内插入带有侧孔的乳胶管约5cm（图7-2-2）。

3）结扎荷包缝合并内翻浆肌层，于第一个荷包线外侧约1cm处再作一浆肌层荷包缝合并结扎，固定胶皮管（图7-2-3）。

4）于腹壁切口旁另戳口引出造瘘管，亦可于切口处将造瘘管引出，同时将造瘘管周围的胃壁浆肌层与腹膜缝合，逐层缝合，固定引流管（图7-2-4）。

（2）隧道式胃造瘘术：将胃造瘘管插入胃腔并结扎，双重荷包缝合后，沿胃的长轴将造瘘管紧贴胃壁，并由荷包缝合开始，在造瘘管两侧行浆肌层结节缝合4~5针，包埋造瘘管，造瘘管口朝向幽门，于腹壁切口左侧另作切口引出，造瘘管周围胃壁与腹膜缝合固定，最后于皮肤固定造瘘管并关腹（图7-2-5）。

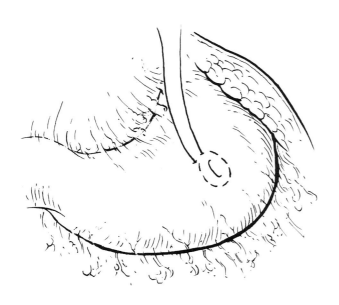

图7-2-1

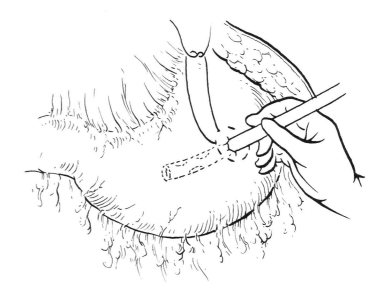

图7-2-2

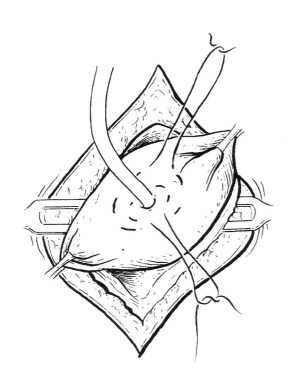

图7-2-3

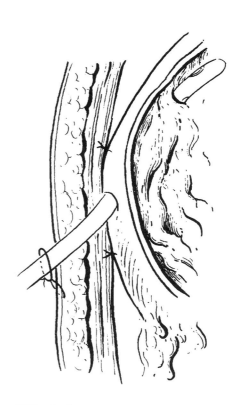

图7-2-4

（3）黏膜管型胃造瘘术：适用于长期或永久性胃造瘘的患者。

1）进腹显露胃体前壁，于胃前壁中部呈矩形切开全层胃壁，使之成为 5~7cm 的矩形瓣，蒂在大弯侧（图7-2-6）。

2）矩形瓣向大网膜侧翻起，由小弯侧开始缝合胃壁切口及矩形瓣，使之成为一胃瓣管（图7-2-7）。

3）将造瘘管插入胃腔，胃壁及矩形瓣外再加浆肌层结节缝合（图7-2-8）。

4）胃矩形瓣从胃壁另戳孔引出，胃瓣管稍高于皮肤，浆肌层与腹膜结节缝合，再与皮下结节缝合，充分固定。

（4）吻合器胃造瘘术：能够缩短手术时间，对于高危患者尤为实用。

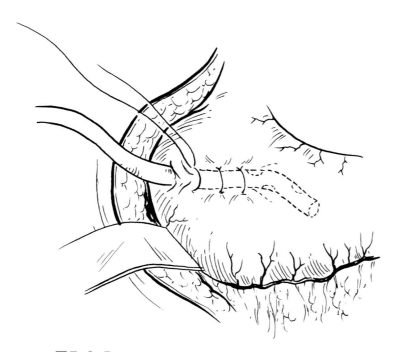

图7-2-5

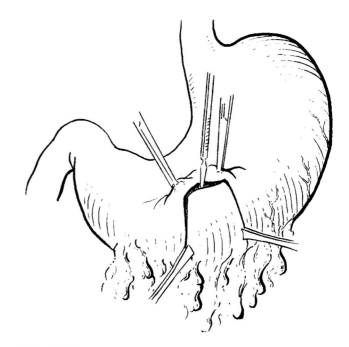

图7-2-6

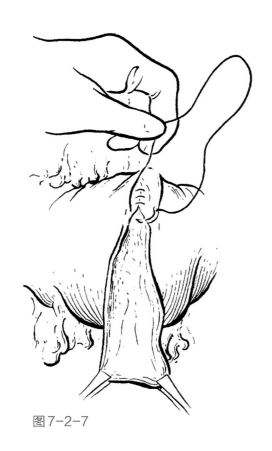

图7-2-7

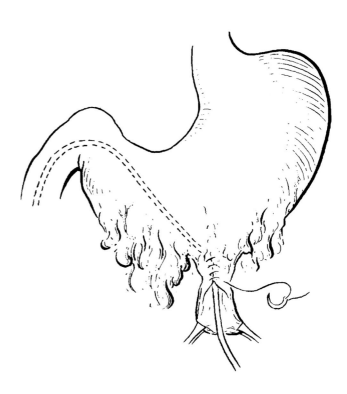

图7-2-8

155

1）进腹探查后显露胃体，用无损伤的卵圆钳提起胃前壁，用切割闭合器（GIA）在卵圆钳的下方钉合切开胃前壁4~5cm（图7-2-9）。

2）切开的胃前壁已自动吻合，而切下的胃壁则成一盲管（图7-2-10）。

3）1号线浆肌层缝合胃前壁及管状胃壁。另从腹壁切口引出并插入18号导尿管，固定管状胃壁与前述方法相同（图7-2-11）。

术中要点 ❶ 避开胃主要血管，不要太靠近幽门，以免引起胃出口堵塞。

❷ 注意胃瓣管远端血供是否影响胃黏膜与皮肤的吻合，引起出口狭窄。

术后处理 ❶ 术后禁食并经静脉补液，一般2~3天后排气，即可经造瘘口处灌注流食，1周后可注入高热量食物。

❷ 注意防止导管脱落。

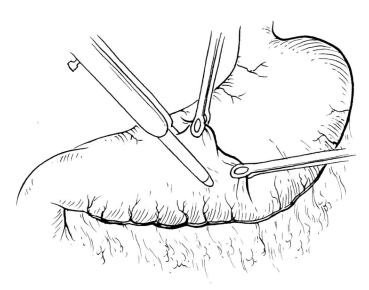

图7-2-9

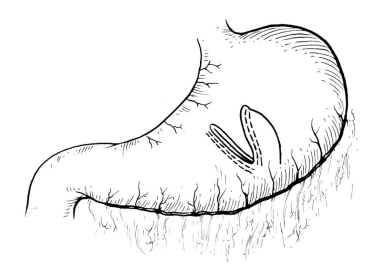

图7-2-10

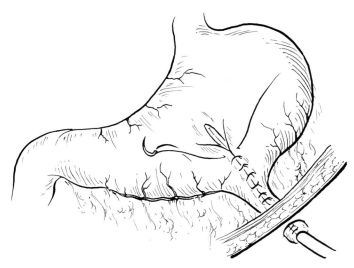

图7-2-11

第三节　　胃十二指肠溃疡穿孔修补术

适 应 证　❶ 患者病情较重不能耐受胃切除手术。

❷ 穿孔时间超过24小时，腹腔内感染严重。

❸ 患者较年轻，穿孔及其周围瘢痕较小，溃疡仍有治愈可能者。

术前准备　持续胃肠减压，纠正水电解质平衡失调，如有休克，边抗休克边手术。

麻　　醉　全身或硬膜外麻醉。

体　　位　仰卧位。

手术步骤　❶ 取上腹正中切口或右侧腹旁正中切口。

❷ 进腹后用吸引器抽取腹腔内液体及清除食物残渣，穿孔部位多位于胃小弯及幽门部前壁或十二指肠球部前壁，穿孔附近多有纤维素性脓苔。若在前壁找不到穿孔，应切开胃结肠韧带，由胃后壁查找穿孔。

❸ 找到穿孔后，如穿孔较小，周围瘢痕也小时，可在穿孔两侧沿胃纵轴全层结节缝合3针（图7-3-1），再作浆肌层全层结节缝合（图7-3-2）。

❹ 如穿孔位于幽门附近，应用两层缝合有造成幽门狭窄的可能，亦可不作浆肌层结节缝合，仅作全层缝合，再将大网膜集束缝合，固定于穿孔处（图7-3-3）。

❺ 如穿孔较大，周边组织硬，且有水肿，缝合后不易愈合，或疑有癌变时，应切除一小块组织作病理检查。上述情况，作全层缝合，暂不结扎，将集束的大网膜填塞于穿孔内，然后结扎缝线（图7-3-4），如大网膜不能提到穿孔处，可剪下一块游离的大网膜或镰状韧带，用上述方法固定。

❻ 彻底清洗腹腔，留置腹腔引流管，关腹。

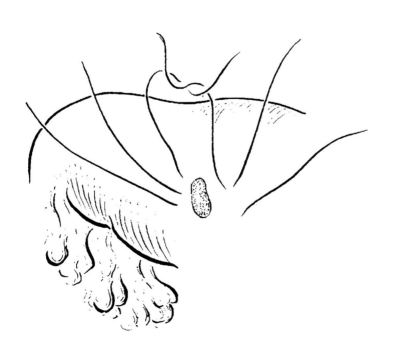

图7-3-1

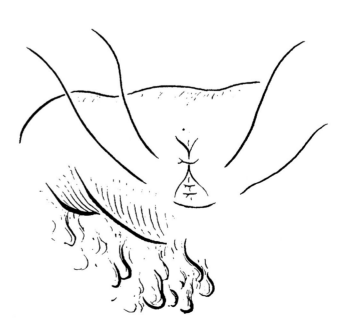

图7-3-2

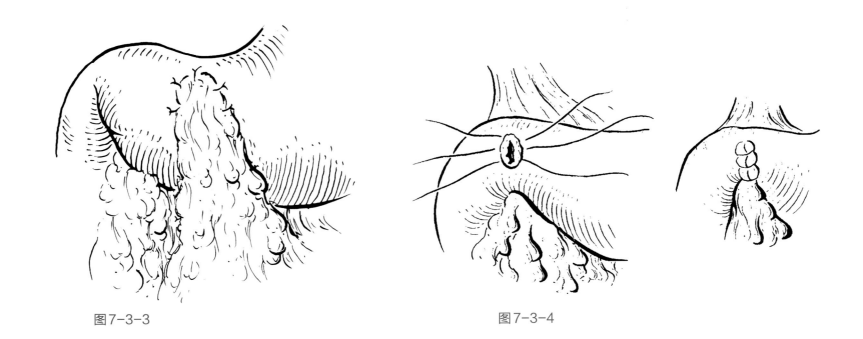

图 7-3-3　　　　　　　　　　　　　　　　　　　　图 7-3-4

术中要点　❶　进针和出针要缝在距穿孔0.5cm以上的正常组织上，注意勿缝合胃后壁。

❷　缝合穿孔需沿纵轴行全层缝合，填入穿孔处大网膜不宜过多，以免导致管腔狭窄。

❸　怀疑有恶变可能的溃疡，需作病理检查。

术后处理　❶　麻醉清醒后半卧位，避免膈下脓肿。

❷　继续胃肠减压、输液、营养支持及应用抗生素。

❸　继续应用治疗溃疡病的药物。

第四节　　胃空肠吻合术

适 应 证　❶　十二指肠溃疡病变及胃十二指肠恶性肿瘤，合并幽门梗阻，不能行手术切除或根治时。

❷　十二指肠损伤，需转流胃内容者。

术前准备　❶　术前纠正水、电解质和酸碱平衡紊乱。

❷　补充蛋白、血浆以纠正营养不良，增强术耐受能力。

麻　　醉　连续硬膜外麻醉或气管内插管全身麻醉。

体　　位　仰卧位。

手术步骤　❶　结肠前胃空肠吻合术

适用于横结肠系膜过短或结肠中动脉弓过小，不宜作结肠后胃空肠吻合者，或者估计需二次手术切胃的患者。

（1）切口：取上腹正中切口或右侧旁正中切口。

（2）于胃前壁大弯侧拟行吻合处平行于胃大弯方向置肠钳，距十二指肠悬韧带约20cm的空肠处置肠钳，将两钳于结肠前靠拢，使空肠近端对贲门，远端对幽门，以吻合口不紧张为适宜（图7-4-1）。

（3）结节缝合后壁浆肌层，长6~8cm（图7-4-2）。

（4）距浆肌层缝线3~5mm处切开胃的浆肌层，作黏膜下血管缝扎止血（图7-4-3）。

（5）切开胃黏膜层，距浆肌层缝线3~5mm处全层切开空肠（图7-4-4）。

（6）间断结节缝合或用可吸收肠线连续锁边缝合后壁全层（图7-4-5）。

（7）后壁缝线缝至吻合口对侧角时，转而行连续全层内翻缝合（Connell缝合）（图7-4-6），或者间断结节内翻全层缝合。

（8）吻合口前壁行间断浆肌层缝合（图7-4-7）。关闭系膜裂孔。

（9）逐层缝合腹壁切口。

❷ 结肠后胃空肠吻合术

（1）切口：同前。

（2）进腹后，提起横结肠，于结肠中动脉左侧无血管区切开横结肠系膜长7~8cm（图7-4-8），将拟吻合处的胃后壁从横结肠系膜切口提出，距胃大弯约2cm处置肠钳。

（3）在距十二指肠悬韧带8~10cm处提取空肠，在肠系膜对侧缘置肠钳，靠拢两肠钳，使空肠远端近幽门，近端近贲门（图7-4-9）。

（4）行胃空肠吻合，吻合方法同结肠前胃空肠吻合。

（5）将横结肠系膜切口的边缘与距吻合口3~5cm的胃壁浆肌层作结节缝合（图7-4-10）。

（6）逐层关腹。

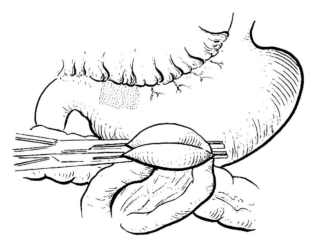

图7-4-1

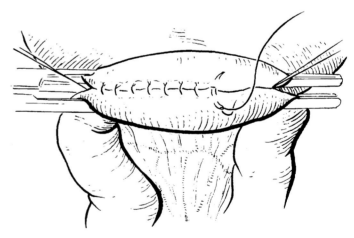

图7-4-2

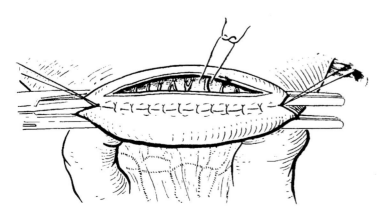

图7-4-3

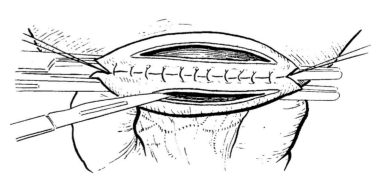

图7-4-4

<table>
<tr><td>术中要点</td><td>❶ 如幽门尚未完全梗阻，为防止食物循环，将胃肠吻合口置于距十二指肠悬韧带30cm处，吻合后再于距十二指肠悬韧带8cm处加作空肠输入段与输出段之间的侧侧吻合。
❷ 吻合口位置应距幽门近些，靠近大弯侧有利于排空。
❸ 结肠前胃空肠吻合，其输出口不要高于输入口，否则会造成排空障碍。</td></tr>
<tr><td>术后处理</td><td>❶ 持续胃肠减压，观察胃内容物的量及性状，以此了解吻合口有无异常情况。
❷ 排气后即胃肠功能恢复后，可进全流食，3~5天改进半流食，7~9天可进软食。
❸ 补充热量、水、离子、蛋白质，必要时输血，全身应用抗生素。</td></tr>
</table>

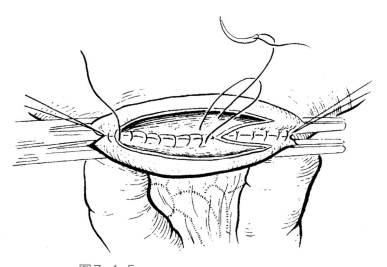

图7-4-5

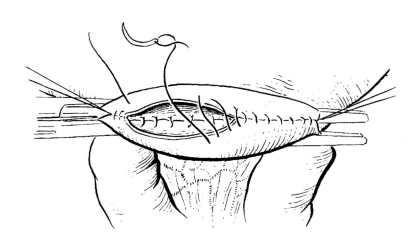

图7-4-6

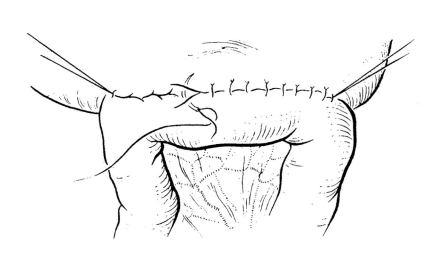

图7-4-7

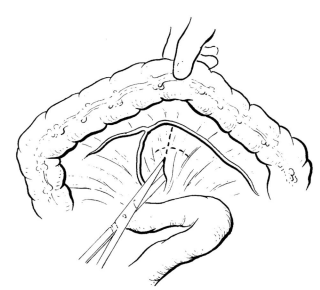

图7-4-8

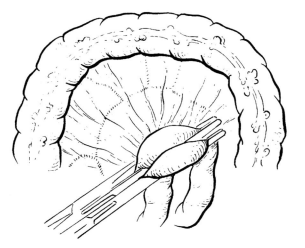

图7-4-9

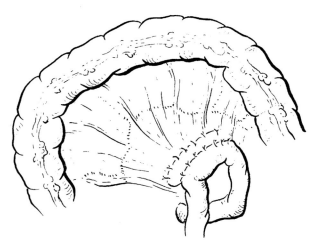

图7-4-10

第五节　　胃大部切除胃空肠吻合术（Billroth Ⅱ）

适 应 证
❶ 内科治疗无效的十二指肠溃疡。

❷ 慢性胃溃疡。

❸ 消化性溃疡合并大量、持续或再次出血、急性穿孔、幽门梗阻。

术前准备　　同胃空肠吻合术。

麻　　醉　　连续硬膜外阻滞麻醉或气管内插管全身麻醉。

体　　位　　仰卧位。

手术步骤
❶ 取上腹正中切口，必要时可延长绕至脐下（图7-5-1）。

❷ 自胃网膜血管弓下缘中央偏左侧无血管区，分别向左、右两侧分离胃结肠韧带，逐一钳夹、切断、结扎，向左超过胃网膜左动脉的第2末支，向右游离至幽门窦部附近（图7-5-2）。

❸ 将胃向前上方翻起，分开胃后壁和横结肠系膜间的粘连，注意避免损伤结肠中血管，剪开此处腹膜反折，显露十二指肠后壁（图7-5-3）。

❹ 靠近幽门下分离切断和双重结扎胃网膜右动、静脉（图7-5-4）。

❺ 逐步分离十二指肠后壁，结扎、切断十二指肠后壁与胰头之间的小血管，游离十二指肠，至预定切断处1.5~2cm远侧（图7-5-5）。

❻ 在胃上缘小网膜无血管处剪一孔并扩大，向右游离、结扎肝胃韧带，贴近幽门上方将肝十二指肠韧带内的胃右动脉切断、结扎。紧贴十二指肠上缘分离十二指肠近端（图7-5-6）。向左游离切断结扎肝胃韧带，靠近胃壁游离至胃左动脉的第二末支。

❼ 用两把止血钳钳夹十二指肠，远端止血钳外侧保留1.5~2.0cm的十二指肠游离段以利缝合。于两把止血钳间切断十二指肠（图7-5-7）。

❽ 全层结节缝合十二指肠残端将其闭锁（图7-5-8）。

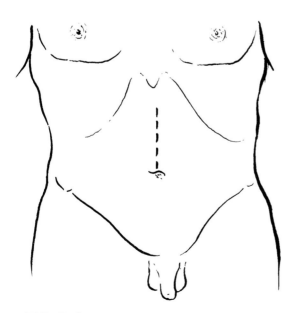

图7-5-1

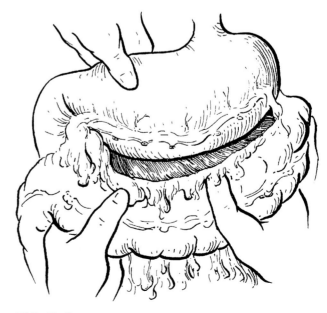

图7-5-2

161

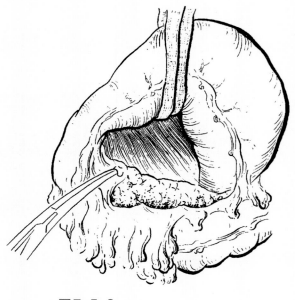

图7-5-3

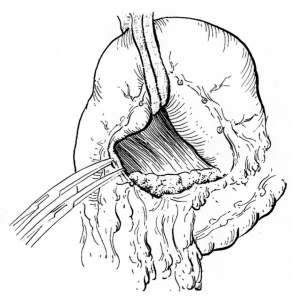

图7-5-4

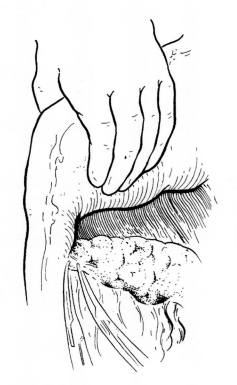

图7-5-5

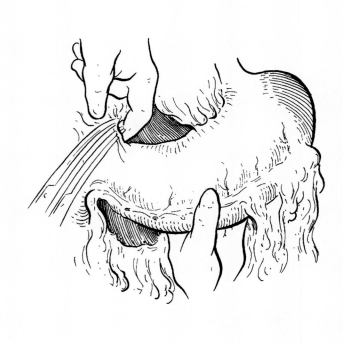

图7-5-6

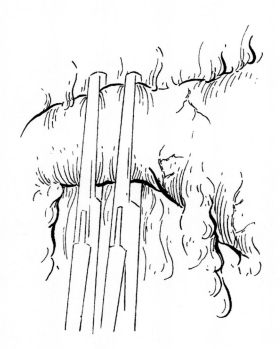

图7-5-7

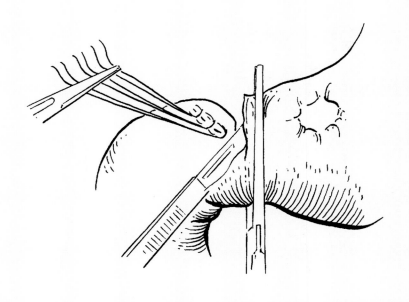

图7-5-8

⑨ 于十二指肠上、下角各作一浆肌层半荷包缝合，包埋两角（图7-5-9）。

⑩ 两角间作浆肌层结节缝合（图7-5-10）。

⑪ 胃肠道重建（手工缝合法）

（1）Hoffmeister法（结肠后输入段对小弯半口吻合）

1）在胃体预定切断线的远端上胃钳，与胃纵轴成直角或与脊柱呈45°角。靠近胃钳端于小弯侧边切断边作胃全层结节缝合，将小弯侧闭锁（图7-5-11）。切至大弯侧保留5~6cm的宽度，留置肠钳以备与空肠吻合。

2）胃小弯残角处作浆肌层半荷包缝合包埋残角（图7-5-12）。

3）再补加浆肌层结节缝合（图7-5-13）。

4）提起横结肠，于中结肠动脉的左侧，剪开结肠系膜5~6cm，切开缘与胃后壁距吻合口3~5cm处浆肌层行间断缝合（图7-5-14）。

5）将距十二指肠悬韧带6~8cm近段空肠经系膜切开处提出，并以近端空肠对小弯，远端空肠对大弯置肠钳，然后行吻合口后壁的胃肠浆肌层间断缝合（图7-5-15）。

6）距浆肌层缝合线0.5cm处切开胃后壁浆肌层，作黏膜下缝扎止血（图7-5-16），同样方法处理胃前后壁，切开前后壁黏膜层。

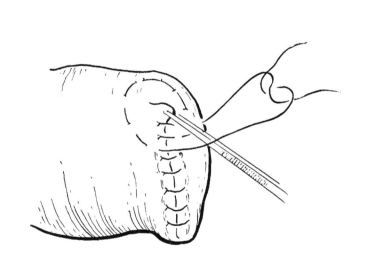

图7-5-9

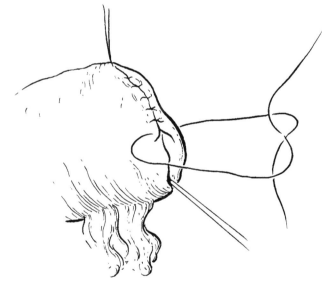

图7-5-10

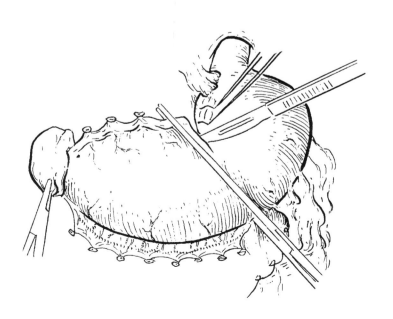

图7-5-11

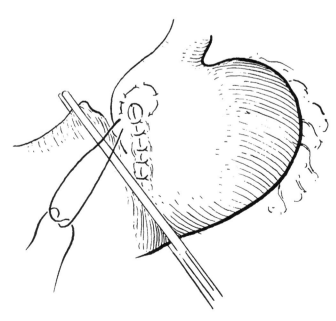

图7-5-12

163

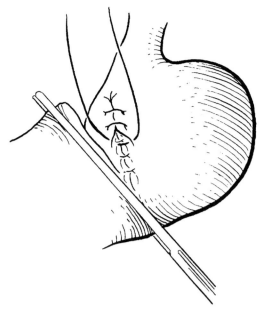

图7-5-13

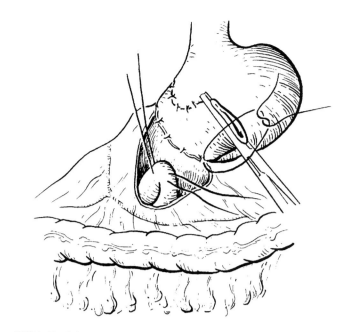

图7-5-14

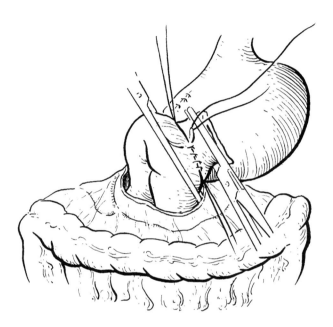

图7-5-15

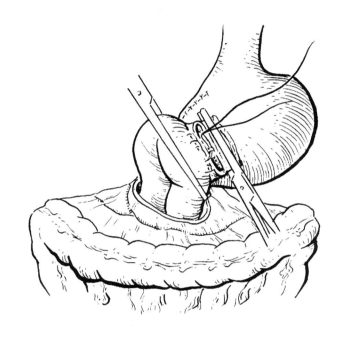

图7-5-16

7）距后壁缝合线5mm切开空肠，用可吸收线行后壁全层连续锁边缝合，至前壁行全层连续内翻缝合（亦可行间断全层结节缝合）。于前壁作浆肌层结节缝合（方法同结肠后胃空肠吻合）。

8）于吻合口上角补加一浆肌层荷包缝合（图7-5-17）。

9）将横结肠系膜切开的前缘间断缝合固定在离吻合口3~5cm处的胃前壁浆肌层上（图7-5-18）。

（2）Moynihan法（结肠前输入段对大弯全口吻合）

1）胃体预定切断线远端置胃钳，切断线与脊柱交角呈90°使吻合后输入口不低于输出口。

2）将空肠近段距十二指肠悬韧带8~12cm处，提至结肠前输入段对大弯侧，输出段对小弯侧。作胃空肠吻合口后壁浆肌层间断缝合（图7-5-19）。

3）距胃空肠浆肌层缝合5mm处，先将胃前后壁浆肌层切开，间断缝扎黏膜下血管（图7-5-20）。

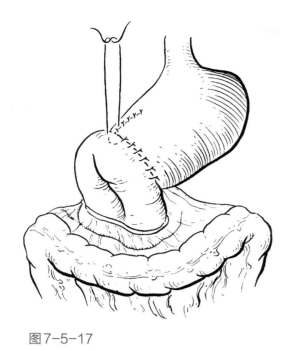

图7-5-17

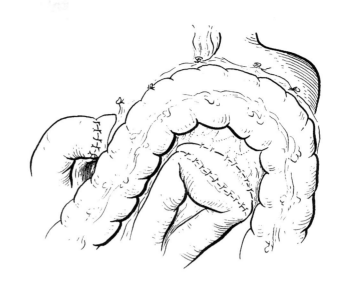

图7-5-18

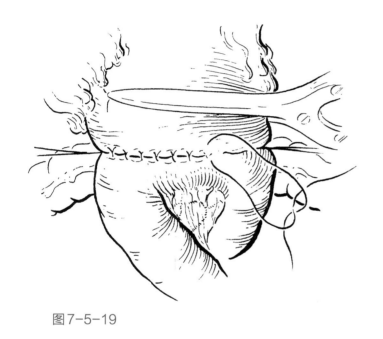

图7-5-19

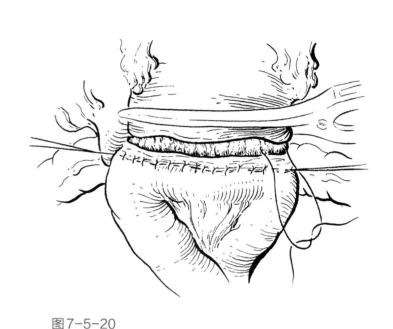

图7-5-20

4）肠钳钳夹空肠，在距胃空肠浆肌层缝合线5mm处切开空肠。于胃壁浆肌层切开处再切开胃黏膜，除去胃体（图7-5-21）。

5）行胃空肠吻合方法同前。将空肠系膜与结肠系膜间隙结节缝合关闭。

（3）吻合器法：吻合器一般分为以下几种。

美国产品：TA（Thoracic-Abdominal）用于胃肠道的缝合闭锁；GIA（Gastro-Intestinal Anastomosis）用于胃肠道的侧侧吻合；EEA（End-End Anastomosis）是管状吻合器。

国内产品：GF-1形管状吻合器（GF）相当于美国的EEA，GF完成的吻合口为全层内翻式吻合；CF-1型侧侧吻合器（CF）相当于美国的GIA，CF一般用于胃肠道侧侧吻合，为全层内翻式吻合口，也可同时缝合与切断肠管。HC-1型荷包成型器（HC），在胃肠吻合器行吻合时，用于荷包的缝合操作。XF残端缝合器（XF）相当于美国的TA，主要用于胃肠道残端的缝合闭锁，为全层外翻式缝合，常用于闭锁胃残端及十二指肠残端。

具体步骤：

1）胃及十二指肠的游离同胃空肠吻合术手缝法。

2）将XF置于预定切断的十二指肠处，夹住前后壁，间距调至1.0~1.5mm，"击发"完成缝合。沿XF表面切断十二指肠。去除XF（图7-5-22）。

3）于小弯侧预定切断线上置一把XF，大弯侧留下宽4~5cm，与XF相接置一把止血钳（图7-5-23）。

4）旋转尾端螺丝，间距调至1~2mm，"击发"完成缝合。沿XF及止血钳的远侧切断胃体，移去切除的胃组织（图7-5-24）。

5）残端小弯侧用丝线作浆肌层间断缝合（图7-5-25）。

6）结肠前胃空肠吻合：上提距十二指肠悬韧带15~20cm处空肠，于

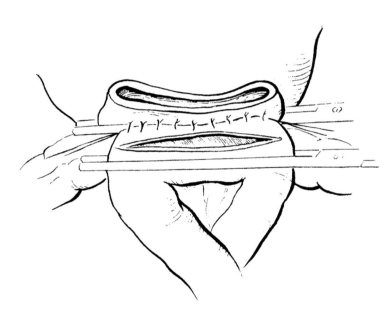

图7-5-21

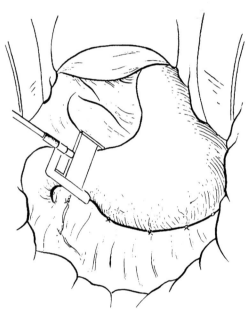

图7-5-22

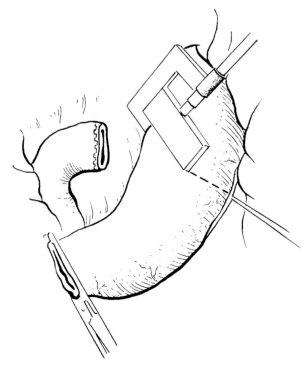

图7-5-23

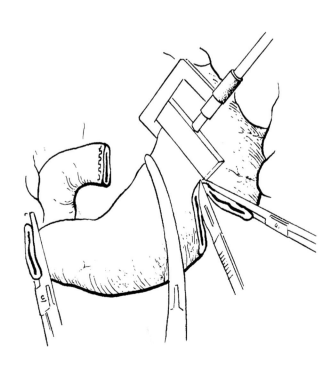

图7-5-24

肠系膜对侧缘切去全层肠壁直径约1cm大小。沿切口边缘作绕边的连续荷包缝合。松开大弯侧止血钳，用止血钳进入胃腔于胃后壁大弯侧距残端3~4cm处由内向外戳一小口，将GF抵针座的中心杆经此孔插入胃腔经胃残端伸出（图7-5-26）。

7）将抵针座经空肠的切口放入肠腔，收紧荷包缝合线结扎空肠。将GF器身套于中心杆上并顺中心杆进入胃腔，顶住并推动胃后壁与抵针座靠近（图7-5-27）。

8）抵针座与针座靠拢并调节间距至1~2mm，"击发"完成吻合（图7-5-28）。

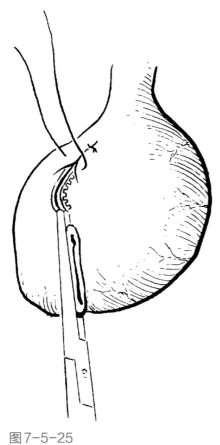

图7-5-25

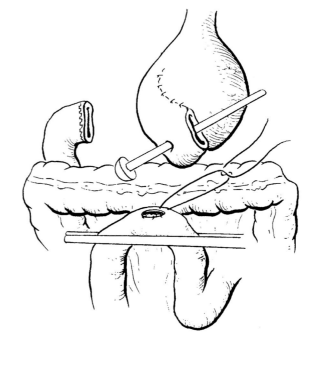

图7-5-26

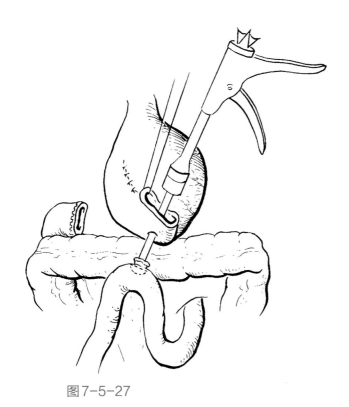

图7-5-27

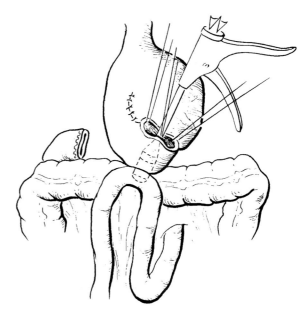

图7-5-28

167

9）取出GF，用XF闭锁胃残端并加丝线间断浆肌层缝合（图7-5-29、图7-5-30）。

（4）空肠Roux-en-Y（鲁氏）吻合器法

1）距十二指肠悬韧带15~20cm处横断空肠，游离空肠远端的肠系膜，使其经结肠前上提与胃吻合时无张力且血运良好，空肠断端用丝线作全层绕边的连续荷包缝合备用，于胃大弯侧后壁距残端4~5cm处戳一小口，将GF的中心杆经此小孔插入胃腔，再经胃残端伸出（图7-5-31）。

2）握住GF的中心杆将抵针座置入空肠断端，收紧、结扎空肠的荷包缝线，使空肠包绕抵针座。将GF器身套在中心杆上，顺中心杆进入胃腔使针座与抵针座靠拢（图7-5-32）。

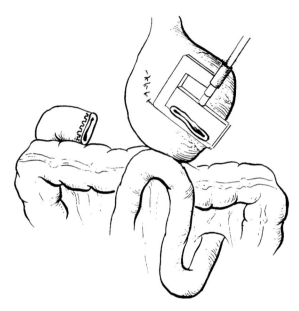

图7-5-29

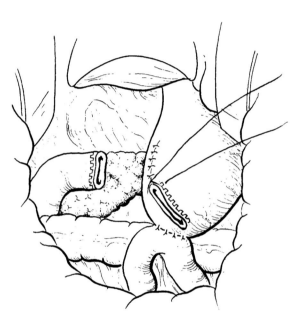

图7-5-30

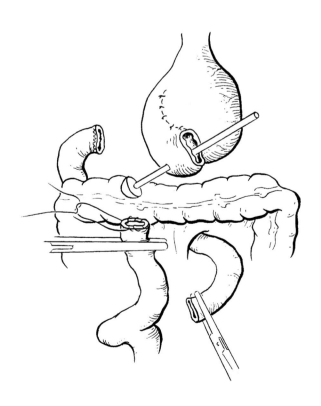

图7-5-31

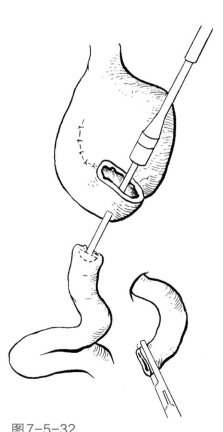

图7-5-32

3）调整间距至1~2mm，然后"击发"完成吻合（图7-5-33）。

4）取出GF，XF闭锁胃残端。外层加丝线间断浆肌层缝合（图7-5-34）。

5）在距胃空肠吻合口45~50cm处远端空肠壁切一直径约1cm的小口，沿切口的边缘作绕边连续荷包缝合，于近端空肠距断端4~5cm的肠壁对系膜缘戳一小口，将GF中心杆经此孔置入肠腔，再经肠断端伸出到腔外（图7-5-35）。

6）将抵针座经远端空肠壁的戳口置入肠腔，同时收紧结扎荷包缝合线。再将GF器身套在中心杆上，顺中心杆插入肠腔使针座与抵针座靠拢，间距调至1~2mm，然后"击发"完成吻合（图7-5-36）。

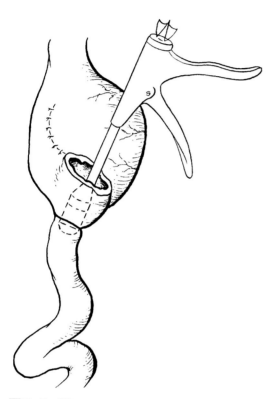

图7-5-33

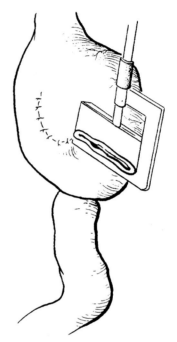

图7-5-34

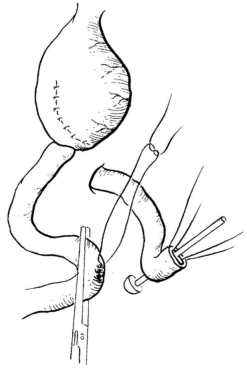

图7-5-35

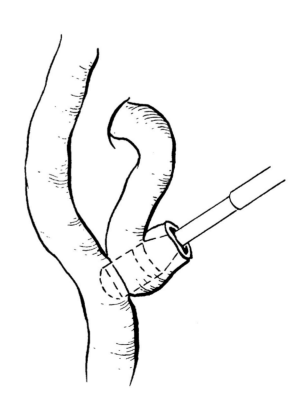

图7-5-36

169

7）取出GF，应用XF闭锁空肠残端，丝线间断浆肌层缝合加强（图7-5-37、图7-5-38）。

⓬ 冲洗腹腔，留置腹腔引流，逐层关腹。

术中要点

❶ 十二指肠后壁病变、胃小弯侧病变有时与胆总管、门静脉、肝动脉形成粘连、移位，分离时应加以注意，避免副损伤。

❷ 十二指肠游离不宜过长，以免影响血运，切断时应保留足够的后壁，以利包埋。

❸ 十二指肠断端不易处理时可参考"十二指肠溃疡切除困难的胃切除术"。

❹ 吻合时正确辨认十二指肠空肠曲，一般距十二指肠悬韧带6~8cm（Hoffmeister）、10~12cm（Moynihan），以吻合完成后输入段空肠松紧适宜为度。

❺ 横结肠系膜孔与胃壁的固定应距离吻合口足够远（3~5cm），且缝合确实可靠。否则可能引起内疝或吻合口梗阻。

术后处理

❶ 持续胃肠减压，观察胃内容物的量及性状，以此了解吻合口有无异常情况。

❷ 排气后即胃肠功能恢复后，可进全流食，3~5天改进半流食，7~9天可进软食。

❸ 补充热量、水、离子、蛋白，必要时输血，全身应用抗生素。

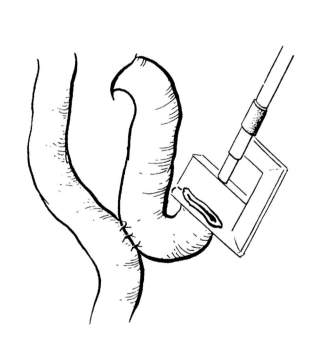

图7-5-37

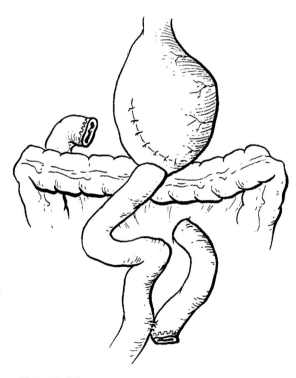

图7-5-38

第六节　胃大部切除胃空肠吻合术（Billroth I）

适 应 证	幽门窦部病变或十二指肠前壁溃疡，病变切除，十二指肠条件允许吻合且吻合后无张力者。
术前准备	同胃空肠吻合术。
麻　　醉	连续硬膜外阻滞麻醉或气管内插管全身麻醉。
体　　位	仰卧位。

手术步骤

❶ 切口：上腹正中切口或右侧旁正中切口。

❷ 探查与游离胃十二指肠等步骤与胃大部切除胃空肠吻合术相同，切断的十二指肠远端不缝合，覆盖湿纱布保护待吻合。

❸ 在胃体部预定切断线的远端上止血钳，紧靠止血钳边切断边闭锁小弯侧（方法同前）。胃大弯侧保留相当于十二指肠断端的宽度，置肠钳以备吻合（图7-6-1）。

❹ 胃和十二指肠残端的两把钳靠拢时，如有张力，可将十二指肠外侧腹膜反折切开（科克尔切口），游离十二指肠与胰头，使十二指肠松动（图7-6-2）。

❺ 将十二指肠和胃后壁作间断浆肌层缝合（图7-6-3）。

❻ 切开吻合口胃壁的前后浆肌层，显露黏膜下血管，丝线间断缝扎（图7-6-4）。

❼ 于黏膜下止血缝线远端切开前后壁黏膜层，切除胃残缘黏膜及钳夹过的十二指肠残缘（图7-6-5）。

❽ 间断全层缝合胃十二指肠吻合口后壁（图7-6-6）。

❾ 间断全层内翻缝合吻合口前壁（图7-6-7）。

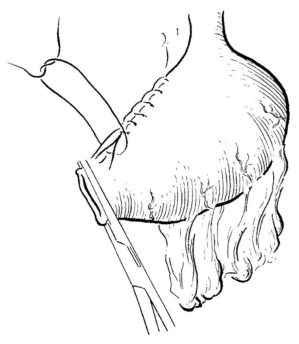

图7-6-1

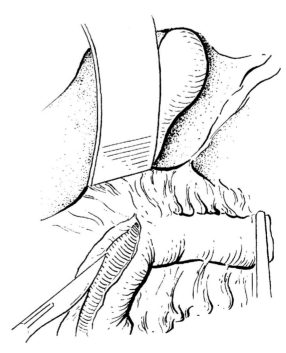

图7-6-2

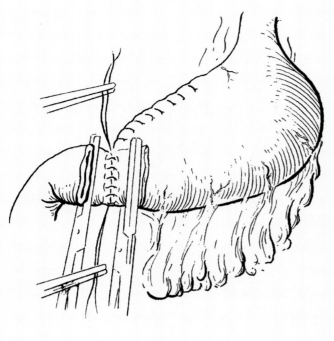

图7-6-3

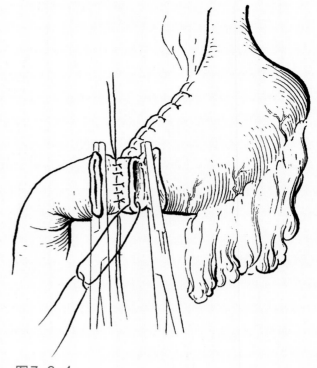

图7-6-4

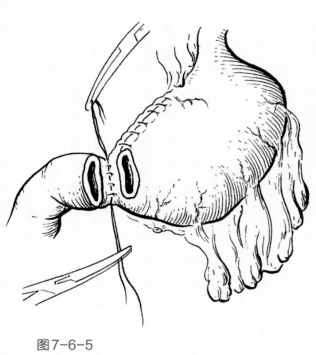

图7-6-5

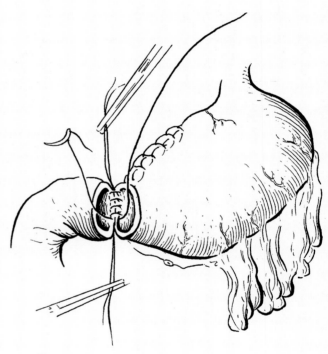

图7-6-6

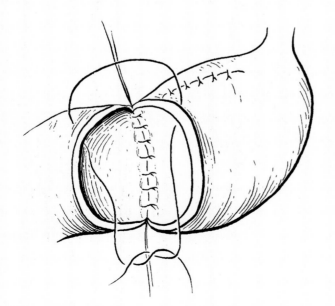

图7-6-7

⑩ 前壁再缝一层间断浆肌层缝合，最后在吻合口小弯侧做一荷包缝合（图7-6-8），防止渗漏。

⑪ 还可以应用吻合器吻合。游离胃十二指肠方法同前。

⑫ 于胃小弯侧沿预定切断线置一把XF缝合器，夹住胃前后壁的小弯侧，留下胃大弯侧宽4~5cm，置一把血管钳（图7-6-9）。

⑬ XF间距调为1~2mm，"击发"完成缝合。胃远端上肠钳，沿XF及血管钳远侧切断胃壁，去除XF（图7-6-10），然后再加丝线浆肌层间断缝合。

⑭ 在幽门下方切断十二指肠并去除胃的远端。十二指肠残端用丝线作全层绕边的荷包缝合备用（图7-6-11）。

⑮ 松开胃残端大弯侧的血管钳，于胃后壁大弯侧距残端3~4cm处用血管钳由胃内向外戳一小口，将抵针座的中心杆经此口插入胃腔再从胃残端引出，握住中心杆，将抵针座放入十二指肠残端（图7-6-12）。

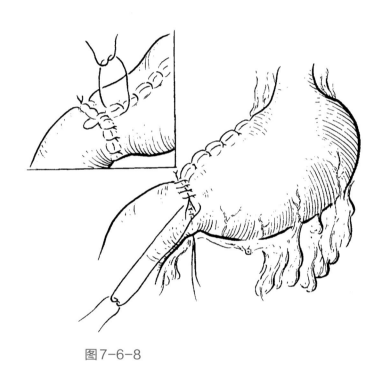

图7-6-8

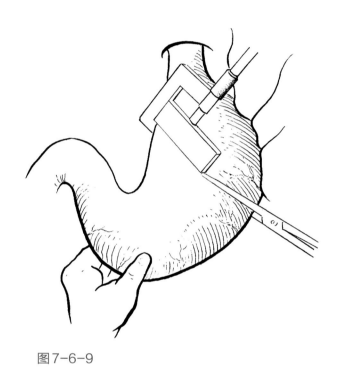

图7-6-9

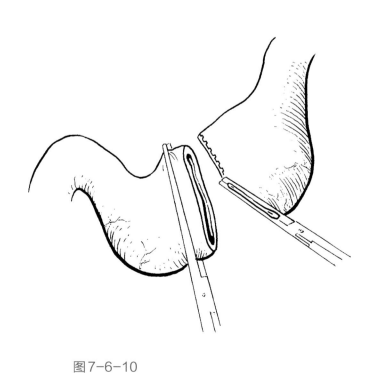

图7-6-10

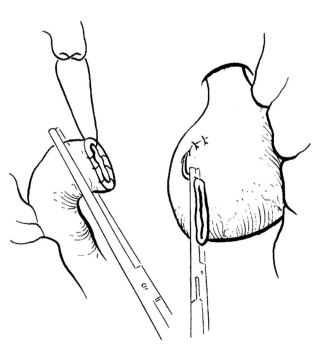

图7-6-11

⑯ 收紧荷包缝合线将十二指肠残端结扎于中心杆并包绕抵针座。将GF器身套于中心杆上，沿中心杆经胃残端进入胃腔（图7-6-13）。

⑰ 向前推进GF器使胃后壁与十二指肠靠拢，调节间距至1~2mm，然后"击发"完成吻合（图7-6-14）。

⑱ 取出吻合器，胃大弯侧残端用XF缝合关闭（图7-6-15），再用丝线间断浆肌层缝合。胃残端缝合线与吻合口之间的距离不应小于1cm。

⑲ 清点器械、纱布，留置引流，逐层关腹。

术中要点 ❶ 切除胃体要足够，防止术后复发。

❷ 注意吻合口不要有张力，以免术后出现吻合口瘘。

术后处理 同胃大部切除胃空肠吻合术（Billroth Ⅱ）。

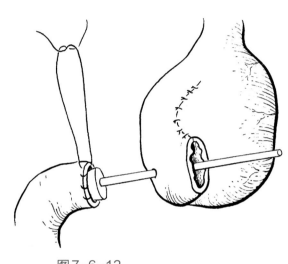

图7-6-12

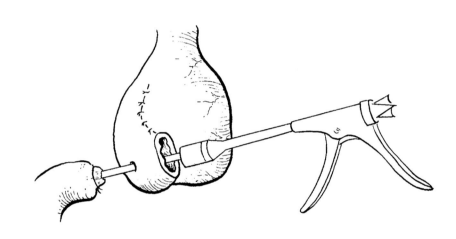

图7-6-13

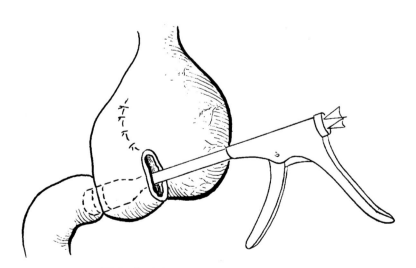

图7-6-14

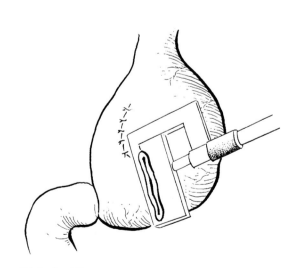

图7-6-15

第七节　胃穿通性溃疡的胃切除术

适　应　证　　　　　胃小弯、胃体后壁溃疡，穿通胃壁，侵入或穿通胰腺，粘连严重。

术前准备、　　　　　同胃大部切除胃空肠吻合术（Billroth Ⅱ）。
麻醉、体位

手术步骤　　　　　❶　切口、探查方法同胃大部切除胃空肠吻合术。

❷　确定为穿通性溃疡后，先游离胃大小弯网膜，在胃前壁切一小口，吸净胃内容物。

❸　将胃大弯上翻，显露胃后壁，沿溃疡边缘将胃壁全层切开一周，使溃疡留在原处（图7-7-1）。

❹　简单全层结节缝合胃前后壁切口。

❺　将溃疡处黏膜及病变组织刮除，不宜过深，避免出血。用周围网膜或结缔组织覆盖。

❻　行Billroth Ⅱ式胃切除，胃空肠吻合术。

术中要点、　　　　　同胃大部切除胃空肠吻合术（Billroth Ⅱ）。
术后处理

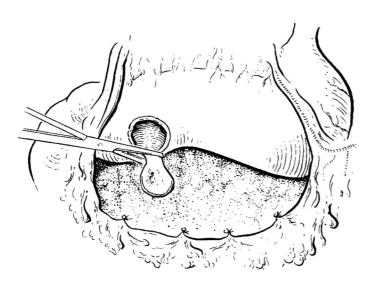

图7-7-1

第八节　　十二指肠溃疡切除困难的胃切除术

适 应 证　　　　严重的十二指肠溃疡，切除困难。

术前准备、　　　同胃大部切除胃空肠吻合术（Billroth Ⅱ）。
麻醉、体位

手术步骤　　　❶　幽门下溃疡旷置术（Wangensteen法）

（1）适用于溃疡位置较低，溃疡前有足够缝合的十二指肠，而其远端溃疡因瘢痕过多不易切除（图7-8-1）。

（2）游离十二指肠端时切勿穿透至溃疡，将十二指肠在近幽门处切断，常规闭锁十二指肠残端（图7-8-2），行Billroth Ⅱ式胃大部切除。

❷　肠外溃疡旷置术（Graham法）

（1）近幽门的十二指肠后壁穿透性溃疡，在溃疡近端剪开十二指肠壁，将整个溃疡基部留在胰腺上（图7-8-3）。

（2）继续向溃疡远侧分离足够的十二指肠，也可将示指插入十二指肠作引导，用刀沿十二指肠壁锐性分离，以免损伤周围重要血管和胆道（图7-8-4）。

（3）将十二指肠后壁从胰腺表面瘢痕远侧分离出1cm，闭锁残端。再将十二指肠前壁与溃疡基部近侧的胰腺被膜间断缝合（图7-8-5、图7-8-6）。

（4）行Billroth Ⅱ式胃大部切除术。

❸　肠外溃疡旷置术（Lahey法）

（1）靠近肝十二指肠韧带中胆总管的溃疡，如瘢痕较大与周围组织粘连，可先切开胆总管插入胆道探子，以助识别胆总管和肝胰壶腹部，避免损伤（图7-8-7）。

（2）十二指肠残端处理后，胆总管放置T形管引流（图7-8-8）。

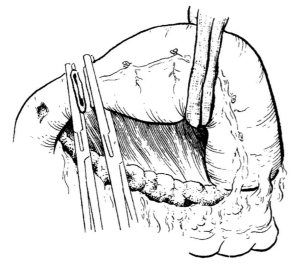

图7-8-1

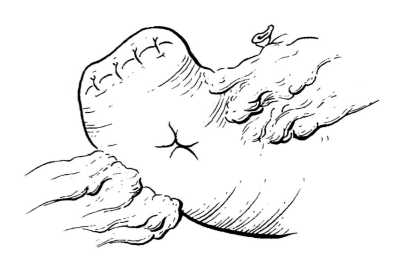

图7-8-2

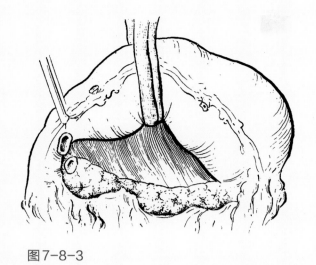

图 7-8-3

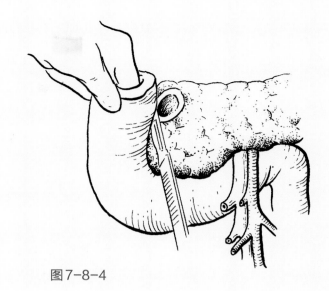

图 7-8-4

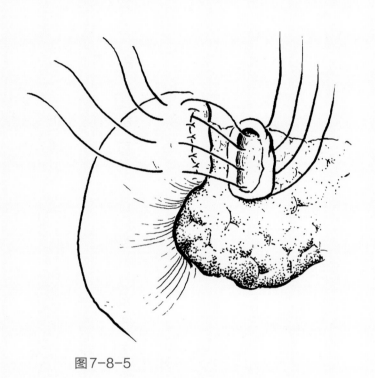

图 7-8-5

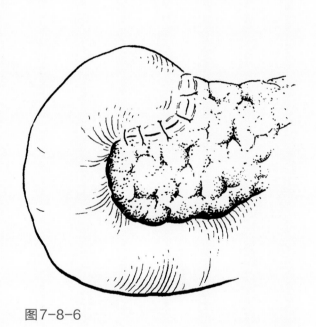

图 7-8-6

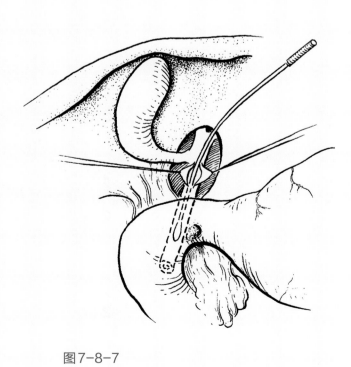

图 7-8-7

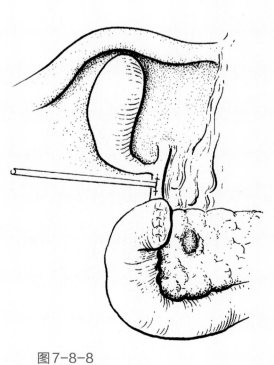

图 7-8-8

（3）十二指肠残端插管造口法：十二指肠残端瘢痕较重，缝合有困难或估计术后残端愈合可能不良者。可在十二指肠降部造口，插入16号导尿管引流，自右上腹另戳孔引出（图7-8-9），可防止十二指肠残端瘘。2~3周后才能拔管。

❹ 幽门窦溃疡旷置术（Bancroft法）

（1）溃疡瘢痕广泛，切除和缝闭十二指肠残端困难时，可将胃大、小弯游离至距幽门5cm处（图7-8-10）。

（2）于此处环形切开胃窦部浆肌层，剥离胃窦黏膜至幽门，剥离时避免黏膜破损或切除不完全（图7-8-11）。

（3）在幽门环处荷包缝合胃黏膜，结扎后切除黏膜（图7-8-12）。

（4）胃窦部肌层行间断缝合（图7-8-13）。

（5）胃窦断端再加一层单纯浆肌层间断缝合（图7-8-14）。

❺ 胃底折叠术（Nissen法）

（1）用十二指肠前壁覆盖后壁溃疡基部。在十二指肠后壁溃疡的近侧缘横断十二指肠，前壁稍留长。

（2）第一层缝合，将十二指肠游离缘间断缝于溃疡基部的远侧缘（图7-8-15、图7-8-16）。

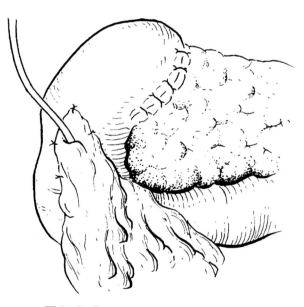

图7-8-9

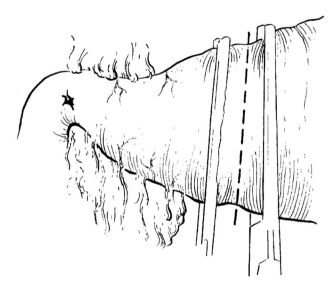

图7-8-10

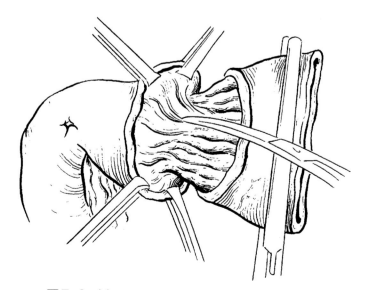

图7-8-11

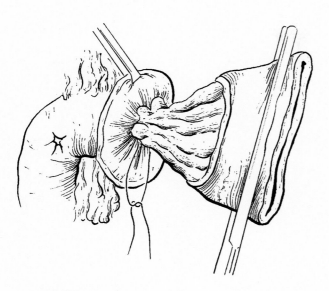

图7-8-12

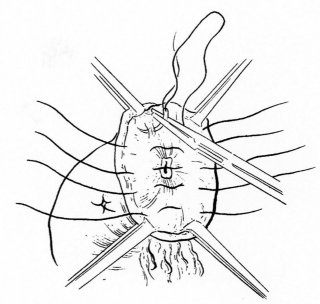

图7-8-13

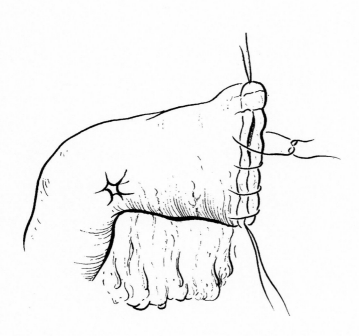

图7-8-14

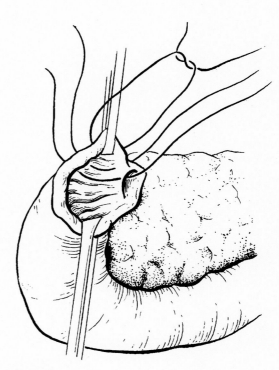

图7-8-15

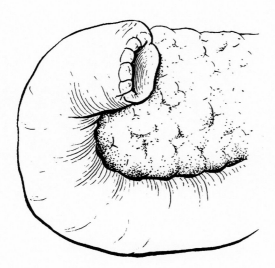

图7-8-16

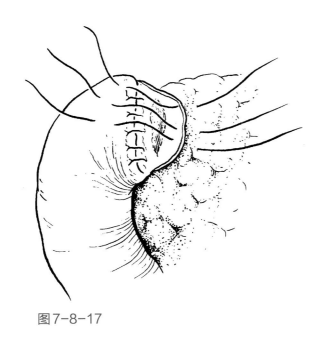

图7-8-17

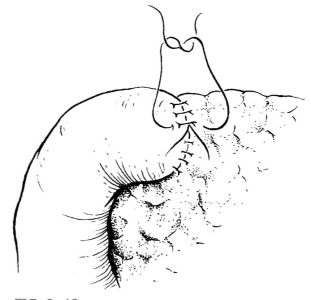

图7-8-18

（3）第二层缝合，将十二指肠前壁间断缝合于溃疡的近侧缘，使十二指肠前壁覆盖溃疡基部（图7-8-17）。

（4）第三层将十二指肠前壁再缝于胰腺被膜上（图7-8-18）。

术中要点、
术后处理　　　同胃大部切除胃空肠吻合术（Billroth Ⅱ）。

第九节　　高位胃溃疡的胃切除术

适　应　证　　　位于贲门部或靠近贲门部的溃疡。

术前准备、
麻醉、体位　　　同胃大部切除胃空肠吻合术（Billroth Ⅱ）。

手术步骤　　❶　改良Kelling-Madlener法

（1）将高位胃溃疡行局部切除，修补缺损的胃壁。

（2）行胃远端50%的Billroth Ⅰ或Ⅱ式胃切除（图7-9-1）。

❷　Pauchet高位胃小弯溃疡切除术

（1）向上游离小弯侧至贲门部，大弯侧常规游离，于贲门下将胃壁溃疡与远端胃一并切除（图7-9-2）。

（2）闭锁小弯侧，大弯侧行Billroth Ⅰ或Ⅱ式胃切除术（图7-9-3）。

❸　贲门前溃疡切除术

（1）位于贲门部小弯侧的溃疡可绕过溃疡切除（图7-9-4）。

（2）横行缝合食管下壁，小弯侧闭锁，远端行Billroth Ⅰ或Ⅱ式胃切除（图7-9-5）。

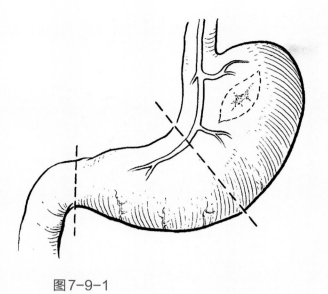

图7-9-1

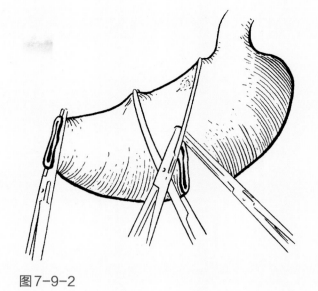

图7-9-2

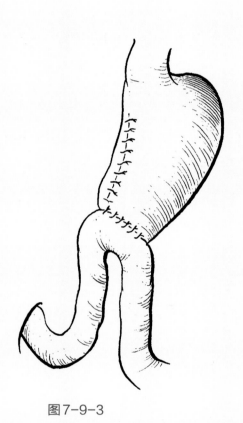

图7-9-3

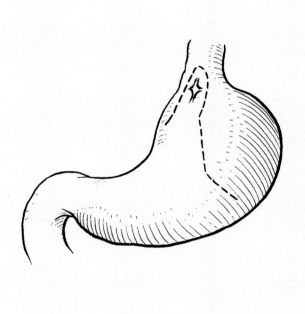

图7-9-4

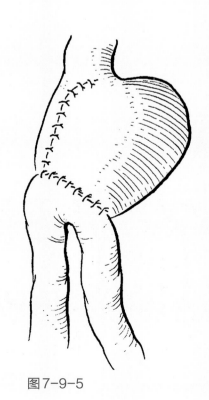

图7-9-5

术中要点、 术后处理	同胃大部切除胃空肠吻合术Billroth I或II式。

第十节　十二指肠损伤修补术

适 应 证	外伤引起的十二指肠损伤。
术前准备	❶ 输血、补液，纠正水、电解质失衡。
	❷ 注意合并伤的处理。
麻　　醉	气管内插管全身麻醉，无休克者可采用连续硬膜外麻醉。
手术步骤	❶ 右上腹经腹直肌切口。显露十二指肠：Kocher（科克尔）切口切开十二指肠降段外侧腹膜，上下延长可显露十二指肠球部和降部（图7-10-1）。
	❷ 向左侧翻转十二指肠，切断膈结肠韧带，将结肠肝曲向下牵引，可显露十二指肠后部（图7-10-2）。
	❸ 切开升结肠外侧后腹膜，将右半结肠和小肠拉向左侧至肠系膜根部，显露十二指肠水平部及升部（图7-10-3）。
	❹ 十二指肠壁内血肿的处理：血肿超过30ml者需切开处理，切开浆膜层，清除血肿后结节缝合浆膜层（图7-10-4）。
	❺ 血肿巨大者，清除血肿后绕过血肿行胃空肠吻合（图7-10-5）。
	❻ 十二指肠破裂穿孔的处理
	（1）单纯缝合法：破孔小、边缘较整齐，以丝线间断全层缝合裂孔，其上加浆肌层间断缝合（图7-10-6）。
	（2）肠端端吻合：适用于肠壁组织较好，破裂的边缘组织有些挫伤，可将其适当修剪后行端端吻合（图7-10-7）。

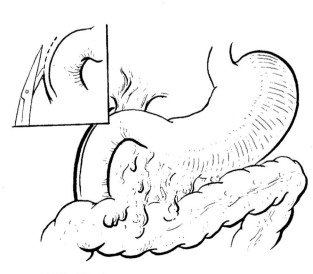

图7-10-1

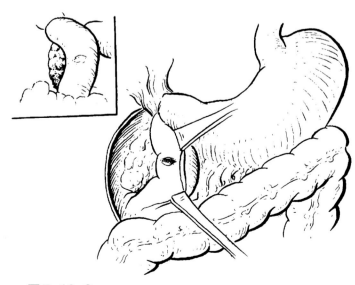

图7-10-2

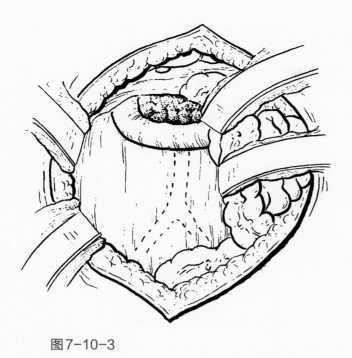

图 7-10-3

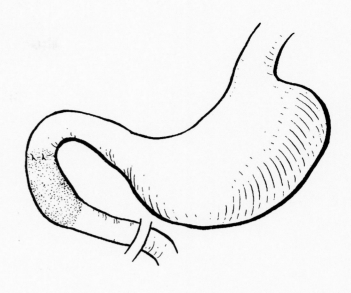

图 7-10-4

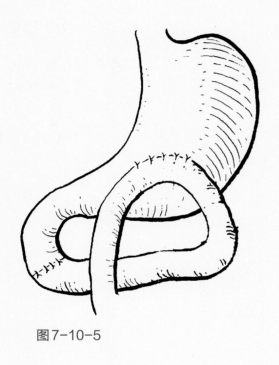

图 7-10-5

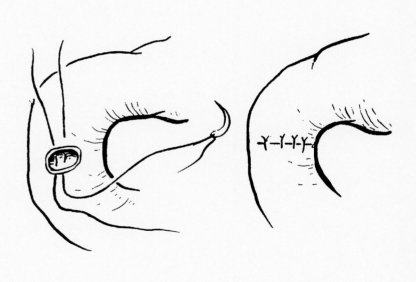

图 7-10-6

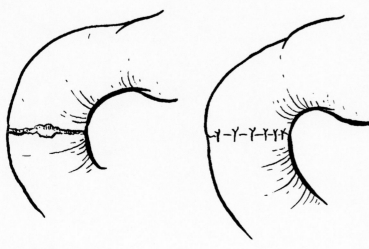

图 7-10-7

（3）浆膜贴补术：适用于破裂较大，组织挫伤及水肿严重，单纯缝合难以达到修补目的者。

1）空肠袢浆膜覆盖：将空肠袢由横结肠系膜后上提至破损处，距破损处4~5mm行空肠浆肌层与十二指肠浆肌层结节缝合来修补破损部位（图7-10-8）。

2）空肠Roux-en-Y浆膜覆盖：距十二指肠悬韧带15~20cm横断空肠，远断端缝合闭锁后由横结肠系膜裂孔上提至破损处，浆肌层结节缝合贴补于其周围。空肠近断端与空肠远段行端侧Y形吻合（图7-10-9）。

（4）短路转流术：用于破损较大或合并有胰腺损伤，有严重的组织挫伤和水肿。

1）空肠十二指肠Roux-en-Y吻合术（鲁氏Y形吻合术）：利用十二指肠破口与空肠作端侧吻合或侧侧Roux-en-Y吻合术（图7-10-10）。

2）十二指肠憩室化：修补十二指肠损伤，切除胃窦行胃空肠吻合，切断迷走神经干，作十二指肠残端造口，胆总管T形管引流（图7-10-11）。

❼ 胰十二指肠切除术适用于合并有严重的胰头部碎裂胰管断裂或胰腺出血，影响十二指肠血供者（参见第十一章第十一节胰十二指肠切除术）。

❽ 进行有效的十二指肠减压，对破损处的愈合极为重要。经胃或十二指肠造口插管引流、经空肠上段造口逆行插管引流、胆总管T形管引流、空肠上段营养性造口（图7-10-12）。

术中要点　　采用单纯缝合修补后，可将大网膜提至破损处加以覆盖，十二指肠损伤超过其周径的50%，不宜单纯缝合修补。

术后处理　　❶ 保证术后营养。

❷ 确实做好各减压管的引流，保证其通畅。

❸ 预防感染。

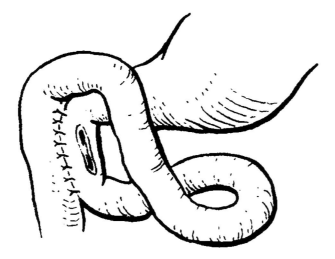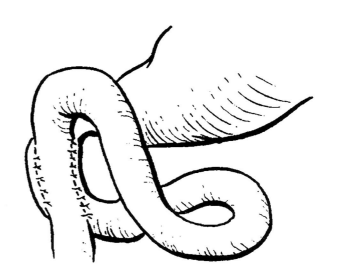

图7-10-8

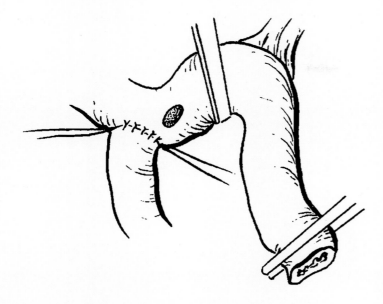

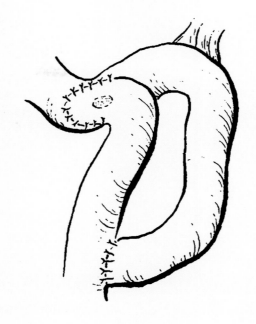

图7-10-9

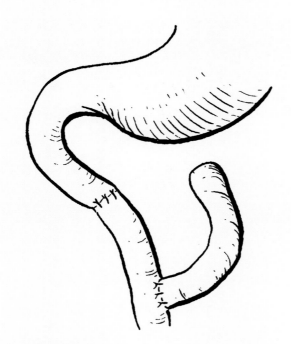

图7-10-10

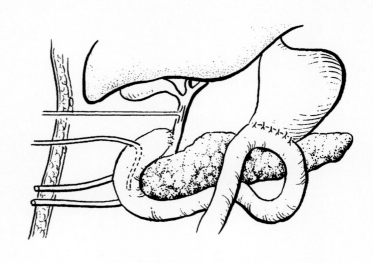

图7-10-11

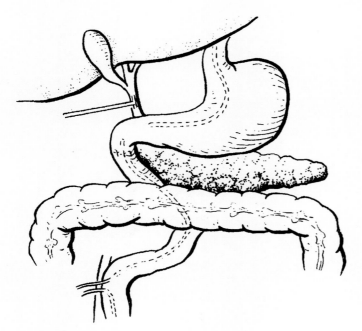

图7-10-12

185

第十一节　胃切除术后再次手术

适 应 证　患者出现的胃切除术后并发症，非手术治疗不能使其症状缓解，影响进食和健康者，如为溃疡再发，则须加行迷走神经切断术。

术前准备、　同胃大部切除胃空肠吻合术（Billroth Ⅱ）。
麻醉、体位

手术步骤　❶ 吻合口切除、胃空肠吻合术适用于胃切除、结肠后胃空肠吻合术后并发吻合口溃疡、吻合口器质性梗阻或经3个月非手术治疗后仍未闭合的吻合口瘘。

（1）靠近吻合口部于a、b、c处将吻合口切除（图7-11-1），如为胃切除量不够再次复发溃疡者，则再行胃部分切除。

（2）行结肠前胃空肠吻合（图7-11-2）。

❷ Roux-en-Y形胃空肠吻合术适用于结肠前吻合，空肠输入段较长的手术后吻合口部位的并发症。

（1）吻合口切除部位a、b、c（图7-11-3）。

（2）闭锁输出段空肠断端，在结肠前或结肠后将输出段空肠与胃残端吻合。距吻合口下方15~20cm，将空肠输入段的近断端与输出段空肠行端侧吻合（图7-11-4）。

❸ 空肠代胃修复手术：适用于内科治疗无效的胃大部切除（Billroth Ⅱ）术后发生的倾倒综合征或低血糖症。

（1）于吻合口下方15cm处（2处）切断输出段空肠（图7-11-5）。

（2）再将输入段空肠于输入口处（1处）切断，闭锁其远断端。近断端十二指肠行端侧吻合（1-3相连）。输入段空肠的近断端再与第一次切断的输出段空肠的远断端行端端吻合（图7-11-6）。

术中要点、　同胃大部切除胃空肠吻合术Billroth Ⅱ式。
术后处理

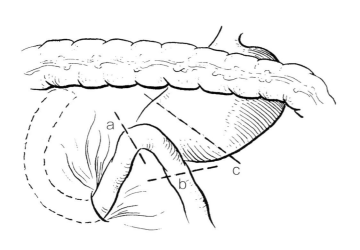

图7-11-1

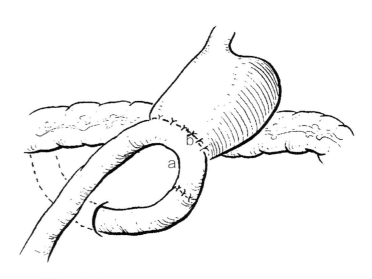

图7-11-2

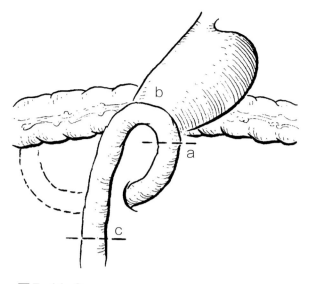

图7-11-3

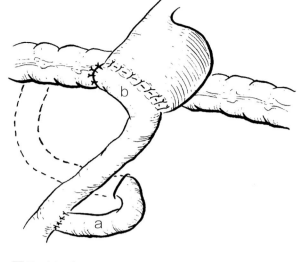

图7-11-4

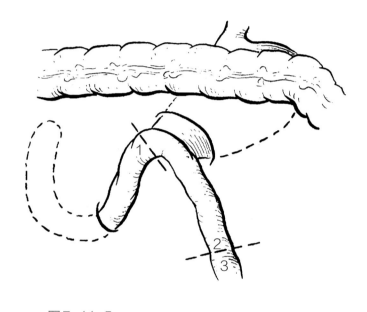

图7-11-5

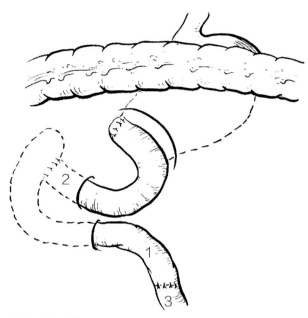

图7-11-6

第十二节 迷走神经切断术

适 应 证	❶ 保守治疗无效的十二指肠溃疡。
	❷ 胃大部切除术后吻合口溃疡。
术前准备、 麻醉、体位	同胃大部切除术。
手术步骤	❶ 迷走神经干切断术：迷走神经干切断范围如图7-12-1。

（1）取上腹正中切口或左旁正中切口（图7-12-2）。

（2）进腹后探查病变，确定术式。

（3）剪开左三角韧带，向右上拉开肝左叶，显露食管下段和贲门，提起食管下段近贲门处的浆膜，横行剪开（图7-12-3）。

（4）于浆膜上缝2针支持线，钝性分离下段食管2~3cm，分离切断肝胃韧带的上部，松解食管下段（图7-12-4）。

（5）分离食管周围脂肪组织，触摸食管前壁，可以触到和肌层紧密连接的迷走神经前干（图7-12-5）。

（6）锐性将其和食管分开，一般约6cm（图7-12-6）。

（7）提起迷走神经前干，尽可能在高处将其用快刀切断，将食管转向左侧并拉开，于右后方分离出迷走神经后干，切除至少6cm的神经干（图7-12-7）。

（8）间断缝合、修补食管裂孔（图7-12-8）。

（9）必要时加行幽门成形术或胃十二指肠吻合术，防止胃潴留。

（10）清点器械、纱布，逐层关腹。

❷ 选择性迷走神经切断术：选择性迷走神经干切断的范围如图7-12-9，切断支配胃的胃前、后支，保留肝支和腹腔支。

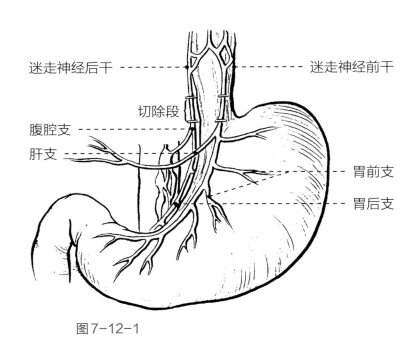

图7-12-1

迷走神经后干
迷走神经前干
切除段
腹腔支
肝支
胃前支
胃后支

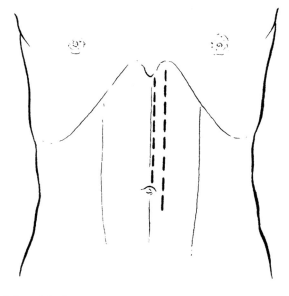

图7-12-2

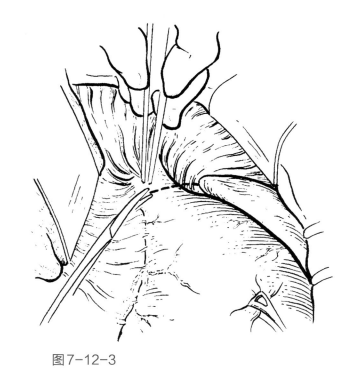

图7-12-3

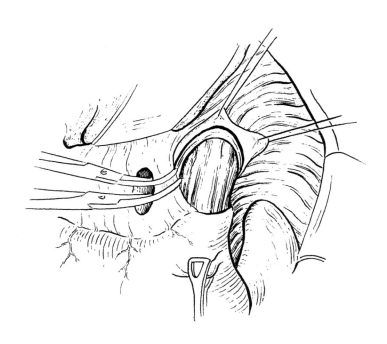

图7-12-4

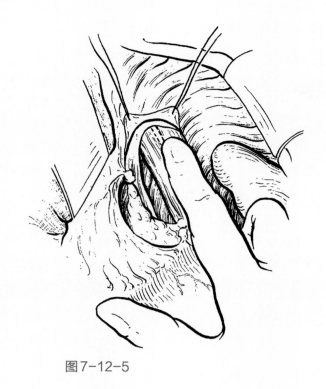

图7-12-5

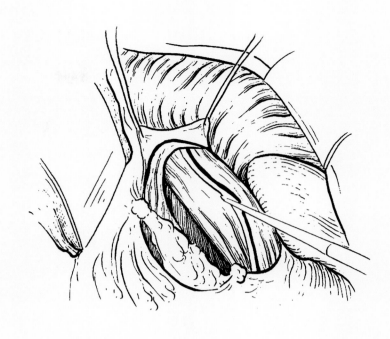

图7-12-6

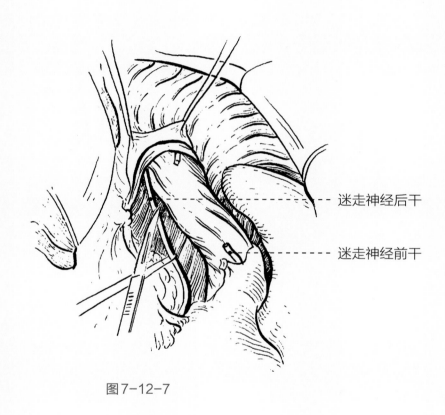

迷走神经后干

迷走神经前干

图7-12-7

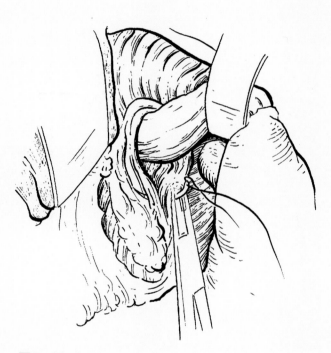

图7-12-8

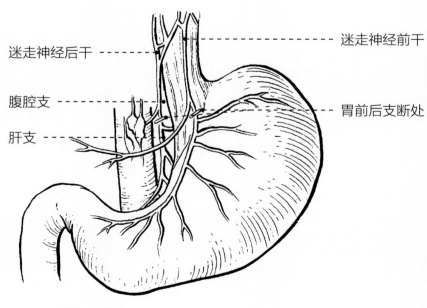

迷走神经后干

迷走神经前干

腹腔支

肝支

胃前后支断处

图7-12-9

189

（1）进腹、探查、游离食管下段及分离迷走神经前干方法同前。提起迷走神经前干，切开上部肝胃韧带，向下分离，可见神经干分为向右走行的肝支、向下进入胃小弯的胃前支及分布到贲门胃底的贲门胃底支（图7-12-10）。保留肝支，将贲门胃底支和胃前支切断。

（2）于食管右后方找到迷走神经后干，向下解剖，显露伴胃左动脉走向腹腔干的腹腔支和进入胃小弯的胃后支及贲门胃底支。保留腹腔支，将胃后支和贲门胃底支切断（图7-12-11）。

❸ 高选择迷走神经切断术：高选择迷走神经切断术只切断支配胃上方2/3的迷走神经支，保留胃下1/3的神经分支和肝支、腹腔支（图7-12-12）。

（1）进腹、探查、游离食管下段及分离迷走神经方法同前。拉开胃显露小弯侧，可见与胃小弯平行的胃前支和终末分支——"鸦爪"，自"鸦爪"上方开始，一般距幽门6cm，紧贴小弯侧将小网膜前、后叶分离，向上紧贴胃壁逐一切断并结扎进入胃小弯侧前壁的血管和胃前支分支（图7-12-13）直至食管的左缘。

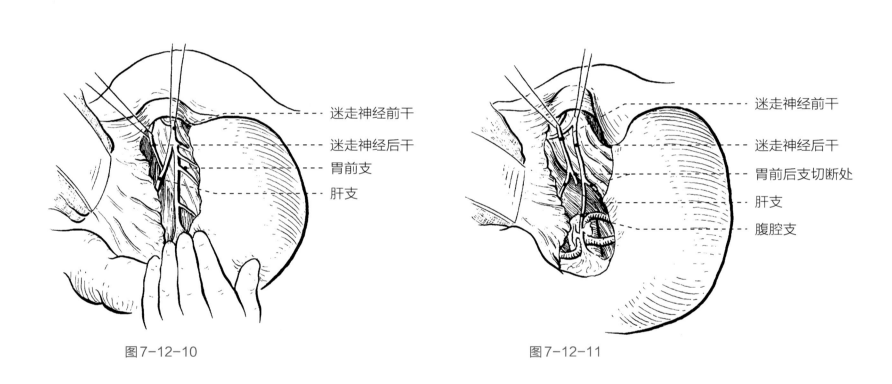

迷走神经前干
迷走神经后干
胃前支
肝支

图7-12-10

迷走神经前干
迷走神经后干
胃前后支切断处
肝支
腹腔支

图7-12-11

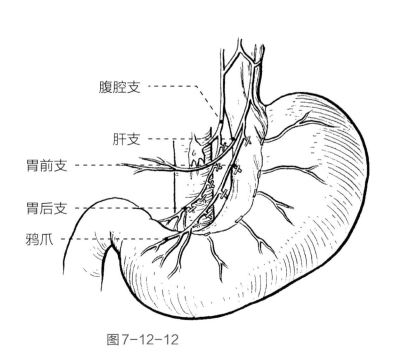

腹腔支
肝支
胃前支
胃后支
鸦爪

图7-12-12

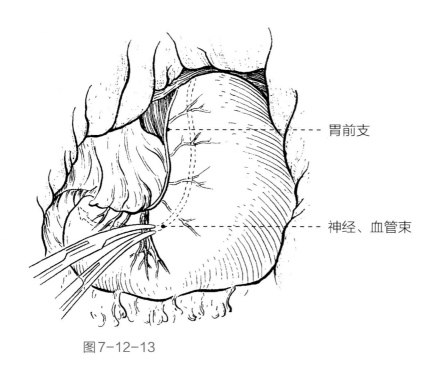

胃前支

神经、血管束

图7-12-13

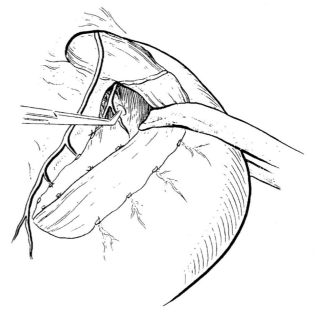

图7-12-14

（2）于贲门处切开约2cm浆膜，显露贲门肌层，向上分离食管下段不少于5cm，将迷走神经前干分离出来，切断迷走神经前干进入贲门、胃底的小分支。

（3）分离、显露胃后壁，与处理前壁一样，沿胃后支走行将进入胃后壁的小分支逐一切断，至贲门右侧。向左上方牵开食管，显露迷走神经后干，注意必须切断其在食管贲门部后面的小分支（图7-12-14）。

（4）逐层关腹。

术中要点 ❶ 分离胃小弯上部、贲门、食管时注意保护迷走神经前、后干，避免损伤。同时注意分离时避免损伤食管。

❷ 分离食管至少5cm才能充分切断食管下段、贲门部神经分支，否则手术效果不好。

术后处理 ❶ 持续胃肠减压至胃肠功能恢复，可进流食，4~5天后进普食。

❷ 测定手术前后的胃酸量变化，确定手术效果。

第十三节　胃癌根治性远侧胃切除术

适 应 证 胃窦部癌、胃体远端癌、胃体部小的局限性癌。

术前准备 ❶ 有无重要脏器疾病，作必要的治疗。

❷ 纠正水、电解质紊乱，低蛋白血症、贫血。

❸ 综合估计患者对手术的耐受能力，能纠正者应努力纠正达到接近正常状态。根据具体情况适当缩小根治切除范围。

麻　醉	全身麻醉。
体　位	仰卧位。
手术步骤	

ER 7-13-1
胃癌根治术

❶ 采用上腹部正中切口。从剑突上2~3cm开始，沿正中线下行，绕脐左侧止于脐下2~3cm处。

❷ 常规探查，由远离癌肿处开始，最后检查癌肿。根据探查结果决定术式及淋巴结清扫范围。

❸ 切除范围见图7-13-1。

❹ 淋巴结清扫范围见图7-13-2、图7-13-3。

❺ 阻断胃周循环，于胃左血管降支分出处，胃右血管、胃网膜左、右血管近根部分别予以缝合结扎。癌已穿透浆膜或怀疑穿透者，用纱布缝合覆盖，减少癌细胞在腹腔内转移的机会。

❻ 于大网膜附着横结肠处相对无血管区，从横结肠中央开始，先向左侧切断至脾下极，再向右侧切断至结肠肝曲（图7-13-4）。

❼ 提起大网膜与胃结肠韧带，沿横结肠系膜前后叶间隙，向上游离大网膜与横结肠系膜前叶。清除结肠中动脉周围淋巴结（No.15组）（图7-13-5）。

❽ 再沿结肠中动脉向上分离，达胰腺下缘背侧，将肠系膜上动、静脉周围淋巴结（No.14组）清除。切开、分离胰头处腹膜，清除胰头前淋巴结（No.17组）（图7-13-6）。

❾ 于胰头幽门下分离显露胃网膜右动、静脉，于其起始部分别切断、结扎（图7-13-7、图7-13-8）。清除幽门下淋巴结（No.6组）。

❿ 将十二指肠降部拉向左侧，沿肝十二指肠韧带下开始至十二指肠降部下端，将十二指肠外侧腹膜切开，分离其下方的疏松结缔组织，再向下切断肝结肠韧带，可将胰头与十二指肠游离，提起翻转，清除胰十二指肠动脉周围淋巴结（No.13组）（图7-13-9）。

⓫ 将胃十二指肠向下牵引，显露肝十二指肠韧带前面。在肝下近肝门处剪开肝蒂前面被膜，露出肝固有动脉，向下剥离清除。自根部结扎胃右动脉，清除幽门上（No.5组）淋巴结（图7-13-10）。

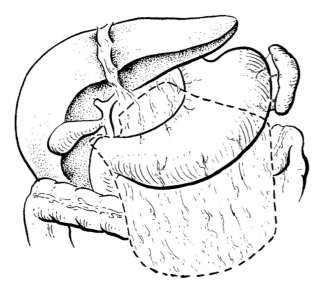

图7-13-1

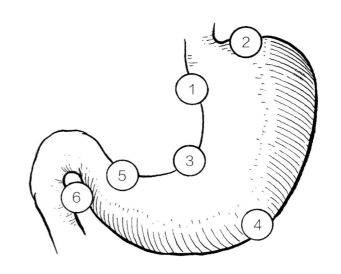

图7-13-2

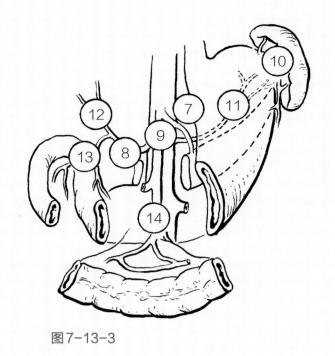

图7-13-3

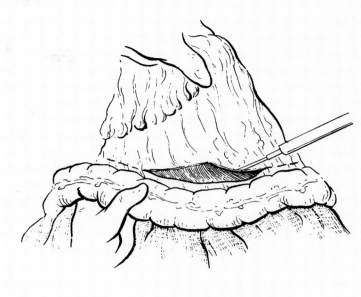

图7-13-4

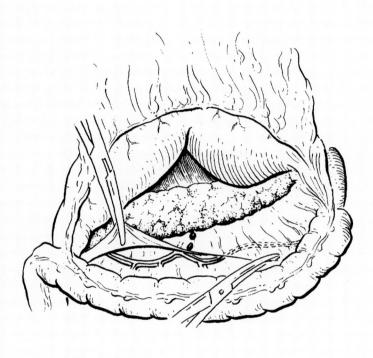

图7-13-5

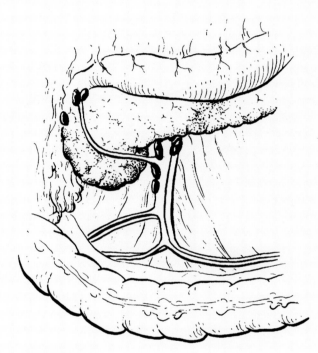

图7-13-6

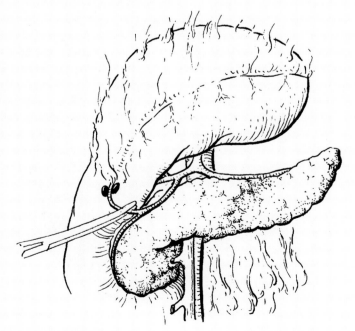

图7-13-7

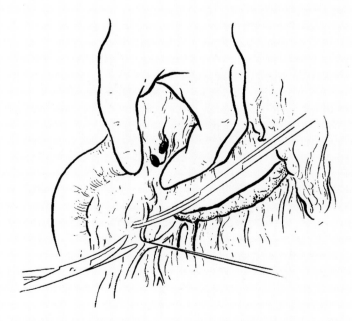

图7-13-8

193

⓬ 切开肝十二指肠韧带右侧被膜，显露胆总管。清除十二指肠起始部十二指肠上动脉周围淋巴结、肝固有动脉与胆总管之间韧带内淋巴结（图7-13-11）。

⓭ 沿肝下小网膜根部相对无血管区，切除小网膜向上达食管右侧。清除十二指肠周围组织，游离十二指肠上部。在预定切断线上下方各置一把直钳，紧贴远侧端钳切断十二指肠（图7-13-12）。十二指肠残端常规闭锁缝合或用纱布包裹备Billoth Ⅰ式胃十二指肠吻合。

⓮ 将切断的胃向左上方翻转提起，剪开覆盖肝总动脉的腹膜，从外侧向中枢游离肝总动脉。清除肝总动脉干周围淋巴结（No.8组）（图7-13-13）。清除肝总动脉淋巴结时，找到胃左静脉起始部切断、结扎。

⓯ 自肝总动脉根部继续向上，沿腹腔动脉右侧、上方切开腹膜，清除腹腔动脉周围淋巴结（No.9组）（图7-13-14）。

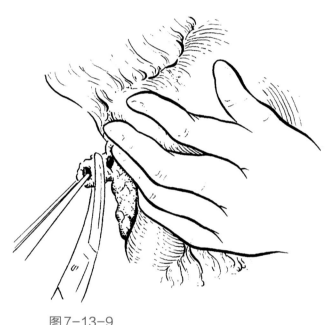

图7-13-9

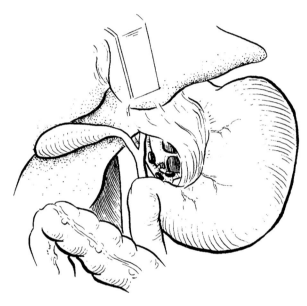

图7-13-10

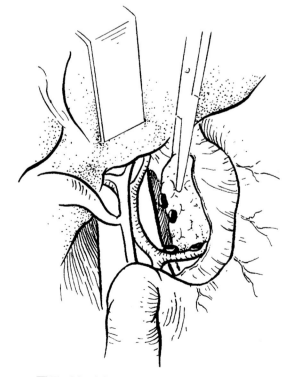

图7-13-11

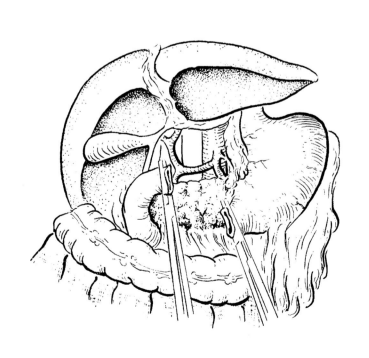

图7-13-12

⓰ 从胃左动脉左侧向上分离，并暴露胃左动脉根部，予以结扎、切断（图7-13-15）。

⓱ 提起胃，显露胰体、尾部。在胰腺上缘脂肪组织间隙内走行着脾动脉，分离至脾动脉中侧面发出胃后动脉处。清除其周围淋巴结（图7-13-16）。

⓲ 自食管腹段右侧开始，分别剪开贲门小弯部小网膜的前后叶，切断右侧迷走神经。将贲门右淋巴结（No.1组）及周围脂肪组织和下面的小网膜（No.3组）、胃胰韧带淋巴结（No. 7组）清除（图7-13-17）。

⓳ 将胃向右下方牵引，于脾下极水平切断胃网膜左动、静脉，清除其周围淋巴结（No.4组）。

⓴ 胃切断线应根据胃癌病期与类型决定。一般胃切断线小弯侧距贲门右缘为2~3cm，大弯侧平脾下极。胃切除、小弯侧闭锁方法同溃疡性胃大部切除术。

㉑ 胃肠道重建术：

（1）Billroth Ⅰ式吻合方法同前。

（2）Billroth Ⅱ式吻合（Moynihan式）同前。

（3）鲁氏Y型吻合术：空肠远端与残胃端端吻合，近端与十二指肠悬韧带下10~15cm之空肠行端侧吻合。两吻合口间距应为40cm以上（图7-13-18）。

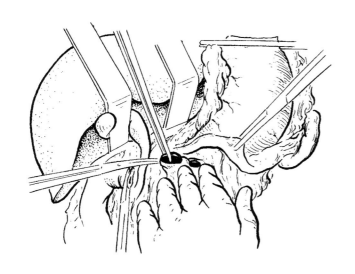

图7-13-13

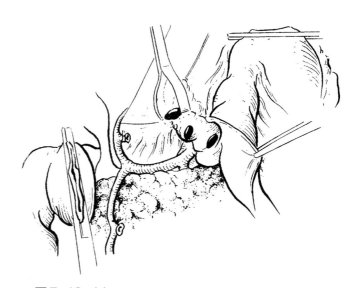

图7-13-14

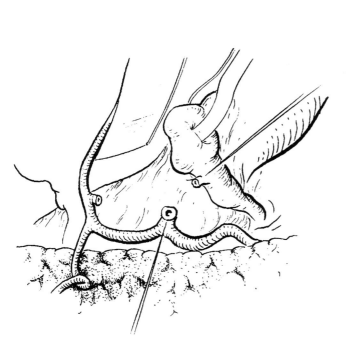

图7-13-15

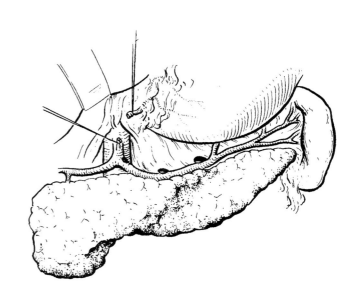

图7-13-16

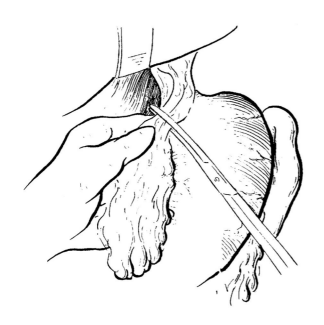

图7-13-17

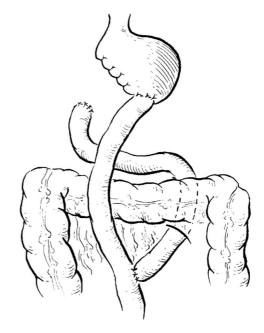

图7-13-18

术中要点

❶ 胃周围淋巴结分为四站，分别以N1，N2，N3（No.12组、No.13组、No.17组、No.18组），N4（No.14组、No.15组、No.16组）表示。以往根治术分别以R1、R2、R3、R4表示清除第一、二、三、四站淋巴结，此种命名方法易引起混淆，现已将D（dissection）代替R（radical），D仅指淋巴清除范围，与手术的根治度无关。第一站淋巴结未全部清除者为D0，全部清除为D1，第二站淋巴结全部清除者为D2，依次为D3、D4，手术根治程度分为A、B、C三级，A级指淋巴结清除范围超过已有转移的淋巴结站别，即D＞N，B级为D＝N，C级为D＜N，即有转移灶留在体内。因此，应尽力实行符合A级标准的根治术。

❷ 胃切除后立即送下手术台观察切断端有无癌残留，切除是否充分。

术后处理 同胃大部切除胃空肠吻合术（Billroth Ⅱ）。

第十四节　胃癌根治性全胃切除术

适 应 证

❶ 胃底贲门癌、胃体癌、胃窦癌累及胃体者。

❷ 皮革样胃、多发性远端、近端胃癌。

❸ 胃切除术后残胃癌。

术前准备、 同胃癌根治性远侧胃切除术。
麻醉、体位

手术步骤 ❶ 切口：根据病情选择合适切口。

（1）上腹正中切口适用于癌肿位于胃远端者（图7-14-1）。

（2）腹胸联合横斜切口。左上方起自第6或第7肋间，向右下斜行达右肋弓下1横指。适用于癌肿位于胃体或胃底贲门、需开胸者（图7-14-2）。

（3）全侧卧位经第7肋间胸腹联合切口，适用于食管下段受累，需高位切除食管作吻合者（图7-14-3）。

❷ 探查后切除大小网膜，切断闭锁十二指肠清除胃周围各组淋巴结同胃癌根治性远侧胃大部切除术。

❸ 沿小网膜继续向上分离，向左剪开食管裂孔及两侧腹膜。游离食管下段，清除周围淋巴结及脂肪结缔组织。切断两侧迷走神经，向下牵引食管（图7-14-4）。

❹ 清除贲门两侧淋巴结及脂肪组织。距贲门上方3cm处，用两把血管钳钳夹食管，在两钳间切断食管（图7-14-5）。将胃连同周围淋巴结、脂肪组织一并移去。

❺ 距十二指肠悬韧带15~20cm处切断空肠，切断、结扎远端空肠祥系膜，使其游离（图7-14-6）。注意远端空肠应保留其边缘血管弓，以维持良好血运。

❻ 将已游离的远侧空肠断端闭锁（图7-14-7），并在结肠前上提。

❼ 距闭锁端3cm处，于空肠系膜对侧缘和食管后壁作间断浆肌层缝合（图7-14-8）。注意空肠与食管吻合口处应无张力。

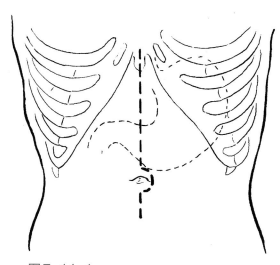

图7-14-1

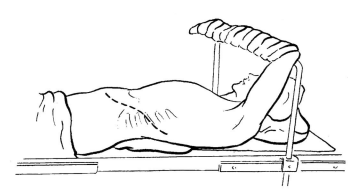

图7-14-2

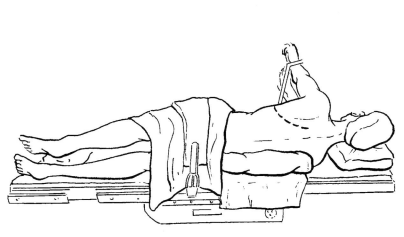

图7-14-3

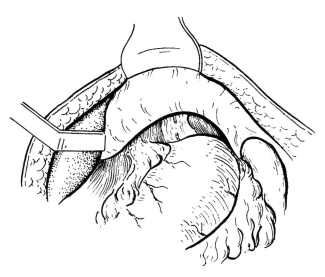

图7-14-4

197

⑧ 将食管断端对应的空肠系膜对侧缘切开，作食管空肠后壁全层间断缝合（图7-14-9）。

⑨ 后壁缝合后，将胃管送入空肠输出袢。在吻合口前壁作食管空肠全层间断内翻缝合（图7-14-10）。外层再作间断浆肌层缝合（图7-14-11）。

⑩ 将吻合口两侧的空肠浆肌层于横膈腹膜固定，修补食管裂孔，使其周围组织腹膜化。空肠近侧断端与距离食管空肠吻合口50~60cm处的空肠行端侧吻合。关闭空肠袢间的系膜间隙（图7-14-12）。

⑪ 吻合器法亦可用吻合器进行吻合。

（1）切开、探查、游离及切除方法同手工缝合方法。十二指肠残端用XF闭锁，食管断端行连续全层荷包缝合备用。

（2）十二指肠悬韧带下15~20cm处将空肠横断，游离方法同手缝法。距远侧空肠断端4~5cm处的肠系膜对侧缘肠壁戳一小孔，将GF中心杆经此孔插入肠腔，并由空肠断端伸出，将抵针座放入食管断端内，收紧结扎荷包缝合线（图7-14-13）。

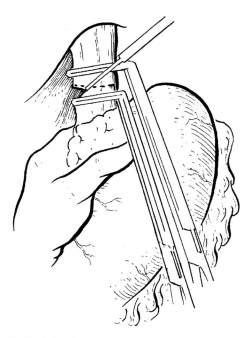

图7-14-5

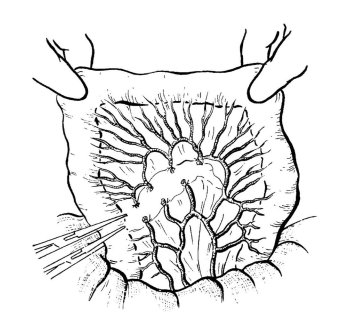

图7-14-6

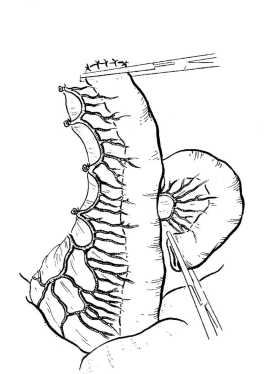

图7-14-7

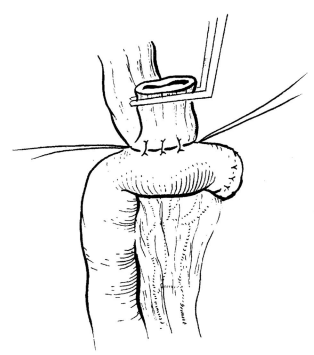

图7-14-8

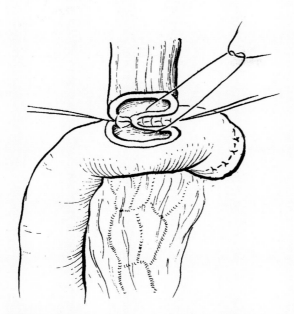

图7-14-9

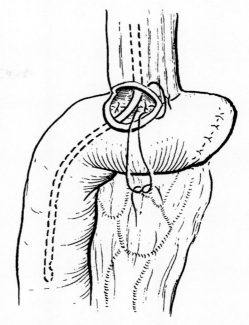

图7-14-10

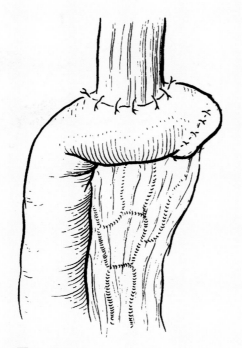

图7-14-11

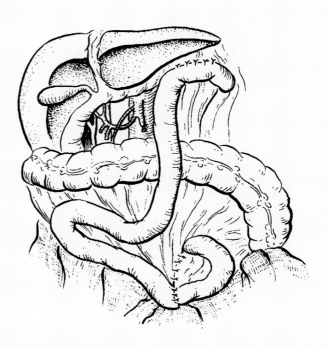

图7-14-12

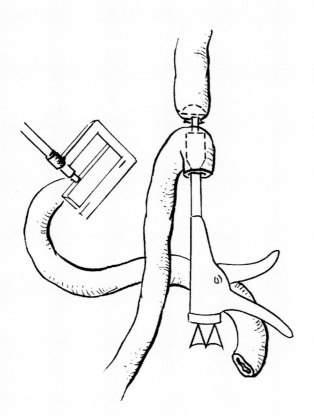

图7-14-13

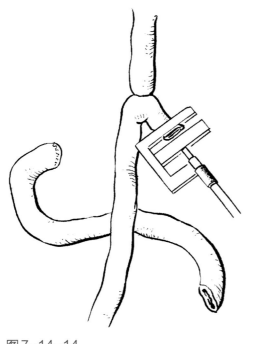

图7-14-14

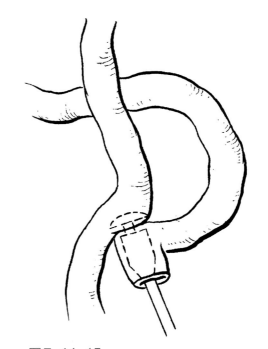

图7-14-15

（3）将吻合器身套在中心杆上并与抵针座靠拢，调节间距，"击发"完成吻合。空肠残端再用XF缝合关闭（图7-14-14）。

（4）GF行近端空肠与远端空肠的端侧吻合（图7-14-15）。

⑫ 清点纱布、器械，逐层关腹。

术中要点、
术后处理

同胃癌根治性远侧胃切除术。

第十五节　全胃切除联合尾侧半胰、脾切除术

适 应 证　胃底贲门癌，胃体癌，癌穿透浆膜层或累及胰体尾，或有脾门淋巴结转移和/或脾动脉干淋巴结转移者。

麻　　醉　全身麻醉。

体　　位　仰卧位。

手术步骤　❶ 切口选择同全胃切除术。

❷ 胃游离及淋巴结清除与远侧胃癌根治术方法相同。

❸ 将大网膜连同横结肠系膜前叶游离至胰体尾下缘，再向左侧游离。切断脾结肠韧带（图7-15-1）。

❹ 切开脾外侧腹膜，将脾和胰尾向右侧翻转提起，游离至肠系膜下静脉左侧缘（图7-15-2）。

❺ 在胰腺上缘分离出脾动脉，将其双重结扎、切断，在肠系膜下静脉左侧

结扎、切断脾静脉（图7-15-3）。

❻ 胰体部切断线为脾动脉根部与肠系膜下静脉入脾静脉处之间联线上。切断线胰头侧置一肠钳，在其尾侧再上一肠钳。于胰腺前后面间稍呈楔形切断胰腺。边切边注意索条状管，并用钳夹之，切断后再在胰腺断面中央处寻找主胰管、结扎。严密止血后，较稀疏地缝合4~5针，主胰管加一针"U"形缝合（图7-15-4）。

❼ 游离食管、切断两侧迷走神经、清除食管贲门周围组织、切断食管同全胃切除术。

❽ 全胃切除消化道重建术有三种。

（1）十二指肠旷置，食管空肠吻合术。

1）Schlatter法：全胃切除后，将十二指肠悬韧带下50cm之空肠与食管行端侧吻合，再在此吻合口下方35~40cm处行侧侧Braun吻合（布劳吻合）。Braun吻合口长度不小于10cm（图7-15-5）。

2）Longmire法：全胃切除后，将食管空肠吻合口下方之空肠输入段用缝线松松结扎以阻断十二指肠液的逆流（图7-15-6）。

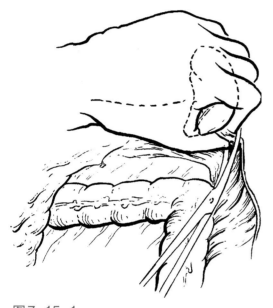

图7-15-1

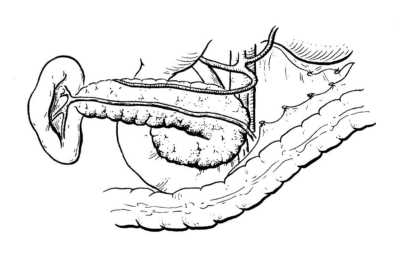

图7-15-2

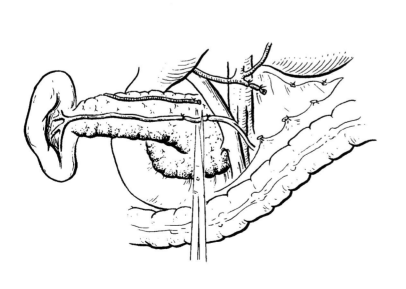

图7-15-3

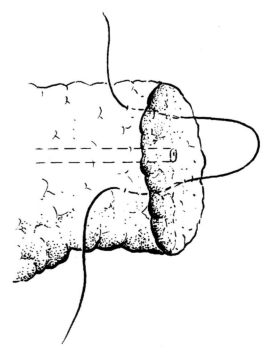

图7-15-4

201

（2）鲁氏Y形吻合术及其变法：

1）鲁氏Y形吻合术：将空肠上部肠管及其系膜切断，上提远段空肠行食管空肠端端吻合，再距该吻合口下方40cm处，在横结肠系膜下方将空肠近侧断端与上提之空肠行端侧吻合（图7-15-7）。

2）全胃切除后SS吻合：在十二指肠悬韧带下15~20cm处将小肠切断并切开其系膜，远段空肠与食管吻合。在此食管空肠吻合口下15~20cm处行十二指肠空肠端侧吻合。在血十二指肠空肠吻合口下方横向缝扎空肠一周，尽量缩窄肠腔，迫使食物进入十二指肠。再将先前切断空肠之近段口于结扎线下6~7cm行空肠端侧吻合（图7-15-8）。

（3）肠管"代胃术"法：

1）小肠插入法（Henley法）：在全胃切除后，将一段空肠插入食管与十二指肠间，插入空肠长度为20cm。两吻合均为端端吻合（图7-15-9）。

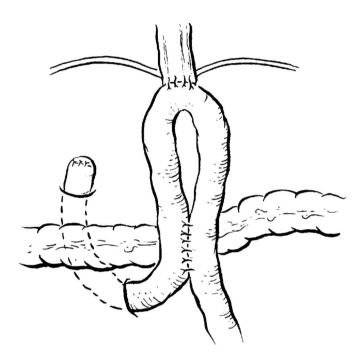

图7-15-5

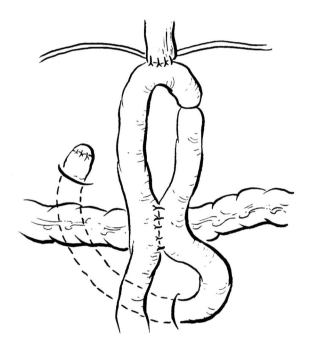

图7-15-6

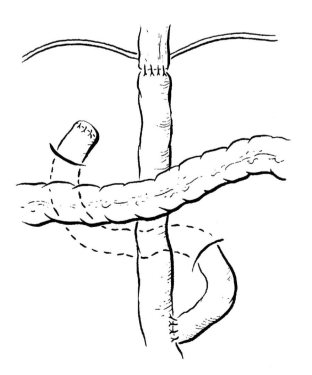

图7-15-7

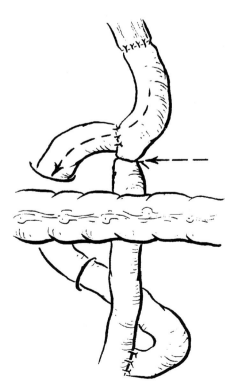

图7-15-8

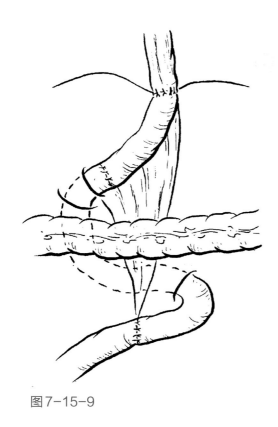
图7-15-9

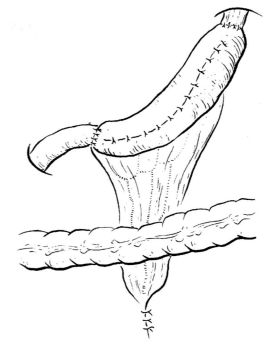
图7-15-10

2）制成胃囊的小肠插入法：空肠双腔代胃术，将插入之空肠屈折、侧侧吻合成双腔，防止十二指肠液反流入食管、并能贮留食物（图7-15-10）。

❾ 冲洗腹腔，留置引流管，关腹。

术中要点、术后处理　同胃癌根治性远侧胃切除术。

第十六节　近侧胃切除术

适应证　贲门癌或胃上部局限性癌，以及早期、小的胃上部癌。

术前准备　同胃空肠吻合术。

麻　醉　全身麻醉。

体　位　右侧卧位，躯干与手术台呈45°角。

手术步骤

❶ 切口：胸腹联合切口。进腹后常规探查，决定术式。

❷ 从胃下部大弯侧开始，靠近胃网膜右血管切断大网膜，向幽门侧游离，探查幽门下淋巴结。如无转移，则不清除。如有转移则改行全胃切除术。游离胃小弯侧，在幽门轮上2~3cm处结扎、切断胃右血管（图7-16-1）。

❸ 近侧胃切除的远侧切断线，小弯侧在幽门轮上5cm或能保留胃右血管1~2个分支，大弯侧在幽门轮上10cm或能保留胃网膜右血管全长（图7-16-2）。

❹ 在胃体下部拟切断线上，切断小弯侧（图7-16-3），作全层缝合加浆肌层缝合。

ER 7-16-1
胃部分切除术

203

❺ 切断大弯侧，用纱布包扎备用（图7-16-4）。

❻ 将胃向左上方翻转提起，在胰体部上缘，从肝总动脉末端开始，剪开肝胰皱襞，结扎胃左静脉，清除肝总动脉干淋巴结。剪开腹腔动脉周围腹膜，清除肝总动脉根部、脾动脉根部结缔组织和淋巴结（图7-16-5）。

❼ 于根部切断结扎胃左动脉，清除其周围组织。从脾动脉根部开始，沿胰腺上缘向左清除脾动脉干淋巴结（图7-16-6）。

❽ 将大网膜从胃体下部的切断处由右向左切除至脾下极，紧靠脾侧切断脾胃韧带，清除其周围淋巴结。向上游离脾膈韧带、胃膈韧带、分离食管左侧组织。将胃向前方提起，在贲门后方结扎切断左膈下动脉分支，清除贲门左侧及后面的淋巴结。转向右侧在肝左叶下方完全切除小网膜左侧，在膈下剪开腹段食管右侧组织，清除食管右淋巴结及食管前被膜。切断两侧迷走神经（图7-16-7）。

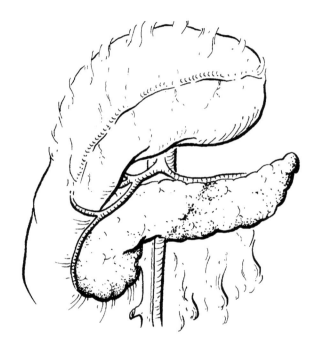

图7-16-1

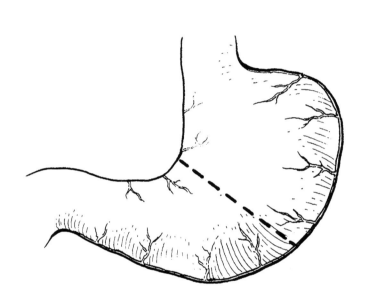

图7-16-2

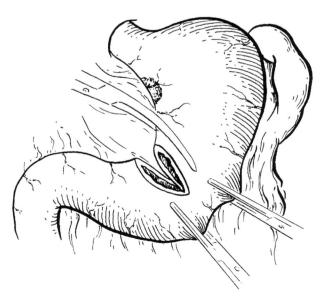

图7-16-3

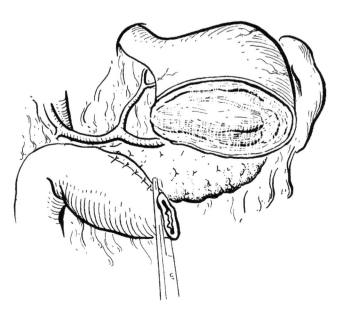

图7-16-4

⑨ 清除胸段食管旁淋巴结及切断食管：同全胃切除联合尾侧半胰、脾切除术。

⑩ 食管胃重建有两种方法

（1）食管与残胃大弯侧端端吻合术，再行幽门成形术（图7-16-8）。

（2）另一方法为空肠移植法，即在十二指肠悬韧带下10~15cm处开始，取空肠段15~20cm，切断拟移植段空肠之上下侧系膜。将移植段提至横结肠系膜上方，在两处已切断肠系膜相应处切断空肠。先将近、远端空肠端端吻合（图7-16-9）。

（3）移植段远侧与残胃行端端吻合，近侧与食管行端端吻合（图7-16-10）。幽门成形术同前。

⑪ 食管胃重建亦可应用吻合器法

（1）切口、探查、游离及清除淋巴结同手工缝合法。

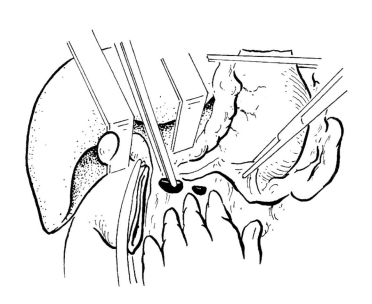

图7-16-5

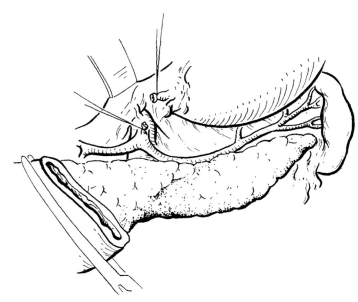

图7-16-6

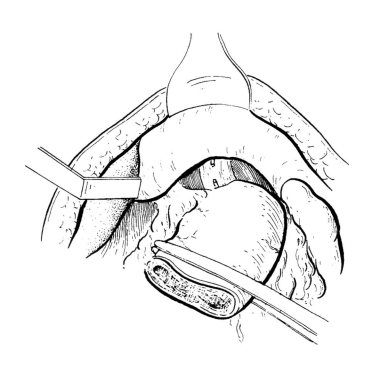

图7-16-7

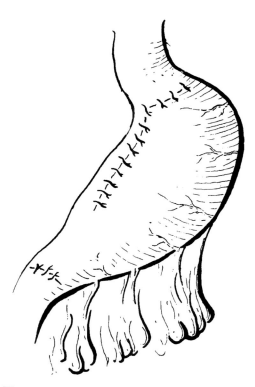

图7-16-8

（2）胃体部大弯侧预定切断线置一把止血钳，胃小弯侧置一把XF与止血钳尖端相接，调整好间距后"击发"（图7-16-11）。

（3）沿XF及止血钳的近端切断胃体。去除XF后加浆肌层间断缝合。于贲门上横断食管，沿食管断端边缘用丝线作连续绕边荷包缝合备用（图7-16-12）。

（4）松开胃大弯侧残端的止血钳，用止血钳经胃残端进入胃腔，于胃后壁大弯侧距残端3~4cm处戳一小口，将GF抵针座的中心杆经此小孔插入胃腔再由胃残端伸出，将抵针座放入食管断端，收紧结扎荷包缝合线，使食管壁均匀地包绕抵针座，再将GF器身套在中心杆上（图7-16-13）。

（5）靠拢针座与抵针座，调节间距至1~2mm，"击发"完成吻合（图7-16-14）。

（6）XF闭锁胃残端，丝线浆肌层间断缝合加强。最后再行幽门成形术（图7-16-15、图7-16-16）。

⓬ 冲洗腹腔，留置引流管，关腹。

术后处理　　　　　同胃大部切除胃空肠吻合术（Billroth Ⅱ）。

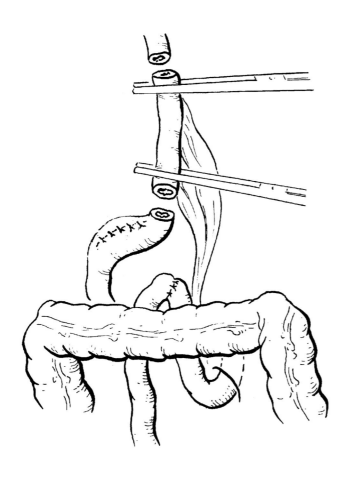

图7-16-9

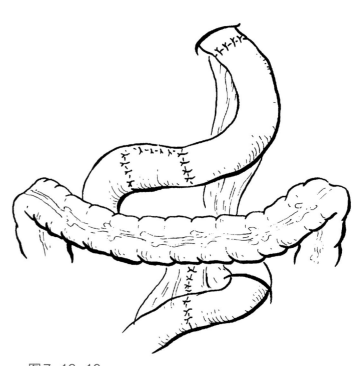

图7-16-10

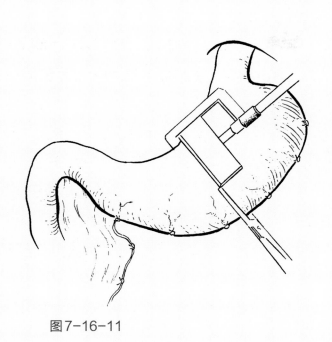

图7-16-11

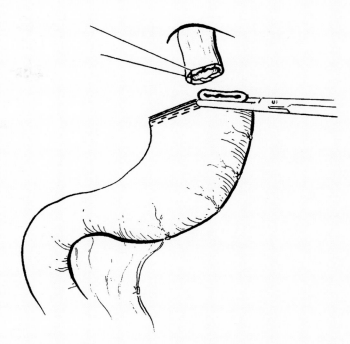

图7-16-12

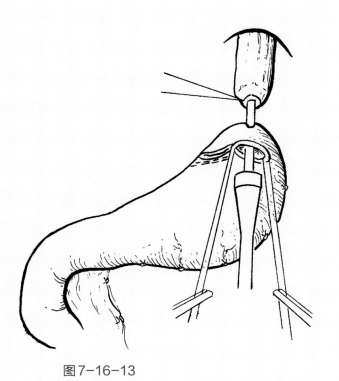

图7-16-13

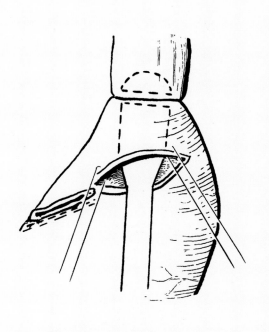

图7-16-14

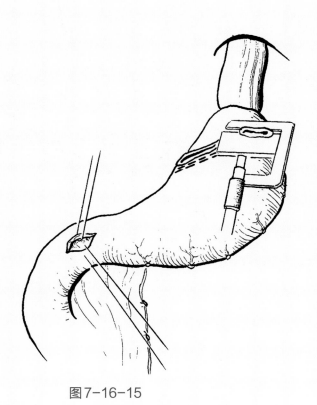

图7-16-15

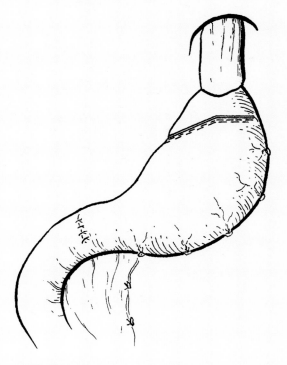

图7-16-16

第十七节　十二指肠憩室切除术

适 应 证　❶ 有明显憩室炎的症状或潴留症状，经内科治疗无效者。

❷ 并发结石、出血、穿孔、脓肿形成。

❸ 压迫附近脏器（胆道、胰管）产生症状者。

术前准备　❶ 做X线钡餐摄片或右前斜位摄片，确定憩室具体位置及与周围器官的关系。

❷ 留置胃管，以备术中将胃管插入十二指肠，经胃管注入气体，便于寻找憩室。

❸ 其他同胃大部切除胃空肠吻合术（Billroth Ⅱ）。

麻 醉　连续硬膜外阻滞麻醉或气管内插管全身麻醉。

体 位　仰卧位。

手术步骤　❶ 切口：右上腹旁正中切口、正中切口或右侧经腹直肌切口。

❷ 下拉横结肠，胃幽门向左牵开，显露十二指肠降部。Kocher切口（科克尔切口）切开十二指肠降部外侧后腹膜，将降部及胰头一同向左翻起，可显露位于十二指肠内后方的憩室（图7-17-1）。

❸ 处理降部前内侧的憩室，分离胰腺与十二指肠时保留前面或后面一条胰十二指肠的血管弓，防止十二指肠血运受影响（图7-17-2）。

❹ 切开横结肠系膜寻找位于十二指肠水平部或升部的憩室，注意避免损伤结肠中动脉和胰腺（图7-17-3）。

❺ 如未找到憩室，可向插入十二指肠降部的胃管内注入空气，使十二指肠充气，憩室也随之膨胀而便于寻找（图7-17-4）。

❻ 憩室找到后，将其游离，于憩室颈部将其切除，丝线缝合残端。切除与缝合时方向与十二指肠长轴垂直，防止缝合后肠腔狭窄（图7-17-5）。

❼ 憩室较小时，游离憩室后，将憩室内翻后作浆肌层缝合，或于憩室颈部作一荷包缝合，将憩室内翻，结扎荷包缝线（图7-17-6）。

❽ 如憩室位于十二指肠大乳头附近，可经胆总管内放置T形管，再切除憩室，术后保持胆管引流（图7-17-7）。

❾ 也可以切开十二指肠降部前壁，将憩室翻入十二指肠腔内，于腔内切除憩室，然后行十二指肠大乳头成形术，必要时行胆管和胰管引流（图7-17-8）。

❿ 必要时将憩室切除或旷置后，再行幽门窦切除、胃空肠吻合术（图7-17-9）。

⓫ 检查无出血，常规放置腹腔引流管，缝合腹壁切口。

术中要点　❶ 将胃管远端送至十二指肠降部，持续减压2~3天，以利于肠壁创口的愈合。

❷ 术中注意十二指肠血运，保证术后十二指肠愈合良好。

术后处理　❶ 如有胰管引流或胆管引流应保持引流通畅，引流管一般于术后2周拔除。

❷ 余同胃大部切除胃空肠吻合术（Billroth Ⅱ）。

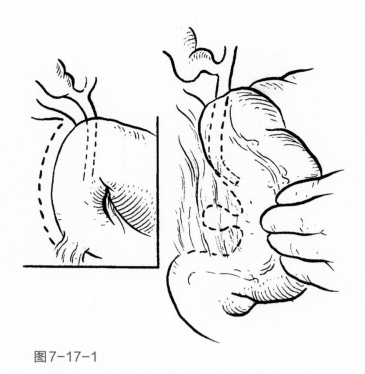

图 7-17-1

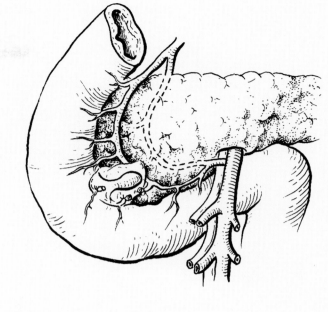

图 7-17-2

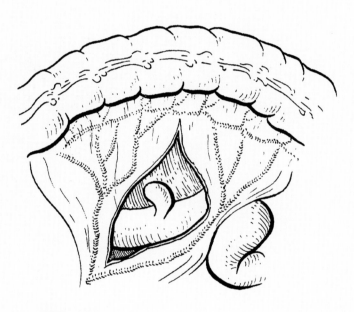

图 7-17-3

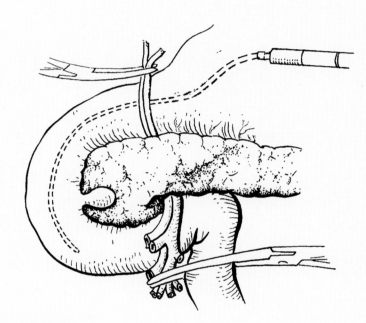

图 7-17-4

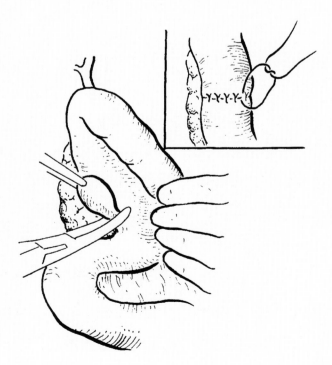

图 7-17-5

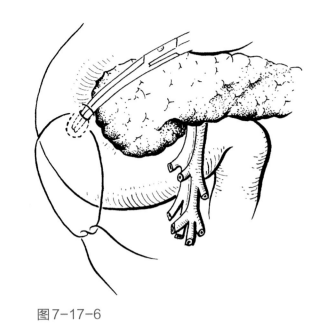

图7-17-6

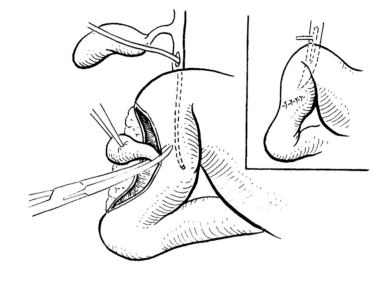

图7-17-7

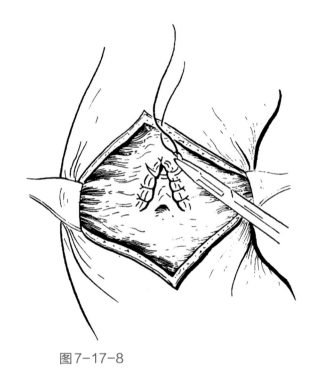

图7-17-8

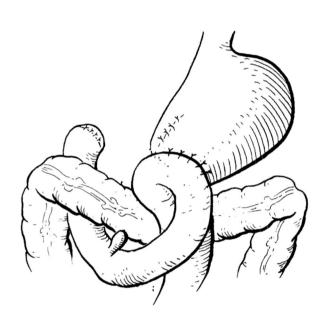

图7-17-9

第十八节　幽门成形术

适 应 证 　❶ 迷走神经干切断术的附加手术。

❷ 选择性迷走神经切断术的附加手术。

❸ 胃近端切除、贲门癌和食管癌切除胃食管吻合术的附加手术。

术前准备、
麻醉、体位
同胃大部切除胃空肠吻合术（Billroth Ⅱ）。

手术步骤 　❶ 幽门环肌切开成形术

（1）以幽门管为中心，沿幽门纵轴方向于幽门管前壁做长约3~4cm的全层切口（图7-18-1）。

（2）切开后全层间断横行缝合（图7-18-2）。

（3）再加一层浆肌层缝合。

❷ 胃十二指肠吻合术（Finney法）

（1）将十二指肠外侧腹膜切开，游离降部，距幽门约5cm处，1号线行间断浆肌层缝合（图7-18-3），将十二指肠降部与胃窦大弯侧缝合、靠拢并固定。

（2）距缝线约0.5cm做倒"U"形切口，全层切开幽门管及十二指肠（图7-18-4）。

（3）吻合口后壁用4号线作间断全层缝合（图7-18-5）。

（4）前壁行间断全层内翻缝合，外层再加间断浆肌层缝合（图7-18-6）。

术后处理　同胃大部切除胃空肠吻合术（Billroth Ⅱ）。

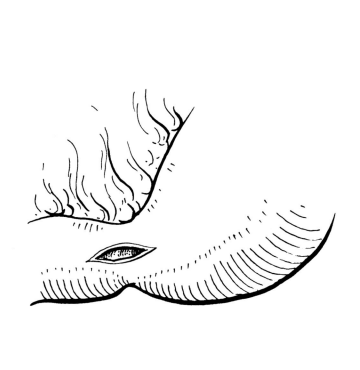

图7-18-1

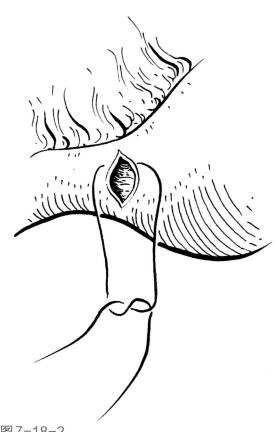

图7-18-2

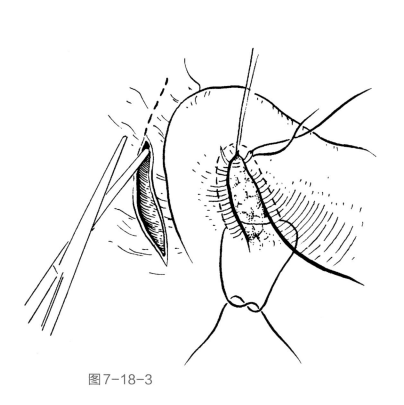

图7-18-3

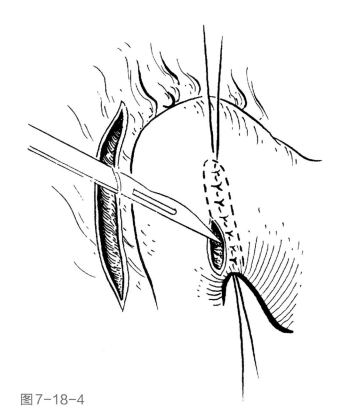

图7-18-4

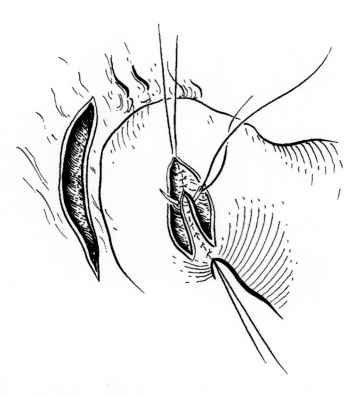

图7-18-5

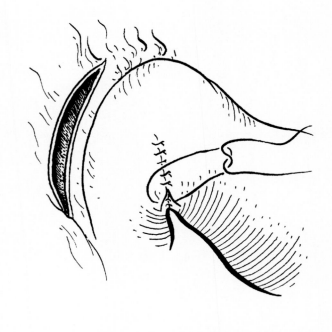

图7-18-6

第八章
小肠、结直肠手术

第一节

小肠穿孔修补术

第二节

小肠部分切除术

第三节

小肠造口术

第四节

小肠外瘘闭合术

第五节

肠梗阻的手术

第六节

梅克尔憩室切除术

第七节

肠系膜肿瘤摘除术

第八节

急性阑尾炎

第九节

阑尾脓肿切开引流术

第十节

盲肠造瘘术

第十一节

根治性右半结肠切除术

第十二节

右半结肠切除术

第十三节

分期右半结肠切除术

第十四节

横结肠切除术

第十五节

回盲部旷置术

第十六节

横结肠双腔造瘘术

第十七节

根治性左半结肠切除术

第十八节

左半结肠切除术

第十九节

分期左半结肠切除术

第二十节

乙状结肠癌切除术

第二十一节

乙状结肠单腔造瘘术

第二十二节

结肠造口闭合术

↓

第二十三节

经腹息肉切除术

↓

第二十四节

经腹会阴联合直肠癌根治术
（Miles 手术）

↓

第二十五节

直肠癌 Hartmann 手术

↓

第二十六节

经腹直肠癌切除术（Dixon 手术）

↓

第二十七节

直肠癌切除、
保留肛门结肠拉出术

视频目录

扫描二维码，
观看本书所有
手术视频

小肠穿孔修补术

适 应 证　❶ 适用于小的、分散且不影响肠壁血液循环的小肠穿孔。

❷ 如缺损较大或多处破裂、肠管有血运障碍、系膜严重挫伤或撕裂者，不能单纯行肠穿孔修补术，应行肠切除术。

术前准备　❶ 输液，补充血容量，纠正水、电解质和酸碱失衡。

❷ 胃肠减压。

❸ 注意身体其他部位有无合并伤。

麻　　醉　硬膜外麻醉或全身麻醉。

体　　位　仰卧位。

手术步骤　❶ 切口：取右侧经腹直肌切口。

❷ 进腹后探查腹腔，吸出腹腔内渗液及肠内容物，仔细寻找穿孔部位。从十二指肠空肠曲开始，自上而下地顺序探查直达回盲部，遇到穿孔处先以肠钳暂时钳夹关闭，全部探查结束后，根据情况采取相应处理。

❸ 如穿孔较小，可用4号线距穿孔边缘0.5cm作一荷包缝合，收紧缝线，将穿孔部位埋入肠腔内（图8-1-1）。

❹ 再用1号线作横行间断缝合浆肌层2~3针（图8-1-2）。

❺ 如穿孔或裂伤较大，将穿孔边缘修剪后，在伤口的两端与小肠的纵轴垂直的方向以1号线各缝合1针作为牵引（图8-1-3），用4号线作全层间断缝合（图8-1-4）。

❻ 再用1号线作浆肌层间断缝合（图8-1-5）。

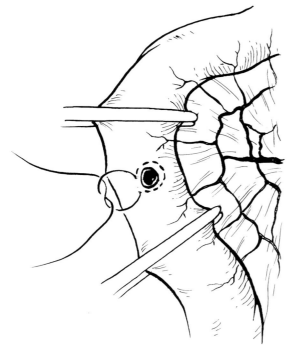

图8-1-1

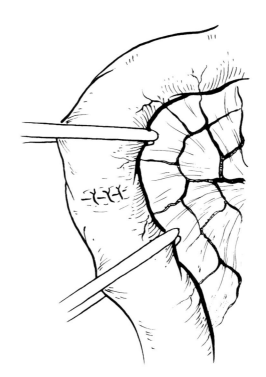

图8-1-2

❼ 如裂伤大或有2个靠近的破口（图8-1-6），先剪除坏死和不整齐的裂伤边缘肠壁（图8-1-7），修整为一个较大的破口，再按上述方法缝合（图8-1-8）。

❽ 最后，冲洗腹腔，留置引流管，关腹。

术中要点

❶ 探查腹腔一定要仔细，避免遗留病灶。

❷ 术中修剪肠管边缘时一定注意肠管血运，如血运不佳，则行肠切除吻合术。

术后处理

❶ 禁食水，持续胃肠减压，排气后方可进食。

❷ 加强营养，纠正水、电解质失衡。

❸ 应用抗生素控制感染。

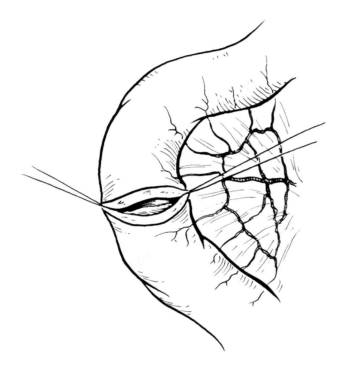

图8-1-3

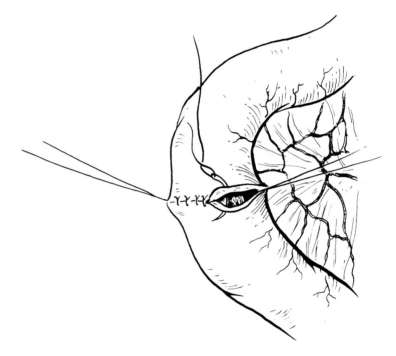

图8-1-4

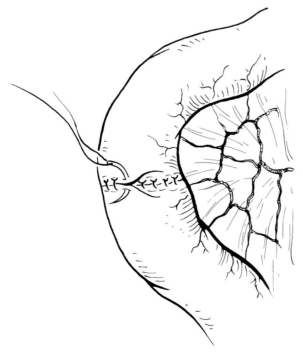

图8-1-5

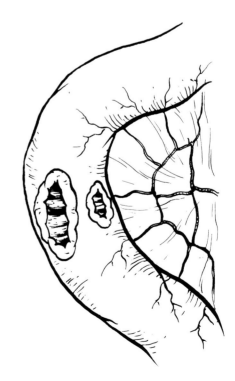

图8-1-6

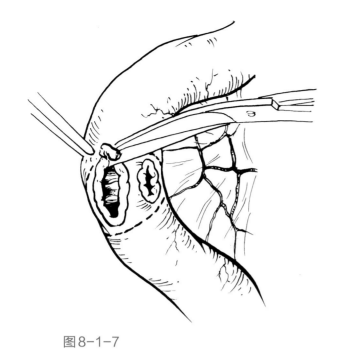

图 8-1-7

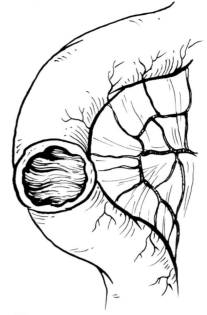

图 8-1-8

第二节　小肠部分切除术

适 应 证	❶ 各种原因引起的小肠血运障碍，造成小肠坏死者。
	❷ 严重的小肠损伤。
	❸ 肠憩室炎、肠瘘、克罗恩病、肠伤寒等引起的肠狭窄或穿孔。
	❹ 先天性小肠闭锁、狭窄，小肠息肉，肠瘘或肠系膜肿瘤。
术前准备	❶ 纠正体液和电解质、酸碱失衡，必要时输血和蛋白。
	❷ 有休克者应抗休克治疗。
	❸ 持续胃肠减压。
	❹ 有肠梗阻和腹膜炎者，给予抗生素。
麻 醉	连续硬膜外麻醉或全身麻醉。
体 位	仰卧位。
手术步骤	❶ 切口：不同情况选用不同的切口，常用右侧经腹直肌切口、右侧旁正中切口、正中切口等。
	❷ 进腹后保护切口，按顺序探查肠管，操作轻柔，避免损伤浆膜层，找到病变肠管，提出病变肠管，其余肠管回纳腹腔，应用温生理盐水纱布覆盖。移出腹腔外的肠袢也要用生理盐水纱布垫于其下，以保护切口和腹膜（图 8-2-1）。
	❸ 小肠切断的部位应选择病变远近端的健康肠管，要求保留的肠壁应有足够的血液循环。良性病变一般应超过病变肠管 5cm，如为恶性病变应超过病变肠管 10cm 以上。如为肠梗阻引起的肠管坏死，近端切除范围要多一些。

❹ 分离肠系膜，如为良性病变，切除范围在10cm以内，可于系膜与肠管相接处作分离（图8-2-2）。

❺ 如切除范围较广，肠系膜的分离应呈扇形，如为恶性肿瘤，应分离至肠系膜根部（图8-2-3）。

❻ 在预定切断的肠管两端，分别以直止血钳和肠钳斜行钳夹，钳尖指向健侧，使钳与肠的横轴约成30°角（图8-2-4）。

❼ 稍稍游离小肠断端的肠系膜，0.5~1.0cm，用干纱布垫于近端的两钳之间，切断肠管，移去病变肠段（图8-2-5），断端消毒。

❽ 肠吻合多采用端端吻合，将两把肠钳靠拢，系膜侧对系膜侧，轻轻翻转，暴露后壁浆膜层，距断端边缘0.5cm，用1号线作两肠管断端浆肌层结节缝合（图8-2-6）。

❾ 先缝合后壁浆肌层，再间断全层缝合后壁，针距3~4mm（图8-2-7）。

❿ 后壁缝合完毕后，间断全层内翻缝合前壁（图8-2-8）。

⓫ 去掉肠钳，1号线行前壁浆膜层结节缝合（图8-2-9）。

⓬ 吻合结束后用示指于吻合口两侧对合，以检查吻合口通畅情况，一般以易于通过示指为宜（图8-2-10）。间断缝合系膜切口以封闭系膜。

⓭ 如行连续全层缝合，首先从后壁开始，先由肠系膜对侧缝起，即由一端肠腔内向肠壁外穿出，再由另一端肠壁外向肠腔内穿入，里—外—外—里，形成"U"字形缝合，并行结扎，线尾勿剪断。

⓮ 连续缝合每针距肠管断缘0.2~0.3cm，每针间距0.3~0.5cm，依次向系膜侧缝合，缝至系膜侧时，缝针由一端肠腔内向肠壁外穿出，由另一端肠壁外向肠腔内穿入（图8-2-11），拉紧缝线使系膜侧肠管内翻，再将缝针由对侧肠腔内穿出，至此转入前壁缝合。

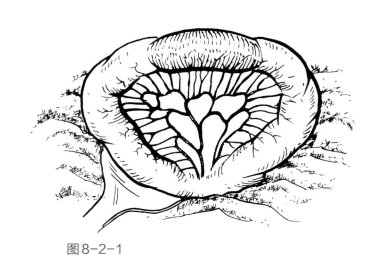

图8-2-1

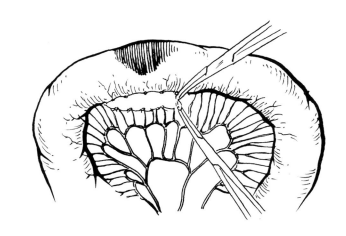

图8-2-2

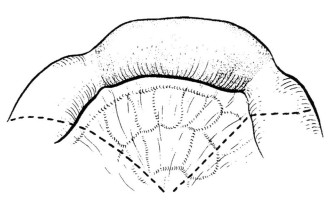

图8-2-3

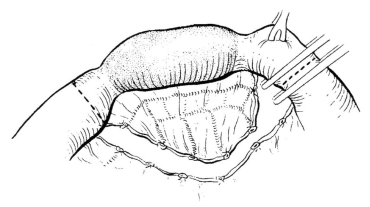

图8-2-4

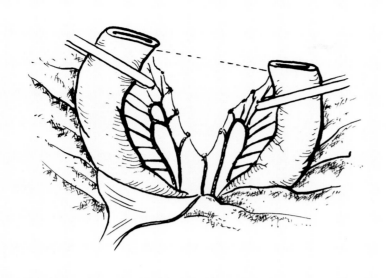

图 8-2-5

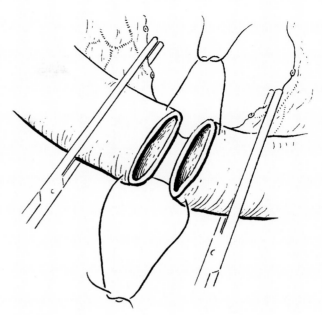

图 8-2-6

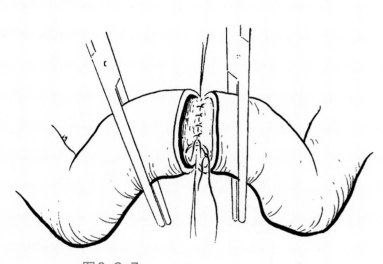

图 8-2-7

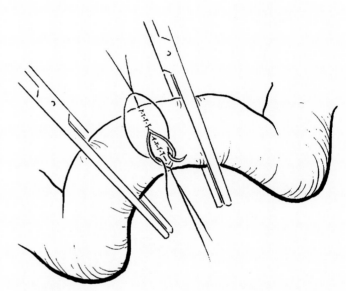

图 8-2-8

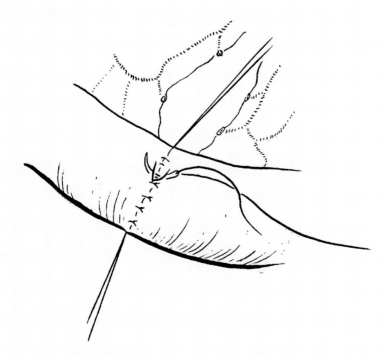

图 8-2-9

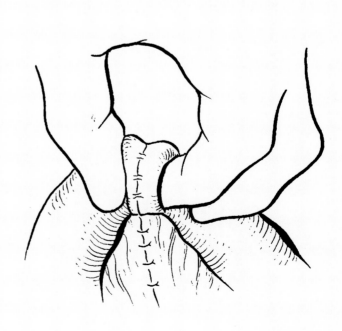

图 8-2-10

219

⓯ 前壁缝合方法采用连续全层内翻缝合（Connell suture），即将缝针由肠壁外向肠腔内穿入，随即由肠腔内相同一端肠壁外穿出（图8-2-12），再由对侧肠壁外向肠腔内穿入，同侧端肠腔内向肠管外穿出，如此两段肠管一替一针地轮流缝合，每针缝合后需将缝线拉紧，同时使肠壁内翻，浆膜面相接触。缝至肠系膜对侧，最后一针由肠壁外穿向肠腔内与后壁第一针缝线的线尾结扎，使线结结扎在肠腔内（图8-2-13）。

⓰ 如行侧侧吻合，首先闭锁肠管断端。在肠管断端的肠系膜侧和肠系膜对侧各缝一针支持线。然后用可吸收线或1号线作肠管断端全层缝合，结节或连续缝合均可（图8-2-14），剪去缝线。

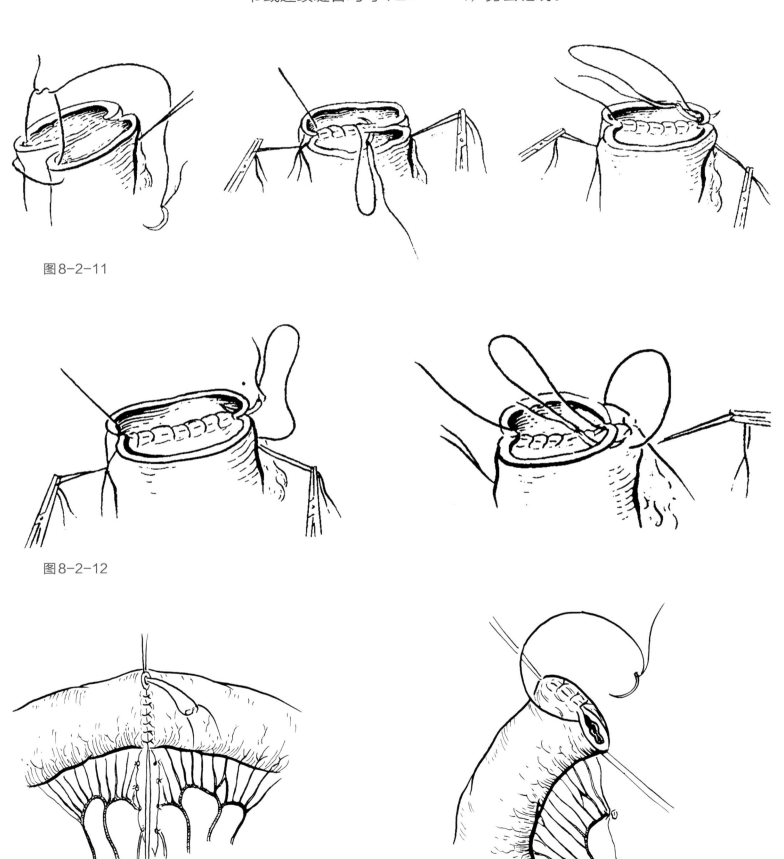

图8-2-11

图8-2-12

图8-2-13

图8-2-14

⑰ 于两角各作浆肌层半荷包缝合，结扎缝合线将两线包埋（图8-2-15）。

⑱ 于两线间用1号线作浆肌层结节缝合（图8-2-16）。

⑲ 助手用无齿镊提起肠系膜对侧肠壁，术者用肠钳沿肠管纵轴钳夹肠管，长8~10cm（图8-2-17）。

⑳ 将两肠段均用肠钳钳夹后，并列在一起，保持顺蠕动方向，如顺蠕动方向吻合困难，也可用逆蠕动方向吻合。第一层用1号丝线在靠近肠系膜侧作后壁浆肌层结节缝合（图8-2-18）。

㉑ 保留两端缝线做支持线，其余剪断。再将纱布垫于两端肠间并包绕肠管壁，防止污染腹腔。

㉒ 距第一层缝线0.5cm，用刀或电刀切开两侧肠管的浆肌层，长约6cm，再将肠黏膜切一小口，排除肠内容物，无齿镊由小切口内伸入肠腔并挑起肠管，沿浆肌层切口剪开黏膜层（图8-2-19）。

㉓ 切开两侧肠管后，行后壁间断或连续全层缝合（第二层）（图8-2-20），缝合深度不超过浆肌层缝合线。

㉔ 当缝至另一端时，针由肠腔内穿出，转向前壁行全层内翻间断或连续缝合（第三层）（图8-2-21）。

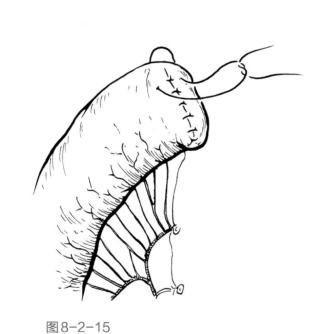

图8-2-15

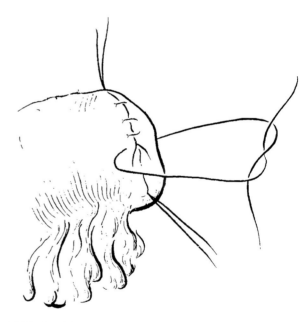

图8-2-16

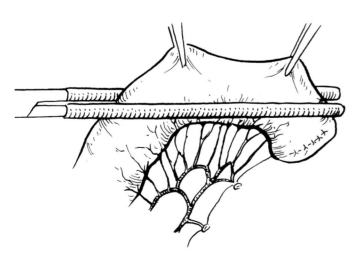
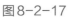

图8-2-17

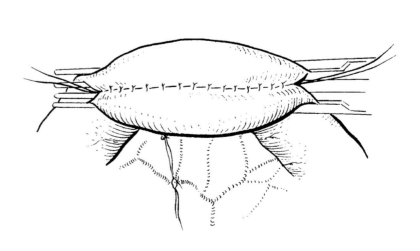

图8-2-18

221

㉕ 如行连续缝合，缝线从一端肠壁外穿入肠腔内，从同一端肠腔内穿出肠壁外，交替在两端肠管肠壁上缝合，每缝一针务必提紧缝线使肠黏膜自然地向肠腔内翻入（图8-2-22）。

㉖ 前壁全层缝合至最后一针时，由肠壁外穿入肠腔内，缝线与后壁全层缝线的线尾打结于肠腔内。

㉗ 去除肠钳，行前壁浆肌层结节缝合（第四层）（图8-2-23），吻合成后双手拇、示指试验吻合口大小，一般吻合口4~5cm，能通过两示指。

㉘ 最后将两肠管的断端浆肌层就近与附近肠管浆肌层缝合固定几针，并闭锁小肠系膜切口（图8-2-24）。

㉙ 冲洗腹腔，逐层缝合腹壁，如渗出较多可留置引流管。

术中要点

❶ 注意肠管血运情况，术中应了解判断肠管血运情况，如吻合口处肠管血运欠佳，应再切除一段肠管；术中分离结扎系膜血管时，注意血管的分布，越靠近系膜越应注意。除非肿瘤，切除时不宜靠近根部，以免系膜血管过多的结扎造成大段肠管缺血。肠管断端处的系膜也不要分离过多，一般距断端1.0cm以上即可，否则影响吻合口血运。

❷ 在行端端吻合时，如两断端管径大小不相符，使吻合困难，应将较细的肠段断端作斜角度加大，以适应对侧较粗的肠管断端。较粗的肠管断端

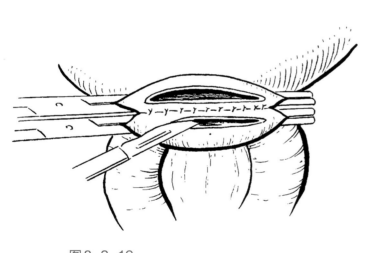

图8-2-19

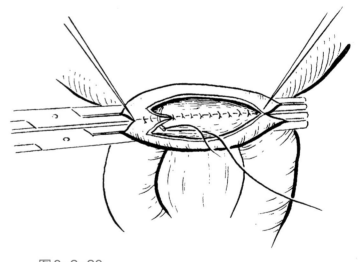

图8-2-20

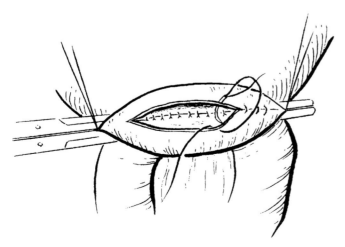

图8-2-21

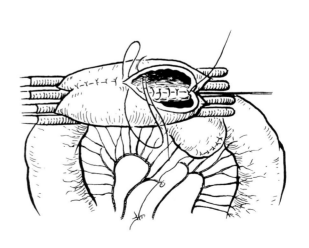

图8-2-22

行横断，使两端管腔接近一致（图8-2-25），在全层缝合时，管腔大的一侧每针间距要大一些，以适应较窄的对侧。

❸ 为防止吻合口的狭窄，肠吻合时，边缘不宜翻入太多，一般全层缝合应距离边缘2~3mm。拉紧每一针缝线时，应准确翻入黏膜。前壁全层缝合时，进针勿过深以防将后壁缝入，造成肠腔狭窄。

❹ 缝合肠系膜裂孔时，勿将系膜血管结扎，也不要将其穿破一起出血，如形成血肿，可能压迫血管影响肠管的血液供应。如肠系膜血管被刺破出血，要立即用手指捏住，压迫止血，如不止血则将其缝扎，缝扎后仔细观察系膜血管搏动和肠壁颜色，如有血液循环障碍，须再次行肠切除。

术后处理　❶ 除腹股沟疝和休克患者外，术后应采用半坐位，暂禁食，持续胃肠减压，待肠蠕动恢复，肛门排气后，可拔除胃管，进流食。三天后改用半流食。如有腹胀，术中发现吻合口水肿，可适当延长禁食时间。

❷ 抗炎补液，纠正水、电解质平衡失调，必要时应用全肠外营养，加强营养及支持疗法。

❸ 如术后近期突发腹痛并有腹膜炎，应考虑吻合口瘘发生，如腹膜炎局限，可仅引流，如为弥漫性腹膜炎，需再次手术探查，重新吻合或肠造瘘。

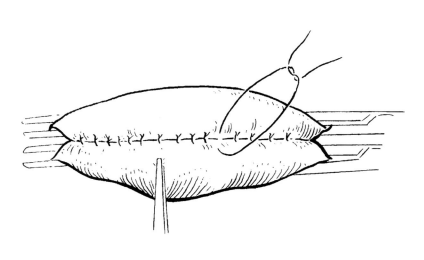

图8-2-23

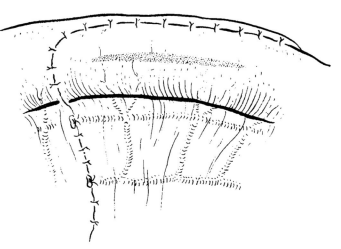

图8-2-24

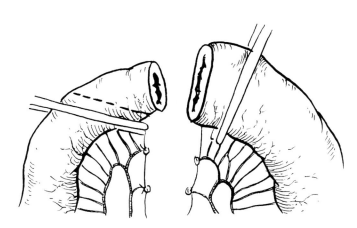

图8-2-25

223

第三节　小肠造口术

适 应 证　❶　灌注肠内营养物质。

❷　减轻肠内压力或缓解远端肠管梗阻。

术前准备　纠正水、电解质及酸碱失衡，必要时补充蛋白、血浆或输血。

麻　　醉　连续硬膜外阻滞麻醉或气管内插管全身麻醉。

体　　位　仰卧位。

手术步骤　❶　空肠插管造口法常用于高位空肠营养瘘或肠腔减压。

（1）切口可根据手术的目的选择，如取左侧上腹经腹直肌切口或右下腹经腹直肌切口。

（2）提出距十二指肠悬韧带15~20cm处空肠，置肠钳，在系膜对侧肠壁上作荷包缝合两道，两者距离约5mm，切开荷包缝线中央的肠壁（图8-3-1）。

（3）插入16~18F导尿管或营养管一根，深约6~7cm，收紧结扎第一个荷包缝线，再收紧结扎第二个荷包线，使导尿管周围肠壁向内翻入（图8-3-2）。

（4）用近段小肠壁包绕导管，作浆肌层间断缝合，使导管埋在肠壁包绕的隧道内，长5~7cm。导管可从腹壁另戳口引出，与皮肤固定（图8-3-3）。

❷　回肠单腔造口法用于全结肠和直肠切除时，腹部人工肛门。

（1）切口：右下腹经腹直肌切口。

（2）提出距回盲部约15cm处回肠，切断回肠及系膜，闭锁远端。在右下腹脐与髂前上棘连线与腹直肌交界处，提起皮肤，剪一与肠管大小相当的小洞，切开皮下组织至腹膜，从切开处拉出回肠近断端，露出3~5cm，在腹腔内将近断端肠系膜切缘与侧腹壁腹膜缝合固定（图8-3-4）。

（3）修整肠管残端使其外翻，将其浆肌层与造口边缘腹膜及腹直肌后鞘结节缝合（图8-3-5）。

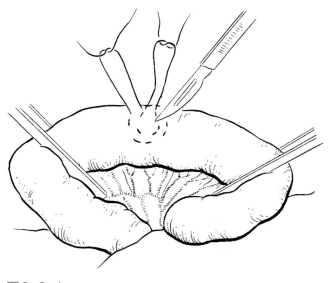

图 8-3-1

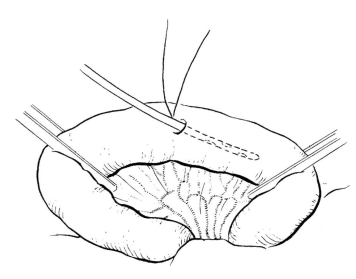

图 8-3-2

（4）再将末端黏膜外翻与皮肤作间断缝合（图8-3-6）。

❸ 双腔造口法用于肠梗阻、小肠损伤等重症患者，不能耐受长时间手术或不能行肠切除吻合者或病变肠管难以判断生机时外置病变肠段。

（1）切除病变肠段后，将近远两端肠管并列，作浆肌层缝合，长6~8cm，将其提至切口外约4cm。将肠管的浆肌层与腹膜和皮肤结节缝合固定（图8-3-7），再以凡士林纱条包绕造口肠管。

（2）如作肠外置时，将难以判定生机的全部肠管提至切口外，于肠系膜戳孔置一玻璃棒，两端套以橡皮管，防止肠管回缩至腹腔内，固定同前（图8-3-8）。用凡士林纱条包绕造口肠管。

术中要点

❶ 切开腹直肌前鞘时可用十字形切开。

❷ 防止造口的肠管脱出或内陷，确实地缝合肠管与腹膜。

术后处理

❶ 注意保持导管通畅，可用生理盐水冲洗。如拔除，则带管时间不少于2周。

❷ 术后72小时切除外置的小肠，造口开放，成双腔造口（图8-3-9）。

❸ 及时清理排出造口处的粪便，注意局部皮肤的护理，预防感染造成的狭窄。

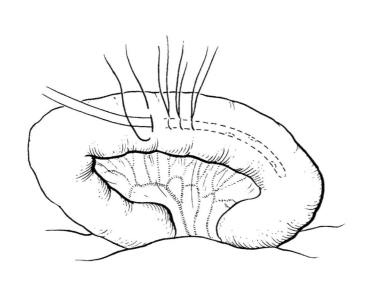

图8-3-3

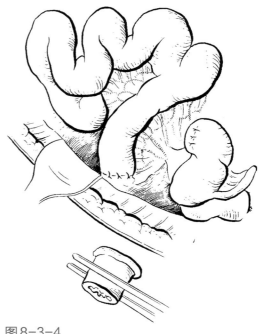

图8-3-4

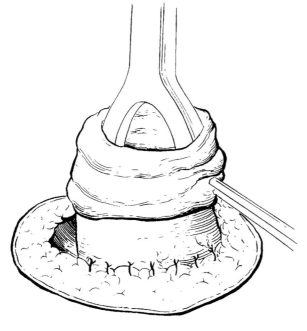

图8-3-5

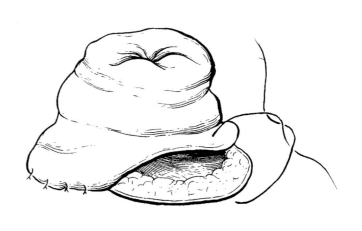

图8-3-6

225

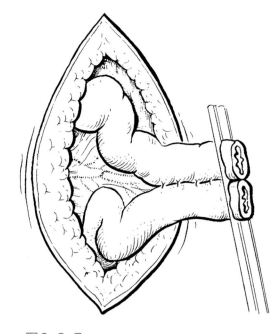

图8-3-7

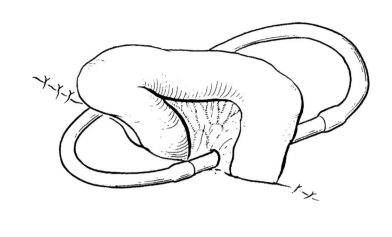

图8-3-8

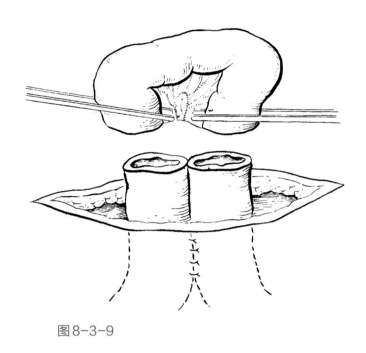

图8-3-9

第四节　　小肠外瘘闭合术

适 应 证	❶ 高位肠瘘、唇状瘘、经久不愈的管状瘘。
	❷ 人工造瘘，已不需要其存在者。
术前准备	❶ 肠瘘造影以确定肠瘘部位、形状、长度以及肠瘘远端肠管的通畅情况。
	❷ 常规肠道准备：口服肠道抗生素，如甲硝唑片，一般5~7天。术前2~3天可进流食，每日口服轻泻药，如番泻叶，术前晚及术晨清洁洗肠。
体 位	仰卧位。
麻 醉	硬膜外麻醉或全身麻醉。

手术步骤

❶ 瘘管切除缝合术用于慢性单纯性小肠瘘，瘘口周围无严重粘连、炎症，瘘口的直径不超过肠径的一半。

（1）于腹壁瘘口周围做梭形皮肤切口（图8-4-1）。

（2）切开皮肤，沿瘘管向深层分离，达腹膜。于瘘管上端或下端无粘连的腹膜上切一小口，用剪刀围绕瘘管呈椭圆形剪开腹膜，上提瘘管，分离瘘管与肠管之间的粘连，并游离瘘管近端及远端的肠袢（图8-4-2）。

（3）肠钳钳夹肠瘘的远端、近端肠管，于瘘管的基底部，沿肠管纵轴方向作梭形切开肠壁，切除瘘管（图8-4-3）。

（4）将肠壁切口向两侧牵开，使切口变成横行，行全层结节缝合后再行浆肌层结节缝合加固（图8-4-4）。

❷ 肠切除肠端端吻合术用于瘘口周围粘连严重，瘘口直径较大或合并肠腔狭窄者。

（1）以肠瘘的位置为中心取梭形切口。进腹，显露有瘘的肠段，游离该段肠管的系膜，肠钳钳夹瘘管远端、近端适当位置的健康肠管，切除两肠钳之间的有瘘肠段（图8-4-5）。

（2）行肠端端吻合（图8-4-6）。

（3）也可于瘘口旁另作腹壁切口，找到肠瘘远、近端肠袢，将其切断后，远近端健康肠管端端吻合（图8-4-7）。由腹腔内分离被切除的肠管及瘘管，至腹壁瘘口处皮肤之下，再由瘘口周围作皮肤梭形切口，将瘘口处皮肤连同瘘管及远近肠段一并切除。

❸ 缝合切口。

术中要点、术后处理

同小肠部分切除术。

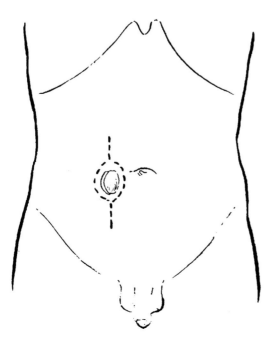

图8-4-1

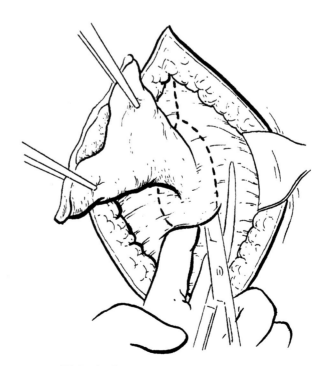

图8-4-2

227

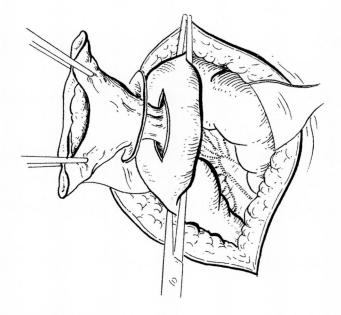

图 8-4-3

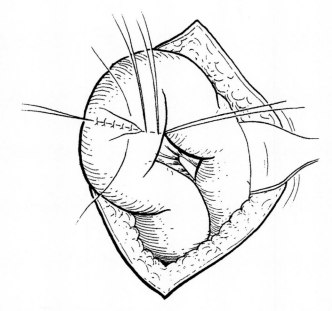

图 8-4-4

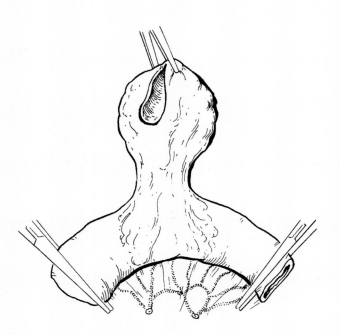

图 8-4-5

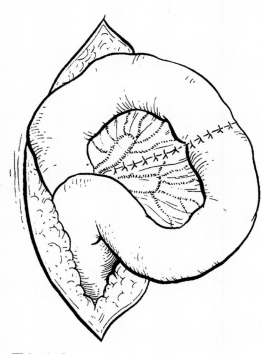

图 8-4-6

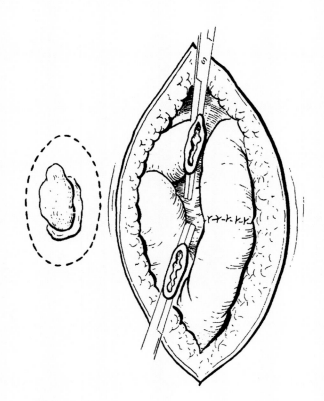

图 8-4-7

第五节　肠梗阻的手术

适应证
❶ 确诊或怀疑有绞窄性肠梗阻者。
❷ 肠梗阻并发腹膜炎者，中毒性休克。
❸ 肠先天畸形、腹疝、肠系膜血管栓塞、肿瘤所致的肠梗阻。

术前准备
❶ 监测患者的生命体征及有关生化检验。
❷ 补液纠正水、电解质、酸碱平衡紊乱，改善全身状况，必要时输血。
❸ 留置胃肠减压管，减轻腹胀和毒素的吸收。
❹ 应用抗生素控制肠道细菌的繁殖和毒素的产生。

麻　醉　连续硬膜外麻醉或全身麻醉。

体　位　仰卧位。

手术步骤
❶ 小肠粘连松解术
（1）根据可能梗阻的部位，常取右侧脐旁正中切口或经腹直肌切口。或者沿原切口进腹，并切除原切口瘢痕（图8-5-1）。
（2）逐步进腹，小心分离腹腔脏器与切口周围腹壁的粘连。将造成肠袢扭曲、压迫、折叠成锐角的纤维索带或粘连钳夹、切断、剪除（图8-5-2）。
（3）于分离后的粗糙面两端行浆肌层间断缝合，将其埋入（图8-5-3）。
（4）或用其所属的肠系膜或大网膜缝合覆盖粗糙面（图8-5-4）。
（5）肠间较厚的纤维性粘连，用剪刀锐性分离（图8-5-5）。受压肠袢可根据有无生机决定是否需要进行肠切除。
（6）严重粘连不易分离的肠段，可行该段小肠切除或粘连段肠管旷置近远端侧侧吻合术（图8-5-6）。
（7）腹壁切口分层缝合，必要时加减张缝合。

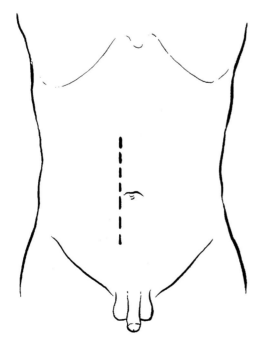

图8-5-1

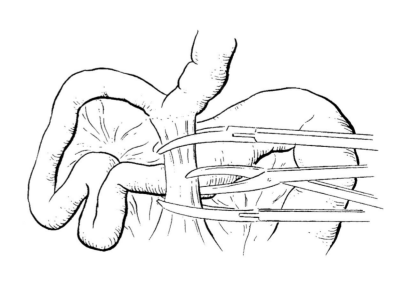

图8-5-2

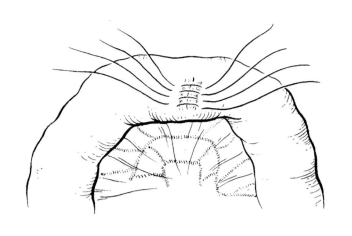

图8-5-3

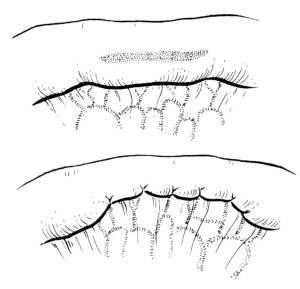

图8-5-4

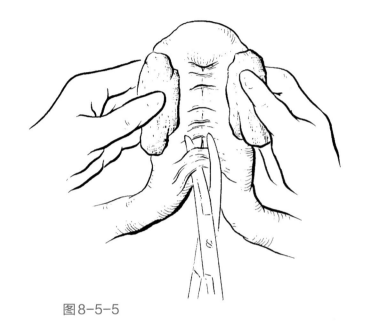

图8-5-5

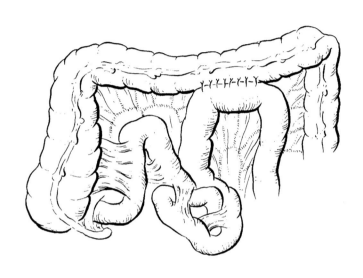

图8-5-6

❷ 肠套叠复位或切除术

（1）用于非手术方法复位失败的肠套叠、反复复发、慢性肠套叠、小肠套叠或疑有其他病因导致套叠。一般取右侧经腹直肌切口。

（2）进腹后，探查梗阻原因，找到套叠部位。

（3）将套叠肠段移出腹腔或于腹腔内在直视下用双手交替挤压套叠头部进行复位。切勿用力牵拉、挤压套入的肠管，以免造成肠管破裂（图8-5-7）。

（4）如套入部与鞘部有粘连时，可将手指伸入其间，钝性分离粘连，或注入甘油，再轻轻挤压、复位（图8-5-8）。

（5）如鞘与套入部相嵌较紧不易复位时，可在套叠的颈部将鞘切开2~3cm，鞘部松弛后可将套叠复位，缝合切开的肠壁（图8-5-9）。复位后观察套入段肠管，如生机正常，则返还腹腔。

（6）如复位前发现套入的肠管已坏死，需行套入部分切除，先将鞘部与套入部之间的浆肌层作结节缝合（图8-5-10）。

（7）切开套叠的鞘部，取出套入部肠管（图8-5-11）。

（8）于鞘部腔内在坏死肠管根部切除坏死肠管，用可吸收肠线行套入部肠管根部残端全层与鞘部肠壁黏膜层的结节缝合（图8-5-12）。

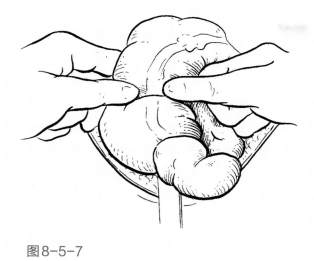

图 8-5-7

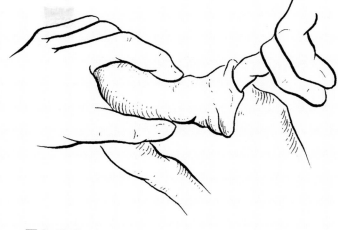

图 8-5-8

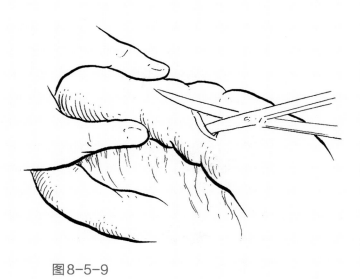

图 8-5-9

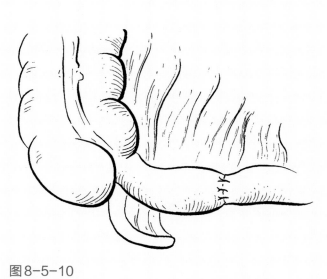

图 8-5-10

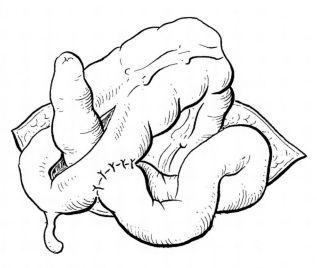

图 8-5-11

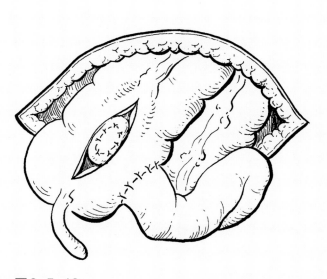

图 8-5-12

（9）于鞘部腔内超过吻合口之上留置胶管一根，引出腹壁外，鞘部切口双层缝合。也可行坏死段肠管切除，肠端端吻合术或双腔造口术。

（10）逐层关腹。

❸ 小肠扭转复位术

（1）切口同前。

（2）进腹后探查腹腔，如确诊为小肠扭转，可将扭转的肠管提出腹腔，检查扭转的程度和范围，按着扭转的相反方向复位（图8-5-13）。

（3）0.5%利多卡因溶液封闭扭转的肠系膜，观察扭转段肠管的血运恢复状况。肠扭转常由于粘连束带、肠系膜裂孔内疝或肠管互相粘连所致，因此，需针对各种原因予以处理。

（4）先天性肠旋转不良症表现高位肠梗阻症状者，常并发小肠扭转。此时应探查盲肠位置，常位于中上腹或右上腹，被纤维结缔组织固定于右侧后腹壁，压迫十二指肠的降部或水平部，引起部分或完全性高位肠梗阻。游离盲肠后可以解除压迫。将小肠结肠自然复位，盲肠不必固定或复位（图8-5-14）。

（5）结肠扭转中最常见乙状结肠扭转。开腹后常见巨大的肠襻（图8-5-15）。可自肛门插入导管，向上通过扭转处排出胀大肠襻的内容物或切开肠管减压，再复位。

（6）乙状结肠扭转复位的同时常行肠系膜短缩术。解除扭转后，肠壁无血运障碍，则于肠系膜的一侧，从靠近肠管系膜缘开始至系膜根作肠系膜浆膜层间断穿针缝合一列，暂不结扎，平行作同样数列缝合，列间相距2~3cm（图8-5-16）。

（7）同样短缩缝合肠系膜另一侧浆膜层。最后一一收紧、结扎各缝合线，过长的系膜可短缩（图8-5-17）。

（8）亦可在乙状结肠系膜上作纵行切口（图8-5-18）。

（9）松解系膜纤维组织，横行缝合系膜（图8-5-19）。

（10）复位后，如肠管已坏死，则行肠切除肠吻合或肠造瘘术。逐层关腹，必要时腹部切口行减张缝合。

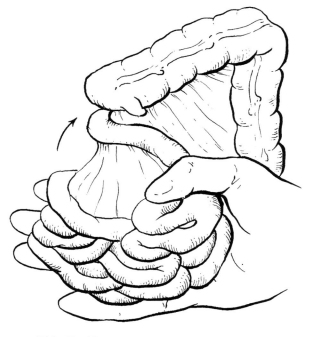

图8-5-13

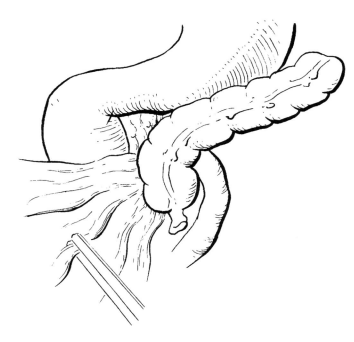

图8-5-14

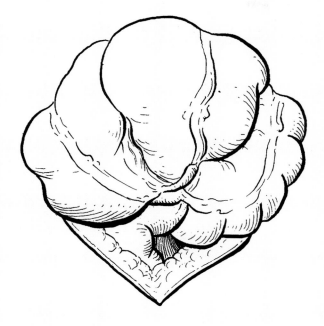

图 8-5-15

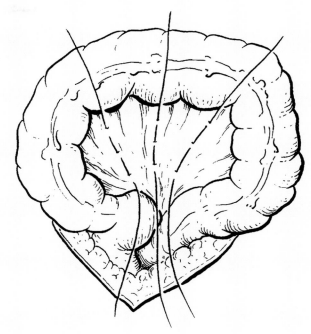

图 8-5-16

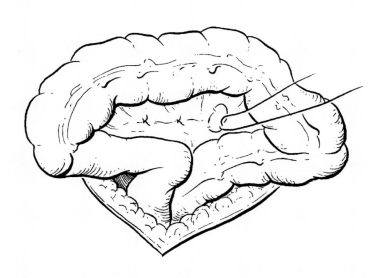

图 8-5-17

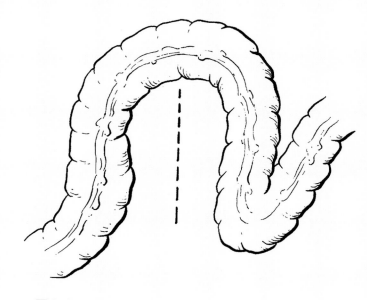

图 8-5-18

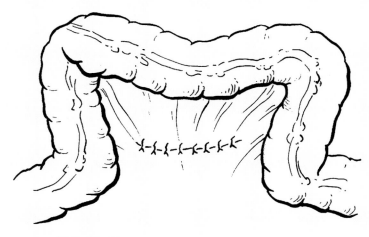

图 8-5-19

233

❹ 肠腔减压术

（1）插管减压法：于梗阻部位以上扩张的肠段，在肠系膜对侧缘肠壁上，用丝线作荷包缝合。于其中央切开肠壁（图8-5-20），插入胶皮管后吸引排出肠内容物（图8-5-21）。减压后，拔出胶皮管，结扎荷包缝合线。垂直肠管纵轴方向结节缝合浆肌层，包埋荷包缝合线。

（2）切开减压法：选择梗阻以上扩张明显的肠袢，于准备切开的肠壁上作荷包缝合，于其中央全层切开肠壁，用弯盘接纳放出的肠内容物。可用止血钳钳出较大的块状物（图8-5-22）。内容物排除后，结扎荷包缝合线，再沿肠管横行作浆肌层结节缝合。

❺ 小肠折叠术

（1）切口选择及肠管的粘连分离步骤同小肠粘连松解术。

（2）将全部小肠游离，伸展自由。

（3）外固定法：向上拉开横结肠，距十二指肠悬韧带5cm处空肠开始，以20～30cm为一肠段进行折叠缝合，直至距回肠末端5cm止。肠段之间将肠系膜缝合（图8-5-23）。

（4）两肠段间行浆肌层缝合（图8-5-24）。

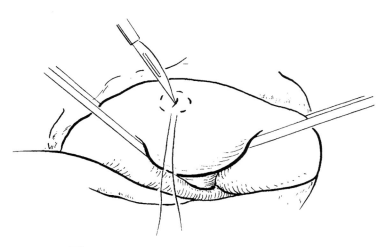

图8-5-20

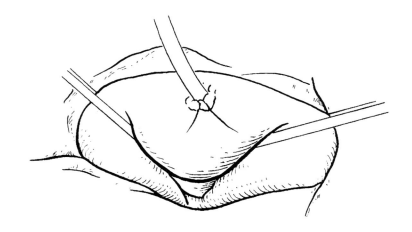

图8-5-21

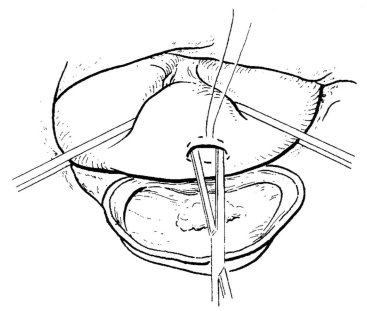

图8-5-22

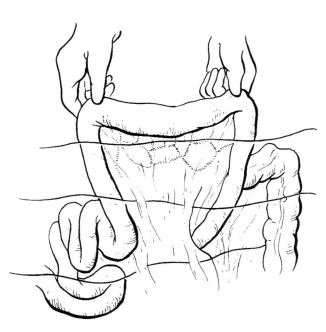

图8-5-23

（5）为防止肠袢转弯处形成锐角，每个转弯处均留出3~4cm不缝合（图8-5-25）。

（6）全部折叠缝合完成后固定于横结肠系膜（图8-5-26），以防扭转。

❻ 小肠段倒置术

（1）残留小肠长度小于120cm，或所剩小肠长度虽大于120cm，但未保留回盲瓣。本术式为延长小肠内食物存留时间。

（2）切口同小肠粘连松解术。进腹后游离全部残留小肠，避免出现因游离肠管而造成的副损伤。选择近回盲部的肠段约15cm，在保证其血运良好的情况下切断其两端（图8-5-27）。

（3）转180°后，与原肠袢吻合（图8-5-28）。

术中要点

❶ 术后肠梗阻，如发生在术后1周以内，可经原切口进腹。发生在术后2周至3个月的肠梗阻，因原手术切口处瘢痕粘连可能较重，进腹困难，为避免损伤肠管，可另行选择切口。

❷ 牵拉扩张、水肿的肠管易造成浆肌层撕裂。故探查梗阻部位时，常从瘪塌的肠管进行。

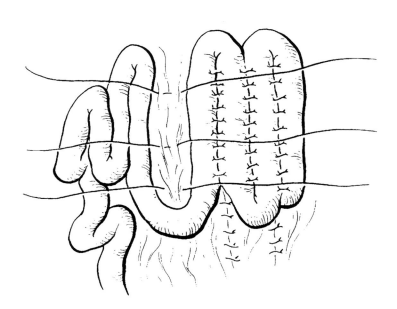

图8-5-24

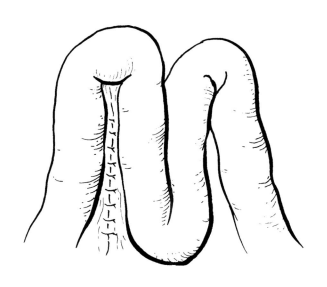

图8-5-25

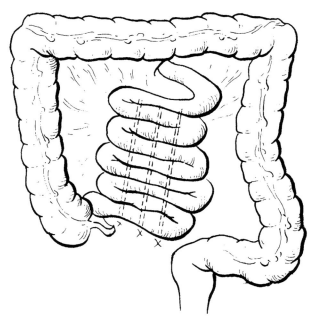

图8-5-26

235

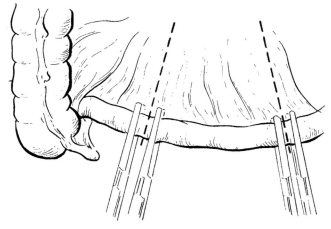

图8-5-27

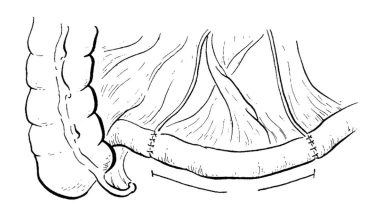

图8-5-28

❸ 肠管过度膨胀可引起肠壁发生点状坏死，需详细探查，以防遗漏小块肠坏死。

❹ 关腹之前必须全面检查，确认梗阻已解除，尽量使腹腔内的粗糙面再腹膜化，以防止再粘连。腹壁张力较大者，可行减张缝合。

术后处理　❶ 监测患者的生命体征如血压、脉搏、呼吸等及有关生化检验，根据病情，补液、纠正水、电解质紊乱，酸碱平衡失调及中毒性休克，必要时输全血或血浆。

❷ 继续胃肠减压至肠功能恢复。

❸ 全身应用抗生素。

❹ 术后早期离床活动，促进胃肠功能恢复，防止肠粘连。

第六节　梅克尔憩室切除术

适 应 证　❶ 憩室并发炎症、出血、溃疡、梗阻或穿孔者。

❷ 因其他疾病探查腹腔，发现梅克尔憩室时也可予以切除。

术前准备　同小肠部分切除术。

麻　　醉　连续硬膜外麻醉或全身麻醉。

体　　位　仰卧位。

手术步骤　❶ 右下腹经腹直肌切口。进腹后沿回盲部向近端探查，找到憩室。对于颈部较细的憩室，先于肠壁环绕憩室根部行浆肌层荷包缝合，再钳夹其根部（图8-6-1）。

❷ 于根部结扎、切除憩室，收紧荷包缝线将其内翻（图8-6-2）。

❸ 颈部较宽的憩室，近远端置肠钳阻断肠内容物，呈"∨"形上钳，钳夹憩室基底周围肠壁，切除憩室及部分肠壁（图8-6-3）。

❹ 双层缝合肠壁（图8-6-4）。必要时可行憩室段肠管切除肠吻合。逐层缝合腹壁。

术中要点、
术后处理

同小肠部分切除术。

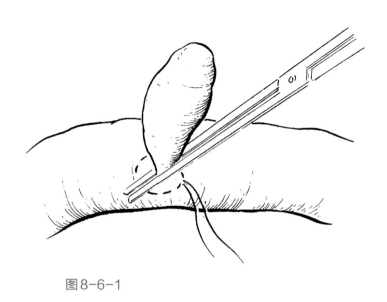

图8-6-1

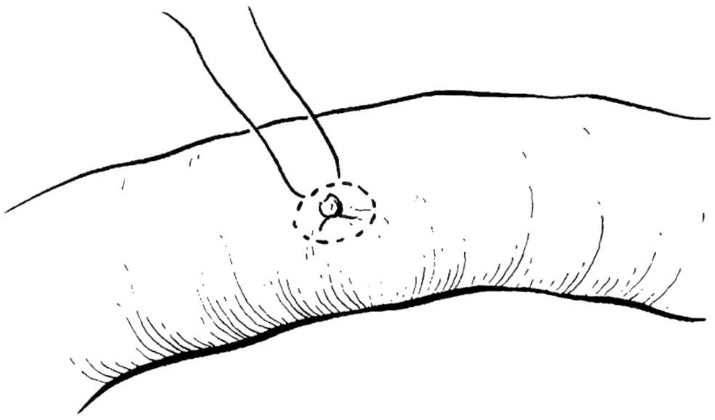

图8-6-2

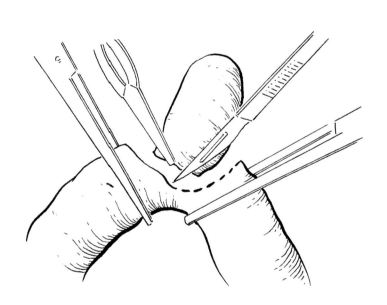

图8-6-3

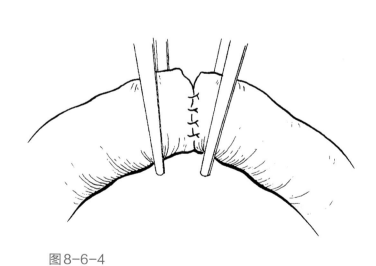

图8-6-4

第七节　　肠系膜肿瘤摘除术

适 应 证	切除后不影响肠管血运者。
术前准备	同小肠部分切除术。
麻　　醉	硬膜外麻醉或气管内插管全身麻醉。
体　　位	仰卧位。
手术步骤	❶ 根据病变部位取相应位置的纵行切口，如右或左下腹经腹直肌切口。进腹后，探查肿物的位置、大小。注意其与肠系膜血管或肠管的关系。
	❷ 在肿物隆起处的肠系膜上血管较少的区域，做一与肠管垂直的切口（图8-7-1）。
	❸ 切开肠系膜的脏腹膜，结扎出血点（图8-7-2）。
	❹ 钝性分离脏腹膜与肿物包膜之间的疏松结缔组织，将肿物完整摘除（图8-7-3）。
	❺ 结节缝合肠系膜切口（图8-7-4），逐层缝合腹壁。如切开、剥离及结扎肠系膜边缘血管引起肠管血运障碍，应行肠切除肠吻合术。
	❻ 如囊肿的一部分与肠系膜根部血管或周围重要器官粘连，不应强行剥离，可将未粘连的部分囊壁游离并切开，吸净囊内容物后，将游离的囊壁切除（图8-7-5）。
	❼ 用刮匙刮除残留囊腔壁，并涂以3%碘酒，再缝合肠系膜切口（图8-7-6）。
	❽ 肿物如属恶性，应清扫附近的淋巴结（图8-7-7）。
	❾ 行该段肠管肠切除肠吻合（图8-7-8）。
	❿ 如肿物累及周围其他部分的肠管，则一并切除（图8-7-9、图8-7-10）。
术中要点、 术后处理	同小肠部分切除术。

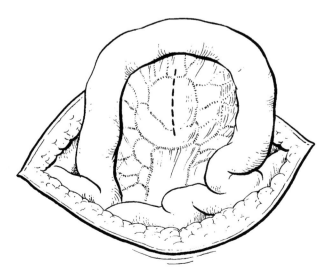

图8-7-1

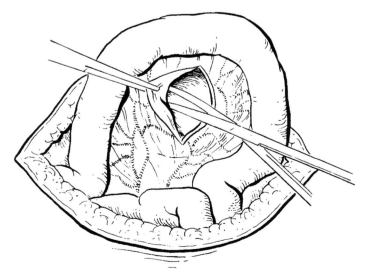

图8-7-2

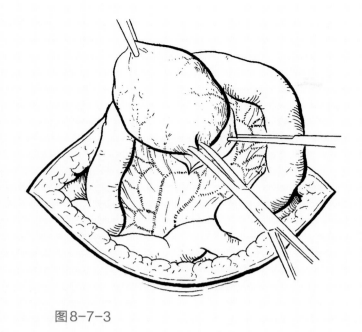

图 8-7-3

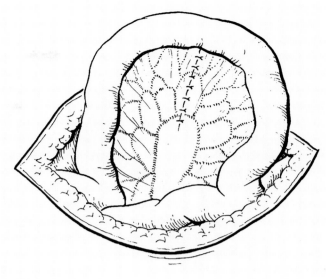

图 8-7-4

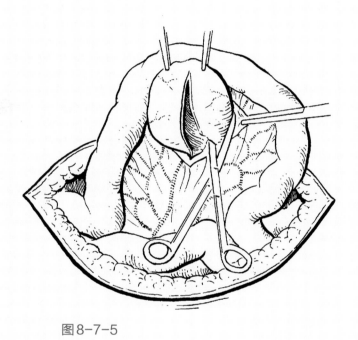

图 8-7-5

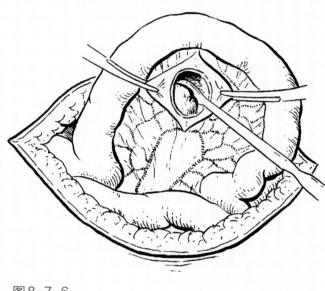

图 8-7-6

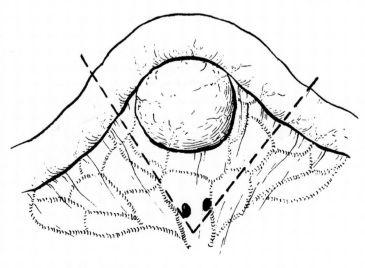

图 8-7-7

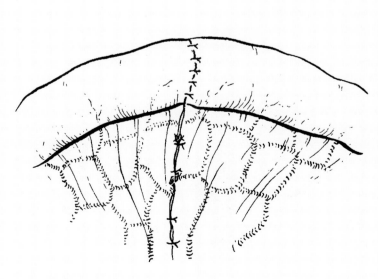

图 8-7-8

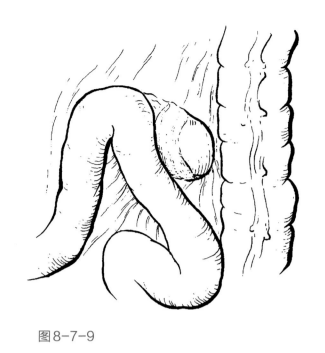

图 8-7-9

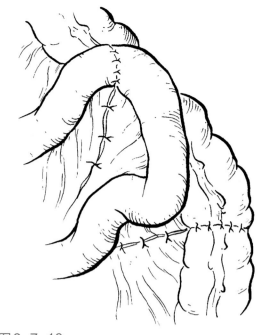

图 8-7-10

第八节　急性阑尾炎

适　应　证

❶ 急性阑尾炎诊断明确，慢性阑尾炎急性发作，均应手术治疗。

❷ 小儿、老年性阑尾炎应尽早手术治疗。

❸ 妊娠合并阑尾炎，早期（3个月以内）应做手术；中晚期不能用抗生素控制者，应手术治疗。

❹ 阑尾周围脓肿经手术引流或非手术治疗至治愈3~6月以后，可以行阑尾切除术。

❺ 其他病变，如阑尾类癌、周围病变累及阑尾者。

术前准备

❶ 纠正脱水、电解质、酸碱平衡紊乱。

❷ 有腹膜炎者，术前应用广谱抗生素。

❸ 妊娠期阑尾炎应适当给予镇静药和黄体酮，以减少子宫收缩，防止流产及早产。

麻　　醉　　连续硬膜外麻醉，局部麻醉，小儿用全身麻醉。

体　　位　　仰卧位。

手术步骤

❶ 切口选择：诊断明确者应用麦氏切口，右侧经腹直肌切口适用于诊断尚不明确或病情复杂的患者（图8-8-1）。

ER 8-8-1
单孔法腹
腔镜阑尾
切除术

❷ 如麦氏切口显露不充分，可将切口内侧的腹直肌前后鞘切开一部分，再将腹直肌拉向内侧，以扩大切口。当需要向外扩大切口时，可沿腹内斜肌与腹横肌纤维切开。如再需扩大切口，可沿腹直肌外缘切开，向上、下延长（图8-8-2）。

❸ 切开腹膜：以麦氏切口为例，切口通过麦氏点（右髂前上棘与脐连线外

ER 8-8-2
两孔法腹
腔镜阑尾
切除术

ER 8-8-3
三孔法腹
腔镜阑尾
切除术

1/3与内2/3之交接点），与髂前上棘和脐连线相垂直，切口的1/3在麦氏点上方，2/3在麦氏点下方，切口长4~6cm，依次切开皮肤、皮下组织、腹外斜肌腱膜，钝性分离腹内斜肌和腹横肌直达腹膜（图8-8-3）。

❹ 用两把镊子提起腹横筋膜和腹膜，确信未夹住腹内脏器，顺切口方向于两镊之间切开腹膜进入腹腔（图8-8-4）。

❺ 寻找阑尾：寻找阑尾是手术的关键之一。阑尾的位置是多变的，但阑尾根部与盲肠的位置关系是固定的（图8-8-5）。先找到升结肠，沿结肠带至回盲部。三条结肠带汇合处即是阑尾根部所在（图8-8-6）。如切口深面为大网膜与小肠占据，影响寻找结肠，可用大块生理盐水纱布沿右侧腹壁将其推向左侧，并用深拉钩固定，即可充分显露盲肠（因盲肠一般固定于腹后壁不能被推移）。

❻ 如阑尾炎症较轻，可直接用大镊子将其拉出，如炎症水肿较重，组织脆弱，切勿挤压以免破溃，阑尾穿孔，可用止血钳钳夹阑尾尖端系膜，将其提出（图8-8-7）。在急性炎症期，阑尾被大网膜、肠管粘连包裹，难以发现，可钝性分离，显露阑尾。如大网膜粘连紧密，不易钝性分离，可将其结扎切断，显露阑尾根部或尖端。

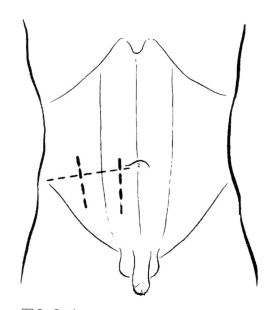

图 8-8-1

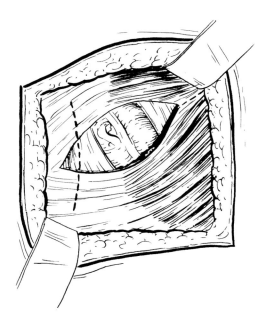

图 8-8-2

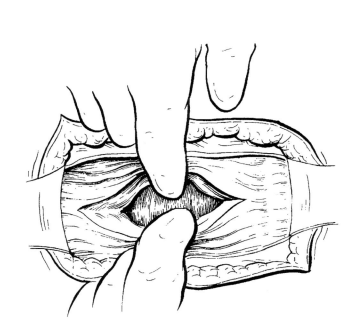

图 8-8-3

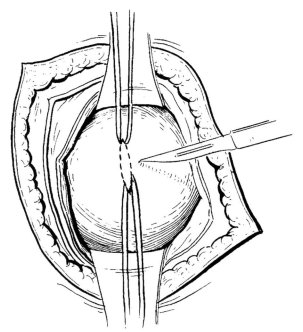

图 8-8-4

❼ 切除阑尾：如盲肠与阑尾移动性良好，阑尾系膜无粘连，容易将阑尾提起，可采用先断系膜的顺行阑尾切除术；如炎症较重，阑尾粘连固定不易提起，或阑尾系膜过短时，则用先离断阑尾根部的逆行阑尾切除术。

（1）顺行切除阑尾：

1）提起阑尾，用止血钳穿透阑尾根部系膜，并带过两条4号线，一次将系膜全部结扎，然后于两结扎线间切断系膜（图8-8-8）。

2）如系膜因感染水肿增厚，或含脂肪组织过多，一次结扎困难，则应分束结扎切断（图8-8-9）。

3）于距阑尾根部1.0cm的盲肠壁上用1号线作浆肌层荷包缝合，暂不结扎。荷包缝合时注意勿穿透盲肠壁，提起阑尾，距根部0.5cm处，用直止血钳钳夹挫灭阑尾，再用7号线于该处结扎（图8-8-10）。

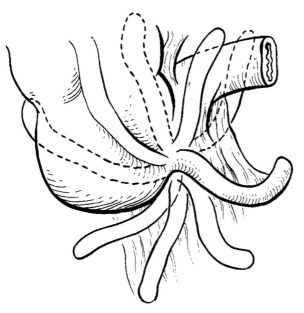

图8-8-5

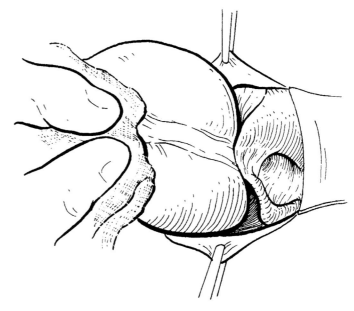

图8-8-6

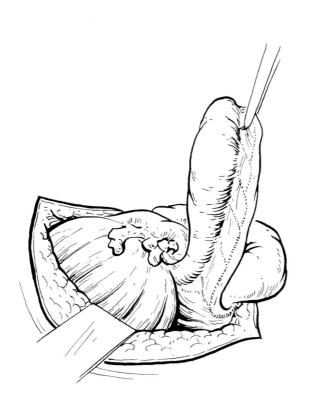

图8-8-7

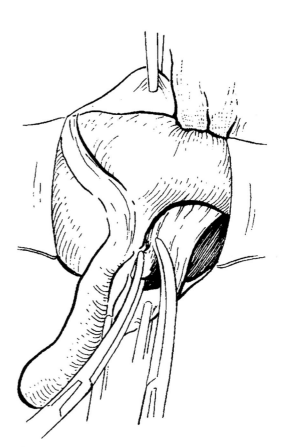

图8-8-8

4）在结扎线的远端用止血钳钳夹阑尾，在钳与结扎线间切断阑尾，移去阑尾（图8-8-11）。电刀灼烧阑尾残端黏膜，并用碘伏消毒。

5）助手一手持无齿镊子提起荷包缝合外的盲肠壁，另一手用无齿镊夹住阑尾残端向盲肠内按压，同时术者双手提起荷包缝合线并拉紧作结扎，使阑尾残端包埋于荷包缝合内（图8-8-12）。

6）荷包缝合线不剪断，利用此线将阑尾系膜或周围肠脂垂结扎于荷包缝合口，以加强对残端的覆盖（图8-8-13）。有时炎症水肿较重，残端包埋不理想，可加浆肌层结节缝合，包埋残端。

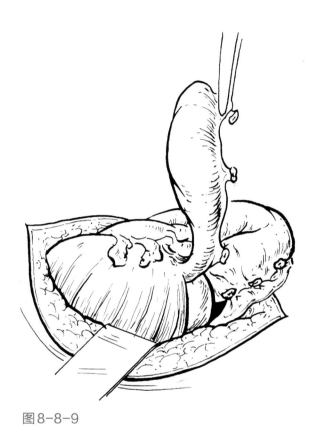

图8-8-9

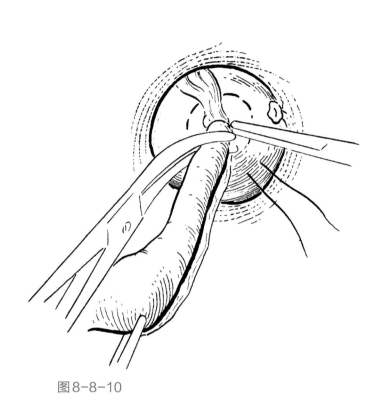

图8-8-10

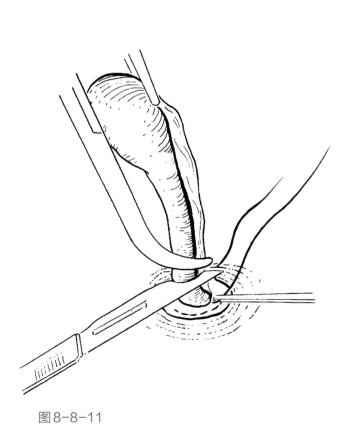

图8-8-11

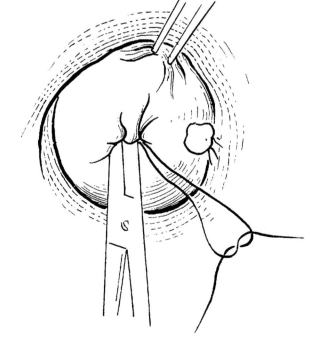

图8-8-12

243

（2）逆行切除阑尾：沿结肠带找到阑尾根部，将根部与周围粘连分离，用止血钳穿透根部系膜，并带过7号线（图8-8-14），再以直止血钳挫灭阑尾根部，7号线结扎，再于其上方1cm处用7号线结扎，于两结扎线间切断阑尾。处理阑尾残端。

1）在盲肠壁上绕阑尾残端作荷包缝合，包埋阑尾残端（图8-8-15）。

2）由根部开始逐步向阑尾尖端分离切断阑尾系膜，阑尾系膜先用止血钳钳夹，直至切除阑尾（图8-8-16）。

3）仔细将阑尾系膜贯穿缝合，结扎止血（图8-8-17）。

❽ 湿生理盐水纱布擦净腹腔内渗出。

❾ 下列情况须放置引流管：

（1）腹腔内有大量渗出液或有粪臭者。

（2）阑尾残端处理不理想，有粪瘘可能。

（3）阑尾未能完整切除。

（4）炎症重，有出血或渗血可能，放置引流管有利于观察。

❿ 一般引流管放置于右髂窝，如渗出多，可放置于直肠膀胱窝，另戳孔引出。

⓫ 逐层缝合切口。

术中要点　❶ 术中成功寻找阑尾是手术关键之一。沿结肠带寻找阑尾一般多无困难，但在极少数情况下，阑尾位置异常，寻找阑尾困难，如浆膜下阑尾，外观看不到阑尾，但于盲肠壁上可触到硬索条，将盲肠浆膜切开，即可显露阑尾（图8-8-18）。如阑尾位于盲肠后腹膜外，须切开盲肠外、下的侧腹膜（图8-8-19），用手指从后腹壁钝性分离，将盲肠掀起，即可显露阑尾（图8-8-20）。

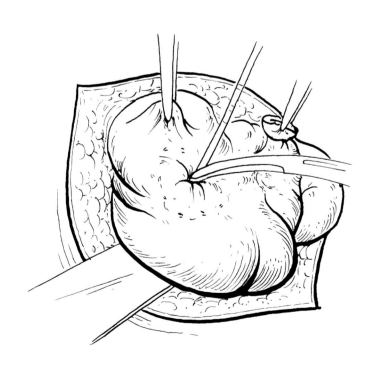

图8-8-13

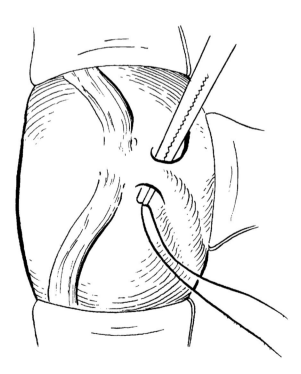

图8-8-14

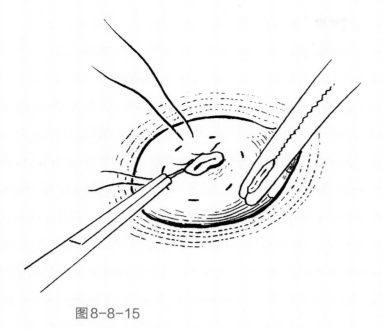

图 8-8-15

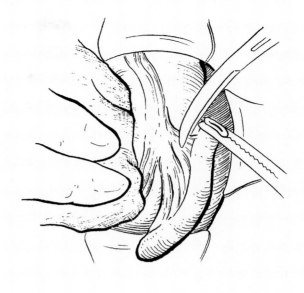

图 8-8-16

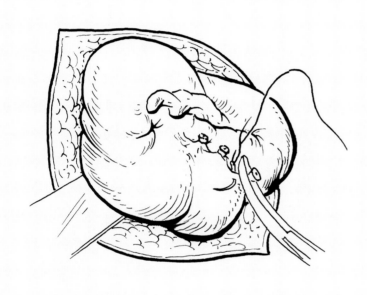

图 8-8-17

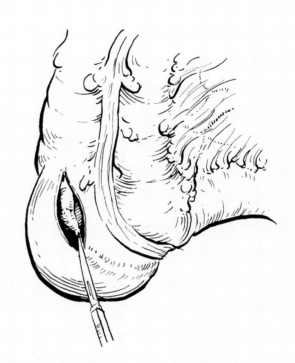

图 8-8-18

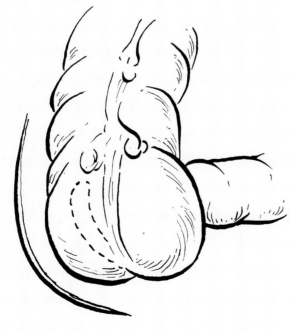

图 8-8-19

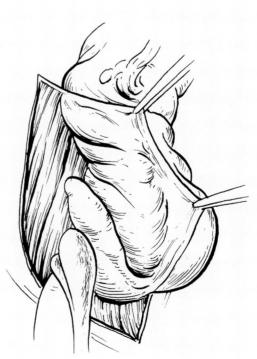

图 8-8-20

❷ 反复发作的阑尾炎，阑尾呈瘢痕性粘连，甚至固定于盲肠壁、后腹壁或侧腹壁，不能游离阑尾作顺行或逆行切除。此时须从浆肌层下切除阑尾黏膜。即由结肠带向下确定阑尾根部，用手触知阑尾部位为一硬索条。沿阑尾走行方向，于根部纵行切开浆肌层（图8-8-21），显露黏膜层并将其分出一段，再分别作双重结扎（图8-8-22），于结扎线间切断，残端消毒，再切开远端浆肌层，继续分离黏膜层至尖端（图8-8-23），将其切除，在分离过程中尽量不拉断黏膜，即或拉断也要分段将黏膜层完整切除，残端用大网膜或肠脂垂覆盖。

❸ 术中注意阑尾残端的处理：残端处理正确不仅可以防止粪瘘或出血，也能减少肠粘连和残端周围的感染。包埋残端时，荷包缝合勿过大，以免结扎缝线后留有死腔（图8-8-24），此死腔反复感染引起盲肠周围粘连，是术后右下腹痛及腹腔粘连的重要原因。

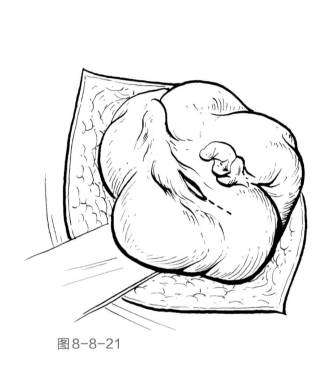

图8-8-21

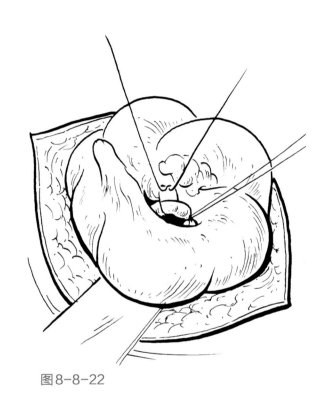

图8-8-22

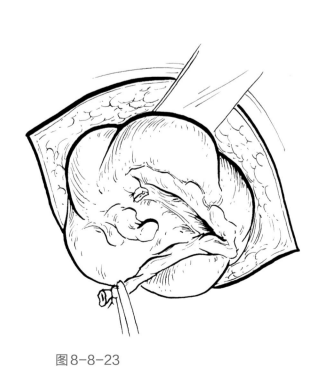

图8-8-23

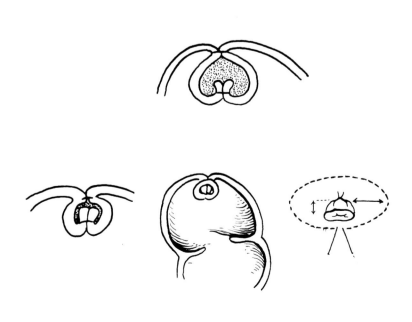

图8-8-24

④ 阑尾系膜结扎要确实可靠，最好双重结扎或缝扎，以防结扎线脱落出血。

⑤ 如阑尾根部已穿孔，可采用阑尾全切除，即于阑尾盲肠交界处切除阑尾，盲肠断端行结节或全层缝合，再加浆肌层缝合，术后留置引流。

⑥ 术中牵拉阑尾系膜可引起患者恶心、呕吐、上腹不适，可用0.5%利多卡因封闭阑尾系膜。

⑦ 如开腹后发现回盲部已有严重的粘连，坏疽的阑尾已被包裹，不易寻找，不要破坏包裹及勉强剥离阑尾，可只作腹腔引流、抗炎治疗，待炎症消退后2~3个月，再切除阑尾。

术后处理
① 术后麻醉允许下，行半坐位，排气后进流食。
② 应用广谱抗生素，纠正水电解质紊乱。

第九节 　阑尾脓肿切开引流术

适 应 证
① 脓肿边界清楚，已在局部形成粘连包裹。
② 感染可能向周围扩延或伴严重的全身中毒症状。

术前准备、
麻醉、体位
同急性阑尾炎阑尾切除术。

手术步骤
① 于右下腹压痛最明显部位切口或麦氏切口。
② 切开皮肤、皮下、筋膜及浆肌层各层至腹膜。切开腹膜时注意腹膜与内脏粘连情况。
③ 切开脓肿前，作试验性穿刺，抽出脓汁后，沿穿刺针方向钝性分开脓肿壁（图8-9-1）。排出吸净脓汁，清除坏死组织，反复冲洗脓腔。
④ 于脓腔内留置胶皮管引流，由腹壁另戳孔引出。逐层缝合切口。

术中要点
① 分开脓肿壁时不能直接分离炎症水肿的肠壁，以防造成肠壁破裂形成肠瘘。
② 注意保护腹膜腔，尽量减少被污染的可能。

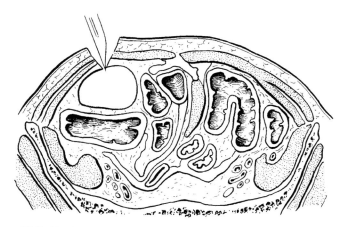

图8-9-1

术后处理	❶ 应用广谱抗生素。
	❷ 阑尾周围脓肿治愈3~6个月以后，可以行阑尾切除术。

第十节　盲肠造瘘术

适 应 证	❶ 结肠病变，尤其是升结肠及横结肠癌或狭窄引起急性肠梗阻时，患者状态欠佳，不宜采用横结肠造瘘术时，用作紧急减压或术前准备。
	❷ 结肠手术后，为防止肠吻合口瘘，可同时做此手术。
	❸ 阑尾炎症重，累及盲肠，肠壁坏死穿孔，难以修补。
术前准备、麻醉、体位	同本章第十六节"横结肠双腔造瘘术"。
手术步骤	❶ 切口：取右下腹麦氏切口，长约6~8cm。
	❷ 进腹后沿结肠带找到盲肠，将盲肠提出切口外，用生理盐水纱布保护切口，隔离腹膜（图8-10-1）。
	❸ 在盲肠壁上用4号线作浆肌层双重荷包缝合，在其中间沿结肠带切开盲肠壁（图8-10-2）。
	❹ 吸引器吸净肠内容物，碘伏消毒。将蕈状导尿管或粗的T形管插入肠腔，结扎双重荷包缝合线（图8-10-3）。
	❺ 将腹壁切口的壁腹膜与盲肠壁的浆肌层作结节缝合（图8-10-4），与腹腔隔离。
	❻ 缝合其余腹膜，逐层缝合关腹，固定蕈状导尿管（图8-10-5）。
	❼ 如估计梗阻较重，蕈状导尿管不能满意解除梗阻，术后可能需切开减压时，可将腹壁切口的壁腹膜与皮肤的真皮层作结节缝合，再将盲肠浆肌层与壁腹膜缝合，用此缝线结扎凡士林纱布条（图8-10-6），用凡士林纱布覆盖。
术中要点	❶ 缝合盲肠壁时，不应穿透肠腔。
	❷ 壁腹膜与盲肠浆肌层缝合很重要，能防止外溢的肠内容物污染腹腔。
	❸ 严格无菌操作，防止腹腔感染。
术后处理	❶ 禁食水，胃肠减压，维持水、电解质平衡，保证能量供应。
	❷ 保持引流管通畅，可间断冲洗，一般于术后2周，梗阻解除后拔除蕈状导尿管。
	❸ 如需要切开盲肠，可于术后3天拔除蕈状导尿管，沿结肠带扩大切口，将其开放，注意造瘘口护理。

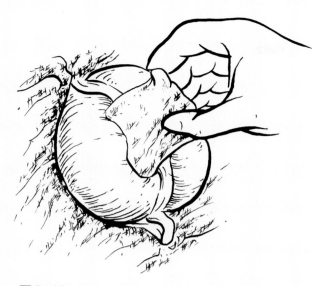

图 8-10-1

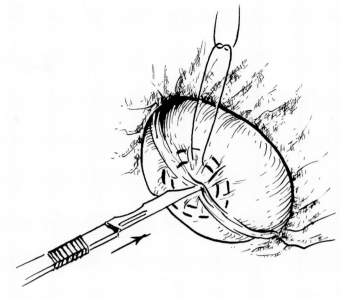

图 8-10-2

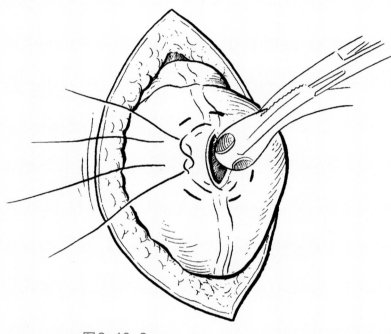

图 8-10-3

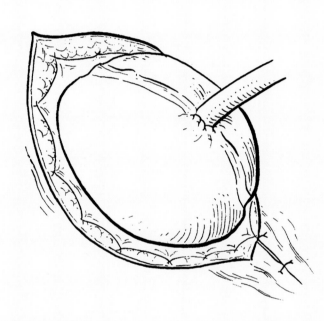

图 8-10-4

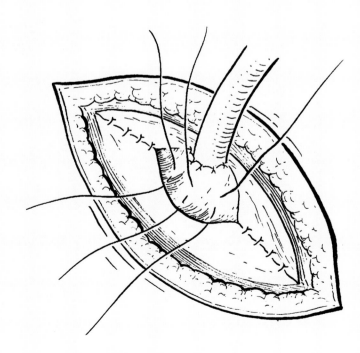

图 8-10-5

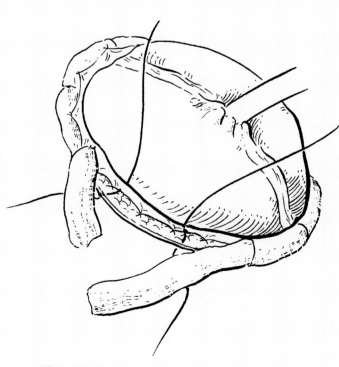

图 8-10-6

第十一节　根治性右半结肠切除术

适 应 证	盲肠、升结肠及结肠肝曲的恶性肿瘤。
禁 忌 证	❶ 一般状态较差、不能耐受手术的患者。
	❷ 肿瘤晚期、远处转移的患者，不适宜行根治性手术，可酌情行造瘘术或姑息性手术。
术前准备	❶ 纠正低蛋白血症、贫血，纠正水、电解质和酸碱平衡紊乱。
	❷ 常规肠道准备：口服肠道抗生素，如甲硝唑片，一般5~7天。术前2~3天可进流食，每日口服轻泻药，如番泻叶，术前晚及术晨清洁洗肠。
麻　　醉	硬膜外麻醉或全身麻醉。
体　　位	仰卧位。
手术步骤	❶ 以脐为中心取右侧旁正中切口或经腹直肌切口，进腹腔（图8-11-1）。
	❷ 先探查肝脏、盆腔和肠系膜有无转移，最后探查病灶，以决定手术方式及切除范围。肝曲肿瘤切除范围见图8-11-2，回盲部肿瘤切除范围见图8-11-3。
	❸ 用盐水纱布将小肠推向左侧，于横结肠和回肠预定切断处（距病灶至少10cm）用纱布条穿过系膜，结扎肠管，防止癌细胞沿肠腔扩散，可经结肠带穿刺注射5-氟尿嘧啶1 000mg于闭合肠段内（图8-11-4）。
	❹ 于横结肠系膜内分离、切断、结扎中结肠动、静脉的右支，在肠系膜根部近肠系膜上动、静脉处，分离、切断、结扎右结肠动、静脉和回结肠动、静脉（图8-11-5）。
	❺ 将升结肠牵向左侧，剪开盲肠右侧后腹膜，向上至结肠肝曲（图8-11-6）。
	❻ 切断并结扎肝结肠韧带，游离结肠肝曲（8-11-7）。

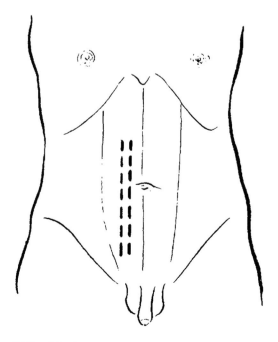

图8-11-1

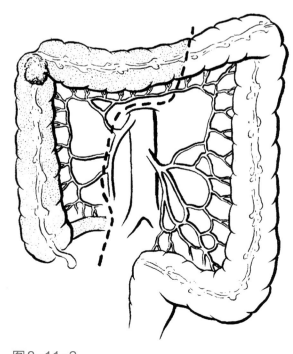

图8-11-2

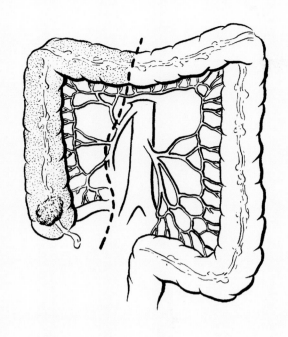

图 8-11-3

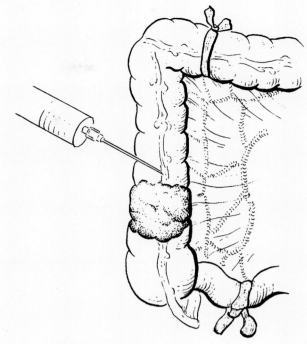

图 8-11-4

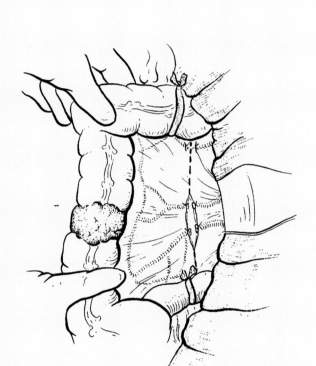

图 8-11-5

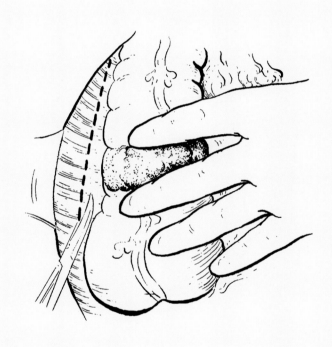

图 8-11-6

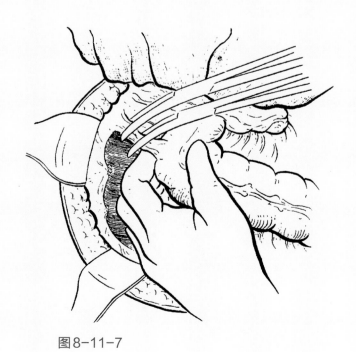

图 8-11-7

❼ 向左靠近胃大弯分束切断、结扎右侧部分的胃结肠韧带（图8-11-8）。

❽ 向深部切断、结扎右侧横结肠系膜至根部，清除结肠中动脉周围淋巴结（图8-11-9）。

❾ 向下切断肠系膜至回肠预定切断处（图8-11-10）。钝性分离盲肠、升结肠与腹后壁之间的结缔组织，并向内侧延伸，分离、切除已切开的后腹膜和腹膜后脂肪与淋巴结（图8-11-11）。

❿ 于预定切断处置肠钳，切断横结肠，同样方法切断回肠末段（一般约20cm）。移走右半结肠及切除的腹膜和淋巴结（图8-11-12）。

⓫ 将回肠断端和横结肠断端行端端吻合（图8-11-13）。缝合右侧腹后壁腹膜切口，如缺损多，亦可不缝合。间断缝合回肠与横结肠的系膜切缘，以免发生内疝（图8-11-14）。

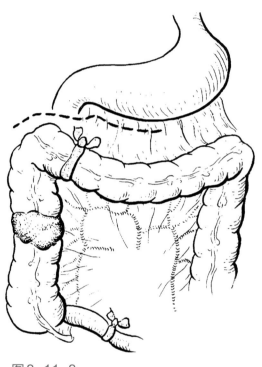

图8-11-8

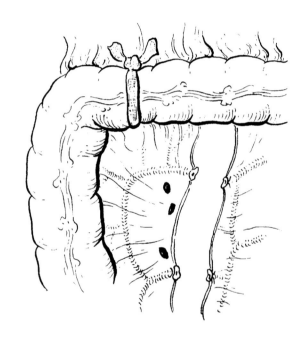

图8-11-9

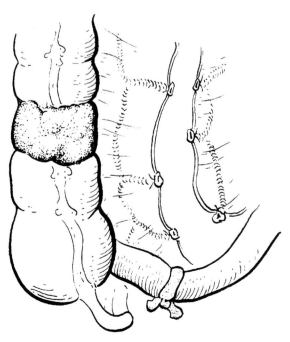

图8-11-10

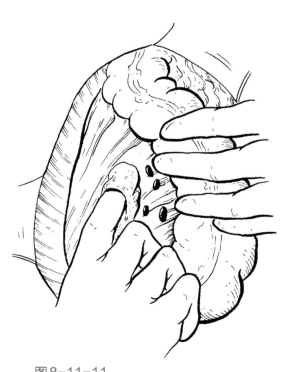

图8-11-11

⑫ 其他吻合方法

（1）端侧吻合：闭锁结肠断端切口，行回肠－横结肠端侧吻合（图8-11-15）。

（2）端侧吻合：闭锁回肠断端及横结肠断端，行两者侧侧吻合（图8-11-16）。

⑬ 清点器械、敷料，逐层缝合腹壁。

术中要点

❶ 分离过程中，注意避免损伤输尿管、睾丸或卵巢动静脉以及十二指肠降部和水平部。

❷ 癌肿位置不同，廓清术式不同，盲肠升结肠癌，廓清右结肠动脉根部及回结肠动脉根部淋巴结；肝曲、横结肠癌要将结肠中动、静脉自根部切断、结扎，重点廓清结肠中动脉根部淋巴结。

❸ 结扎回结肠动脉后，回肠末段的切除长度不少于15~20cm，否则易引起肠坏死或吻合口瘘。

❹ 注意术中无瘤操作规则。

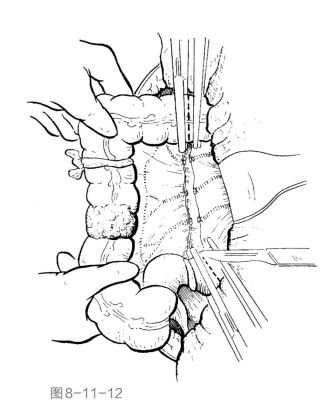

图8-11-12

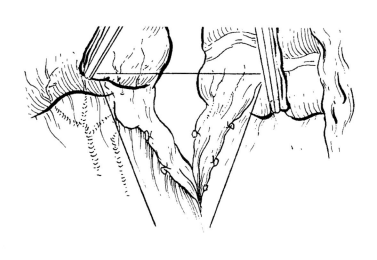

图8-11-13

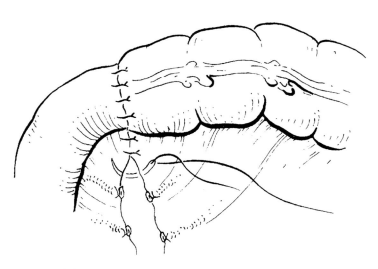

图8-11-14

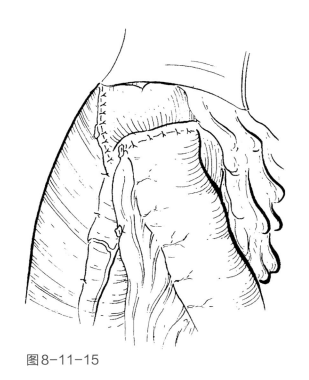

图8-11-15

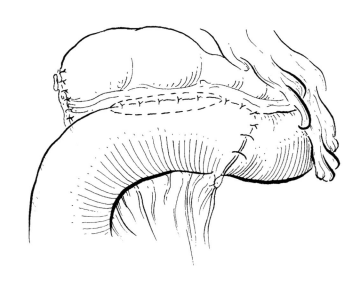

图8-11-16

术后处理	❶	胃肠减压至肛门排气、无腹胀，然后可进流质饮食，逐渐增加进食量，过渡至半流食。

术后处理 ❶ 胃肠减压至肛门排气、无腹胀，然后可进流质饮食，逐渐增加进食量，过渡至半流食。

❷ 静脉输液，补充热量、水、电解质、蛋白质。亦可给全血、血浆，全身应用抗生素。

❸ 术后3~4周酌情予以辅助化疗。

第十二节　右半结肠切除术

适　应　证　盲肠、升结肠、结肠肝曲部位的良性病变。

术前准备、　同根治性右半结肠切除术。
麻醉、体位

手术步骤　❶ 切口：同根治性右半结肠切除术。

❷ 分离右半结肠：显露升结肠旁沟，于病变外侧剪开侧腹膜，上至肝曲、下至盲肠，切断结扎肝结肠韧带后，将升结肠向左牵拉，经侧腹膜切口向左侧游离盲肠、升结肠、结肠肝曲（图8-12-1）。

❸ 靠近结肠系膜缘切断、结扎结肠系膜（图8-12-2）。

❹ 距盲肠15cm处切断回肠及其系膜，在横结肠右侧适当部位切断横结肠，肠吻合同前（图8-12-3）。

❺ 清点纱布器械，逐层缝合关腹。

术中要点、　参见根治性右半结肠切除术。
术后处理

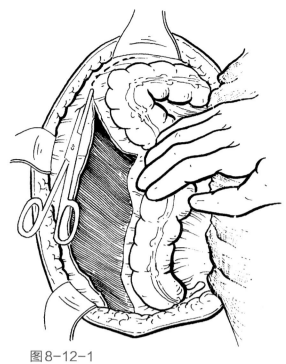

图8-12-1

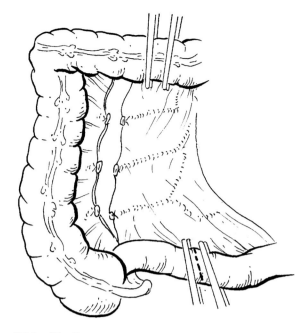

图8-12-2

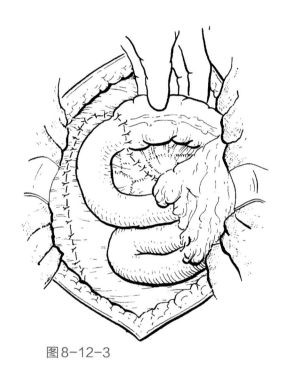

图8-12-3

第十三节　分期右半结肠切除术

适　应　证　❶　各种原因不能耐受一期右半结肠切除者。

　　　　　　　❷　腹腔内炎症病变重或粪性污染重者。

术前准备　　患者常需急诊手术，应在短时间内做好必要的术前准备，如纠正休克、胃肠减压、备皮、导尿等。

麻醉、体位　同根治性右半结肠切除术。

手术步骤　❶　右半结肠旷置，回肠、横结肠短路手术

　　　　　　（1）一期手术：

　　　　　　1）回横结肠侧侧吻合术（图8-13-1）。

2）回横结肠端侧吻合，回肠远端腹壁单腔造瘘术（图8-13-2）（参见本章第十五节"回盲部旷置术"）。

（2）二期手术：术后2~3周后进行。

1）开腹后找到回横结肠吻合口，如为侧侧吻合：在吻合口远端5cm处切断回肠，近吻合口回肠断端缝合闭锁，再于吻合口远端切断横结肠，同样闭锁近吻合口结肠断端（图8-13-3）。

2）如为端侧吻合，则切断吻合口远端横结肠（图8-13-4），再行右半结肠切除或根治术。

❷ 末端回肠双腔造口术适用于梗阻或严重感染等原因引起的不宜作一期吻合者。

（1）一期手术：末端回肠双腔造口（图8-13-5），参见小肠双腔造口术。

（2）二期手术：术后2~3周作右半结肠切除术。

术中要点　　　　参见根治性右半结肠切除术。

术后处理　　　❶ 参见根治性右半结肠切除术。

❷ 注意造口处护理，方法同横结肠双腔造瘘术。

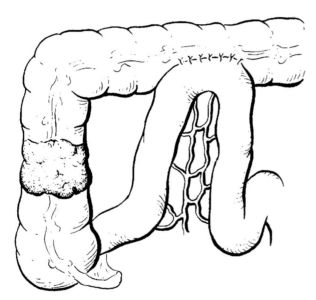

图8-13-1

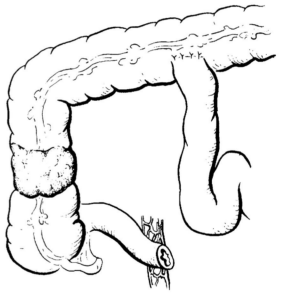

图8-13-2

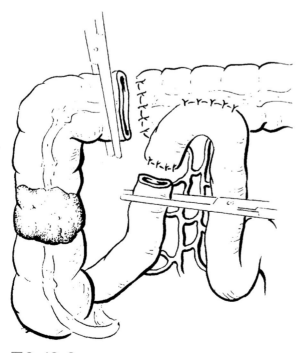

图8-13-3

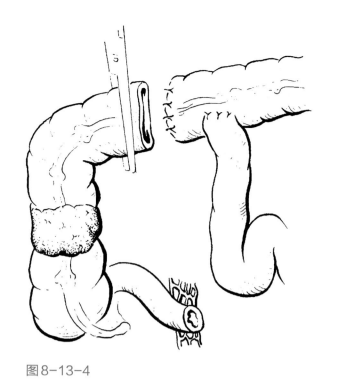

图 8-13-4

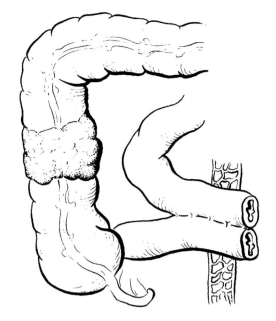

图 8-13-5

第十四节　横结肠切除术

适 应 证	❶ 横结肠中段恶性肿瘤。
	❷ 邻近部位肿瘤直接浸润横结肠中段有切除可能者。
	❸ 横结肠良性肿瘤、损伤或扭转坏死等患者。

术前准备、　　同右半结肠切除术。
麻醉、体位

手术步骤　　❶ 根据病变部位拟定切除范围（图8-14-1）。

❷ 取上腹正中或旁正中切口（图8-14-2），常规进腹探查腹腔。

❸ 如为恶性肿瘤。可于结肠肝曲、脾曲处分别用纱条结扎肿瘤两侧肠腔。经结肠带穿刺注入5-氟尿嘧啶1 000mg于闭合肠腔内（图8-14-3）。

❹ 上提横结肠，牵紧横结肠系膜，显露结肠中动脉，剪开横结肠系膜后叶，将结肠中动脉由肠系膜上动脉起始点处结扎、切断，同时结扎、切断结肠中静脉（图8-14-4）。

❺ 提起胃体，牵紧胃结肠韧带，沿胃大弯分束结扎、切断胃网膜血管，游离胃结肠韧带（图8-14-5）。向两侧分别游离、切断脾结肠韧带和肝结肠韧带，剪开降、升结肠的侧腹膜。

❻ 向前下方翻转横结肠，清除腹膜后淋巴结及脂肪组织（图8-14-6）。

❼ 自肠系膜根部向两侧"V"形切开横结肠系膜，由内向外清除腹膜后淋巴结及脂肪组织。分别于肝曲近侧和脾曲远侧切断结肠（图8-14-7）。

❽ 靠拢两断端在无张力下行端端吻合。修复肠系膜裂孔（图8-14-8）。

❾ 清点器械、敷料，逐层缝合腹壁。

术中要点、　　同根治性右半结肠切除术。
术后处理

257

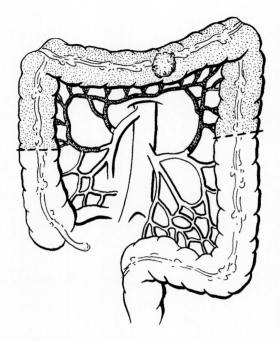

图 8-14-1

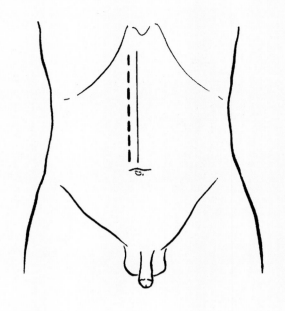

图 8-14-2

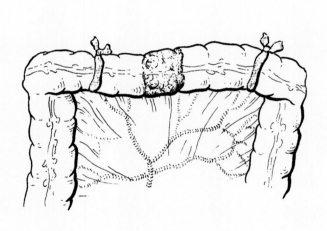

图 8-14-3

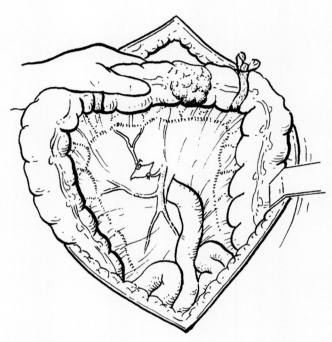

图 8-14-4

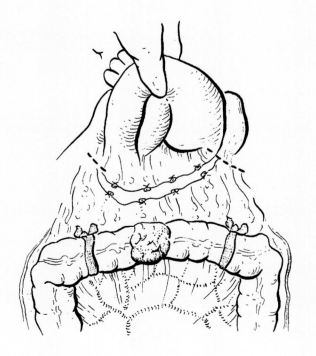

图 8-14-5

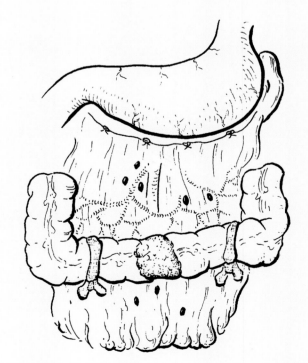

图 8-14-6

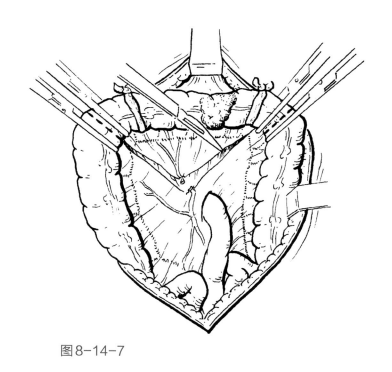

图8-14-7

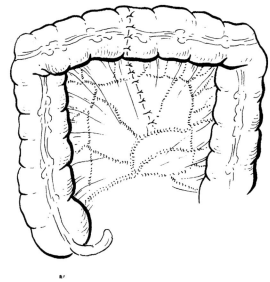

图8-14-8

第十五节　回盲部旷置术

适 应 证	❶ 回盲部恶性肿瘤已不能手术切除者。
	❷ 回盲部慢性炎症、粘连、不能切除伴有肠梗阻者。
	❸ 不能耐受一期右半结肠切除术者。
术前准备、麻醉、体位	同分期右半结肠切除术。
手术步骤	❶ 切口同右半结肠切除术，如病变不能切除，可取活组织行病理检查。
	❷ 回横结肠侧侧吻合：适用于回盲部有梗阻者（图8-15-1）。
	❸ 距回盲部25cm提起回肠，在系膜对侧缘置肠钳，沿肠管纵轴钳夹长5~6cm，于横结肠中部沿结肠带用肠钳钳夹同样长度肠管，将两钳靠拢行肠侧侧吻合（图8-15-2、图8-15-3），缝合系膜孔。
	❹ 回横结肠端侧吻合适用于回盲部尚无梗阻者或准备二期切除右半结肠者（图8-15-4）。
	（1）将距离病变15~20cm的回肠末端切断，分离系膜使吻合后吻合口不紧张为适宜。闭锁回肠远断端，近断端回肠提至横结肠中段，先行后壁浆肌层缝合（图8-15-5）。
	（2）于横结肠中部沿结肠带剪开同回肠直径相同的肠管（图8-15-6）。
	（3）行端侧吻合（图8-15-7、图8-15-8）。
	（4）吻合后吻合口通过拇指，闭锁系膜裂孔（图8-15-9）。
术中要点	回肠管腔较小，可调整切缘角度以增大吻合口的口径。
术后处理	同根治性右半结肠切除术。

259

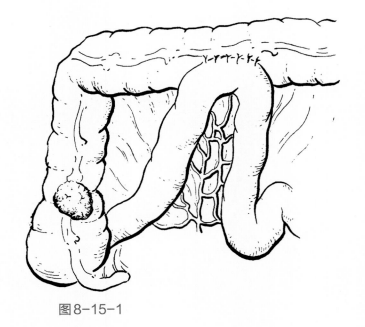

图 8-15-1

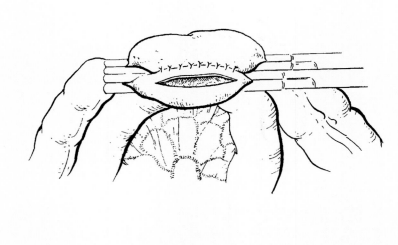

图 8-15-2

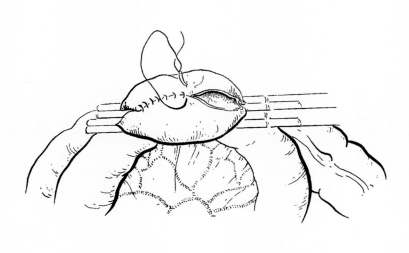

图 8-15-3

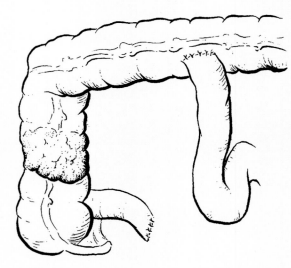

图 8-15-4

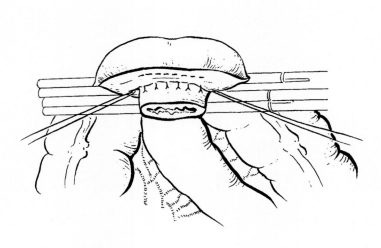

图 8-15-5

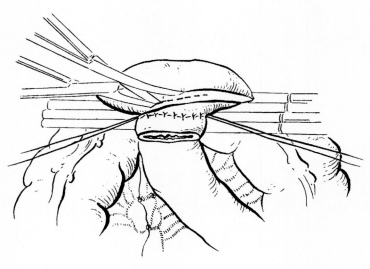

图 8-15-6

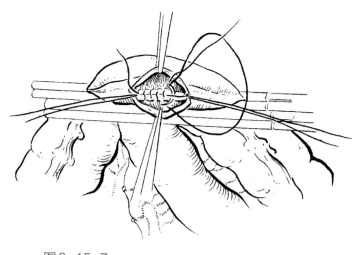

图 8-15-7

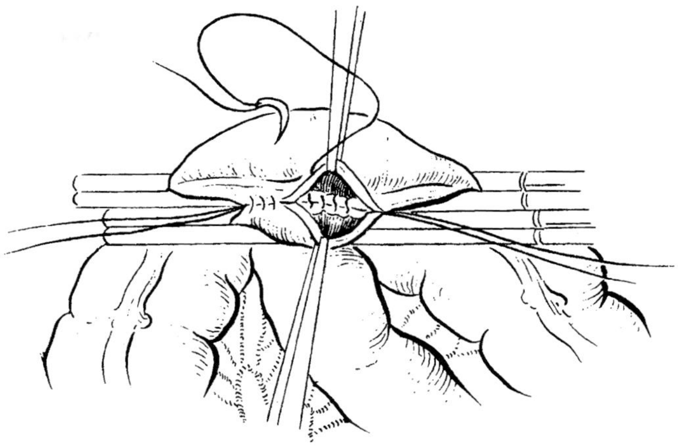

图 8-15-8

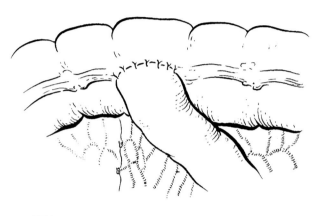

图 8-15-9

第十六节　横结肠双腔造瘘术

<table>
<tr><td>适　应　证</td><td>❶</td><td>不能切除的左半结肠癌或狭窄，伴有梗阻者。</td></tr>
<tr><td></td><td>❷</td><td>左半结肠癌或直肠癌伴梗阻但病变能切除，通过造瘘术行术前准备或防止一期肠吻合后吻合口瘘。</td></tr>
<tr><td></td><td>❸</td><td>为直肠阴道瘘、直肠膀胱瘘、直肠尿道瘘的术前准备。</td></tr>
<tr><td></td><td>❹</td><td>左半结肠或直肠损伤后，通过造瘘以保证修补处愈合。</td></tr>
<tr><td>术前准备</td><td>❶</td><td>纠正脱水、电解质平衡失调，对严重贫血和低蛋白的患者应输血。</td></tr>
<tr><td></td><td>❷</td><td>如病情允许可口服抗生素，如链霉素等。</td></tr>
<tr><td></td><td>❸</td><td>禁食，持续胃肠减压。</td></tr>
<tr><td>麻　　醉</td><td colspan="2">局部麻醉或连续硬膜外麻醉，必要时全身麻醉。</td></tr>
<tr><td>体　　位</td><td colspan="2">仰卧位。</td></tr>
<tr><td>手术步骤</td><td>❶</td><td>切口：右上腹经腹直肌切口或上腹正中切口，逐层切开腹壁进入腹腔。</td></tr>
<tr><td></td><td>❷</td><td>寻找及处理横结肠：提起大网膜，找到横结肠，从右侧提出横结肠，但</td></tr>
</table>

张力不可过大，从横结肠相对无血管区剪开大网膜的附着处（图8-16-1），结扎出血点，将大网膜还纳腹腔。若横结肠胀气明显，可先行肠减压。

❸ 处理腹壁切口：将拟造瘘的横结肠提至腹壁切口外，判断肠段通过腹壁切口的范围，将此范围两侧的腹膜与皮肤的真皮层作结节缝合（图8-16-2），然后，再逐层缝合切口两端（图8-16-3）。

❹ 固定外置结肠：将横结肠由腹壁切口提出，注意勿使肠袢扭转，在结肠系膜无血管区戳一小口（图8-16-4），通过此切口穿入一玻璃棒，再用一硬硅胶管套住玻璃棒两端，以防止肠袢回缩（图8-16-5）。

❺ 经肠系膜切口将腹壁切口两侧腹膜缝合两针，再将肠袢的浆肌层与切口的腹膜作结节缝合。间断剪掉缝线，用剩余缝线将凡士林纱布条结扎一圈（图8-16-6），另用凡士林纱布或干纱布覆盖肠管。

术中要点

❶ 肠袢与腹膜缝合前，应认真辨别近、远心端，以防扭转。

❷ 为防止造瘘口坏死，腹壁切口缝合松紧要适当，过紧可影响造瘘肠袢血运，过松可引起肠脱出，一般以缝合后结肠旁能伸入一示指较合适。同时，于系膜戳口穿入玻璃棒时，一定要在无血管区穿过，不要分离、结扎横结肠系膜的血管。

术后处理

❶ 术后持续胃肠减压，禁食2~3天，全量补液，纠正脱水及离子紊乱。

❷ 术后3天开放造瘘口，即于肠系膜对侧近端沿结肠带切开肠管，长约4cm，肠内容物可以排出（图8-16-7），开瘘后可拔除胃肠减压进流食。

❸ 造瘘口开放后注意造瘘口清洁及周围皮肤的护理。

❹ 腹膜及腹壁浆肌层缝线可于10~14天之后拆除，并去除玻璃棒或硅胶管。

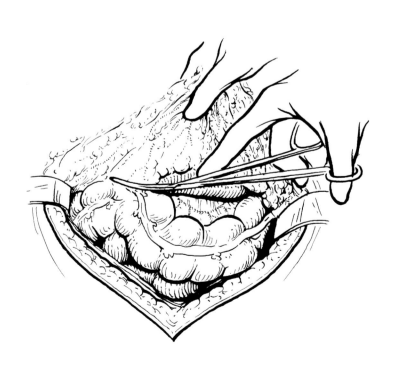

图8-16-1

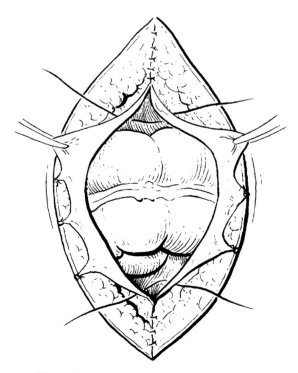

图8-16-2

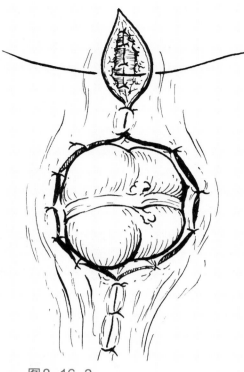

图 8-16-3

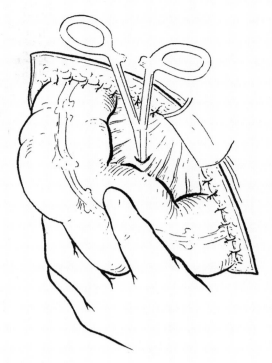

图 8-16-4

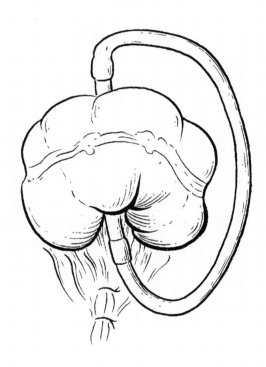

图 8-16-5

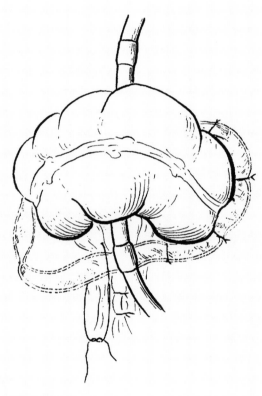

图 8-16-6

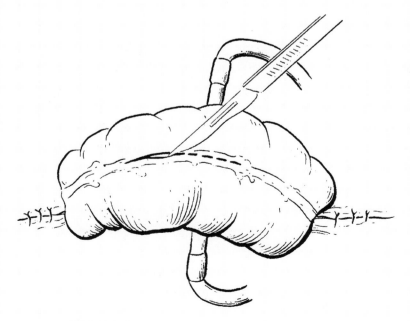

图 8-16-7

第十七节　根治性左半结肠切除术

适 应 证　　　脾曲、降结肠、乙状结肠的恶性肿瘤。

术前准备、　　同右半结肠切除术。
麻醉、体位

手术步骤　　❶ 切除范围如图8-17-1、图8-17-2所示。

ER 8-17-1
腹腔镜降结
肠根治性切
除术

❷ 以脐为中心取左侧腹直肌切口或旁正中切口（图8-17-3）。先探查肝、盆腔、肠系膜有无转移，最后探查肿瘤。

❸ 将小肠推向右上，取2根纱布条分别于距肿瘤远近端10~15cm处结扎肠管，经结肠带穿刺注入5-氟尿嘧啶1000mg于闭合肠腔内（图8-17-4）。

❹ 上提大网膜及横结肠，显露左半侧结肠，切断、结扎中结肠动脉左支及伴行静脉，再于根部切断、结扎左结肠动、静脉以及乙状结肠动静脉第1~2分支（图8-17-5）。

❺ 切断十二指肠悬韧带，游离十二指肠空肠曲和水平部。将十二指肠拉向右侧显露腹主动脉。于腹主动脉前面近肠系膜根部切开、分离后腹膜，如肠系膜下动、静脉周围有淋巴结转移，则于胰腺下缘切断、结扎肠系膜下静脉。从左肾静脉的下方开始，向下分离、清除主动脉前面及左侧的脂肪、结缔组织和淋巴结。于肠系膜下动脉根部切断、结扎动脉（图8-17-6）。

❻ 沿降结肠旁沟剪开侧腹膜，上至脾曲，下至拟切断肠管的平面（图8-17-7）。

❼ 沿胃大弯分束切断、结扎左侧部分的大网膜，直至脾曲（图8-17-8）。

❽ 剪断脾结肠韧带，提起脾曲，切断膈结肠韧带（图8-17-9）。

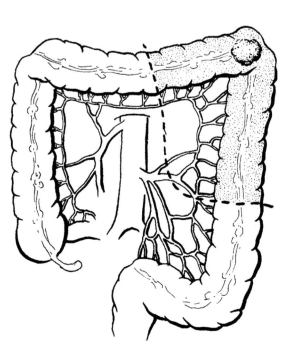

图8-17-1

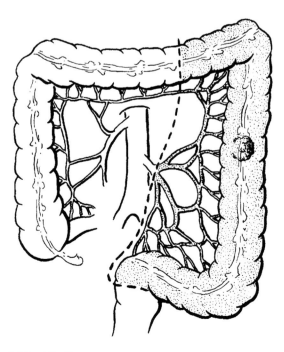

图8-17-2

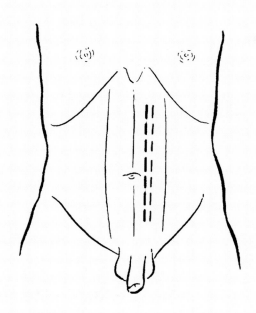

图 8-17-3

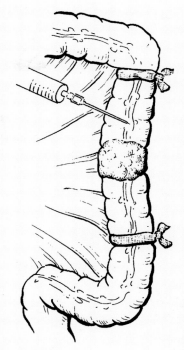

图 8-17-4

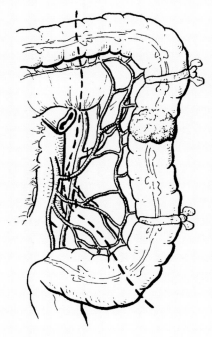

图 8-17-5

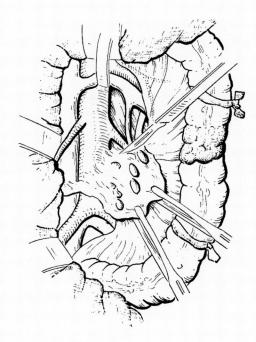

图 8-17-6

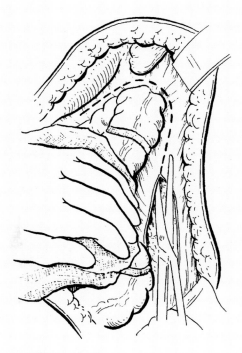

图 8-17-7

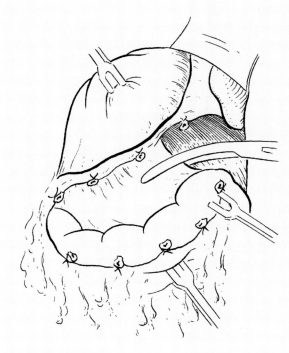

图 8-17-8

⑨ 沿侧腹膜切口向中线钝性分离降结肠，包括腹膜后脂肪、淋巴结，至中线附近（图8-17-10）。再由乙状结肠下端开始分束结扎、切断乙状结肠系膜，向横结肠中左1/3处分束结扎、切断横结肠系膜，使左半结肠游离。

⑩ 在横结肠拟切断处，近侧置肠钳，远侧置止血钳，然后于两者之间切断（图8-17-11）。同样于乙状结肠拟切断处切断肠管，移去左半结肠。

⑪ 将两断端靠拢，行端端吻合。间断缝合横结肠系膜和乙状结肠系膜切口（图8-17-12）。

⑫ 吻合完毕，用示指、拇指测试吻合口的大小和通畅情况（图8-17-13）。逐层缝合腹壁。

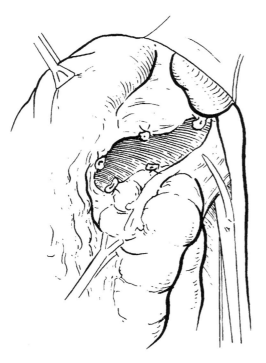

图8-17-9

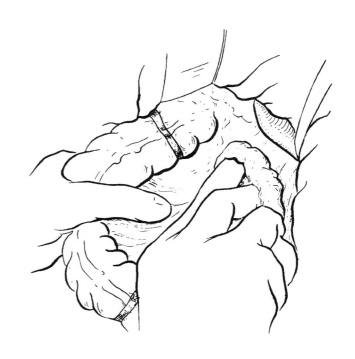

图8-17-10

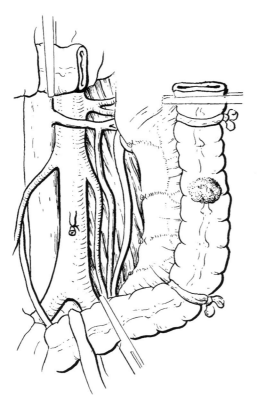

图8-17-11

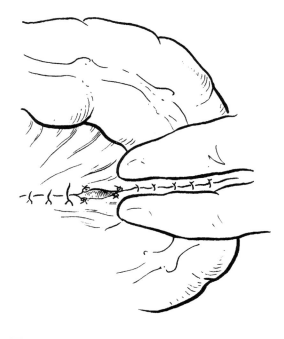

图 8-17-12

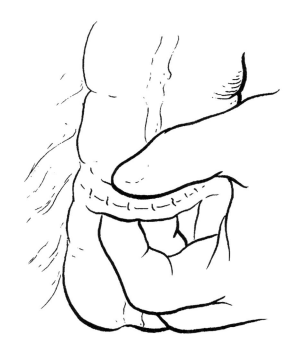

图 8-17-13

术中要点	❶ 吻合口处必须无张力。
	❷ 切断脾结肠韧带时注意勿损伤脾及胰尾。
	❸ 注意保护肾、输尿管及精索（卵巢）动静脉。
术后处理	同根治性右半结肠切除术。

第十八节　左半结肠切除术

适 应 证	脾曲、降结肠和乙状结肠部位良性病变。
术前准备、 麻醉、体位	同根治性左半结肠切除术。
手术步骤	❶ 切口：同根治性左半结肠切除术。
	❷ 于降结肠旁沟剪开侧腹膜，上至脾曲、下至乙状结肠游离系膜处，上提 降结肠、向右侧钝性剥离降结肠（图8-18-1）。
	❸ 于脾曲处切断、结扎胃结肠韧带、脾结肠韧带及膈结肠韧带。使左半结 肠全部游离，按预定切除范围，靠近结肠系膜缘分束切断、结扎肠系膜 及内部血管（图8-18-2）。
	❹ 按预定切除部位，切断上下肠管后移去。
	❺ 断端肠管端端吻合（图8-18-3）。
	❻ 逐层缝合腹壁。

术中要点	同根治性左半结肠切除术。
术后处理	同右半结肠切除术。

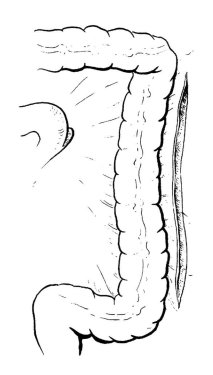

图 8-18-1

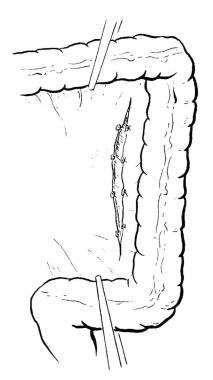

图 8-18-2

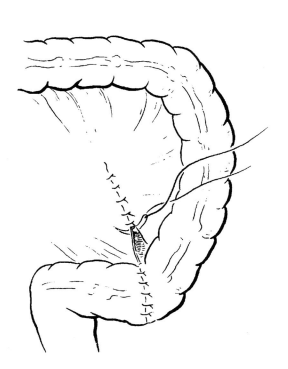

图 8-18-3

第十九节　分期左半结肠切除术

适　应　证	❶	各种原因不能耐受一期手术者。
	❷	严重梗阻，不能做肠道准备。
	❸	腹腔粪便污染重、炎症病变重、穿孔，估计吻合口术后愈合不良者。

术前准备、　同分期右半结肠切除术。
麻醉、体位

手术步骤	❶	一期手术参见横结肠或盲肠造口术。
	❷	二期手术：于一期手术后2~3周行左半结肠切除或根治术。

术中要点、　同分期右半结肠切除术。
术后处理

第二十节　乙状结肠癌切除术

适　应　证　　降结肠、乙状结肠交界处或乙状结肠的恶性肿瘤。

术前准备、　　同根治性右半结肠切除术。
麻醉、体位

手术步骤	❶	与降结肠癌的切除方法相似，切除范围见图8-20-1。
	❷	距癌肿上下约10cm处结扎肠管，穿刺注入5-氟尿嘧啶1 000mg于闭合肠腔内。
	❸	切开乙状结肠内侧后腹膜，游离肠系膜下动、静脉，在左结肠动、静脉分出远端予以结扎，处理乙状结肠的血管弓，清除腹主动脉和髂血管周围的淋巴组织（图8-20-2）。
	❹	从左结肠旁沟开始，向上游离降结肠、结肠左曲和左侧部分的横结肠，方法同左半结肠切除。
	❺	沿左结肠旁沟向下剪开后腹膜，钝性分离乙状结肠和直肠后面的结缔组织，剪开乙状结肠和直肠右侧的后腹膜。进一步清除髂血管周围的疏松结缔组织和淋巴结（图8-20-3、图8-20-4）。
	❻	在预定切除部位切断直肠、降结肠（图8-20-5）。
	❼	移走切除的结肠，然后行肠端端吻合（图8-20-6）。
	❽	将盆腔腹膜固定在结肠上，逐层关腹。

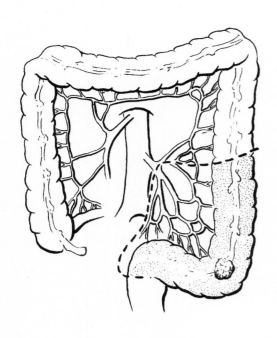

图 8-20-1

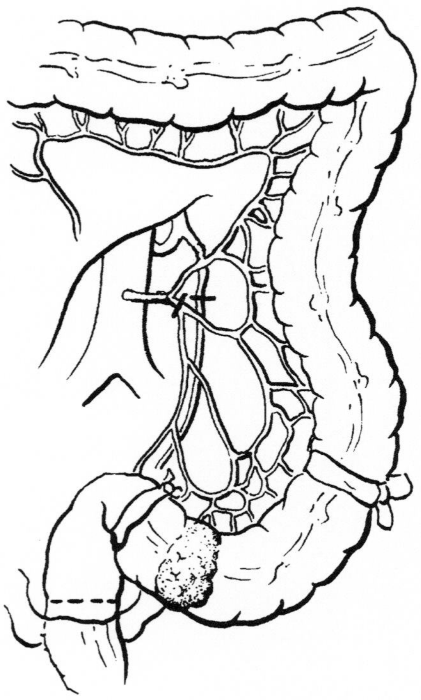

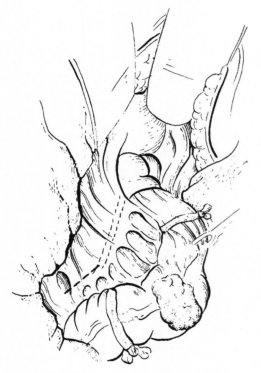

图 8-20-3

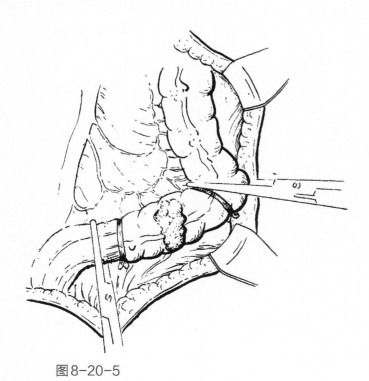

图 8-20-5

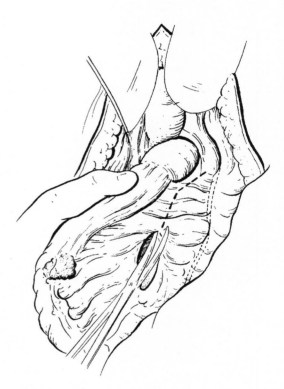

图 8-20-2

图 8-20-4

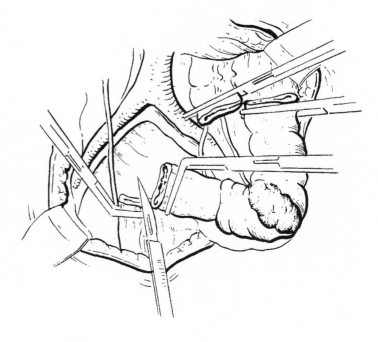

图 8-20-6

术中要点	游离降结肠上段、脾曲和横结肠时，注意保留系膜内的结肠边缘动、静脉，否则将影响吻合后游离结肠的血运。
术后处理	同根治性右半结肠切除术。

第二十一节 乙状结肠单腔造瘘术

适 应 证	❶ 经腹会阴直肠癌切除术后，不能切除的晚期直肠癌及直肠癌切除术后无法吻合者。
	❷ 肛门或直肠外伤或其他疾患不能恢复者。
术前准备、麻醉、体位	同横结肠双腔造瘘术。
手术步骤	❶ 切断乙状结肠，远端切除，近侧端作造瘘用。适当游离肠系膜及周围组织，使其近端能松弛地拉至拟造口部位（图8-21-1）。
	❷ 切口：应距离手术切口稍远些，一般在左髂前上棘与脐连线的中外1/3交界处，将皮肤提起，作一圆形切口（图8-21-2）。
	❸ 将该处皮肤及皮下组织环形切除，其直径为2~3cm（图8-21-3）。
	❹ 再切除同样大小的腹外斜肌腱膜或将腱膜作十字切开。按肌纤维方向钝性分离腹内斜肌及腹横肌。十字形切开腹膜，将腹膜边缘与皮肤的真皮层结节缝合（图8-21-4）。

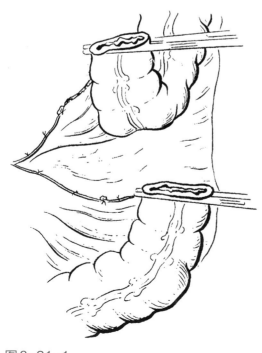

图 8-21-1

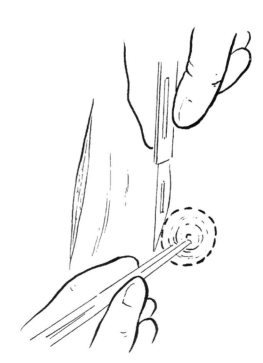

图 8-21-2

⑤ 乙状结肠近断端全层缝合闭锁，经腹壁圆形切口将乙状结肠提出约5cm，注意勿使肠管扭转，将乙状结肠系膜或乙状结肠浆肌层与侧腹膜用4号丝线作结节缝合，闭锁乙状结肠与侧腹膜之间的间隙（图8-21-5）。

⑥ 将乙状结肠断端浆肌层与造口边缘腹膜用1号线作结节缝合，每针距离约0.5cm（图8-21-6），暂不剪断缝线，用该缝线结扎凡士林纱布条，以保护切口（图8-21-7）。

⑦ 逐层缝合原切口。

术中要点

❶ 如直肠病变未能切除，不能行单腔造瘘，而应选择乙状结肠双腔造瘘术。

❷ 人工肛门的选择部位要适当，一是距离原腹壁切口要远些，以免污染。二是要避开腰带的摩擦。

❸ 为防止人工肛门狭窄，腹壁造口直径不应小于2cm，但也不宜过大，以免形成腹壁疝。

❹ 造瘘时应注意肠管血运，切断肠管及缝合固定时，注意保护乙状结肠的边缘动脉，如肠管血运不佳，应切除该段肠管，直至血运良好处。

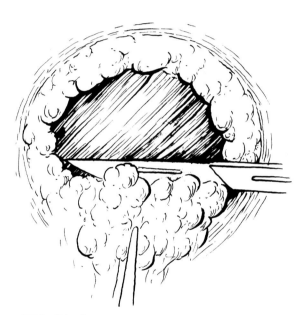

图8-21-3

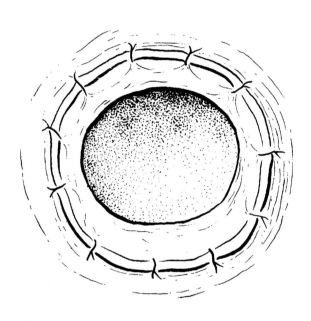

图8-21-4

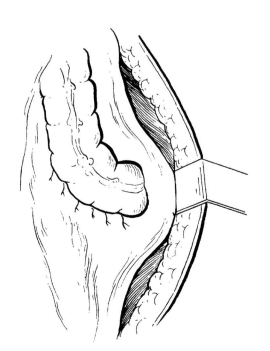

图8-21-5

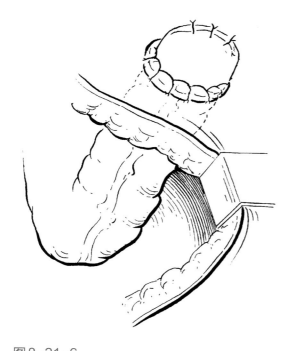

图8-21-6

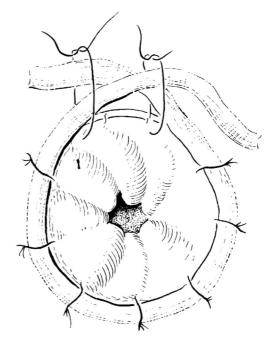

图8-21-7

❺ 闭锁乙状结肠和侧腹膜之间的间隙很重要，可防止术后内疝，但缝合后乙状结肠不应有张力，以免人造肛门内陷，如有张力应游离降结肠。

术后处理

❶ 术后48~72小时，可拆除乙状结肠断端缝线，开放人工肛门。

❷ 术后胃肠减压、禁食、补液、纠正离子紊乱、预防感染。开放人工肛门后可拔除胃管，进流食。

❸ 开放人工肛门后每天观察人工肛门有无坏死和内陷，排便是否通畅，如有内陷及坏死，应再次手术，如人工肛门狭窄，每日用戴有胶皮手套的示指进行扩张，每次20分钟左右。

❹ 开放人工肛门后应加强人工肛门护理。周围涂氧化锌软膏保护皮肤。如污染腹部及会阴部切口，应及时换药。

第二十二节　结肠造口闭合术

适 应 证　远端肠道已修复或病变解除、患者情况好转能恢复正常的通路。

术前准备

❶ 由肛门及造瘘口分别行肠镜检查，确定原发病变已解除。

❷ 常规肠道准备（同右半结肠切除术）。

麻醉、体位　同右半结肠切除术。

手术步骤

❶ 腹膜外结肠造口闭合术：适用于较简单的、双腔的唇状结肠瘘。

（1）沿造口周围约1cm处梭形切开皮肤，牵起皮肤，逐层向深部分离使造口与腹壁肌层间分离，直至结肠壁（图8-22-1）。

273

（2）分离造口管与肠壁间的粘连组织，显露肠壁浆肌层（图8-22-2）。

（3）沿肠管纵轴方向做梭形切口将瘘口管与周围粘连的皮肤和瘢痕组织一并切除（图8-22-3）。

（4）造口肠壁边缘作横形全层间断内翻缝合，再作浆肌层结节缝合（图8-22-4）。结节缝合腹膜后，逐层缝合切口。

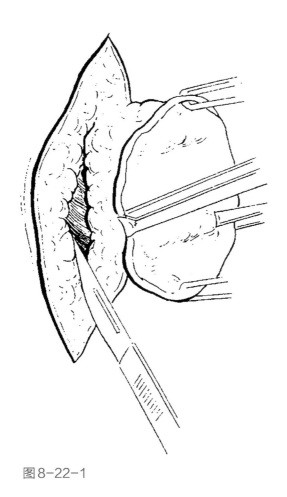

图8-22-1

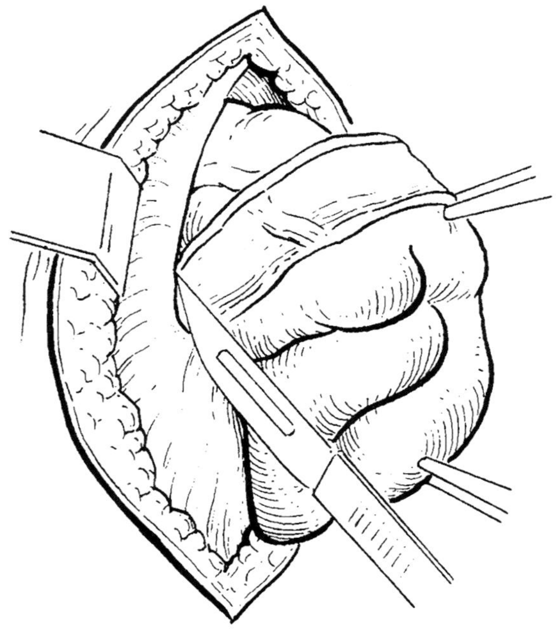

图8-22-2

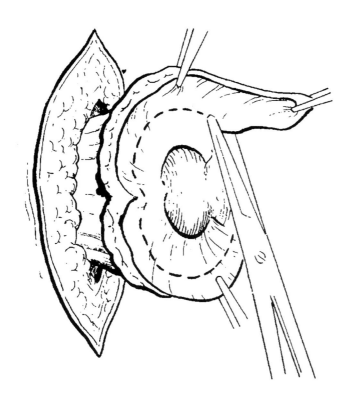

图8-22-3

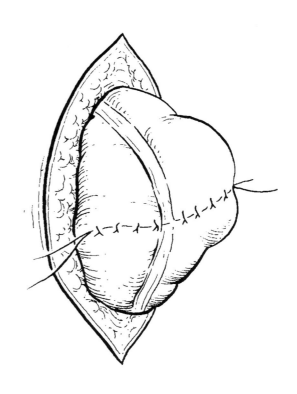

图8-22-4

274

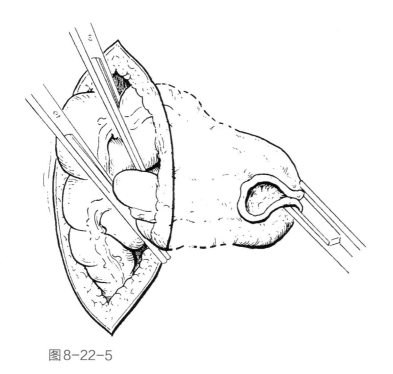

图8-22-5

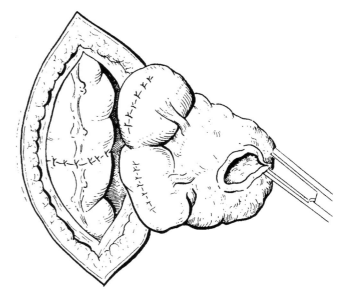

图8-22-6

❷ 腹膜内结肠造口闭合术：用于双腔结肠造口或闭锁远端旷置在腹腔内的单腔结肠造口。

（1）切口：于瘘口附近另行腹壁切口，逐层切开至腹腔，充分游离瘘口远近端结肠（图8-22-5）。

（2）钳夹瘘口远近端正常的结肠，于两钳之间切断包括瘘口在内的结肠，肠管的两断端行端端吻合（图8-22-6）。

（3）将含有瘘口在内的肠管与腹壁的瘢痕组织，一并切除。

（4）逐层缝合切口。

（5）如为单腔瘘，进腹同前，找到造口时遗留在腹腔内的远侧端结肠，充分游离结肠，分别于造口近端及闭锁端切断结肠，将两断端行端端吻合。切除瘘管及腹壁瘢痕。

术中要点、术后处理　同右半结肠切除术。

第二十三节　经腹息肉切除术

适　应　证　位置较高的息肉，且不适合在内镜下经肛门切除者。

术前准备　❶ 行纤维结肠镜检查，了解整个大肠的情况，确定息肉位置。

❷ 常规肠道准备，同右半结肠切除术。

麻　　醉　连续硬膜外麻醉或全身麻醉。

体　　位　仰卧位。

手术步骤	❶	切口：左下腹旁正中切口。
	❷	进腹后探查，于扪到息肉处沿结肠带中央切开肠壁（图8-23-1）。
	❸	拉开肠腔，显露息肉并切除，可采用结扎切除（图8-23-2）；或切除后，黏膜层缝合（图8-23-3）。
	❹	双层缝合肠壁切口，逐层关腹（图8-23-4）。
术中要点		怀疑有恶变可能的息肉，术中行冰冻病理检查，如为恶性，则行相应的根治术。
术后处理		同左半结肠切除术。

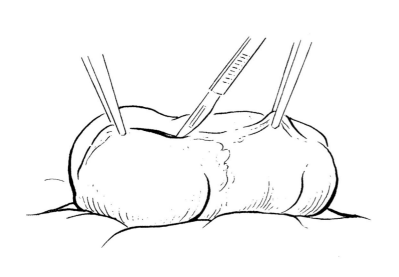

图8-23-1

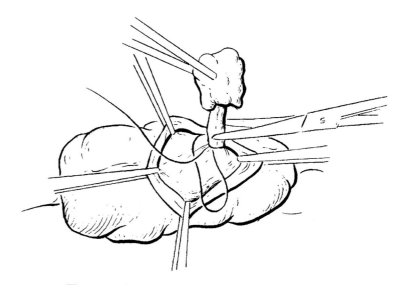

图8-23-2

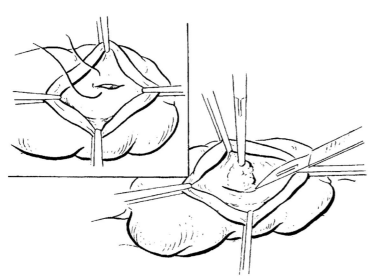

图8-23-3

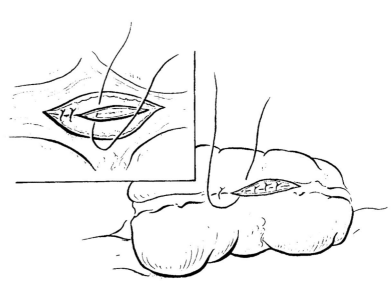

图8-23-4

第二十四节　经腹会阴联合直肠癌根治术（Miles手术）

<table>
<tr><td>适 应 证</td><td>❶ 原则上腹膜反折部以下的直肠恶性肿瘤均可采用此种术式，尤其癌肿下缘距肛门5cm以内的肛管、直肠下段的恶性肿瘤。</td></tr>
<tr><td></td><td>❷ 癌肿下缘距肛门虽超过5cm，但恶性程度高，不具备保留肛门条件者。</td></tr>
<tr><td>术前准备</td><td>同根治性右半结肠切除术。</td></tr>
<tr><td>麻　　醉</td><td>气管内插管全身麻醉或硬膜外麻醉。</td></tr>
<tr><td>体　　位</td><td>截石位，大腿外展，臀部垫高，显露肛门。</td></tr>
<tr><td>手术步骤</td><td>手术分腹部、会阴部两组进行。</td></tr>
</table>

❶ 腹部

（1）自耻骨联合至脐或脐上4~6cm，取下腹部正中切口或左下腹旁正中切口（图8-24-1）。

（2）进入腹腔，首先探查肝脏有无转移灶，腹膜有无播散性转移，有无肿大的淋巴结，最后探查肿瘤，根据具体情况决定术式。

（3）如探查后决定手术切除，于乙状结肠的下段，靠近乙状结肠戳孔，穿过纱布条将乙状结肠结扎并向远端肠腔内注射5-氟尿嘧啶，防止癌细胞扩散（图8-24-2）。

（4）于乙状结肠系膜中分离出肠系膜下动脉，如其周围有淋巴结转移，则于其根部结扎、切断。一般性根治手术则不需处理如此大范围的血管，在其分出左结肠动脉下方分离、切断、结扎，仅将直肠上动、静脉游离出来结扎，再结扎乙状结肠血管2~3支（图8-24-3）。

（5）游离乙状结肠下段：将乙状结肠拉向内侧，剪开乙状结肠左侧侧腹膜，向上至降结肠外侧沟，向下沿盆侧壁到直肠膀胱或子宫陷凹（图8-24-4）。

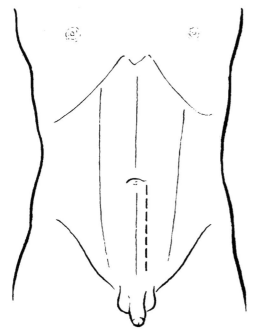

图8-24-1

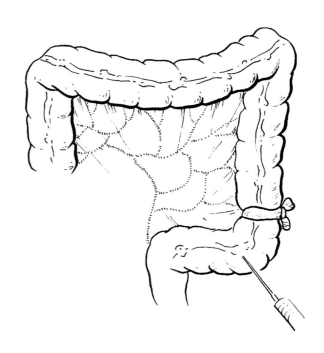

图8-24-2

（6）用示指钝性分离乙状结肠和后腹壁的疏松结缔组织。分离过程中，注意保护左输尿管（图8-24-5）。

（7）乙状结肠向左上牵拉，剪开乙状结肠右侧后腹膜，同分离左侧腹膜一样，边分离边剪开，向上至肠系膜下动脉起点上方和十二指肠第3段下缘，向下直至膀胱（子宫）直肠陷凹的右侧。使其与左侧腹膜切口会师（图8-24-6）。分离时注意保护右侧输尿管。

（8）游离直肠后壁：向上牵拉乙状结肠，用手指深入直肠骶骨之间的间隙，贴直肠壁钝性分离直肠后壁。将直肠、直肠深筋膜连同其所包裹的脂肪、淋巴组织，从骶前凹分离至尾骨尖及肛提肌平面（图8-24-7）。注意分离的层次，不可粗暴，以免撕破骶前静脉丛而致骶前大出血。

（9）游离直肠前壁：向下拉紧直肠，显露直肠膀胱（子宫）陷凹处的腹膜并剪开，沿此间隙向前分离直肠前壁和前列腺（阴道）之间的纤维组织，将直肠前壁和前列腺（阴道）推开直至肛提肌平面（图8-24-8）。

（10）处理直肠侧韧带：将直肠拉向右上方，分离左侧侧韧带，将其靠近盆壁处钳夹切断、结扎。同样的方法分离切断、结扎右侧侧韧带（图8-24-9）。继续向直肠两侧分离，分离结扎直肠后外侧和骨盆壁之间的纤维组织。

（11）上提已游离的乙状结肠，剪开系膜两侧腹膜至预定切除的乙状结肠肠壁处，将拟切除的系膜分束分离、切断并结扎（图8-24-10）。

（12）于预定切除的部位将乙状结肠钳夹、切断（图8-24-11），远断端简单缝合封闭或用丝线于钳下将其结扎封闭。

（13）人工肛门：检查乙状结肠近断端的血运，系膜是否松紧适度。于左髂前上棘和脐连线中点的下方，切除直径约3cm的圆形皮肤和皮下组织，十字切开腹外斜肌腱膜，钝性分离腹内斜肌和腹横肌，十字切开腹膜，将乙状结肠由此口拖出（图8-24-12），造口（参见"乙状结肠单腔造瘘术"）。

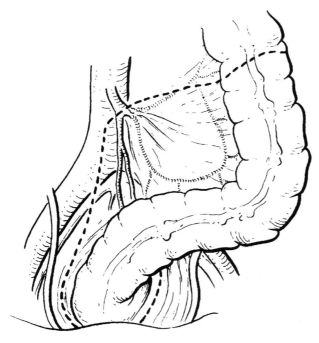

图8-24-3

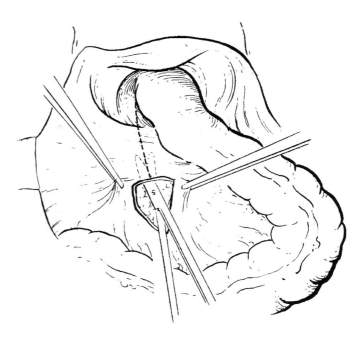

图8-24-4

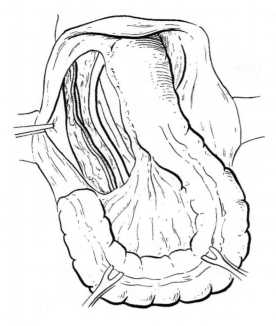

图 8-24-5

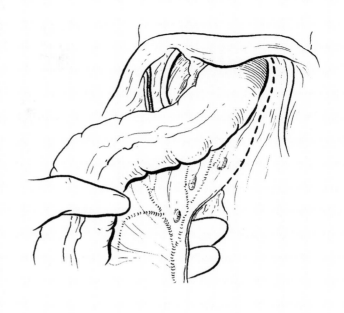

图 8-24-6

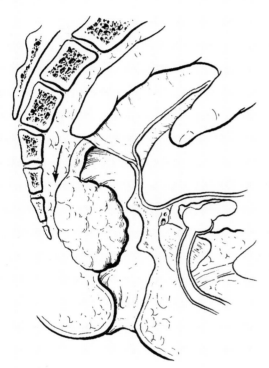

图 8-24-7

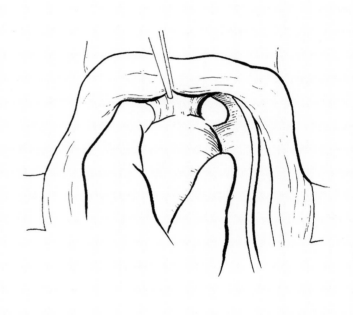

图 8-24-8

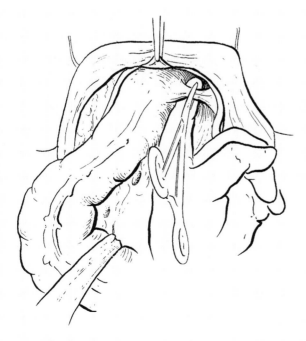

图 8-24-9

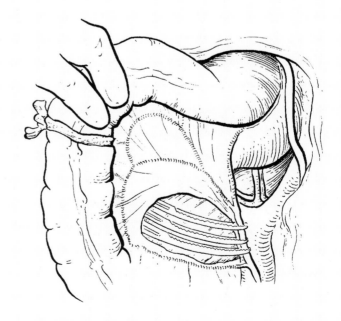

图 8-24-10

（14）重建盆底腹膜：会阴部直肠切除以后，用大量盐水冲洗腹腔，使冲洗液从会阴部切口流出。检查盆腔，彻底止血，检查两侧输尿管有无损伤。间断缝合盆腔腹膜（图8-24-13）。将乙状结肠系膜的游离缘和左侧腹壁之间的间隙间断缝合、封闭。

（15）关腹：常规逐层缝合腹壁。

❷ 会阴部：会阴部手术一般在直肠游离基本完成以后开始。

（1）切口：先将肛门行荷包缝合，关闭肛门。会阴部切口以肛门为中心，前方自会阴部中点开始，后方至尾骨尖，做一椭圆形切口（图8-24-14）。

（2）切开肛周皮肤，肛门两侧的皮肤切口应距肛门2cm，继续深入切开皮下组织，切除两侧坐骨直肠窝的脂肪组织（图8-24-15）。

（3）上提肛门，显露并切断肛门和尾骨之间的肛尾韧带（图8-24-16）。

（4）沿尾骨向上分离，直至与盆腔的直肠、骶骨之间的分离间隙汇合，使直肠自骶前完全分离。向两侧分别分离出左右两侧肛提肌，靠近盆壁予以切断、结扎（图8-24-17）。

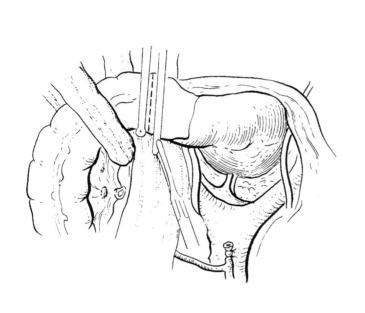

图8-24-11

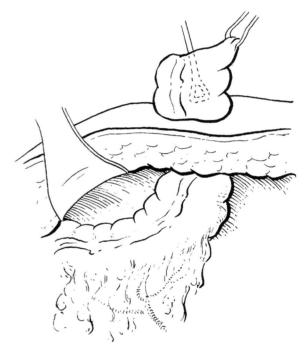

图8-24-12

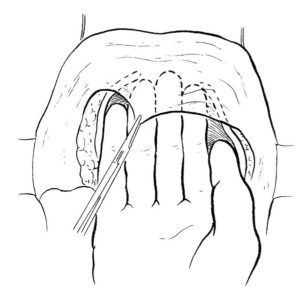

图8-24-13

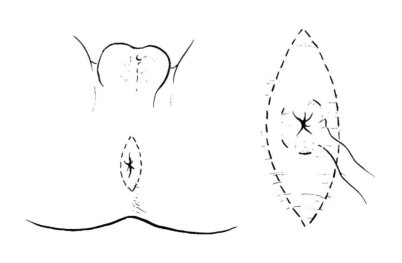

图8-24-14

（5）将肛门直肠向下向后拉开，男性患者以导尿管为引导，女性患者可将左手示指伸入阴道内引导，分离，切断尿生殖膈与直肠前壁的连接（图8-24-18）。

（6）向深部将剩余的肛提肌切断，继续向上分离直肠前壁和尿道、前列腺或阴道后壁（图8-24-19）。将直肠自骶前拉出、移去。

（7）缝合会阴部切口：间断缝合会阴切口两侧的肌肉及软组织（图8-24-20），逐层缝合会阴部切口，留置骶前引流管（图8-24-21）。

术中要点

❶ 切开腹膜的下部时，将膀胱推开，以免损伤膀胱。

❷ 分离结扎盆底组织时，要确切、牢固，防止线结脱落，否则血管回缩，不易止血。

❸ 注意近端乙状结肠的血供情况及做人工肛门所需的长度。

❹ 注意乙状结肠系膜不可扭曲，一般系膜朝下。

❺ 分离直肠前壁时，注意勿损伤尿道及前列腺、阴道后壁。

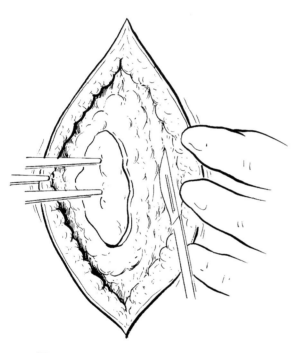

图8-24-15

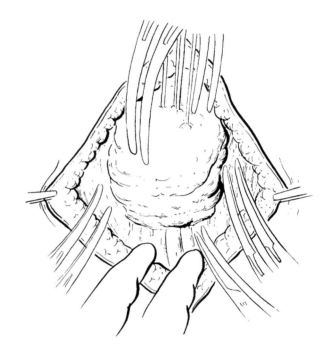

图8-24-16

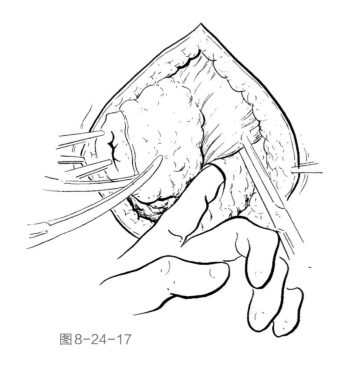

图8-24-17

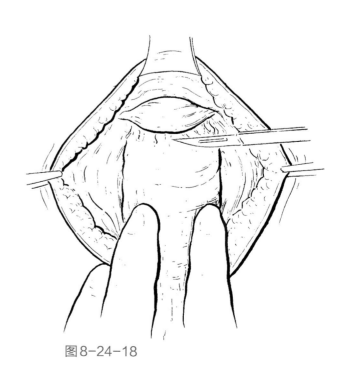

图8-24-18

281

❻ 游离乙状结肠下段时注意保护左右输尿管。

❼ 术中如出现骶前静脉丛出血，切勿在血泊中盲目钳夹，应从会阴部创口塞入纱布团，压迫止血，也可用图钉按压止血。

术后处理

❶ 观察骶前引流管引流出液体的量和形态。如有活动性出血，及时发现及时对症处理。必要时打开会阴部切口止血。

❷ 导尿管持续开放1周，以防尿潴留，1周后间断开放训练膀胱功能，一般2周可以自行排尿。

❸ 注意人工肛门的通畅情况及周围皮肤护理，如有不畅，可以示指戴手套扩肛。

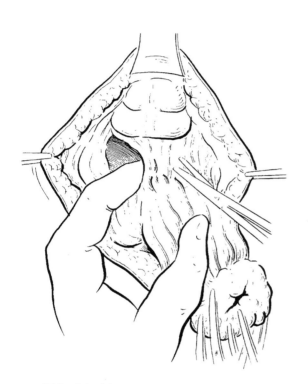

图8-24-19

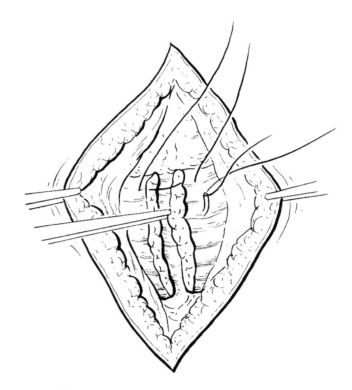

图8-24-20

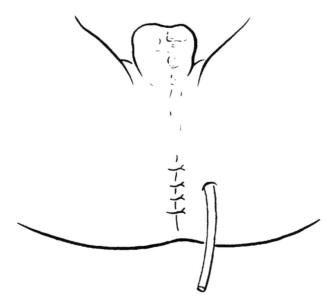

图8-24-21

第二十五节 直肠癌 Hartmann 手术

适 应 证　❶ 局部盆腔有转移，原发肿物仍可切除，但不能做低位吻合者。

❷ 直肠癌并发梗阻，不能行一期切除吻合者。

术前准备、　同经腹会阴联合直肠癌根治术（Miles 手术）。
麻醉

体　位　仰卧位。

手术步骤　❶ 开腹探查、游离乙状结肠和直肠、结扎及切断肠系膜下血管、周围淋巴结脂肪组织的清除等，同直肠前切除和低位吻合术。在乙状结肠中部阻断肠腔后，切断乙状结肠。

❷ 在肿瘤下 3cm 处切断直肠并移去切除肠段。直肠残端间断内翻缝合闭锁（图 8-25-1）。

❸ 缝合盆底腹膜。将近端乙状结肠自切口上端引出或另戳口于切口旁引出造口（图 8-25-2），方法同乙状结肠造瘘术。腹壁切口逐层缝合。

术中要点、　同经腹会阴直肠切除术。
术后处理

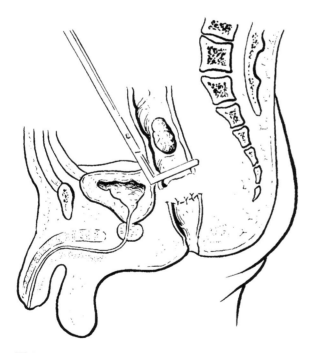

图 8-25-1

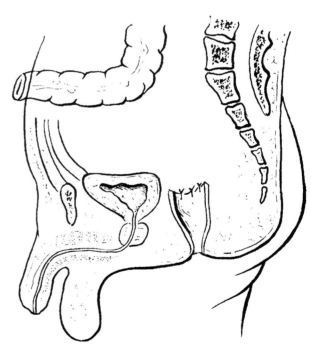

图 8-25-2

283

第二十六节　经腹直肠癌切除术（Dixon手术）

适 应 证	❶ 直肠-乙状结肠交界处癌和直肠上部癌。
	❷ 直肠中下段癌，癌下缘距肛缘5cm以上者。
术前准备、 麻醉	同直肠癌Miles手术。
体 位	仰卧位。

手术步骤

ER 8-26-1
腹腔镜下直
肠癌根治术

❶ 切口：自耻骨联合绕脐左侧至脐上4cm正中或下腹左侧旁正中切口。探查阻断直肠上血管，纱布条结扎乙状结肠下段并在远端肠腔内注射5-氟尿嘧啶500~1 000mg，与直肠癌Miles手术相同。

❷ 于乙状结肠外侧将侧腹膜切开，向上至降结肠上段。将横结肠左半向下牵拉，切断左半侧大网膜及横结肠系膜。显露脾结肠韧带并切断（图8-26-1）。

❸ 切断肠系膜下动静脉、降结肠动静脉干，清除直肠上方淋巴结，清除腹主动脉旁淋巴结，游离直肠上段，均与Miles手术清除范围相同。

❹ 乙状结肠系膜两侧的腹膜切开线，下延至直肠子宫陷凹，在直肠前面将腹膜切开（图8-26-2）。向下分离直肠前面，将精囊和前列腺或阴道后壁推向前方。

❺ 于直肠后面将骶骨前面的Waldeyer筋膜的内叶，与直肠一起剥离。靠近骨盆壁切断左右侧直肠侧韧带。将直肠上提，向下分离、结扎清除肿瘤下3~4cm处直肠周围的脂肪、结缔组织（图8-26-3）。

❻ 于乙状结肠拟切断处，钳夹肠管并切断，在癌肿肛侧缘下3~4cm处，切断直肠（图8-26-4）。

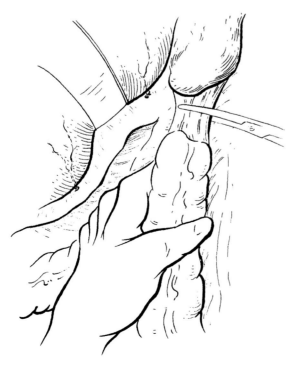

图8-26-1

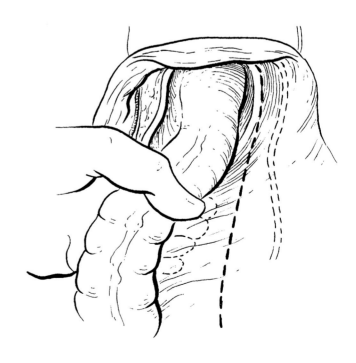

图8-26-2

❼ 行结肠与直肠端端吻合（Dixon法，图8-26-5），或行端侧吻合（Baker法，图8-26-6）。吻合口全层内翻结节缝合，再加浆肌层缝合。

❽ 亦可用吻合器进行吻合（图8-26-7）。

❾ 盆腔冲洗、止血，缝合盆底腹膜，关闭结肠系膜与后腹膜间隙。留置引流，逐层缝合关腹。

术中要点　❶ 切断结扎左结肠系膜时注意保护降结肠、乙状结肠血管弓的完整。

❷ 肠道重建后吻合口不应有张力。

术后处理　同根治性右半结肠切除术。

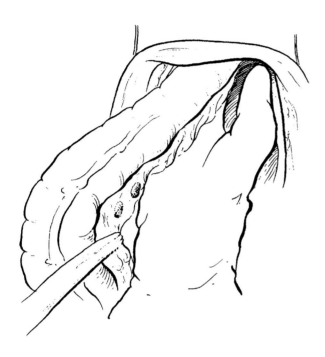

图8-26-3

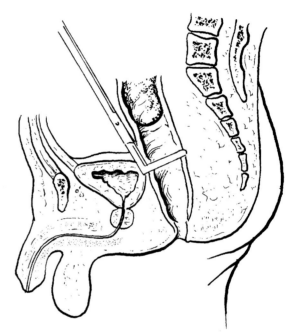

图8-26-4

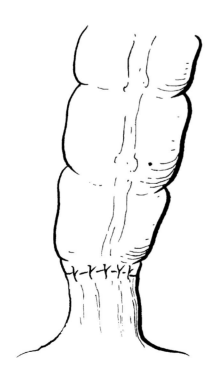

图8-26-5

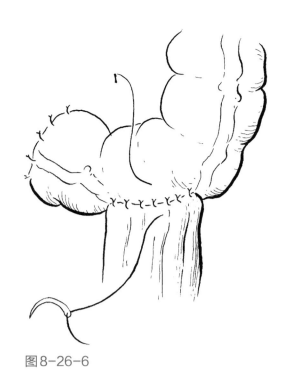

图 8-26-6

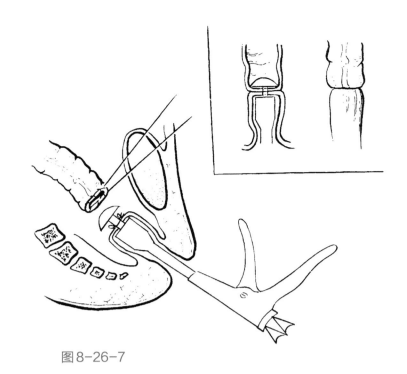

图 8-26-7

第二十七节　直肠癌切除、保留肛门结肠拉出术

适 应 证　直肠癌切除术中当剩余直肠长度在2~5cm者，可行Dixon手术或各种拉出手术。

术前准备、
麻醉、体位　同直肠癌Miles手术。

手术步骤　❶　Bacon术：保留肛门内、外括约肌，切除肛管上段、肛提肌。

（1）肛门侧切除范围如图8-27-1。腹部操作，从进腹腔到游离直肠至肛提肌，与经腹直肠癌切除术相同。

（2）将肛管拉开，在齿状线下3~5mm处环形切开肛管黏膜皮肤（图8-27-2）。

（3）保留肛门内、外括约肌，向上钝性分离少许，向外进入坐骨直肠窝，靠近骨盆壁处切断肛提肌，在肛管顶部或肛提肌上方切断直肠（图8-27-3）。

（4）将乙状结肠、癌肿与直肠从肛门拉出。将乙状结肠浆膜固定于肛管皮肤。突出的乙状结肠插入胶管以丝线结扎固定（图8-27-4）。

（5）术后2周左右，拉出的结肠与肛周创面粘连愈合，切除拉出的结肠。

❷　经肛管直肠切除、保留肛门结肠拉出术：保留肛门内、外括约肌、肛提肌及其下方组织。

（1）肛门侧切除范围如图8-27-5所示。在齿状线远侧1~2mm处做一环形切口。

（2）经肛管皮肤和黏膜下肌层的近端边缘，沿内括约肌浅面，向上剥离直到肛提肌平面以上。然后，由内向外环形切断肛提肌以上的直肠（图8-27-6）。

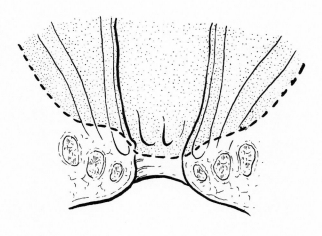

图 8-27-1

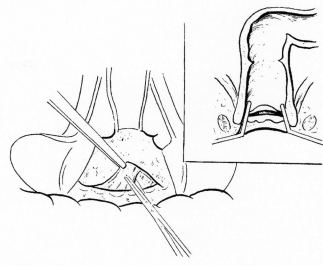

图 8-27-2

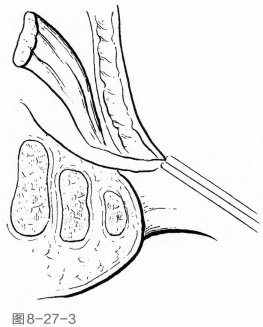

图 8-27-3

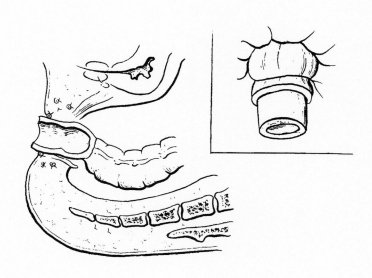

图 8-27-4

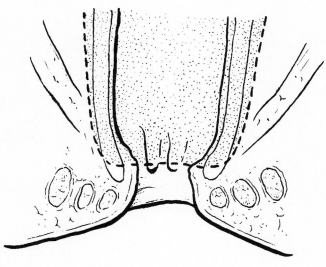

图 8-27-5

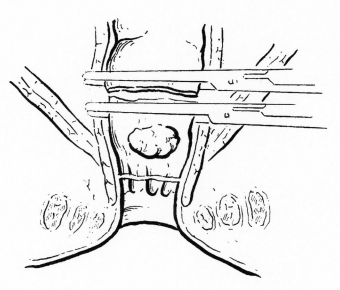

图 8-27-6

287

（3）将乙状结肠自肛门拉出，保留肠段5cm左右，固定肠管于肛周皮肤（图8-27-7）。

（4）术后10~14天切除拉出的肠管。

术中要点 ❶ 最后确定术式：肛提肌上剩余直肠的长度>5cm者，首选Dixon手术；当剩余直肠长度在2~5cm者，可行Dixon手术或各种拉出手术。

❷ 吻合口切勿有张力，吻合前充分游离左半结肠。

术后处理 ❶ 观察拉出结肠的血运。

❷ 术后2周可作指诊，了解有无吻合口狭窄，如有狭窄则每日扩肛。

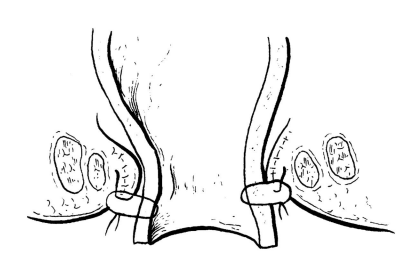

图8-27-7

第九章
肝脏手术

第一节

肝外伤缝合术

第二节

肝清创引流术

第三节

肝脓肿切开引流术

第四节

肝棘球蚴囊肿内囊摘除术

第五节

肝囊肿开窗术

第六节

肝血管瘤核除术

第七节

肝部分切除术

第八节

肝左外侧叶切除术

第九节

左半肝切除术

第十节

肝左三叶切除术

第十一节

肝右后叶切除术

第十二节

右半肝切除术

第十三节

肝右三叶切除术

第十四节

中叶肝切除术

第十五节

第Ⅷ肝段切除术

第十六节

肝尾状叶切除术

视频目录

扫描二维码，
观看本书所有
手术视频

第一节　肝外伤缝合术

适　应　证　　肝外伤一经诊断即应开腹探查，进行手术治疗。

术前准备
❶ 应做好输血准备，有休克者，在短时间内输血400~800ml，如血压仍不好转，应边抗休克边手术探查。

❷ 对危及生命的严重合并伤，应首先处置，如有张力性气胸，应立即行胸腔闭式引流，对其他危及生命的情况，也应及时处置，维持呼吸循环功能。

❸ 应用抗生素控制感染。

❹ 开放性肝损伤，创口用无菌敷料包扎，大量出血时加压包扎，立即手术。

麻　　　醉　　　全身麻醉。

体　　　位　　　一般取仰卧位，如需行胸腹联合切口，可取左侧半卧位。

手术步骤　　　肝损伤的手术方法很多，应根据肝脏损伤程度，采取不同的处理方法。

❶ 切口：一般取右上腹经腹直肌切口，也可应用倒"八"字切口（图9-1-1）。

❷ 控制出血和探查：进入腹腔后，清除积血，如发现肝组织仍有破裂出血时，应立即用左手拇指在前，示指及中指在后，伸入大网膜内，捏住肝十二指肠韧带中的门静脉和肝动脉，暂时控制出血，也可用无损伤血管钳钳夹肝蒂，阻止出血。阻断肝脏血流时间不超过10~15分钟（图9-1-2）。

❸ 纱布压迫肝组织，暂时止血。探查肝脏，按顺序探查上面、边缘和下面，确定损伤部位和程度，以便决定具体术式。

❹ 简单的肝表面裂伤，创口不深，可用大圆针7号线或肝脏缝合针将创缘及肝被膜一起作间断结节缝合，缝线距创缘1~1.5mm，针距1cm，缝合要贯穿破口底部，避免遗留死腔（图9-1-3）。

❺ 较深的裂伤，如肝创缘有活动出血，可先找到出血点，用止血钳钳夹，缝合结扎止血，也可将创缘褥式缝合止血后再对拢缝合（图9-1-4）。

❻ 如肝组织缺损较多，单纯缝合困难，可能留有死腔，这时应游离一段带蒂大网膜，填入肝组织缺损处，再行缝合结扎（图9-1-5）。有时亦可用明胶海绵，可吸收纱布等止血物质，但以大网膜最为理想，它能较快地与肝脏破口边缘愈合。

❼ 在肝脏严重损伤，患者生命垂危的情况下，已不允许用其他处理方法，可先将大网膜覆盖于创面，然后用大块凡士林纱布紧密填塞于肝破裂处，压迫止血。另一端自腹壁切口或另行切口引出体外，固定于腹壁，术后3~4天，如出血停止，生命体征平稳，可将纱布条逐渐向外拔出，术后1周至10天全部取出。用油纱填塞虽可止血，但易引起感染，更由于压迫邻近组织，易造成局部缺血、坏死和粘连，另外在拔出油纱时，可能造成继发性出血，应尽量避免应用此法。

❽ 对已有肝组织缺血坏死或肝组织呈不规则破碎者（星状破裂），可根据损伤部位和程度，行肝部分切除术（图9-1-6，图9-1-7）。该方法既能彻

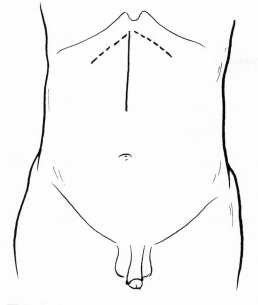

图 9-1-1

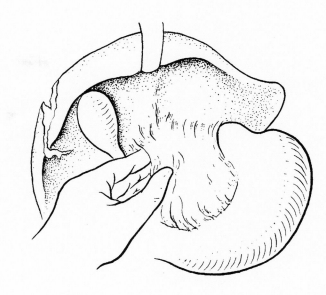

图 9-1-2

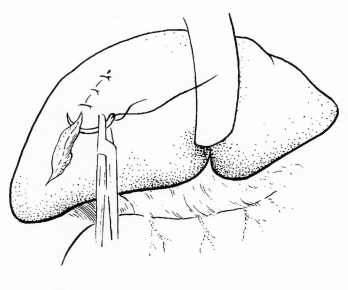

图 9-1-3

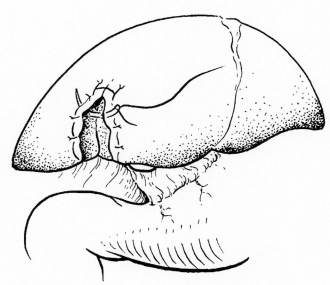

图 9-1-4

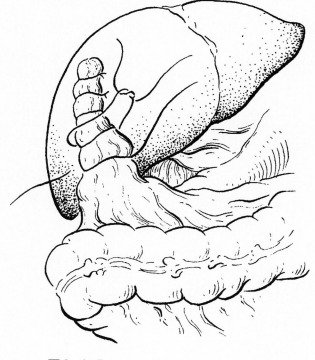

图 9-1-5

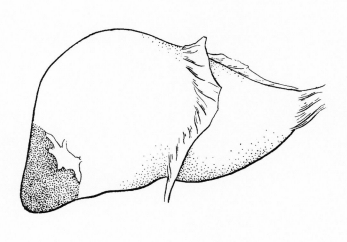

图 9-1-6

底止血，又能清创。如患者情况允许，技术条件又能达到时，效果较为满意。

❾ 冲洗腹腔，留置引流，逐层缝合。

术中要点

❶ 由于肝组织脆弱，结扎缝线时，要慢慢拉紧，以免缝线割断肝组织，加重出血，如肝创缘裂开较大，缝合时有张力，或创缘断面出血不易控制时，可先于肝创缘平行作一排"U"形缝合，轻柔地结扎缝线，再在上述"U"形缝线外侧中央部，缝合裂开的创口（图9-1-8）。

❷ 在开腹探查时，应注意有无腹腔其他脏器损伤，避免遗漏。

❸ 如创缘有较大的肝内胆管损伤，或术中发现有胆汁外逸，应于肝断面仔细寻找，将其缝合或修补，同时切开胆总管留置T形管引流，以降低胆道压力，促进其愈合。

❹ 关腹前应放置充分引流，除肝断面放置引流外，可于膈下、网膜孔等处放置多枚引流，防止形成脓肿。

术后处理

❶ 注意生命体征变化，继续抗休克，输血，纠正水、电解质失衡。

❷ 术后给予保肝药物，补充凝血因子，维生素K等止血药物。

❸ 应用广谱抗生素，预防应激性溃疡。

❹ 注意腹腔引流的性质和量，保持引流管通畅，如有新鲜血或胆汁流出，应及时采取措施，必要时二次手术探查。

❺ 腹腔引流如无液体引出，可于术后5~7天逐渐拔除，如留置T形管，可于术后2周左右拔除。如有胆瘘发生，可适当延长拔管时间。

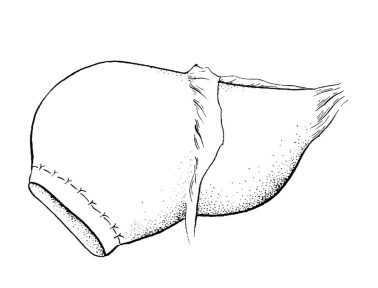

图9-1-7

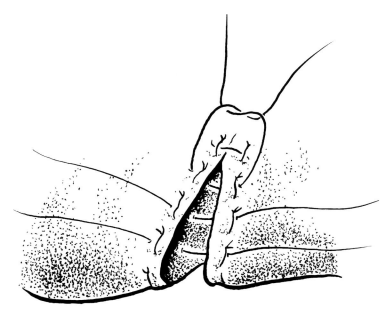

图9-1-8

292

第二节　肝清创引流术

适　应　证
❶ 较大的肝被膜下血肿，有扩张趋势。
❷ 肝组织损坏严重。
❸ 火器贯通伤。

术前准备、
麻醉、体位
同肝外伤缝合术。

手术步骤
❶ 开腹、探查同肝外伤缝合术。
❷ 切开血肿被膜，清除血肿及坏死、脱落、液化的肝组织（图9-2-1）。
❸ 对断面的管道（动静脉、胆管）予以结扎或"8"字缝扎彻底止血，必要时可用交锁缝扎法止血（图9-2-2）。
❹ 如创面较大，不能缝合对拢，可用明胶海绵、可吸收纱布等止血物质或大网膜覆盖肝断面，并于局部放置通畅的引流（图9-2-3）。
❺ 如创面较深或火器贯通伤，缝合后可能残留死腔引起感染，应尽可能取出异物，止血后冲洗，将引流管放于残腔底部，逐层缝合关腹。

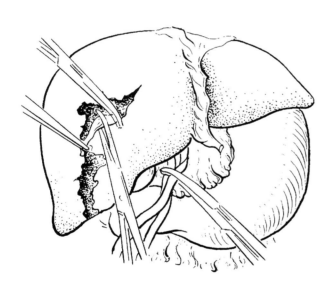

图9-2-1

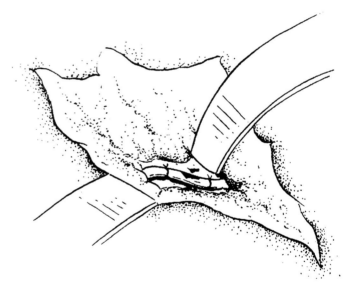

图9-2-2

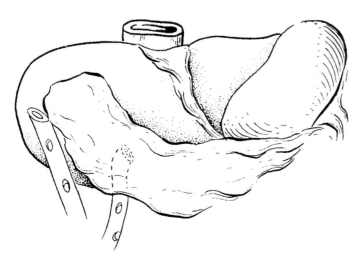

图9-2-3

293

术中要点	❶ 清创引流术应以彻底止血为前提，如无法彻底止血，则应考虑行肝部分切除或应用纱布填塞止血。
	❷ 清创时不必切除肝创伤边缘组织，仅清除血肿及已坏死脱落、无生机的肝组织块。
	❸ 除肝断面放置引流管外，可于膈下、网膜孔等处放置多枚引流管，防止形成脓肿。
术后处理	❶ 保持引流管通畅，注意观察引流液的性质及量，如有新鲜血或胆汁流出，应及时采取措施，必要时二次手术探查。
	❷ 余同肝外伤缝合手术。

第三节　肝脓肿切开引流术

适 应 证	❶ 脓肿较大的细菌性肝脓肿。
	❷ 阿米巴肝脓肿继发感染非手术治疗无效者。
	❸ 脓肿位于肝左外叶，穿刺容易损伤腹腔脏器者。
	❹ 肝包虫囊肿继发感染。
术前准备	❶ 积极改善全身情况，加强营养，适当输血补液，纠正贫血及水电解质失衡。
	❷ 应用大剂量抗生素或抗阿米巴药。
	❸ 术前应仔细定位，根据体位、超声、X线、CT或穿刺试验等方法进一步确定脓肿部位，选择合适入路。
麻　　醉	连续硬膜外麻醉或全身麻醉。
体　　位	一般取仰卧位。
手术步骤	根据脓肿部位选择不同的脓肿引流入路。
	❶ 经腹腔肝脓肿切开引流术：除肝Ⅷ段脓肿外均可选此入路。
	（1）根据脓肿所在肝叶选右肋缘下斜切口，两侧经腹直肌切口或上腹正中切口，依次开腹（图9-3-1）。
	（2）探查肝脏，明确脓肿位置，周围用盐水纱布保护。
	（3）用穿刺针试穿，抽出脓液进一步确诊，脓汁送细菌培养、药敏试验（图9-3-2）。
	（4）用止血钳沿穿刺方向扩大切口（图9-3-3），用吸引器吸净脓液。
	（5）用止血钳或手指分开脓腔内纤维间隔，以利于引流（图9-3-4）。
	（6）于脓腔内放置引流管，另戳孔引出，逐层缝合切口（图9-3-5）。

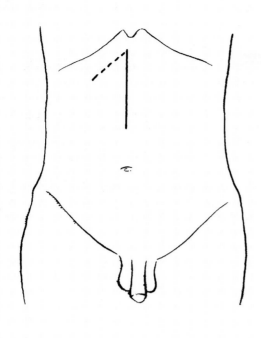

图9-3-1

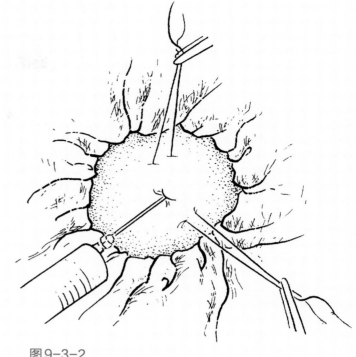

图9-3-2

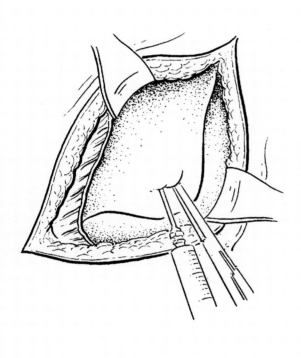

图9-3-3

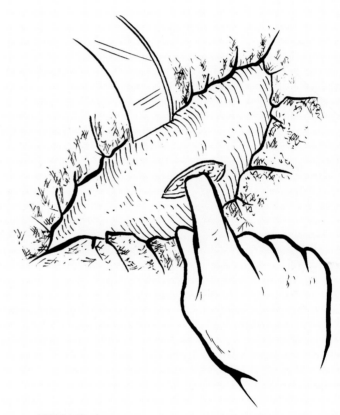

图9-3-4

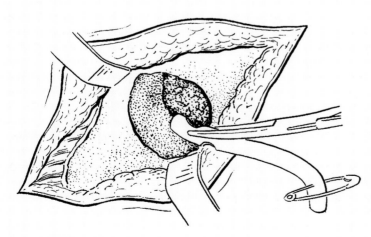

图9-3-5

❷ 经前侧腹膜外切开引流术：适用于肝右前叶相当于第Ⅵ段脓肿，脓肿与腹膜粘连。

（1）取右肋缘下斜切口，切开腹壁各层达腹膜外脂肪层。用手指沿腹膜外脂肪层向上钝性分离腹膜，达脓肿边缘时，不再勉强分离，以免脓肿破入腹腔（图9-3-6）。

（2）切口周围用纱布保护，注射器做穿刺试验，抽出脓液后（脓液做细菌培养），沿穿刺方向切开一小口（图9-3-7），吸净脓汁。

（3）适当扩大切口，分离腔内间隔，充分引流。于脓腔内放置引流管，由切口引出体外，缝合腹壁切口（图9-3-8）。

❸ 经后侧腹膜外肝脓肿切开引流术：适用于肝右叶后下方的脓肿。

（1）患者取俯卧位。

（2）沿右侧第12肋骨稍偏外侧做一切口，切开皮肤、皮下组织，沿切口方向切开背阔肌和下后锯肌（图9-3-9）。

（3）显露第12肋骨，沿肋骨切开骨膜，用骨膜剥离器剥离肋骨上、下及深面的骨膜，切除第12肋骨4~5cm（图9-3-10）。

（4）相当于第1腰椎棘突水平，横行切开肋骨床，显露膈肌，将膈肌牵开，有时需切开膈肌，用手指向上钝性分离达肾后脂肪囊，超过肾上腺水平后，从肝后进行探查（图9-3-11）。

（5）穿刺试验抽得脓汁后，按前侧腹膜外引流的方法，切开脓肿，放置引流管，缝合切口（图9-3-12）。

术中要点

❶ 手指进入脓腔探查和分离纤维间隔组织时，若遇到索条状物，切勿撕拉，以免损伤肝内血管造成大出血，如脓肿壁少量渗血，可用温盐水纱布压迫止血，如压迫止血无效，可再直视下将出血点缝扎止血，或用纱布填塞压迫，另一端经切口拉出，术后3~4天分次取出。

❷ 肝脓肿多系继发性病变，如为蛔虫、胆道结石等引起的肝脓肿，应同时探查胆总管，取出结石或蛔虫，留置T形管引流，解决原发病。

❸ 如脓肿穿破胸腔，需行胸腔闭式引流。

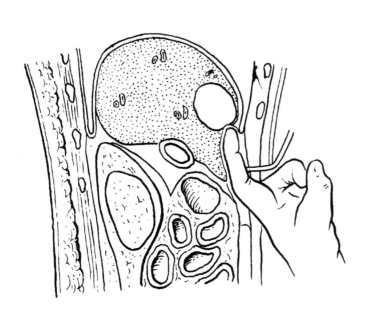

图9-3-6

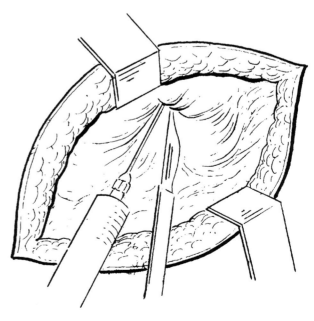

图9-3-7

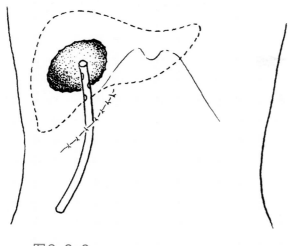

图9-3-8

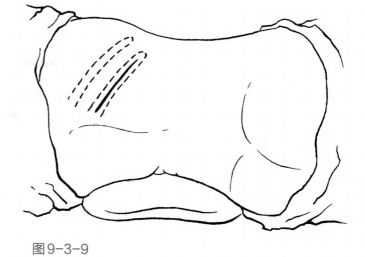

图9-3-9

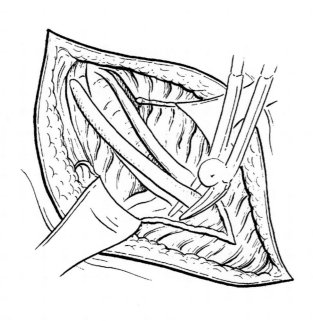

图9-3-10

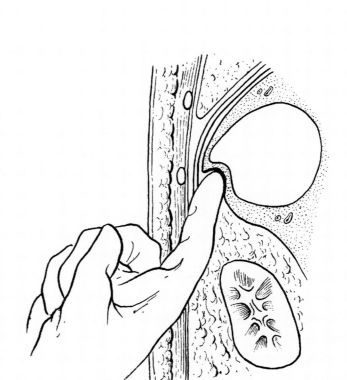

图9-3-11

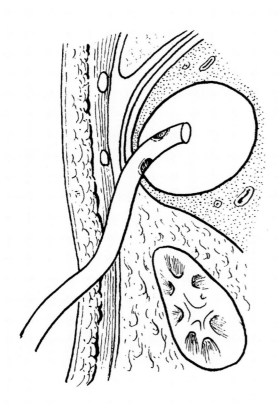

图9-3-12

④ 为避免污染，脓肿切开前一定用盐水纱布垫将脓肿与腹腔隔开，以免污染腹腔，切开脓肿时先切一小口，用吸引器边吸边扩大引流管，以免大量脓液流出，污染腹腔。

术后处理　❶ 麻醉清醒后半卧位，保持引流管通畅，根据引流量多少决定拔管时间。

❷ 继续抗感染或抗阿米巴治疗。

❸ 加强支持疗法，保肝治疗。

第四节　肝棘球蚴囊肿内囊摘除术

适　应　证　肝棘球蚴病一经确诊，均应早期手术。

术前准备　❶ 术前应全面检查心、肺、肝功能，以了解患者全身状况，如有异常则行相应处理。

❷ 行B超或CT等检查明确囊肿部位，以选择合适切口。

❸ 准备甲醛溶液50ml，以备术中使用。

麻　　　醉　硬膜外麻醉或全麻。

体　　　位　仰卧位。

手术步骤　❶ 根据肿物的位置，取右侧经腹直肌切口或右肋缘下斜切口，进入腹腔后探查肝脏，显露病变，周围用大块生理盐水纱布数层严密包绕，以免囊液外渗。

❷ 在囊壁上缝两根支持线，在两线间穿刺并吸出部分囊液（图9-4-1）。

❸ 向囊内注入甲醛溶液20~30ml，约10分钟后于两支持线间切开囊壁，清除凝固的囊液并剥除被凝固的生发层（图9-4-2）。

❹ 用甲醛纱布擦拭囊腔，以杀死残余的头和子囊，继用盐水冲洗囊腔，最后用纱布擦干囊内残液（图9-4-3）。

❺ 囊腔较表浅时，可切除部分囊壁，止血后用可吸收线作囊壁内翻缝合（图9-4-4），如合并感染或胆管瘘时，可于囊腔内放置乳胶管外引流，必要时行胆总管引流。

❻ 如囊腔较大，缝合困难时，可切除囊腔盖，止血后用大网膜填塞固定于囊腔底，清除囊腔（图9-4-5）。

❼ 囊腔靠近边缘、深藏于肝组织内或囊壁钙化，可行肝部分或肝叶切除。

术中要点　❶ 注意防止囊肿内囊液外渗污染腹腔，以免头和子囊移植于腹腔，造成过敏性休克或棘球蚴病复发。

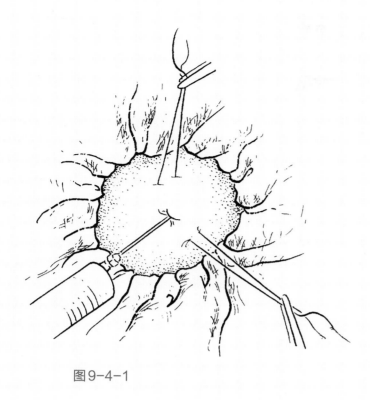

图9-4-1

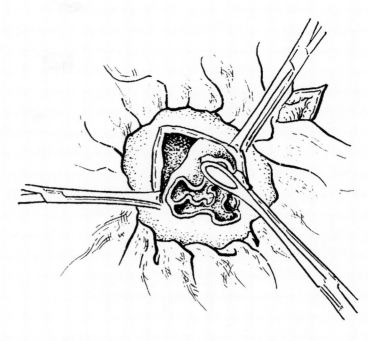

图9-4-2

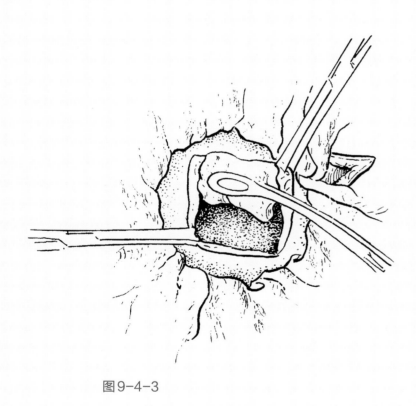

图9-4-3

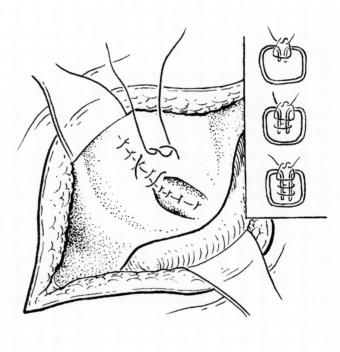

图9-4-4

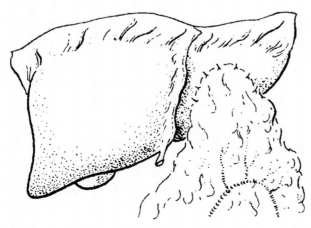

图9-4-5

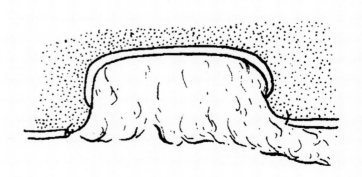

❷ 穿刺液如为金黄色，可能有胆管瘘，不可注入甲醛溶液，以免进入肝组织，抽尽囊液，切开囊腔，用浸有甲醛溶液的纱布擦拭内壁。

❸ 术后所有手术器械均应浸泡在10%甲醛溶液内，以免污染术野及手术巾。

术后处理　❶ 常规肝脏术后护理，并加强营养支持疗法，补充维生素K。

❷ 应用抗生素控制感染，可将取出囊液行细菌培养。

第五节　　肝囊肿开窗术

适 应 证　❶ 直径大于15cm的单发性肝囊肿。

❷ 多发性肝囊肿，一处或几处囊肿较大且引起症状者。

术前准备　应用相应检查，排除肝棘球蚴囊肿和肿瘤性囊肿，余同肝棘球蚴囊肿内囊摘除术。

麻　　醉　硬膜外麻醉或全麻。

体　　位　仰卧位。

手术步骤　❶ 取右肋缘下斜切口或右腹经腹直肌切口进腹，探查全肝情况，明确病灶数量及部位，先用针头穿刺抽液，若是囊液澄清透明，方可行开窗术。

❷ 在囊壁较薄弱处用刀切开，吸净囊液，切除囊壁，开放囊腔，囊壁边缘缝合止血。

❸ 检查囊腔，如无出血或胆汁瘘，用蘸有碘酊的纱布团涂抹囊壁，以破坏有分泌能力的上皮细胞。

❹ 囊腔内可用大网膜填塞，留置引流，关腹（图9-5-1）。

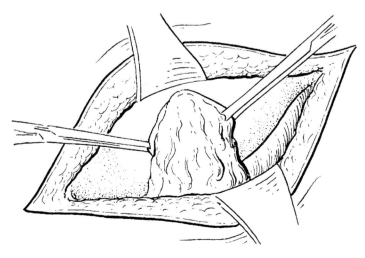

图9-5-1

术中要点	❶ 开窗尽可能大，至少应达囊肿直径的 1/3 以上，以利引流。
	❷ 多发性囊肿，仅处理较大、引起症状及部位表浅的囊肿，多房性囊肿必须切开囊内分隔，以利深部囊肿引流。
术后处理	同一般肝脏手术，注意引流量及性状，待引流量减少、囊腔缩小或塌陷后可拔出引流管。

第六节　　肝血管瘤核除术

适 应 证	确诊为肝血管瘤，位于肝右叶中部者（如位于边缘，仍做肝部分切除术），有较完整包膜。
术前准备	同第七节：肝部分切除术。
麻　　醉	硬膜外麻醉或全麻。
体　　位	仰卧位。
手术步骤	❶ 取右肋缘下斜切口，进腹后可见肝血管瘤，进一步明确诊断，证实为肝血管瘤（图9-6-1）。
	❷ 用电刀或手术刀切开血管瘤边缘肝包膜及表浅肝实质（图9-6-2）。
	❸ 阻断入肝血流后，钝性与锐性分离相结合，分离血管瘤包膜与肝实质间的组织，所遇管道逐一结扎切断，切除肝血管瘤（图9-6-3）。
	❹ 松开入肝血流，肝断面出血点应用"8"字缝合结扎止血（图9-6-4）。
	❺ 断面对拢缝合或用大网膜覆盖，留置引流，关腹（图9-6-5）。
术中要点	肝血管瘤多有较完整包膜，可完整核除，但分离时动作宜轻柔，血管瘤与肝实质间可有多支交通血管，分离时应一一结扎确实。
术后处理	同肝部分切除术。

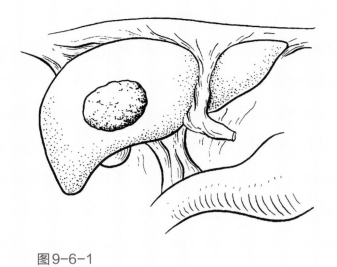

图9-6-1

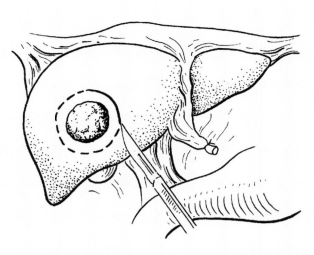

图9-6-2

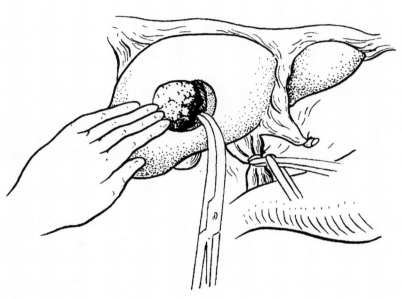

图9-6-3

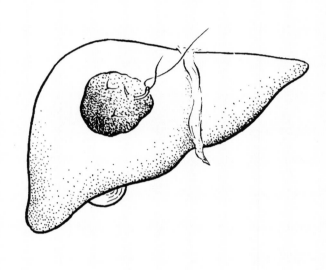

图9-6-4

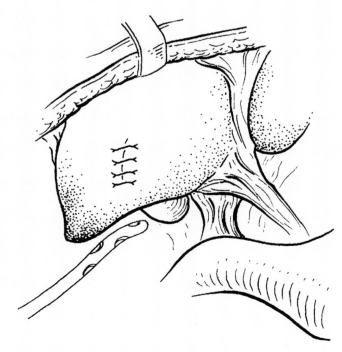

图9-6-5

第七节　　肝部分切除术

<table>
<tr><td>适 应 证</td><td>❶</td><td>原发性肝癌，患者全身状况良好，肝功能正常或处代偿期（无黄疸、腹水、凝血机制正常、白/球蛋白比例不倒置等），肿瘤比较局限，无远处转移。</td></tr>
<tr><td></td><td>❷</td><td>继发性肝癌，原发病灶可切除，转移灶较局限。</td></tr>
<tr><td></td><td>❸</td><td>根治性切除术后复发性肝癌，肿瘤较小而局限。</td></tr>
<tr><td></td><td>❹</td><td>肝脏良性肿瘤。</td></tr>
<tr><td></td><td>❺</td><td>肝内胆管结石反复发作，肝组织萎缩、纤维化，丧失功能，左外侧叶常见。</td></tr>
<tr><td></td><td>❻</td><td>严重肝脏外伤，大块肝组织已离断破碎，难以修补或肝脏巨大血肿，出血无法控制，须行肝切除术控制出血。</td></tr>
<tr><td></td><td>❼</td><td>慢性肝脓肿长期不愈，形成局限性厚壁脓肿。</td></tr>
<tr><td></td><td>❽</td><td>肝棘球蚴病位于肝脏边缘，或行内囊摘除术后，残腔并发感染、外瘘，经引流后经久不愈者。</td></tr>
<tr><td></td><td>❾</td><td>适用于病变局限于肝脏边缘或体积较小者。</td></tr>
<tr><td>术前准备</td><td>❶</td><td>全面检查心、肝、肺、肾功能及各项生化指标，了解患者全身状况及肝脏储备能力。</td></tr>
<tr><td></td><td>❷</td><td>根据术前检查结果对患者做相应处理，如伴肝硬化，术前应给予高蛋白、高碳水化合物、高纤维素饮食，术前3天静脉滴注葡萄糖、维生素C、维生素K、肌苷等；如血浆低蛋白者，应补充适量血浆或人体白蛋白，必要时少量多次输新鲜血。</td></tr>
<tr><td></td><td>❸</td><td>术前1~2天可预防性应用抗生素。</td></tr>
<tr><td></td><td>❹</td><td>术前备皮、备血，可准备自体血回输。</td></tr>
<tr><td>麻 醉</td><td colspan="2">一般应用全麻，如患者情况良好，病变较小位于肝边缘，无须开胸者也可用硬膜外麻醉。</td></tr>
<tr><td>体 位</td><td colspan="2">根据病变范围及手术方式选择合适体位，一般采用仰卧位。</td></tr>
<tr><td>手术步骤</td><td>❶</td><td>可根据病变部位取右肋缘下斜切口、右侧经腹直肌切口或腹正中切口（图9-7-1）。</td></tr>
<tr><td></td><td>❷</td><td>进腹后探查，距病变周围2~3cm用7号线交锁缝合结扎止血（图9-7-2）。</td></tr>
<tr><td></td><td>❸</td><td>缝合线病变侧0.5~1mm用电刀或手术刀切开肝包膜和浅层肝实质（图9-7-3）。</td></tr>
<tr><td></td><td>❹</td><td>刀柄钝性分离肝实质，所遇一切管道均切断、结扎，直至病灶切除，断面如仍有出血点，可作"8"字缝扎止血。</td></tr>
<tr><td></td><td>❺</td><td>断面两缘对拢缝合（图9-7-4）。生理盐水冲洗术野，放置引流，关腹。</td></tr>
<tr><td></td><td>❻</td><td>若病变不在肝边缘而体积较小者，可行局部梭形切除，即距离病灶2~3cm用7号线交锁缝合止血（图9-7-5）。</td></tr>
<tr><td></td><td>❼</td><td>切除病变，创面对拢缝合（图9-7-6）。</td></tr>
</table>

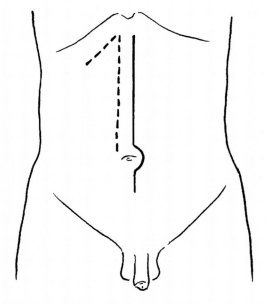

图9-7-1

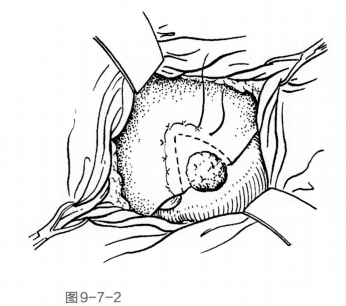

图9-7-2

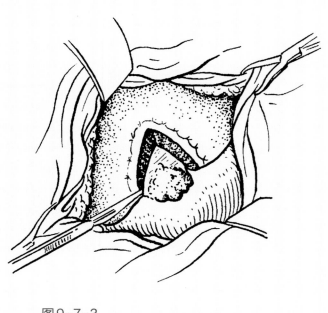

图9-7-3

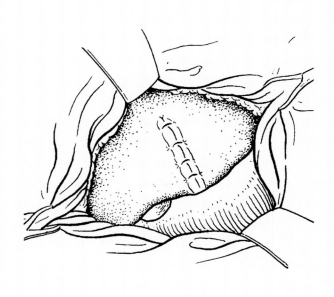

图9-7-4

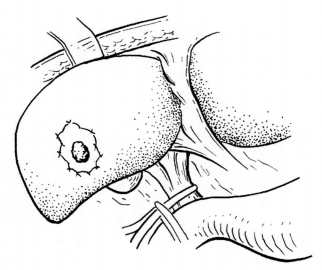

图9-7-5

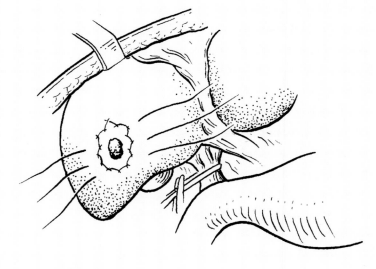

图9-7-6

术中要点	❶	肝组织质地脆弱，缝线打结时应注意，不能牵拉过紧，否则可能将肝组织割裂。
	❷	肝断面如能对拢缝合为最佳，如不能，可用大网膜覆盖。
术后处理	❶	同一般腹部大手术后处理。
	❷	保持腹腔引流通畅，记录每日引流液的性状和量。
	❸	继续应用抗生素，持续低流量吸氧2~3天。
	❹	术后积极采取保肝措施，静脉滴注葡萄糖、维生素C、维生素K及其他保肝药物。
	❺	术后第1、3、5、7天应根据病情定期抽血做肝功能、肾功能、电解质等检测，并根据结果调整用药。

第八节　肝左外侧叶切除术

适 应 证	❶	适用于病变局限于左外侧叶者。
	❷	余同肝部分切除术。
术前准备、麻醉、体位		同肝部分切除术。
手术步骤	❶	取左肋缘下斜切口，必要时可经剑突延伸至右侧肋缘下（图9-8-1）。
	❷	开腹后探查，病灶部位明确在左外侧叶，即钳夹切断肝圆韧带，断端缝扎（图9-8-2）。
	❸	用电刀切开镰状韧带直至第二肝门前方，分别向两侧剪开部分冠状韧带，分离疏松组织直至下腔静脉及肝静脉前方（图9-8-3）。
	❹	左手将肝左外侧叶向下施压，切开肝左冠状韧带（图9-8-4）。

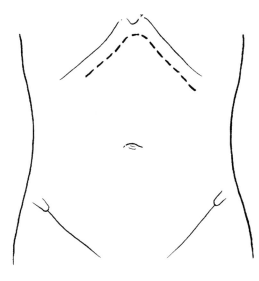

图9-8-1

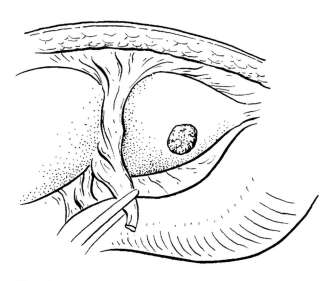

图9-8-2

305

❺ 左手伸至左膈下处，将左肝外叶与膈肌分开，显露左三角韧带（图9-8-5）。

❻ 钳夹切断左三角韧带（图9-8-6）。

❼ 以乳胶管自小网膜孔向左后方穿入，自肝十二指肠韧带左侧穿出，乳胶管绕肝十二指肠韧带后轻轻逐渐束紧。以血管钳固定，阻断入肝血流（图9-8-7）。

❽ 距镰状韧带左侧0.5~1cm切开肝包膜及浅层肝实质（图9-8-8）。

❾ 手指或刀柄钝性分离肝实质，所遇管道均一一予以钳夹切断，在左纵沟深部可遇到门静脉左支矢状部及肝动脉左支、胆管分支，应予以钳夹、切断和结扎（图9-8-9）。

❿ 在左外叶上端肝内可遇到肝左静脉，钳夹后切断、结扎（图9-8-10）。

⓫ 最后切断肝后壁包膜，取出左外叶，松开入肝血流阻断带，如发现端面仍有出血或胆汁漏出，可作"8"字缝合结扎（图9-8-11）。

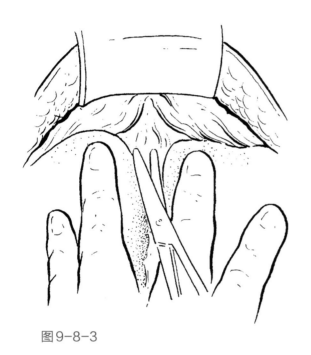

图9-8-3

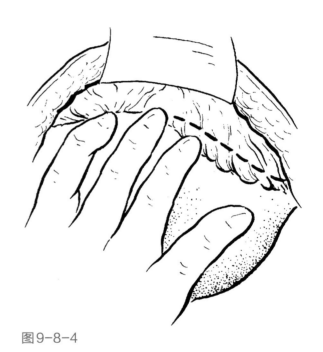

图9-8-4

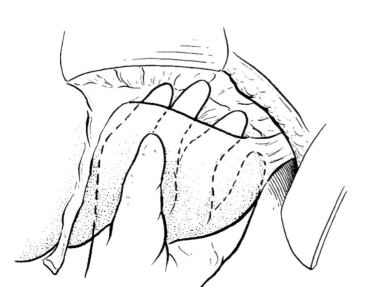

图9-8-5

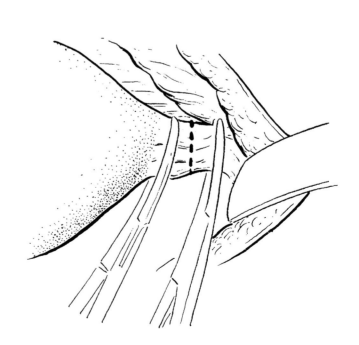

图9-8-6

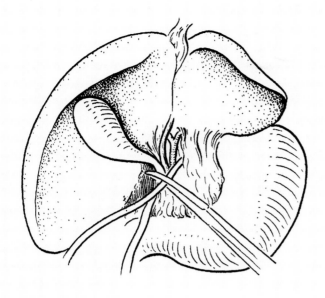

图9-8-7

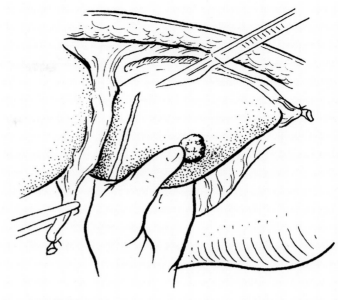

图9-8-8

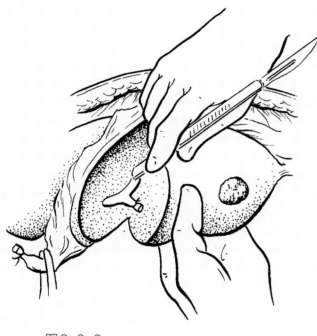

图9-8-9

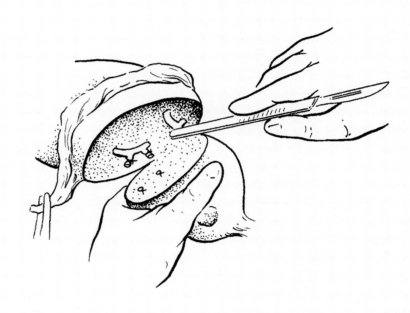

图9-8-10

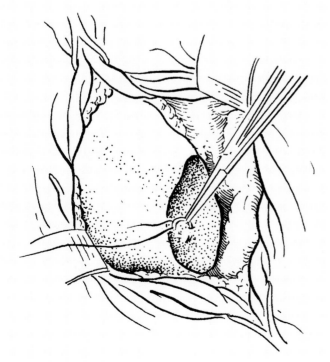

图9-8-11

⑫ 肝断面对拢缝合或用镰状韧带翻下覆盖肝断面，冲洗、留置引流管，关腹（图9-8-12）。

⑬ 如无肝硬化，左外侧叶较薄，可不阻断肝门，采用交锁缝扎法，用7号丝线沿左镰状韧带左侧0.5～1cm处作一排平行于镰状韧带的交锁缝合，每针宽度约2cm（图9-8-13）。

⑭ 距缝合线病变侧0.5～1cm处切开肝脏，用上述方法切除左外叶（图9-8-14）。

术中要点

❶ 有时肝中静脉和肝左静脉在肝内或肝外汇合成一大干，然后注入下腔静脉，此时，应在肝左静脉汇入肝中静脉之前将肝左静脉钳夹切断，切勿将肝中静脉一同结扎。

❷ 在无肝硬化情况下肝门阻断时间可在20分钟或稍延长，如合并肝硬化，则阻断时间不应超过15分钟，如一次阻断未能将肝叶切除，可松开阻断5分钟后再行二次阻断。

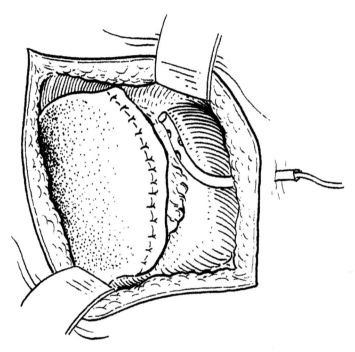

图9-8-12

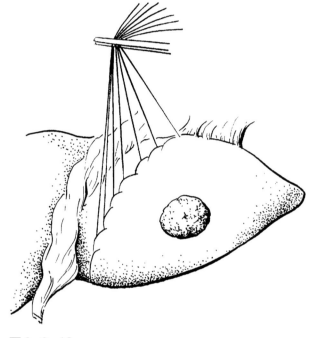

图9-8-13

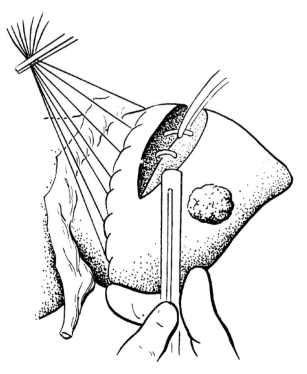

图9-8-14

术后处理	❶ 同肝部分切除术。

❷ 如合并肝硬化，除常规保肝治疗外，应补充白蛋白、血浆、氨基酸等，必要时少量多次输新鲜血。如患者出现精神过度兴奋或谵妄等早期肝昏迷征象，应立即输注精氨酸、谷氨酰胺等防治肝昏迷药物。

第九节　左半肝切除术

适　应　证	同肝部分切除术，病变局限在左半肝。
术前准备、 麻醉、体位	同肝部分切除术。
手术步骤	❶ 采用剑突下"∧"形切口，左肋缘下切口应长于右肋缘下（图9-9-1）。

❷ 开腹探查，证实病变部位及范围后，切断肝圆韧带，相继切断镰状韧带、左三角韧带、左冠状韧带和肝胃韧带，游离左半肝（图9-9-2）。

❸ 止血钳钳夹小纱布球在镰状韧带和冠状韧带相接处钝性分离，以便显露肝左、肝中静脉和下腔静脉左侧缘（图9-9-3）。

❹ 如胆囊偏向内侧，可以切除胆囊，如偏外侧，则切开胆囊的左侧浆膜，钝性分离，并将其推向右侧，此时左半肝已基本游离（图9-9-4）。

❺ 以乳胶管缠绕肝十二指肠韧带，阻断入肝血流，距正中裂（自胆囊窝中央向上至下腔静脉左前壁的连线）左侧1cm用电刀或手术刀切开肝包膜及浅表肝实质（图9-9-5）。

❻ 术者左手拇指放在肝的表面，其余四指伸到肝的后面将肝轻轻托起，一旦发生大出血，四指抬起可起到压迫止血的作用。沿切断线用刀柄或手指钝性分离肝实质，所遇管道一一切断、结扎（图9-9-6）。

❼ 在第一肝门附近，可遇到较粗的管道包括左肝管、门静脉左支、肝动脉左支等，应切断、缝扎，最后剩下肝脏后壁包膜，剪断后移除左半肝，松开阻断肝血流所用之乳胶管（图9-9-7）。

❽ 断面出血点可逐一缝扎止血，两断端尽可能对拢缝合，如缝合困难，可取周围韧带或大网膜覆盖。冲洗，左膈下留置引流，关腹（图9-9-8）。

❾ 亦可应用肝外血管结扎法行左半肝切除术。

（1）左半肝游离后不阻断肝门，在肝十二指肠韧带前层剪开，分离出肝固有韧带，再向上分离出肝左动脉结扎，由肝门向左侧切开格利森鞘（Glisson sheath），显露门静脉左支，小心予以分离，结扎后切断或仅结扎不切断，左肝管亦可同时结扎或留在肝内处理（图9-9-9）。

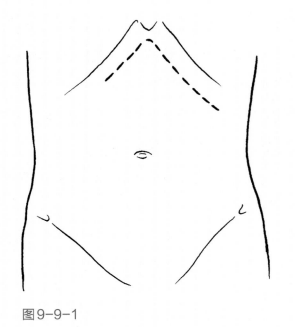

图9-9-1

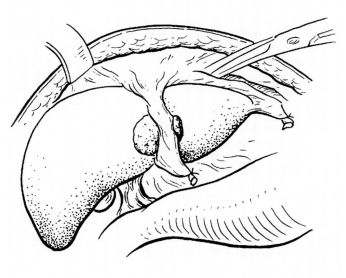

图9-9-2

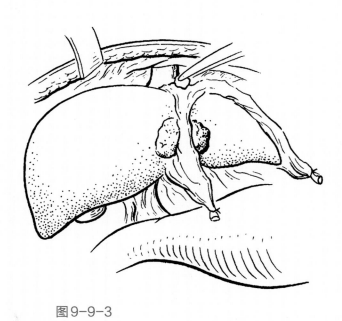

图9-9-3

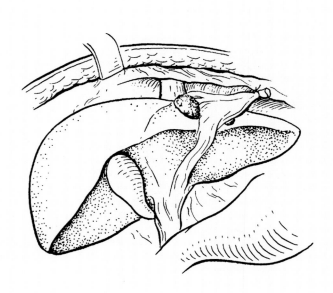

图9-9-4

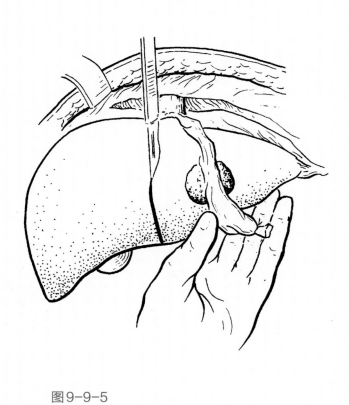

图9-9-5

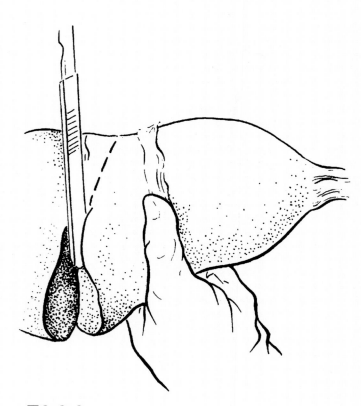

图9-9-6

（2）肝左静脉位置较表浅，术者左手将已游离的肝左外叶向下方牵开，以长弯圆针作一针深的"8"字缝合，以缝闭肝左静脉，然后在不阻断肝门的情况下，按前法切除左半肝（图9-9-10）。

术中要点　❶ 约5%的人存在副肝左动脉，它起源于胃左动脉，走行于肝胃韧带，游离肝胃韧带时应予以结扎切断，以免术中漏扎引起出血。

❷ 门静脉左支深又较短，游离时应注意，一旦损伤应立刻阻断肝门部，看清破口，缝合修补1~2针即可。

❸ 肝中静脉与肝左静脉常合成一干注入下腔静脉，因此，处理肝左静脉时应避免同时结扎肝中静脉，在肝内处理肝左静脉更安全。

术后处理　❶ 同肝部分切除术。

❷ 除常规保肝治疗外，应补充白蛋白、血浆、氨基酸等，必要时少量多次输新鲜血，并可输注精氨酸、谷氨酰胺等防治肝昏迷药物。

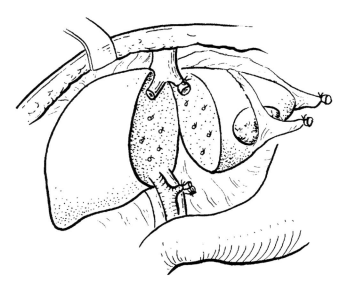

图9-9-7

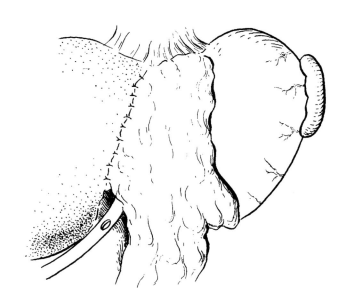

图9-9-8

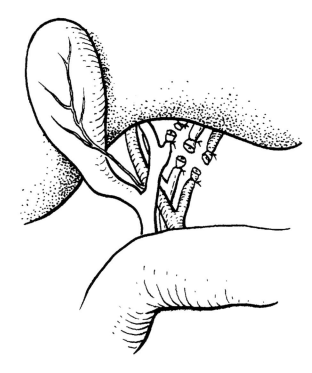

图9-9-9

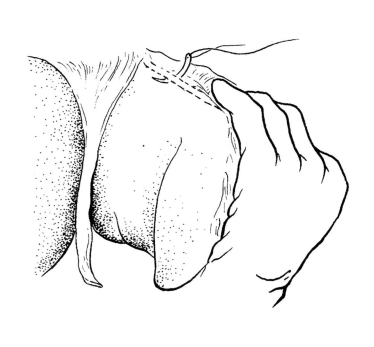

图9-9-10

311

第十节　　肝左三叶切除术

适 应 证	适用于病变或损伤涉及左半肝及右前叶，如合并肝硬化应慎重考虑。
术前准备、 麻醉、体位	同肝部分切除术。
手术步骤	❶ 取双侧肋缘下斜切口，中央向上延伸并超过剑突，切除剑突以利显露肝静脉汇入肝上下腔静脉处（图9-10-1）。
	❷ 游离肝脏的方法与左半肝切除术相似，切断肝圆韧带、镰状韧带、左右三角韧带、左右冠状韧带、肝胃韧带、肝结肠韧带和肝肾韧带（图9-10-2）。
	❸ 切除胆囊，以乳胶管束扎肝十二指肠韧带，阻断第一肝门血流（图9-10-3）。
	❹ 自右叶间裂左侧1cm起至第二肝门区的下腔静脉右侧缘止为切断线（图9-10-4）。

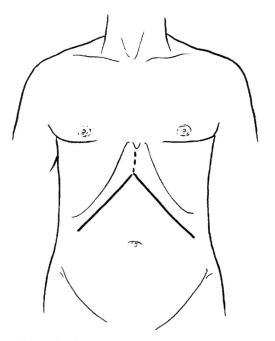

图9-10-1

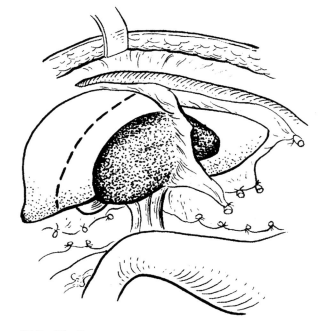

图9-10-2

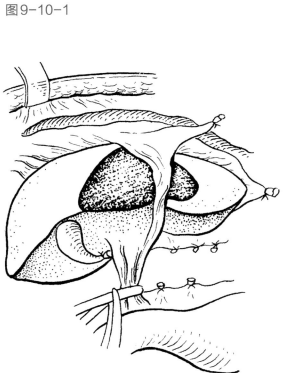

图9-10-3

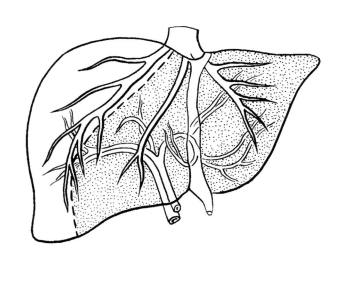

图9-10-4

❺ 电刀或手术刀切开肝包膜，以刀柄或手指钝性分离肝实质，所遇管道逐一钳夹切断，于门静脉右主干上方，遇到通向右前叶的血管支和胆管支；于第二肝门附近肝实质中遇到肝中、肝左静脉；在横沟部遇到左侧门静脉左干、左肝管、肝左动脉，分别结扎加缝扎，亦可先用血管钳钳夹，最后一并结扎、缝扎（图9-10-5）。

❻ 继续向下分离，直至下腔静脉左缘，剪断肝后面包膜，移除左三叶。去除阻断肝门血流的乳胶管，肝断面所有小出血点——"8"字缝扎止血（图9-10-6）。

❼ 另一种方法是肝门解剖肝外血管结扎法：于肝门区剪开格利森鞘（Glisson sheath），将左肝管、肝左动脉和门静脉左支分别结扎、切断，再将肝向上翻起，在肝组织内找到右肝管、门静脉右支及肝右动脉通向右前叶的分支，分别结扎、切断；按上述方法在第二肝门区将肝左静脉和肝中静脉在肝内分出，钳夹、切断，再按前述方法切除左三叶（图9-10-7）。

❽ 切除后，肝断面往往较大，难以对拢缝合，可游离周围韧带或用大网膜覆盖，断面旁留置引流管，关腹（图9-10-8）。

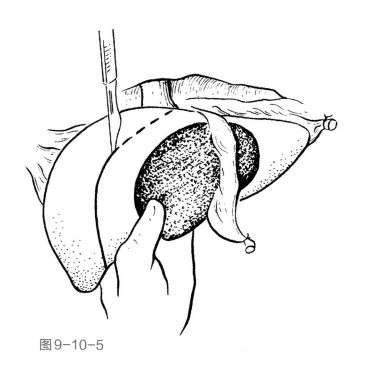

图9-10-5

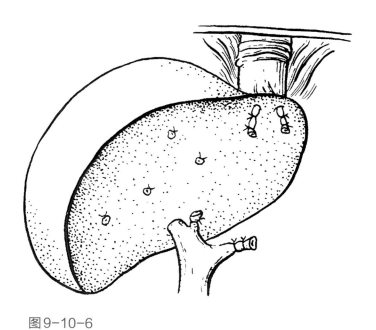

图9-10-6

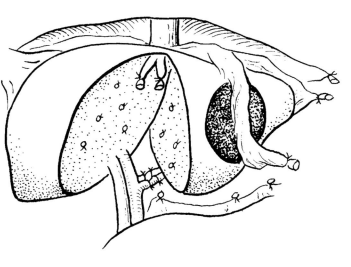
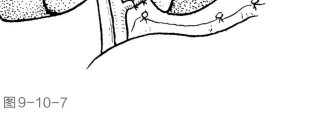

图9-10-7

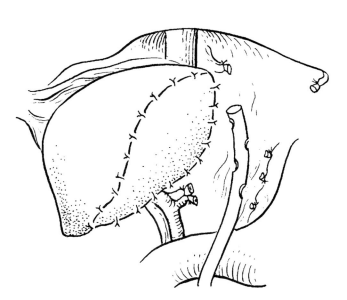

图9-10-8

术中要点	❶ 必须保留肝右静脉，以利右后叶血液的回流。
	❷ 必须保留门静脉右干的后叶支和右肝管的后叶支，以保证右后叶的血供和胆汁排泄。
	❸ 右叶间裂在肝表面无明显标志，常以肝右静脉根部为起点，斜向胆囊窝中点和肝前缘右角之间连线的右1/3处，视为右叶间裂。
术后处理	同左半肝切除术。

第十一节　肝右后叶切除术

适 应 证	适用于病变局限于肝右后叶者。
术前准备、麻醉、体位	同肝部分切除术，若需开胸者右侧垫高约30°~45°。
手术步骤	❶ 常采用右肋缘下斜切口（图9-11-1），或作"Λ"形双肋缘下切口，必要时改作经右侧第7或第8肋间开胸的胸腹联合切口（图9-11-2）。
	❷ 进腹后先切断结扎肝圆韧带，剪断镰状韧带、右三角韧带、右冠状韧带、肝结肠韧带和肝肾韧带，在镰状韧带与右侧冠状韧带交接处，用止血钳钳夹小纱布球行钝性分离，以显露肝右静脉（图9-11-3）。
	❸ 以乳胶管绕肝十二指肠韧带两周后束紧，阻断入肝血流，沿右叶间裂右侧5mm左右切断肝包膜，以刀柄由下向上分离肝实质，所遇管道逐一钳夹、切断，上端止于下腔静脉右缘约1cm处，避开肝右静脉根部（图9-11-4）。

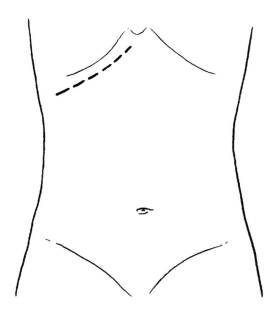

图9-11-1

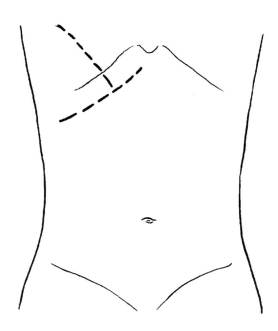

图9-11-2

❹ 切断后壁肝包膜，移除右后叶，松开阻断肝门血流的乳胶管，断面出血逐一缝扎止血（图9-11-5）。

❺ 肝断面对拢缝合（图9-11-6）。

❻ 如无法对拢缝合，则以游离镰状韧带或一片游离后腹膜覆盖于断面上，冲洗右膈下区，断面旁安置引流，逐层关腹。开胸者，行胸腔闭式引流后关胸（图9-11-7）。

❼ 亦可应用缝合结扎法切除右后叶，在右叶间裂的右侧5mm，沿叶间裂用7号丝线间断交锁缝合结扎（图9-11-8）。

❽ 沿结扎线外侧0.5~1cm，按上法切除病肝（图9-11-9）。

❾ 亦可用肝钳钳夹法，游离肝脏后，用特制肝钳钳夹右半肝，在右叶间裂外侧5mm做右后叶肝切除术（图9-11-10）。

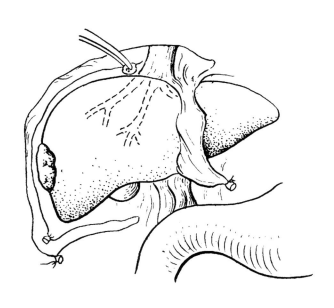

图9-11-3

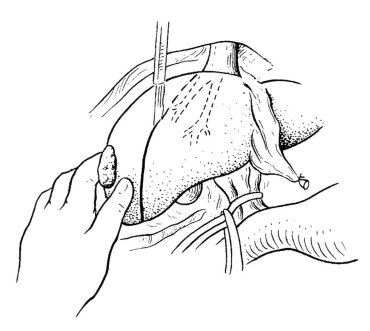

图9-11-4

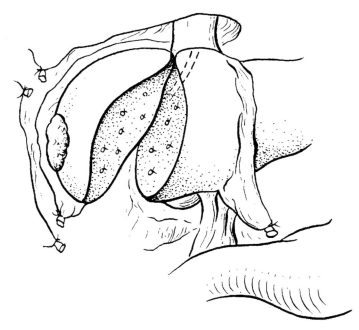

图9-11-5

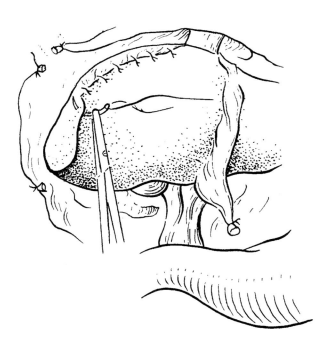

图9-11-6

315

术中要点	❶	右后叶，尤其是第Ⅶ段，靠近下腔静脉，分离时注意勿损伤下腔静脉。
	❷	肝右后叶切除时，只能切断结扎肝右静脉的右侧小分支，肝右静脉主干必须妥为保留，否则将影响右前叶血液回流。
术后处理		同左半肝切除术。

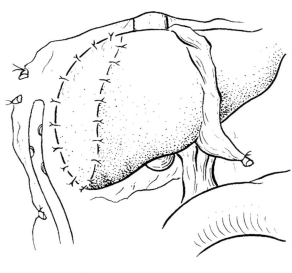

图 9-11-7

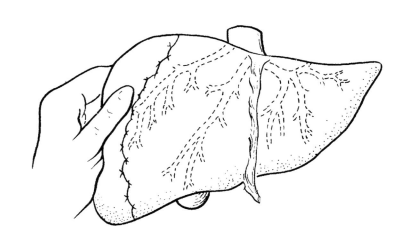

图 9-11-8

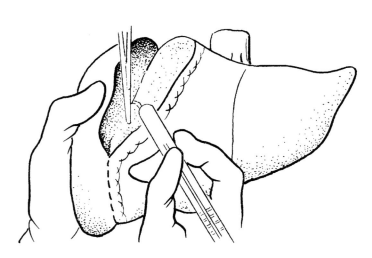

图 9-11-9

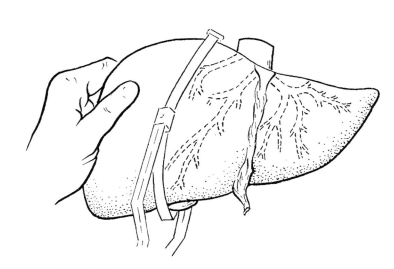

图 9-11-10

第十二节　右半肝切除术

适 应 证	适用于病变局限于右半肝者，包括右前叶、右后叶。
术前准备、麻醉	同肝部分切除术。
体 位	仰卧位，右侧垫高30°~45°，右上肢固定于麻醉架上。

手术步骤

❶ 取右肋缘下切口，或作"∧"形双侧肋缘下切口，显露困难时可于第7或第8肋间开胸，改成胸腹联合切口（图9-12-1）。

❷ 经腹腔后游离肝脏同右后叶肝切除术，切除胆囊。

❸ 将肝右叶向左侧轻轻翻转，显露其后面的下腔静脉，可见排列于下腔静脉前壁两侧的肝短静脉，该静脉数目不定、粗细不等，但均很短，术者可用左手示指保护好下腔静脉，自下而上钝性分离肝后方与下腔静脉前壁，将显露出的肝短静脉和肝组织一并夹住、切断、结扎（图9-12-2）。

❹ 阻断肝门，术者左手拇指置于肝右叶前面，其余四指置于肝右叶后面和下腔静脉，这种手法即可压迫防止随时可能发生的大出血，又可保护下腔静脉（图9-12-3）。

❺ 在正中裂右侧0.5~1cm用电刀切开肝包膜，用刀柄或手指钝性分离肝实质，所遇管道逐一钳夹、切断（图9-12-4）。

❻ 切除时于第一肝门附近需切断缝扎门静脉右支、右肝管、肝右动脉（图9-12-5）。

❼ 在第二肝门附近钳夹切断肝右静脉，较大管道应一一缝扎（图9-12-6）。

❽ 取出右半肝，放开阻断肝门血流的乳胶管，再逐一结扎或缝扎断面所有的管道及出血点（图9-12-7）。

❾ 肝断面以游离的镰状韧带或大网膜覆盖，留置引流，关腹（图9-12-8），如开胸，留置胸腔闭式引流管。

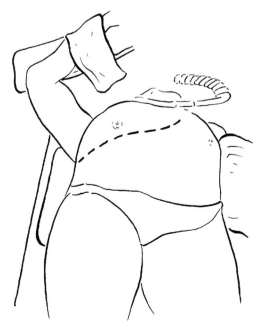

图9-12-1

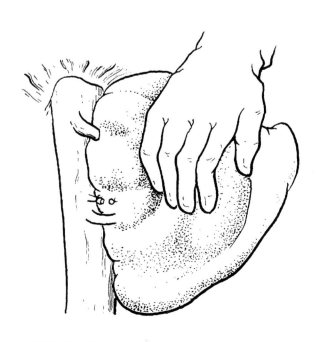

图9-12-2

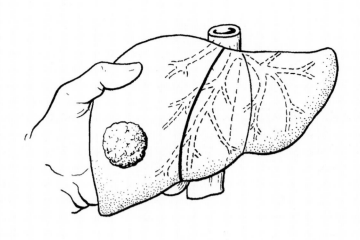

图9-12-3

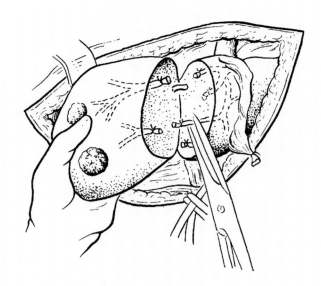

图9-12-4

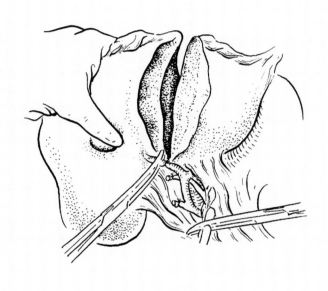

图9-12-5

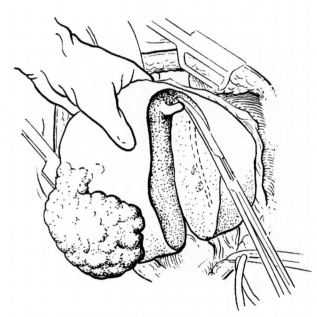

图9-12-6

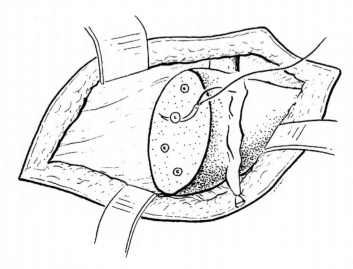

图9-12-7

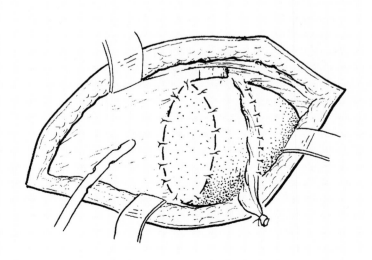

图9-12-8

⑩ 另一种方法是肝门解剖、肝外血管结扎法：游离肝脏、胆囊切除同前，切开肝十二指肠韧带，沿肝固有动脉找到肝右动脉结扎、切断，分离肝总管并向上牵开，显露门静脉右支，钳夹、切断和缝扎，亦可结扎而不切断，待在肝内处理，右肝管宜在肝内切断和结扎（图9-12-9）。

⑪ 在膈下冠状韧带和镰状韧带相交处右侧，下腔静脉左侧缘找到肝右静脉，在其行径上肝的顶部以大圆针7号线深深缝扎一针，以阻断肝右静脉血流，减少出血（图9-12-10）。

⑫ 其余肝短静脉处理同前，不阻断肝门切除右半肝。

术中要点 ❶ 肝短静脉壁薄且短，游离时易撕裂造成大出血，故右肝向左翻转时动作要轻柔，肝短静脉直径粗细不等，游离时所有条索均应结扎并缝扎。如游离时较困难，亦可不预先分出肝短静脉，而于切肝时在肝内用血管钳连同肝短静脉和肝组织一并夹住后切断结扎，比较安全，以免损伤下腔静脉。

❷ 如肿瘤靠近下腔静脉，估计分离困难时，可预先将第一肝门管道和肝上、下方的下腔静脉分离出，分别绕以细乳胶管，一旦下腔静脉损伤，则分别收紧乳胶管，在无血情况下修补下腔静脉。

❸ 肝右静脉在肝外部分短而粗，分离结扎较困难，可于肝内钳夹、切断、缝扎，但必须保护好肝中静脉主干，以免影响左内叶回流。

术后处理 ❶ 右半肝切除时有时虽未开胸，但有可能反应性右侧胸腔积液，应及时发现，必要时胸腔穿刺抽液。

❷ 余同左半肝切除术。

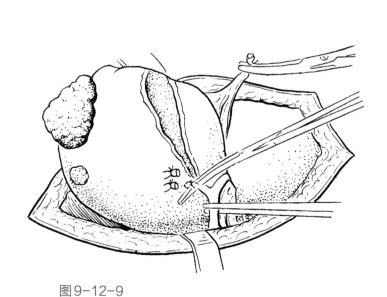

图9-12-9

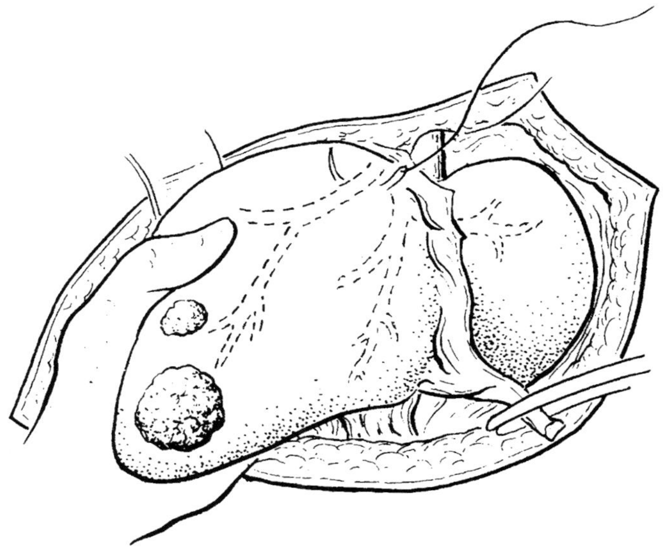

图9-12-10

第十三节　肝右三叶切除术

适 应 证	适用于病变累及右半肝和左内叶肝，无明显肝硬化，肝左外叶有代偿性增大，肝功能正常者。
术前准备、 麻醉、体位	同右半肝切除术。

手术步骤

❶ 切口、游离右半肝同右半肝切除术，但切除范围包括左内叶，属极量肝切除（图9-13-1）。

❷ 切除胆囊，阻断第一肝门血流，上起自下腔静脉右侧壁，下至第一肝门，沿镰状韧带右侧0.5~1cm电刀切开肝包膜及浅表肝实质，钝性分离肝实质，肝内的管道逐一钳夹、切断（图9-13-2）。

❸ 将右肝向上翻转，沿左纵沟右侧和肝门横沟上缘切开肝包膜，以刀柄分开肝实质，显露门静脉左干的矢状部和囊部，推开左内叶，显露左内叶的门静脉支、肝管支和动脉支，予以结扎切断，注意勿损伤门静脉的横部、矢状部、囊部及左外叶的肝内胆管和动脉支（图9-13-3）。

❹ 沿肝门横沟上缘分开肝实质，在肝门右切迹将肝组织向右侧推开，充分显露门静脉右干、右肝管和肝右动脉，将其结扎、切断；然后向上分出肝右和肝中静脉，在肝实质内上段予以钳夹、切断和缝扎，肝短静脉处理与右半肝切除术相同（图9-13-4）。

❺ 右三叶切除后，移去阻断肝门血流的乳胶管，断面彻底止血（图9-13-5）。

❻ 冲洗，肝断面可游离周围韧带或用大网膜覆盖后缝合固定，留置引流管，关腹（图9-13-6）。如开胸者，留置胸腔闭式引流管，关胸。

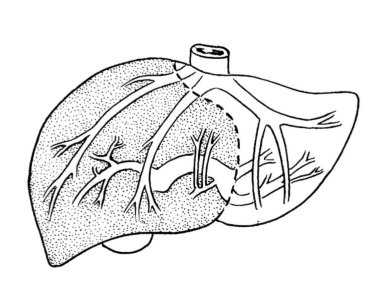

图9-13-1

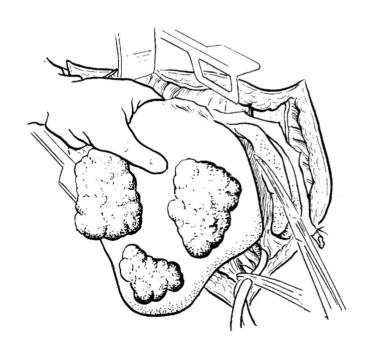

图9-13-2

术中要点	❶	在分离左内叶的管道时，应特别注意解剖关系，勿将门静脉左主支和左肝管主支损伤和结扎，否则会影响左外侧叶的血液供应和胆汁的排出。
	❷	肝中静脉与肝左静脉有时于第二肝门区汇合成一干，然后注入下腔静脉，因此处理肝中静脉前应认清肝左、中静脉合干部位，勿损伤肝左静脉。
术后处理		同右半肝切除术。

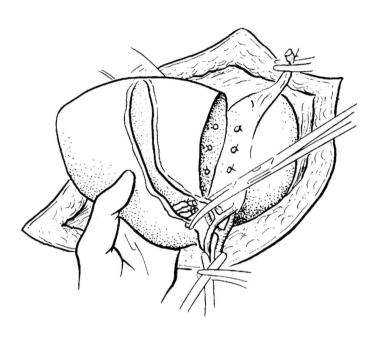

图 9-13-3

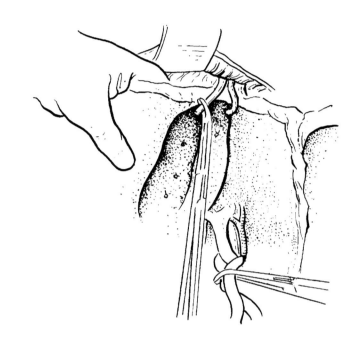

图 9-13-4

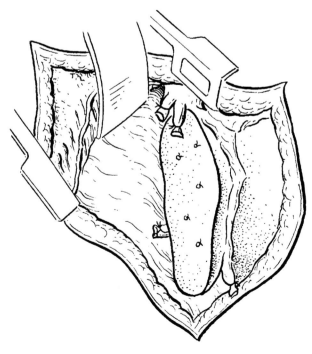

图 9-13-5

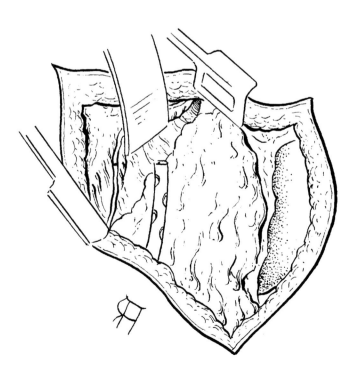

图 9-13-6

第十四节　中叶肝切除术

适 应 证　中叶肝包括左内叶和右前叶，病变局限于中叶肝者，宜做中叶肝切除术（图9-14-1）。

术前准备、　同右半肝切除术。
麻醉、体位

手术步骤　❶ 行双侧肋缘下斜切口，进腹后切断肝圆韧带、镰状韧带、右冠状韧带、肝结肠韧带和肝肾韧带，钝性分离肝后裸区直至下腔静脉，将右侧肝充分游离。

❷ 切除胆囊，显露右切迹，在右切迹处切开格利森鞘（Glisson sheath），推开肝实质，显露通向右前叶的门静脉支、胆管支和动脉支，予以结扎、切断，但不可损伤门静脉右主干、右肝管和肝右动脉（图9-14-2）。

❸ 沿肝固有动脉向上寻找肝左动脉，在靠近左纵沟处找到左内叶动脉，予以结扎、切断，再沿肝门横沟到左纵沟切开肝包膜，在左侧肝管和门静脉左主支上钝性推开肝组织，于门静脉左干矢状部和囊部内侧分离出通向左内叶的门静脉支和肝管支，予以结扎、切断（图9-14-3）。

❹ 沿预定切除线切开肝包膜，钝性分离肝实质，所遇管道逐一结扎、切断，分离至后面肝实质时，将遇到下腔静脉，同右半肝切除术将下腔静脉前壁有关的肝短静脉逐一钳夹、切断、缝扎，最后肝实质两切线汇聚于肝中静脉根部，将肝中静脉钳夹、切断后缝扎，肝中叶整块切下移除（图9-14-4）。

❺ 去除阻断肝门的乳胶管，肝断面再次彻底止血，将右后叶与左外叶对拢缝合（图9-14-5），如不能对拢，则任其分开，两个肝断面分别以镰状韧带或大网膜覆盖，留置引流管，关腹。

术中要点　❶ 如肝门处粘连或肿瘤巨大，解剖分离肝门有困难时，可阻断第一肝门血流后即切肝，肝中叶内的管道均在肝内处理，但应熟悉解剖关系，不可损伤门静脉左右主干和左右主肝管。

❷ 切开中叶肝左侧时，注意保护肝左静脉；再切开中叶肝右侧时也要注意勿损伤肝右静脉。

❸ 中叶肝切除时，两侧端面应从肝的膈面斜向下腔静脉，于下腔静脉前壁会合，使整个标本呈楔形，即膈面宽、脏面窄。

术后处理　同右半肝切除术。

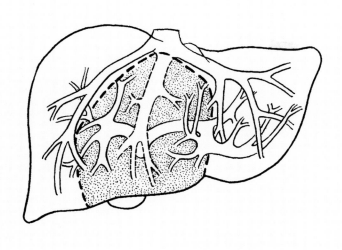

图9-14-1

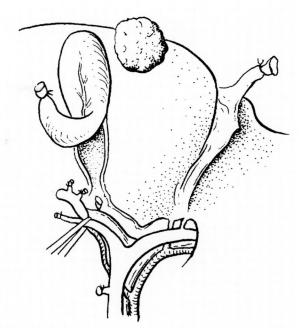

图9-14-2

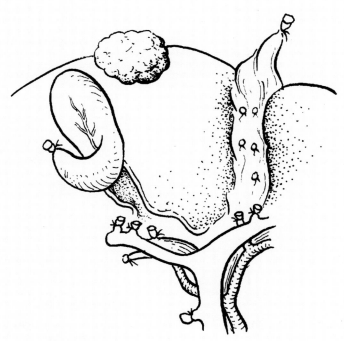

图9-14-3

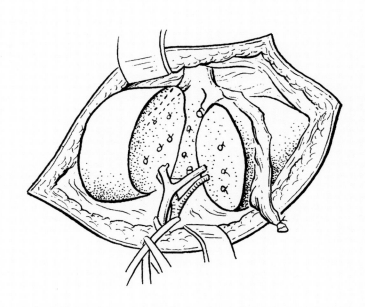

图9-14-4

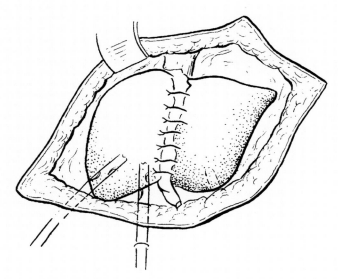

图9-14-5

第十五节　第Ⅷ肝段切除术

适 应 证　　　适用于病变局限于第Ⅷ肝段者。

术前准备、　　同右半肝切除术。
麻醉、体位

手术步骤　　　❶ 第Ⅷ肝段位于右肝膈顶部，介于肝右和肝中静脉之间，其深部左下方为下腔静脉，病变嵌夹在这几根大血管之间（图9-15-1）。

❷ 切口、肝脏游离等同右半肝切除术。

❸ 术中探查，如肿瘤较深，紧贴或浸润下腔静脉，可于切肝前游离出肝上、下方下腔静脉及肝十二指肠韧带，分别绕以乳胶管，施行常温下全肝血流阻断术（图9-15-2）。

❹ 阻断第一肝门、肝下方、肝上方的下腔静脉，快速切除第Ⅷ肝段后修复下腔静脉（图9-15-3），然后恢复全肝血流。

❺ 如肿瘤较表浅，未侵及下腔静脉，可仅阻断第一肝门，距肿瘤边缘1cm以上由浅入深切开肝包膜及肝实质，切除第Ⅷ肝段（图9-15-4）。

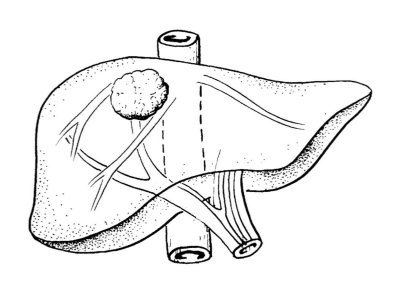

图9-15-1

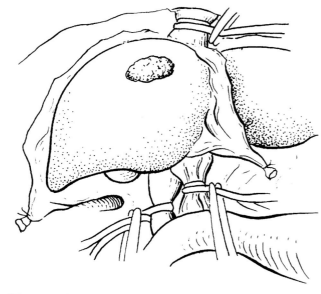

图9-15-2

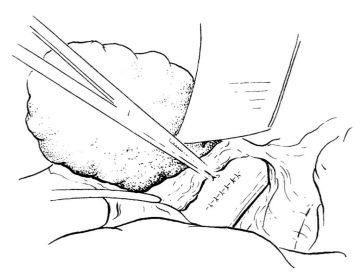

图9-15-3

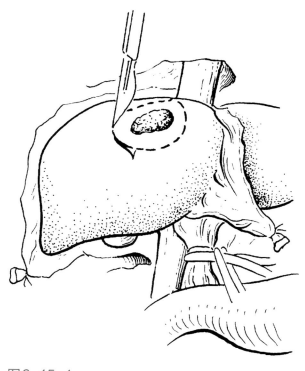

图9-15-4

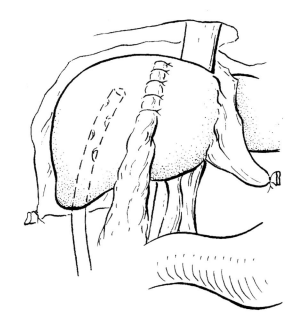

图9-15-5

❻ 松开肝门阻断带，创面彻底止血，填塞明胶海绵或带蒂大网膜，留置引流管，关腹（图9-15-5）。

术中要点　❶ 肿瘤常侵及肝右或肝中静脉，如无法保留可切断结扎其中任意一根静脉，不致产生严重后果。

❷ 瘤体左侧下方的下腔静脉，应仔细钝性分离，勿损伤下腔静脉。

❸ 肿瘤如从静脉主干剥离，静脉壁上小侧支常被撕裂，必须用细针线缝补裂口。

术后处理　同右半肝切除术。

第十六节　肝尾状叶切除术

适 应 证　适用于病变局限于尾状叶，无肝内及肝外转移者。

术前准备、　同右半肝切除术。
麻醉、体位

手术步骤　❶ 尾状叶位于肝后，体积虽小，但大部分为第一肝门、肝十二指肠韧带和肝左叶掩蔽，不易显露，手术较困难（图9-16-1）。

❷ 取双肋缘下切口，进腹后探查，病变局限于尾状叶，则切断肝圆切带、镰状韧带、左三角韧带、左冠状韧带及肝胃韧带，可显露尾状叶左侧部分。

325

❸ 在肝十二指肠韧带左缘找出肝固有动脉和其分出的肝左动脉支，穿过一乳胶管将其提起（必要时亦可控制入肝血流），向上方分离，分出通向尾状叶的肝动脉小分支、门静脉小分支、肝管小分支，逐一钳夹、切断和结扎（图9-16-2）。

❹ 将肝脏面及左叶肝向上翻，分离下腔静脉前壁，剪开下腔静脉前的腹膜覆盖，向上逐步切断尾状叶与下腔静脉间的小静脉或肝短静脉（图9-16-3）。

❺ 切肝前，游离肝上、肝下方的下腔静脉，并绕以乳胶管，切肝时先阻断第一肝门区，如分离、切断肝短静脉或剥离肿物损伤下腔静脉时，可阻断肝上、肝下方下腔静脉修补损伤（图9-16-4）。

❻ 将游离之尾状叶经肝十二指肠韧带和下腔静脉间推向右侧，切除尾状叶之尾状突，移除整个尾叶（图9-16-5）。

❼ 断面彻底止血，缝合切开的有关韧带和腹膜，肝下置引流管，关腹（图9-16-6）。

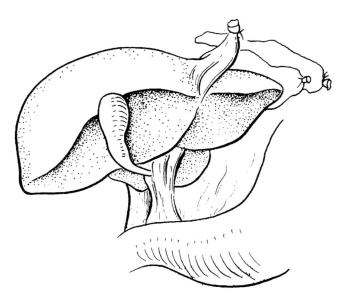

图9-16-1

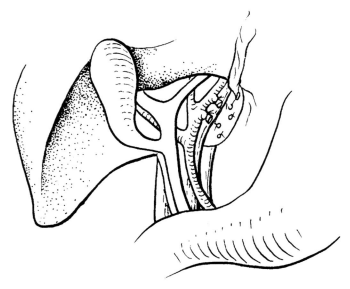

图9-16-2

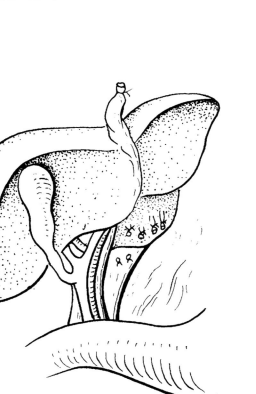

图9-16-3

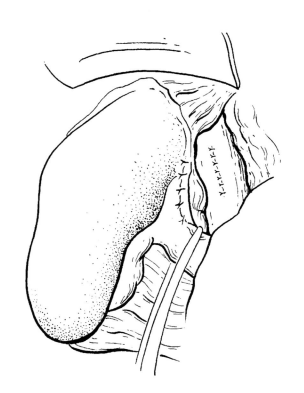

图9-16-4

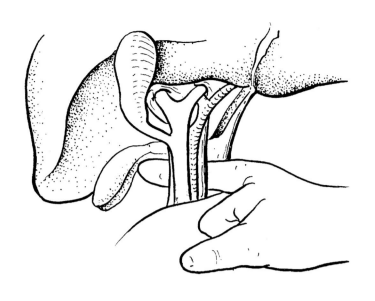

图9-16-5

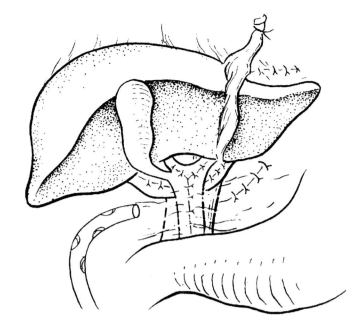

图9-16-6

术中要点	❶ 尾状叶深藏于肝脏面，骑跨于下腔静脉上，切除常很困难，如左外叶不大，无肝硬化或肝硬化不严重，有时可先将左外叶切除，使尾状叶显露更佳。
	❷ 尾状叶静脉属肝短静脉系统，可能很粗且与下腔静脉很近，游离时易撕裂出血，故切除时应先阻断肝上、肝下方下腔静脉，游离时动作要轻柔，如发生破损，应阻断全肝血流，应用无损伤缝合线修补下腔静脉。
术后处理	同右半肝切除术。

第十章

胆道手术

第一节

胆囊造瘘术

第二节

胆囊切除术

第三节

腹腔镜胆囊切除术

第四节

胆囊部分切除术

第五节

胆总管探查引流术

第六节

经十二指肠奥迪括约肌成形术

第七节

胆总管十二指肠吻合术

第八节

肝外胆管空肠 Roux-en-Y 吻合术

第九节

人工乳头间置空肠胆总管肠道吻合术

第十节

胆囊空肠吻合术

第十一节

肝内胆管空肠吻合术

第十二节

胆总管端端吻合术

第十三节

胆总管成形术

第十四节

肝门部胆管癌切除术

第十五节

中部胆管癌切除术

视频目录

扫描二维码，
观看本书所有
手术视频

第一节　胆囊造瘘术

适 应 证

❶ 急性胆囊炎（积脓、坏死或穿孔），病情危重或年老体衰不能耐受胆囊切除术者。

❷ 急性或慢性胆囊炎，粘连紧密，周围解剖关系不清，强行切除胆囊有损伤肝外胆道及出血的危险，宜行胆囊造瘘术。

❸ 急性梗阻性化脓性胆管炎、重症胰腺炎手术治疗时，通过胆道造瘘以减轻胆道或胰腺的负担、刺激。

❹ 严重的十二指肠外伤，需行十二指肠憩室化手术者。

禁 忌 证

基础疾患严重，估计不能耐受胆囊造瘘术者，这类患者可行经皮经肝胆囊穿刺造瘘术。

术前准备

❶ 纠正水、电解质平衡失调，伴有肝功能障碍、凝血机制不佳者，视病情给予白蛋白或血浆，术前注射维生素K。

❷ 必要的影像学检查，包括计算机断层扫描、磁共振成像等，以除外其他疾患。

❸ 伴有休克者，应积极抗休克治疗，待收缩压在100mmHg以上再手术，但对严重感染者，抗休克治疗后血压还不回升，应抗休克同时积极手术，以免延误手术时机。

麻　　醉

一般选用连续硬膜外麻醉或全身麻醉，对重症或并发感染中毒性休克的患者，可采用局部麻醉。

体　　位

仰卧位，右腰背部略垫高。

手术步骤

❶ 切口：多采用右肋缘下斜切口，直接显露胆囊底部，如病情较重，为缩短手术时间，也可采用右上腹经腹直肌切口（图10-1-1）。

❷ 探查：进腹后观察胆囊的位置、大小、颜色，有无穿孔及周围脏器粘连情况，然后探查胆囊内有无蛔虫或结石，胆囊颈部有无结石嵌顿、有无肿瘤，如腹腔内渗出较多，应吸净再探查。胆囊周围的粘连、包裹是一种保护屏障，不必过多游离。

❸ 造瘘：显露胆囊底，周围用生理盐水纱布保护，于胆囊底作一直径约1cm的荷包缝合（图10-1-2）。

❹ 在其中央穿刺，观察抽出胆汁的性状并留做细菌培养，用剪刀在穿刺孔处切一小口（图10-1-3）。

❺ 吸净胆汁，用取石钳取净胆囊内的结石或蛔虫（图10-1-4），如结石嵌顿于壶腹部，可用手指将其挤入胆囊体内，再予以取出。如胆囊底部、体部有灶状的坏死、穿孔时，需切除坏死的囊内壁。

❻ 将18~20号带侧孔的导尿管（有时用修剪过的T形管）插入胆囊体部，收紧荷包线并将胆囊浆肌层内翻后打结，于荷包缝线外0.5cm处，再作一荷包缝合，内翻打结（图10-1-5）。

❼ 经导管注入生理盐水，观察有无渗漏或是否通畅。吸净腹腔内渗出，于右侧腹壁戳孔引出，于导尿管周围将胆囊底浆膜层和壁腹膜结节缝合数针固定（图10-1-6）。再把大网膜覆盖于周围，防止胆汁渗漏及胆囊与胃肠粘连。

❽ 于网膜孔留置引流管一枚，固定引流管，逐层缝合腹壁切口。

术中要点

❶ 如术中见胆囊病变较轻，且胆道压力不高、胆囊胀大不明显时，单纯胆囊造瘘起不到引流减压的作用，要探查胆总管、肝总管，去除病因，必要时行胆总管T管引流。

❷ 胆囊引流管的腹壁切口应位于胆囊底附近的腹壁上，便于胆囊底与腹壁间的缝合固定，也可避免引流管扭曲，影响引流效果。

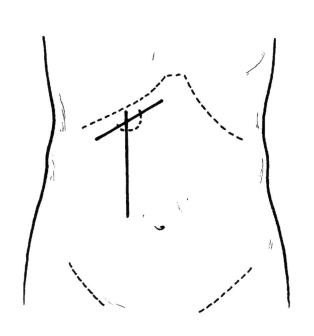

图10-1-1

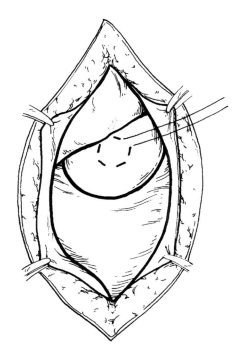

图10-1-2

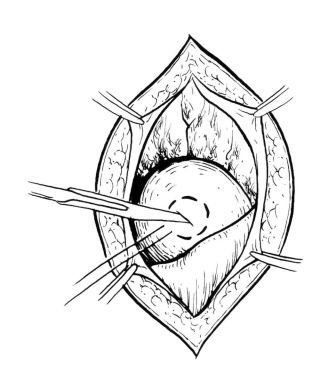

图10-1-3

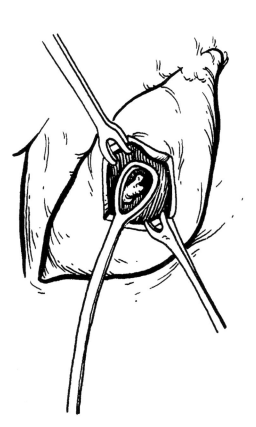

图10-1-4

331

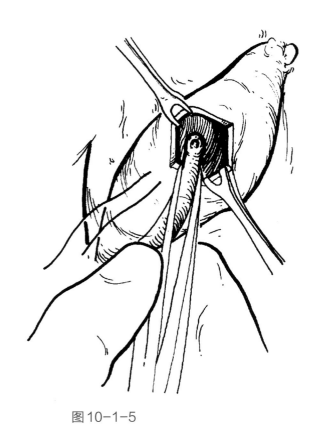

图 10-1-5

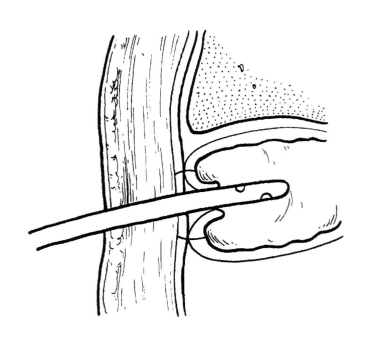

图 10-1-6

❸ 术中荷包缝合一定要确实，防止术后胆瘘发生。另外，胆囊壁局灶性坏死，术中未能发现，也是胆汁瘘的原因。术中发现胆囊壁坏死，应切除坏死的胆囊壁或行胆囊部分切除，如胆囊颈部有穿孔，也可先缝合，再于胆囊底造瘘。

术后要点

❶ 术后 4~6 小时取平卧位，4~6 小时麻醉作用完全消失，血压平稳后改半卧位。

❷ 继续抗炎，补液，维持水、电解质平衡，给予维生素 K，如有休克，继续抗休克治疗。

❸ 保持胆囊造瘘等通畅，防止脱落，注意引流液性状，如患者恢复顺利、引流量减少，2~3 周后作胆道造影，如胆囊管胆总管通畅，可以拔管，3 个月后再行胆囊切除术。

第二节　　胆囊切除术

适 应 证

❶ 急性胆囊炎经非手术治疗不能缓解者。

❷ 慢性胆囊炎反复发作、胆囊壁明显增厚、胆囊萎缩及收缩功能明显障碍者。

❸ 胆囊息肉、良性肿瘤及早期胆囊癌。

❹ 胆囊损伤、钟摆样胆囊。

❺ 行右半肝切除、胆肠内引流术的同时切除胆囊。

术前准备	❶ 一般准备：禁食，胃肠减压，保肝治疗等。
	❷ 对有心肺疾患或糖尿病患者，术前应及时处理。
	❸ 急诊患者的术前准备，参见胆囊造瘘术。
麻醉、体位	同胆囊造瘘术。

手术步骤

ER 10-2-1
腹腔镜胆囊
切除术

❶ 切口：同胆囊造瘘术，采用右上腹肋缘下斜切口或右上腹经腹直肌切口。

❷ 探查和显露：进入腹腔后，首先探查胆囊，观察其大小、位置、有无穿孔、与周围组织有无粘连、其内有无结石，然后右手伸入网膜孔，拇指于肝十二指肠韧带前行胆总管触诊和胰头部探查（图10-2-1），之后再探查肝脏和胃十二指肠有无病变。

❸ 仔细分离胆囊周围的粘连后，将大盐水纱布垫放置在胆囊与横结肠，十二指肠之间，通过3个腹腔拉钩分别将横结肠向下方、肝下面向上方、十二指肠向左下方牵开，显露胆囊和十二指肠韧带（图10-2-2）。

❹ 顺行胆囊切除术：为常用的方法，从胆囊管开始，最后由肝尖剥离胆囊。

（1）显露和处理胆囊管：如胆囊肿大，影响手术，可穿刺或切开胆囊底部，洗净胆汁后缝合或结扎。用胆囊钳钳夹胆囊底并抬向肋缘处，将肝前缘抬向前上方，以便更好地显露肝门。用止血钳钳夹胆囊颈处轻轻牵拉，剪开胆囊颈前后的腹膜（图10-2-3）。

（2）用止血钳轻轻地分离胆囊管及其根部，辨认胆囊管和胆总管的关系（图10-2-4）。

（3）用两把止血钳，夹于距胆总管0.3cm的胆囊管上，注意勿损伤胆总管、胆囊动脉、肝右动脉及右肝管。在两钳间剪断胆囊管（图10-2-5）。

（4）断端碘伏消毒，近段4号线结扎后再用1号线缝扎（图10-2-6）。

（5）处理胆囊动脉：向上牵拉胆囊管的远断端，在胆囊管肝后三角区内，找到胆囊动脉，在靠近胆囊侧，钳夹胆囊动脉并切断、结扎（图10-2-7）。有时也可于胆囊三角区将胆囊动脉结扎切断后，再切除胆囊管。

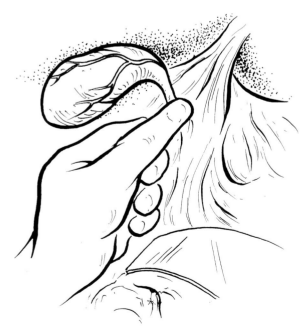

图 10-2-1

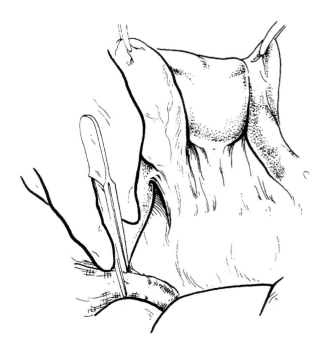

图 10-2-2

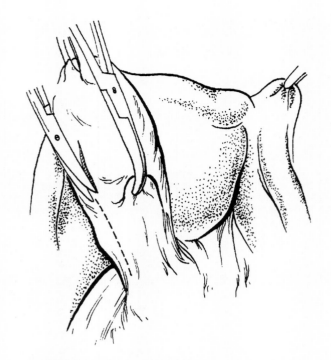

图 10-2-3

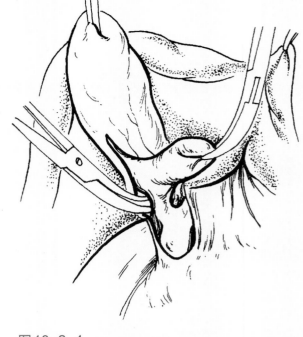

图 10-2-4

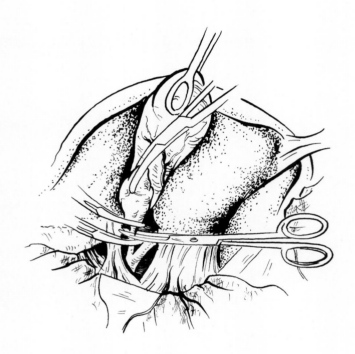

图 10-2-5

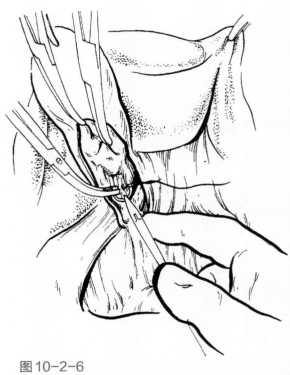

图 10-2-6

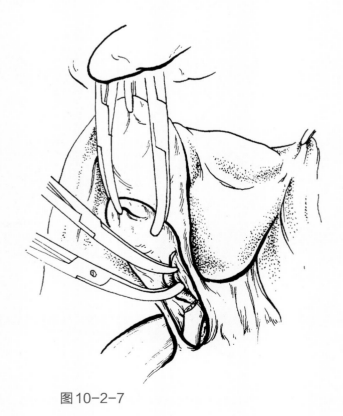

图 10-2-7

（6）剥除胆囊：距肝边缘 1cm 处切开胆囊浆膜，将胆囊由颈部向底部钝性剥离（图 10-2-8），直至切除。如胆囊和肝脏之间有交通血管和迷走小胆管，应予结扎、切断。

（7）如果胆囊壁厚，周围粘连不易剥离时，可在胆囊壁的浆膜下注入少量生理盐水，再进行剥离。胆囊切除后，肝床可能有少量渗血，干纱布压迫 3~5min 即可止血，也可结节缝合残留的胆囊浆膜，以利止血（图 10-2-9）。

❺ 逆行胆囊切除术：

（1）游离胆囊：于胆囊周边浆膜下注入生理盐水，切开浆膜，将胆囊的肌层和黏膜层由浆膜下剥离（图 10-2-10）。有时胆囊和肝床粘连紧密，剥离时出血多，还可能损伤肝脏，适当结扎近肝血管，同时边剥离边用盐水纱布压迫止血。

（2）必要时切开胆囊，将左手示指伸入胆囊内作引导进行剥离（图 10-2-11）。

（3）处理胆囊动脉和胆囊管：在相当于胆囊颈的后方，找到胆囊动脉，并予以结扎切断，有时胆囊动脉因炎症粘连变细，在剥离过程中已经切断，不要再结扎。

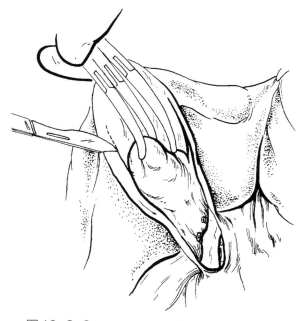

图 10-2-8

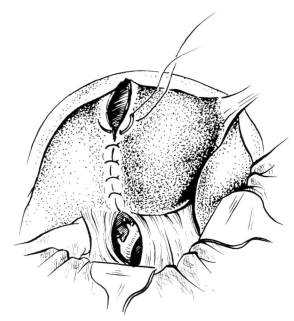

图 10-2-9

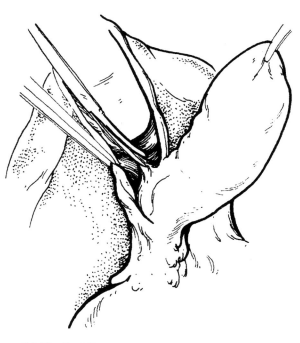

图 10-2-10

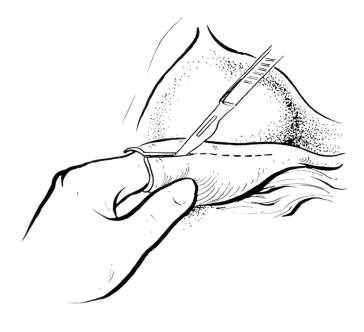

图 10-2-11

335

（4）认清胆囊管：用两把止血钳在距胆囊管0.5cm处夹住（图10-2-12）。于中间剪断，移除胆囊，近断端双重结扎。缝合胆囊，如止血不彻底，可用大网膜填塞止血。

❻ 冲洗，去除腰背部小枕，清点器械纱布，于网膜孔放置引流管一枚（图10-2-13），缝合腹壁切口。

术中要点

❶ 在钳夹和切断胆囊管时，有损伤肝总管和胆囊动脉的危险，故在术中，必须准确辨认胆囊管、胆总管和胆囊动脉，否则可能发生损伤（图10-2-14）。可采用顺逆行结合胆囊切除术，即先分离胆囊管，绕一丝线，单扎，不切断胆囊管，再由胆囊底逆行游离，二者汇合后再切断胆囊管，完整切除胆囊。

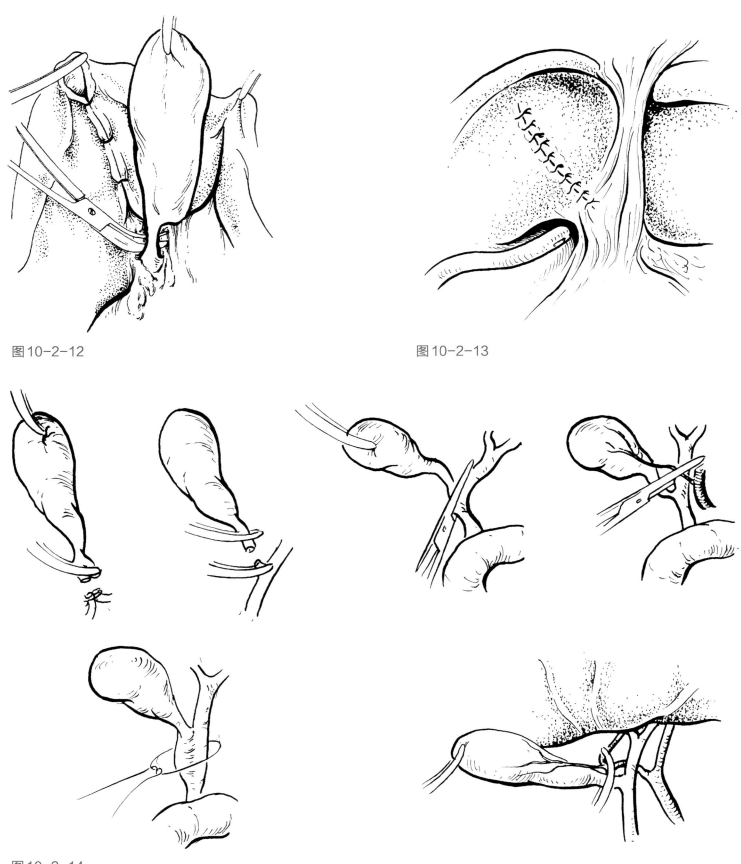

图10-2-12

图10-2-13

图10-2-14

❷ 有时胆囊和肝紧密粘连，勉强游离会损伤肝脏，可仅将胆囊黏膜层剥下，直到胆囊管，并将胆囊下胆囊管黏膜一并切除。

❸ 胆囊管残体不宜过长，以免日后颈部扩张，胆汁淤积感染，但也不要残留过短，以免损伤胆总管，一般以距胆总管0.5cm为宜。

术后处理

❶ 保肝、补液、抗炎对症治疗，重症患者应监测水和电解质平衡。

❷ 术后禁食1~2天。

❸ 注意腹腔引流液性状，如无异常，2~3天后可拔除引流管。

第三节　腹腔镜胆囊切除术

适应证

❶ 胆囊结石：各种类型、有症状的胆囊结石患者一般都适合作腹腔镜下胆囊摘除。初学者宜选择病史较短、年纪较轻及B超检查提示胆囊壁增厚不严重的病例。对于无症状胆囊结石，若结石较大（直径>2cm）或合并胆囊息肉（直径>0.5cm）以及瓷化胆囊，因癌变概率较大，也应予以手术切除。

❷ 胆囊良性隆起样病变：隆起样病变也称"息肉样病变"，即胆囊黏膜向腔内生长形成隆起样的病变，包括胆固醇息肉、炎性息肉、腺肌增生症、腺瘤等。胆固醇息肉和炎性息肉无癌变可能（一般认为息肉直径<5mm），若无明显症状性且胆囊功能无异常者，可定期观察处理；直径>5mm，且有明显症状者应考虑手术。对腺肌增生症、腺瘤等，随着直径增大，癌变概率增加，最好进行手术切除。

❸ 非结石性胆囊炎：有功能障碍的非结石性胆囊炎，如胆囊壁明显增厚、胆囊排空不佳者可列为手术适应证。

随着器械设备的日益更新，术者操作水平的不断提高、手术经验的日益丰富，腹腔镜胆囊切除技术已趋成熟，适应证范围也不断打大，许多原来被认为是禁忌证或相对禁忌证的部分病例现已纳入手术适应证范围，除怀疑或证实为胆囊恶性肿瘤外，腹腔镜胆囊切除术的适用范围已经与传统开腹胆囊切除术基本相同。

禁忌证

❶ 绝对禁忌证：

（1）无症状的胆囊结石，无切除必要。不能因损伤较少、患者较易接受而贸然进行切除。

（2）胆总管结石未能以ERCP（经内镜逆行胆胰管成像）及EST（内镜下乳头括约肌切开术）的方法取出，而又不适宜使用或无条件行腹腔镜下胆总管切开取石者。此类病例应行剖腹手术，一并处理胆囊及胆管结石。

（3）怀疑为胆囊癌者。

❷ 相对禁忌证：初学者要严格遵守绝对禁忌证。当操作熟练、积累足够经验后，可以逐渐放宽。

一般认为相对禁忌证有：

（1）上腹部手术史：术后粘连可使胆囊及 Calot 三角的显露和分离比较困难，亦增加了套管针误伤肠管的危险。

（2）肥胖：可增加操作时 Calot 三角分离的困难。但是，若能熟练地运用腹腔镜完成手术，可避免剖腹手术在肥胖患者中常易引起的并发症。

（3）肝硬化和门静脉高压症：腹腔镜下止血比较困难。在肝硬化患者，胆床的止血更应仔细。

（4）萎缩性胆囊炎：反复的胆囊炎症可使 Calot 三角粘连，甚至冰冻样改变至解剖不清。若不能明确辨认胆囊管、Calot 三角的结构，宜及时转剖腹手术，以免误伤胆管。

（5）急性胆囊炎和急性化脓性胆管炎：急性炎症时，胆囊与邻近组织粘连、水肿和充血，增加了显露 Calot 三角的困难。而且，炎症组织极易出血，影响视野。

（6）心肺功能不全者：气腹使腹内压升高、回心血量减少；同时，膈肌抬高可影响肺功能；再者，二氧化碳吸收入血，可引起高碳酸血症。故对有心肺功能障碍及老年病人，施行腹腔镜手术时宜慎重并加强术中监测。

麻　　醉　　气管内插管全身麻醉。

体　　位　　仰卧位。放入套管后，采取头高足低、向左倾斜30°体位。该体位有助于胆囊三角的显露。

手术步骤　　❶ 术者站在患者左侧，脐下穿刺建立人工气腹，压力设定为 10~15mmHg，放置套管（图10-3-1）。

A：观察孔，位于脐下；B：主操作孔（放管径10mm或5mm套管），位于剑突下；C、D：辅助操作孔（放管径5mm或2~3mm套管），分别位于肋缘下锁骨中线和腋前线。采用三孔法操作时，D孔可省去。置入腹腔镜后，探查整个腹腔，如无异常发现，再行腹腔镜胆囊切除术。

❷ 显露胆囊三角：助手从右侧套管（穿刺孔D）置入牵引钳，夹住胆囊底，连同肝脏向上牵引。术者在套管C处置入另一把牵引钳，用左手夹住胆囊颈，向上、向前腹壁方向牵引，尽量显露胆囊三角区（图10-3-2）。

❸ 术野显露后，首先要认真观察肝十二指肠韧带内肝外胆管和胆囊管的大致走行以及胆囊壶腹的形态，再分离胆囊周围及三角区的粘连，可用从套管B置入的分离钳、电凝钩或剪刀进行。解剖 Calot 三角区，正确地分离与辨认胆囊管和胆囊动脉。安全的方法是从近胆囊颈的地方开始分离，并且以胆囊颈和胆囊管的交界为依据。

❹ 胆囊管的分离：确认胆囊壶腹部及胆囊三角区，所有操作应以紧靠壶腹部及胆囊壁为原则。以胆囊壶腹部为起点，切开壶腹及胆囊管上下两侧的浆膜，用分离钳钝性分离，少量多次，切断浆膜及纤维结缔组织，尽

可能将其周围全部掏空。沿胆囊管走向，紧靠胆囊管，分别从其上方和下方，用分离钳钝性分离，逐渐扩大胆囊管后上间隙，直至完全显露，并且游离出足够长的胆囊管（图10-3-3）。

❺ 胆囊管的处理：充分游离胆囊管并确认无误后，方可离断。靠近胆总管侧约0.5cm处，可上吸收夹2枚（双重结扎），远端上1枚钛夹（图10-3-4）。

❻ 胆囊动脉的分离：切断胆囊管后其后上方的胆囊动脉多可直接得到显露，此时在胆囊颈部往往可见到淋巴结，可作为解剖胆囊动脉的标志，胆囊动脉行于其后下方。由于动脉韧性强，钝性分离不易分断，可用分离钳顺血管方向纯性分离，将Calot三角内的浆膜、疏松组织、脂肪组织等一点点分离、切断。分离过程中若遇小出血点，可用分离钳夹住提起进行电凝止血；分离胆囊动脉时不必强求"骨骼化"，附带少许纤维结缔组织，钳夹或凝固会更牢靠。

❼ 胆囊动脉的处理：胆囊动脉通常用可吸收夹夹闭，近端2枚，远端可上钛夹，电凝切断远端时勿接触钛夹（图10-3-5）。

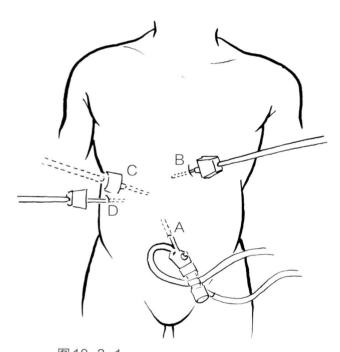

图10-3-1

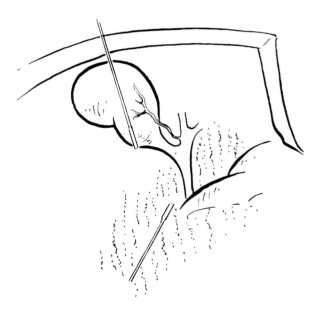

图10-3-2

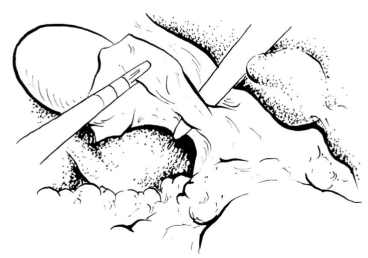

图10-3-3

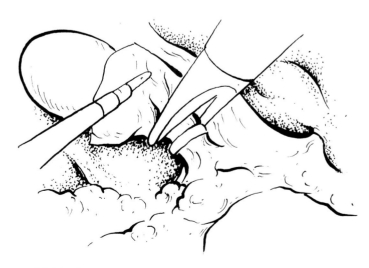

图10-3-4

❽ 自胆囊床分离切断胆囊管、胆囊动脉后，术者可用左手的牵引钳提起胆囊颈部，以电凝钩或剪刀将胆囊从胆囊床上逐步分离。操作要点是紧贴胆囊，并找到正确的解剖层面。可用钩的弓部作钝性分离，若有出血则改用钩的尖端作电凝。注意有无副肝管直接自胆囊床进入胆囊。若有管状物自胆囊床进入胆囊，则应行置夹处理。将切下的胆囊置入标本袋中后由剑突下孔取出（图10-3-6）。

❾ 冲洗肝下间隙和Calot三角区，吸净积血，并检查胆囊床有无活动性出血。一般建议留置腹腔引流管。

❿ 退出所有的手术器械，最后退出腹腔镜，解除气腹。关闭戳孔，A、B孔较大，应作包括筋膜、皮下、真皮的缝合，C、D孔较小，可不缝合，以创口黏胶拉紧即可。

术中要点

❶ 行胆囊切除术前，应用腹腔镜窥视全腹腔，了解有无需要处理的除胆囊以外的外科病变，如结肠癌、胰头癌或腹膜结节病变等。

❷ Calot三角区内结构的处理必须准确、层次清晰，分清胆囊管、胆总管，少用电凝电切，多用钝性分离，不盲目止血。

❸ 典型的胆囊动脉占50%~70%，单支型，起源于肝右动脉，走行于肝胆三角区胆囊管的后上方，于胆囊颈处分出前、后支进入胆囊壁。但其起源和行径有许多变异，常常被误切引起术中、术后大出血，所以分离胆囊动脉时应采取"紧靠胆囊壶腹、胆囊颈；以钝性分离为主；重视胆囊动脉后支分离"的基本原则。若周围结构解剖不清或位置靠近肝外胆道系统，则禁用电凝止血，以免电凝引起直接损伤或热传导损伤，应设法用钛夹钳闭。出血较多时，切忌慌乱中盲目乱夹乱凝，应用生理盐水冲洗或用纱布压迫片刻，待看清出血部位后再上钛夹或电凝止血。

❹ 开展腹腔镜胆囊切除术的初期，损伤胆管的主要原因为误把胆总管当做"胆囊管"而结扎，当有了一定的手术经验后，损伤胆管的主要部位在肝总管和右肝管，原因多为电灼伤。

术后处理

同胆囊切除术。

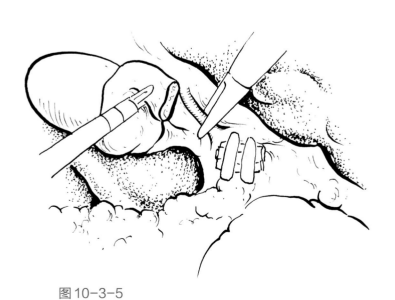

图10-3-5　　　　　　　　　　　　　　　　图10-3-6

第四节　胆囊部分切除术

适　应　证	适用于炎症严重或胆囊部分埋入肝内或胆管区的组织不能确切辨认者。
术前准备、 麻醉及体位	同胆囊切除术。

手术步骤

❶ 切口及胆囊暴露同胆囊切除术。

❷ 抽净胆囊内胆汁。从胆囊底部向颈部切开胆囊壁（图10-4-1）。

❸ 取出嵌顿于胆囊颈部的结石后，切除胆囊前壁，仅留下附着在肝床上的胆囊后壁（图10-4-2）。

❹ 将残留黏膜用锐性或钝性剥离去除，或用电凝破坏，或搔刮后，再用碳酸或酒精擦拭。

❺ 胆囊壁残端结节缝合止血后，胆囊管内插入细引液管（术中可在此作胆道造影），在胆囊床处放胶管引流（图10-4-3）。

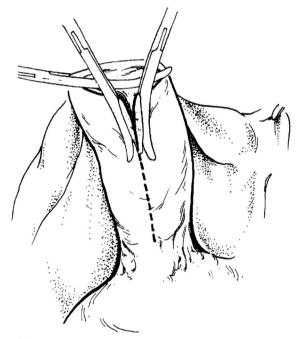

图 10-4-1

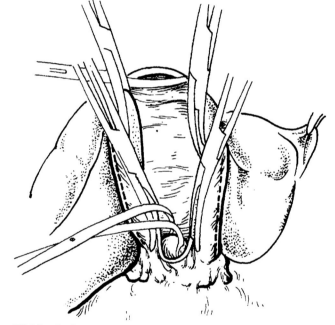

图 10-4-2

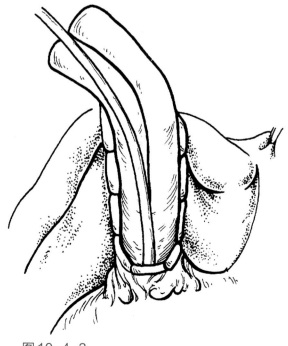

图 10-4-3

341

术中要点	❶ 本术式不需分离、结扎胆囊动脉，但胆囊管口封闭必须牢靠，以防术后发生胆汁漏。
	❷ 术后2周拔管前应作胆道造影。
术后处理	同胆囊切除术。

第五节　胆总管探查引流术

适 应 证	❶ 急性梗阻性化脓性胆管炎患者。
	❷ 胆源性胰腺炎患者。
	❸ 胆总管内触及结石或蛔虫。
	❹ 严重肝外伤缝合或切除，以及肝外胆管修复或吻合术后，应行胆总管切开引流。
术前准备、麻醉、体位	同胆囊造瘘术。
手术步骤	❶ 切口：取右上腹经腹直肌或肋缘下斜切口（图10-5-1）。
	❷ 采用顺行胆囊切除术同样的方法分离显露肝十二指肠韧带，将胃、十二指肠拉向左方，肝脏、胆囊拉向右上方，大小肠拉向下方，使肝十二指肠韧带稍呈紧张状态，可看到在其中走行的暗青色增粗的胆总管，用小盐水纱布填塞于网膜孔。
	❸ 切开胆总管：沿肝十二指肠韧带，剪开其前面的腹膜，钝性分离，显露胆总管。于距十二指肠上缘1cm处，常规进行穿刺（图10-5-2），确认胆总管，抽出胆汁注意性状，送细菌培养和药敏试验。
	❹ 于穿刺针眼的两侧，各缝一条支持线（图10-5-3），提起支持线，在其中间用尖刀沿纵轴切开胆总管约2cm（图10-5-4），吸引器吸净胆汁。
	❺ 取出胆石或蛔虫：用取石钳或刮匙伸入胆总管内，向近心端、远心端试夹或试捡，尽可能将所有胆石（或蛔虫）全部夹出或捡出（图10-5-5、图10-5-6）。用胆道探子探查奥迪括约肌和左右肝管是否通畅。
	❻ 冲洗胆总管，放置T形管，把导尿管依次插入左右肝管及胆总管内，接注射器用生理盐水加压冲洗（图10-5-7）。尤其是合并泥沙样结石者，更应反复冲洗，直至把小胆石、泥沙样结石、混浊胆汁彻底冲洗干净。
	❼ 将T形管两端各留2~3cm，其余剪掉，并将其底部侧管一并剪除，开放管腔，用大镊子将T形管柄和一侧臂夹在一起，送入胆总管内（图10-5-8），然后将另外一臂也送入胆总管内，使T形管两臂自然伸展，勿使其曲折。

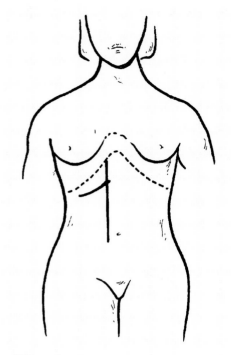

图 10-5-1

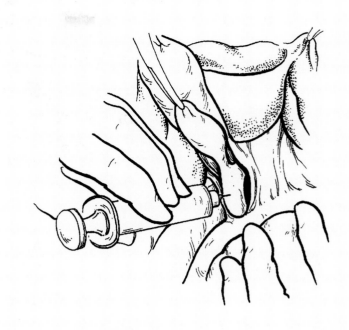

图 10-5-2

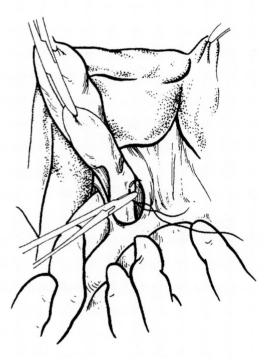

图 10-5-3

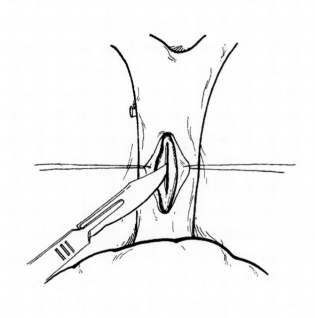

图 10-5-4

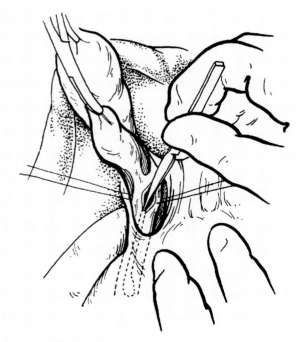

图 10-5-5

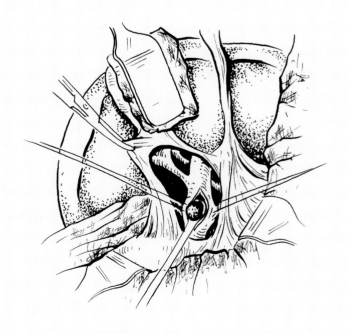

图 10-5-6

343

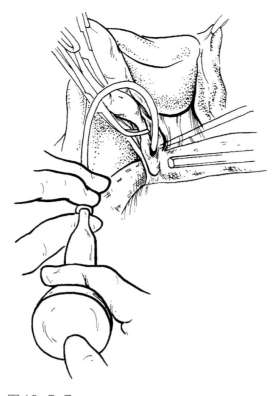

图 10-5-7

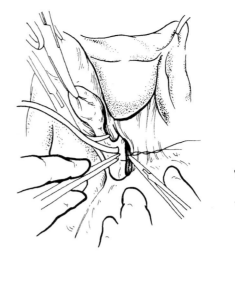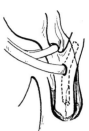

图 10-5-8

❽ 用可吸收线或 1 号线结节缝合胆总管，再用 T 形管注入生理盐水 60~80ml，观察胆总管通畅情况以及其缝合处是否有渗漏，对渗漏处应补加缝合，补针时注意勿缝在 T 形管上，以免拔管困难。

❾ 如合并胆囊疾患，可同时切除胆囊。

❿ 关腹：去掉右腰背部垫枕，冲洗腹腔，于网膜孔放置引流一枚，与 T 形管一起引出体外并固定，将大网膜包绕于肝下、胆总管周围，以防粘连。逐层缝合腹壁各层。

术中要点

❶ 胆总管切开引流的同时要切除胆囊者，应先行胆总管切开引流，后切除胆囊。原因：①有时术中患者状态不佳，行胆总管切开引流后，胆囊压力缓解，可暂不切除胆囊，待病情稳定后再二期处理。否则，胆囊切除后病情危重，还须再行胆总管探查，对患者不利。②有时术中发现胆总管解剖变异或有其他情况（如肿瘤等），可能需作胆囊空肠吻合。

❷ 胆总管表面炎症浸润，可有小静脉出血，应于胆总管表面结扎切断，防止术后胆道出血。

❸ 少数患者门静脉解剖变异，于胆总管前方走行，故切开胆总管前必须先用细针穿刺，以免切开门静脉，引起大出血。

❹ 应用胆道探子探查胆总管末端时，操作应轻柔，切忌用暴力，以免损伤奥迪括约肌，术后瘢痕狭窄，甚至穿破胆总管形成假性窦道。一般奥迪括约肌可通过 6~8 号探子，如术中通过困难，患者病情危重，不要勉强通过，可二期应用经鼻胆管引流或内镜下奥迪括约肌切开来处理。

术后处理

❶ 一般的术后处理同胆囊切除术。

❷ 如术后 T 形管引流量突然减少，患者发热、上腹胀痛，可能为 T 形管被胆石、胆汁、脓块所堵塞，可应用生理盐水冲洗，多能恢复通畅，如经冲洗抽吸仍未恢复，可应用胆道镜探查取石。

❸ 如患者周身状态好转，体温正常、症状消失、进食良好、胆汁澄清，可闭管3~5天，再经胆道造影见肝内外胆管均通畅，造影剂顺利进入十二指肠，可于术后2~3周，拔除T形管。

❹ 如术后经过数周，拔管困难，经胆道造影发现奥迪括约肌狭窄、结石嵌顿或有残留者，可经胆道冲洗，口服消炎利胆药物，经3个月无效者，可行胆道镜取石或经鼻胆管取石术。

❺ 术后固定好T形管勿使T形管脱落，如一旦脱落，立即用带侧孔的18~20号导尿管由原孔插入，观察胆汁引流情况，如出现腹膜炎，应二次手术。

❻ 术后胆道出血，应用止血药物，保肝治疗，多数可自行止血，必要时用正肾冰盐水冲洗胆道，如不能止血、患者出血量大、有失血性休克，应二次手术。

第六节　　经十二指肠奥迪括约肌成形术

适 应 证	❶ 奥迪括约肌狭窄及缩窄性乳头炎，但胆总管无明显扩张。
	❷ 肝胰壶腹部结石嵌顿。
禁 忌 证	❶ 胆总管下端长段狭窄。
	❷ 胰腺炎胰头部肿大者。
	❸ 胆总管明显扩张、直径大于2cm。
	❹ 十二指肠第2段难以游离者。
术前准备、麻醉、体位	同胆囊造瘘术。
手术步骤	❶ 切口、探查、显露和切开胆总管同胆总管切开引流术。
	❷ 游离十二指肠：切开十二指肠第2段外侧腹膜，钝性游离十二指肠（图10-6-1）。
	❸ 用右手将胆道扩张器送入十二指肠，用左手触摸扩张器顶端，作为切开十二指肠的标志（图10-6-2）。
	❹ 于该部由内向外斜行切开十二指肠前壁3~4cm，看到奥迪括约肌开口的部位（图10-6-3）。于肠腔两端各填塞纱布。
	❺ 辨别十二指肠乳头开口，在乳头开口上方约11点钟处切开，用蚊式血管钳夹住两侧，每1~2mm即用3-0缝线缝合，对拢十二指肠和胆管黏膜，长度达2~2.5cm（图10-6-4）。
	❻ 分两层缝合十二指肠壁。用附近的横结肠系膜覆盖十二指肠切口。

⑦ 同时切除胆囊，肝下放乳胶管引流一枚，右腹壁另戳口分别引出 T 形管和乳胶管（图 10-6-5 ）。

术中要点

❶ 必须严密缝合胆管壁与十二指肠壁切开的顶部，以防术后发生腹膜后十二指肠瘘。

❷ 缝合十二指肠黏膜和胆总管黏膜时勿将胰管开口缝合闭锁，其一般位于乳头开口内下方约 3 点钟处。用手指压迫胰头，有胰液溢出，可得以证实。

❸ 十二指肠开口可用横切横缝或纵切纵缝，而斜行切开斜行缝合，既可避免肠腔狭窄，又不致造成肠壁紧张而发生十二指肠瘘。

术后处理

❶ 注意腹腔引流的量和性状、有无胆汁颜色，并做胰淀粉酶检查。

❷ 术后连续 3 天行血、尿淀粉酶检查，警惕术后急性胰腺炎的发生。其他同胆总管探查引流术。

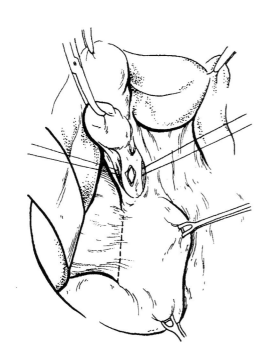

图 10-6-1

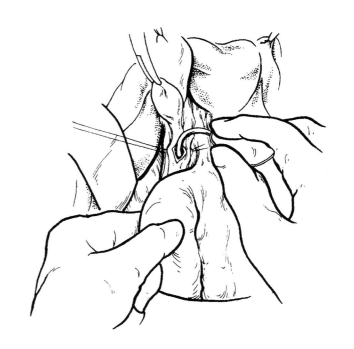

图 10-6-2

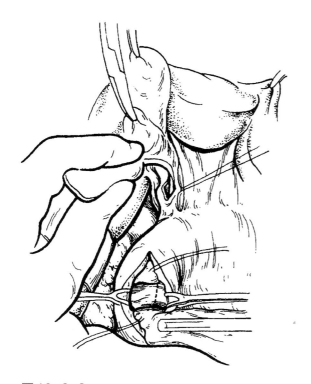

图 10-6-3

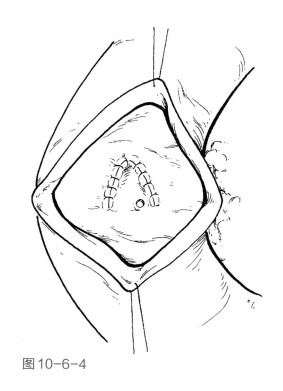

图10-6-4

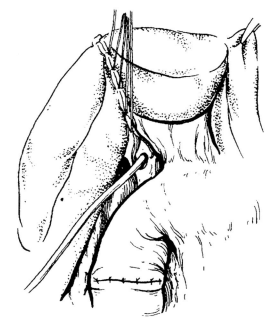

图10-6-5

第七节 胆总管十二指肠吻合术

适 应 证	❶ 同奥迪括约肌成形术一致，而胆总管明显扩张，但胰腺属正常者。
	❷ 胆总管下端梗阻。
	❸ 壶腹周围癌，不适合做根治术者。
术前准备、麻醉、体位	同胆囊造瘘术。
手术步骤	❶ 切口：取右侧肋缘下斜切口或右上腹旁正中切口。

❷ 切除胆囊、暴露胆总管，同胆囊切除术。

❸ 侧侧吻合法

（1）将距十二指肠上缘约0.5cm处胆总管前壁切开2cm，探查胆总管，清除胆结石。在切缘两侧各缝一支持线，横向拉开（图10-7-1）。距胆总管下切缘3mm处与相对应的十二指肠壁作浆肌层缝合。

（2）切开十二指肠壁，行前后壁全层内翻结节缝合，再行前壁浆肌层缝合（图10-7-2），吻合口直径不应小于1.5cm。

❹ 端侧吻合法

（1）游离胆总管约1.5cm长，将其切断，远端二层缝合闭锁（图10-7-3）。

（2）行胆总管和十二指肠后壁浆肌层结节缝合（图10-7-4）。

（3）切开十二指肠前壁，行后壁全层结节缝合（图10-7-5）。

（4）行前壁全层结节缝合后，再行前壁浆肌层结节缝合（图10-7-6）。

❺ 冲洗腹腔，于右肝下间隙放置乳胶管引流，右腹壁另戳口引出，逐层缝合关腹。

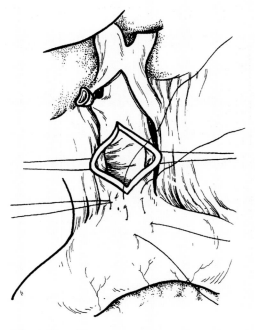

图 10-7-1

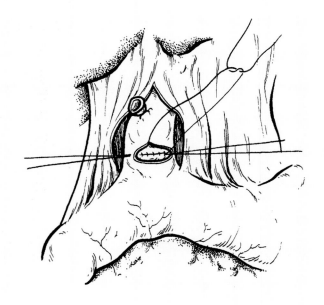

图 10-7-2

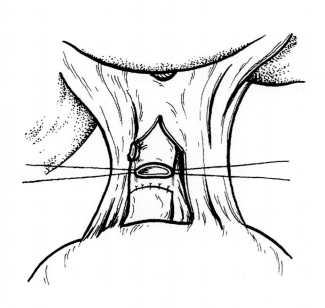

图 10-7-3

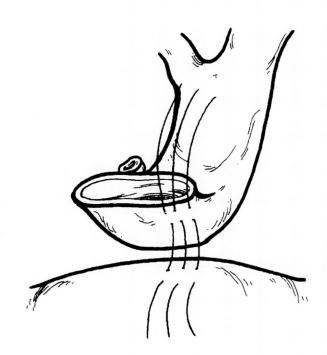

图 10-7-4

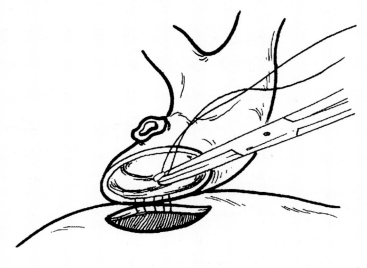

图 10-7-5

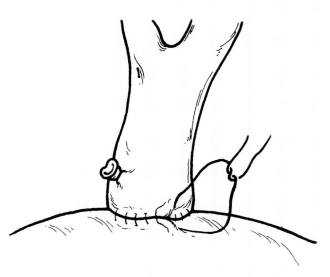

图 10-7-6

术中要点	❶ 胆总管十二指肠侧侧吻合术要求吻合口处于低位，一般位于胆总管十二指肠上段末端与十二指肠降部的开始段，否则易引起反流性胆管炎及盲端综合征。
	❷ 术中发现胆总管周围粘连及炎症较重时不必勉强剥离胆总管全周，以免损伤肝动脉和门静脉，宜采用胆总管十二指肠侧侧吻合术。
	❸ 为避免吻合口狭窄，吻合时需注意以下几点：吻合口宜尽量大些，缝线尽量细些，采用结节缝合，避免缝线过密，缝线可用合成的可吸收线，吻合全层时少缝十二指肠肠壁，缝合浆肌层时多带些十二指肠浆肌层。
术后处理	同经十二指肠奥迪括约肌成形术。

第八节　肝外胆管空肠 Roux-en-Y 吻合术

适 应 证	❶ 良性肝外胆管狭窄。
	❷ 胆总管末端狭窄。
	❸ 先天性胆道畸形，如胆总管囊肿切除后胆道重建。
	❹ 胰头或十二指肠胆总管末端恶性肿瘤，难以切除者。
术前准备、麻醉、体位	同胆囊造瘘术。
手术步骤	❶ 切口选择及暴露胆总管或肝总管方法同胆总管探查引流术，切除胆囊方法同胆囊切除术。
	❷ 游离空肠，在距十二指肠空肠曲 10~15cm 处切断空肠，远侧断端闭锁，经结肠前或结肠后提至胆管附近。
	❸ 胆管空肠吻合可行端侧或侧侧吻合，端侧吻合于预定切断处彻底游离胆总管或肝总管近端至切断处 0.5~0.8cm 即可，双重缝合闭锁远端。于空肠距断端 5cm 处的系膜对侧作切口。行端侧吻合，具体方法同胆总管十二指肠端侧吻合术。如胆管口径在 1cm 以下，应从吻合口近侧胆管安置 T 形管作支撑（图10-8-1），另于右腹壁戳口引出体外。
	❹ 侧侧吻合：在肝总管或胆总管前壁纵行切开 3~4cm，行侧侧吻合，具体方法同胆总管十二指肠侧侧吻合术。缝合前壁前由吻合口向胆管内插一带侧孔的导尿管，距吻合口断端 15cm 的空肠壁上，另切一小口拉出，缝合空肠壁浆肌层 3~5cm 做浆肌层隧道后，另于腹壁戳口引出体外。
	❺ 空肠端侧吻合：胆管空肠吻合完成后，于距该吻合口 50cm 以上处，行空肠间端侧吻合，即构成 Roux-en-Y 式吻合（图10-8-2、图10-8-3）。
	❻ 冲洗腹腔，于网膜孔放置胶管引流，逐层缝合腹壁。

349

<table>
<tr><td>术中要点</td><td>❶ 胆管周围炎症、粘连严重时，应只游离胆管前壁，采用侧侧吻合方式，以避免损伤门静脉。</td></tr>
</table>

术中要点　❶ 胆管周围炎症、粘连严重时，应只游离胆管前壁，采用侧侧吻合方式，以避免损伤门静脉。

❷ 胆总管空肠吻合、单层缝合确切时，则不必加浆肌层缝合以保证吻合口足够大。一般行端侧物合时，胆管直径应大于2cm，侧侧吻合口不应小于3cm。

❸ Roux-en-Y空肠袢一般置于结肠后为好，横结物系膜孔应选在结肠中动脉右外侧无血管区，结肠与空肠袢之间的孔缝必须缝闭。

❹ 如术前胆道反复感染，胆道壁厚、炎症重、内腔细者，可放置T形管支撑引流。

术后处理　同经十二指肠奥迪括约肌成形术。

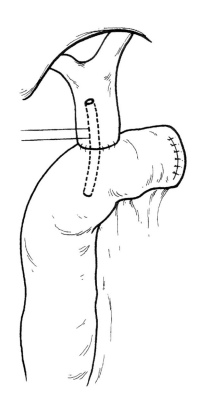

图 10-8-1

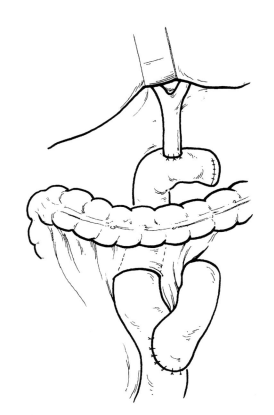

图 10-8-2

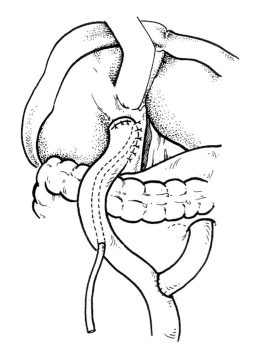

图 10-8-3

第九节　　人工乳头间置空肠胆总管肠道吻合术

适应证、 术前准备、 麻醉、体位	同肝外胆管空肠Roux-en-Y吻合术。
手术步骤	❶ 切口及胆总管肝总管显露同胆总管探查引流术。
	❷ 游离横断胆总管，远端两层缝合闭锁，近端放入T形管。
	❸ 近端于距十二指肠悬韧带10~15cm处切断空肠，切取一段长度约15~20cm，带神经血管蒂的空肠。缝合闭锁游离空肠段的近侧端，然后行空肠端端吻合（图10-9-1）。
	❹ 空肠人工乳头成形。
	（1）黏膜乳头瓣：游离切除游离空肠段远侧端的浆肌层4cm，保存黏膜完整（图10-9-2）。将黏膜向上翻转，间断缝合于浆肌层的切断处（图10-9-3）。
	（2）空肠端翻转乳头成形术：适用于肠管较细、肠壁较薄的情况（图10-9-4）。

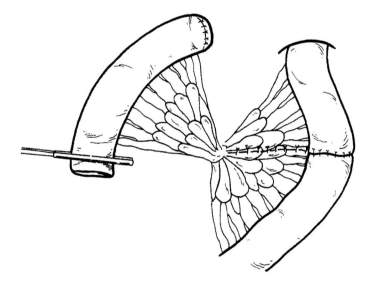

图 10-9-1

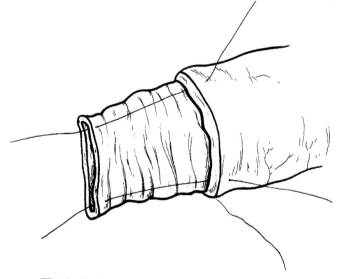

图 10-9-2

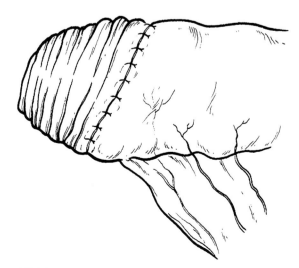

图 10-9-3

（3）空肠人工乳头缩窄缝合术：用于空肠管腔较大者。方法是沿浆肌层切缘，作3~4针褥式缝合、结扎。使肠端周径缩窄至能容纳一示指为度（图10-9-5）。

❺ 从横结肠后将游离空肠段上提至胆管附近，与胆管作侧端吻合，方法同肝外胆管空肠Roux-en-Y吻合术端侧吻合法。

❻ 选用十二指肠第2段或第3段或空肠上段，将间置空肠人工乳头插入缝合（图10-9-6）。

❼ 具体吻合方法：于十二指肠前壁做一长约2cm横向切口，于十二指肠切口的两端与空肠的对应部以两定点缝合（图10-9-7）。

❽ 间断缝合十二指肠切缘和空肠的浆肌层切缘，将整个吻合口周径再缝合第二层，并将空肠与十二指肠并列缝合固定数针，再用网膜遮盖吻合口。选用空肠上段为插入部位时，应在距空肠对端吻合远端约10cm的

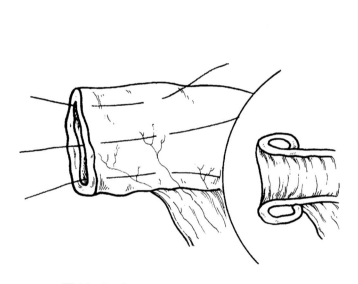

图10-9-4

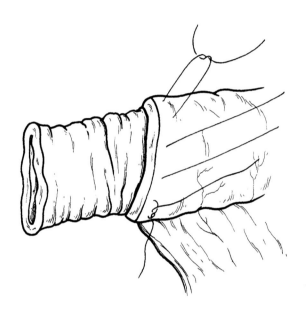

图10-9-5

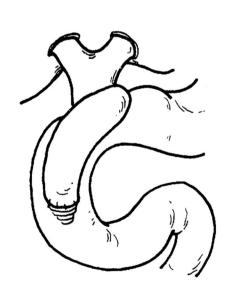

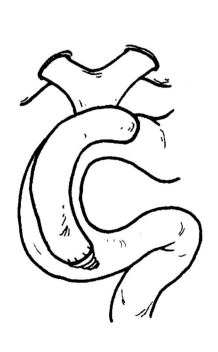

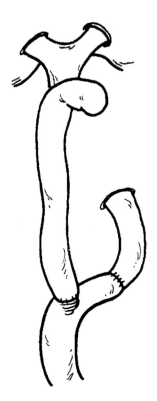

图10-9-6

空肠对肠系膜缘，仍应横行切开，并将闭置肠袢与空肠并行缝合约5cm的距离（图10-9-8）。

❾ 关闭横结肠系膜及游离空肠段系膜与后腹膜间隙，T形管及网膜孔引流管通过腹壁另戳口引出。逐层缝合腹壁（图10-9-9）。

术中要点

❶ 间置肠袢应保持肠管自然状态，避免扭曲、成角折叠等情况。同时应保持良好的血液循环，避免系膜蒂受压、血肿等。

❷ 用十二指肠第3段行空肠间置术，更适合用于曾行Roux-en-Y胆总管空肠吻合术后再次胆道手术的患者。

术后处理

同肝外胆管空肠Roux-en-Y吻合术。另术后1周内应避免大量进食，术后3周视情况拔除T形管。

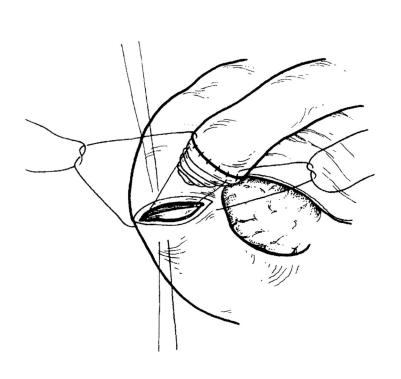

图10-9-7

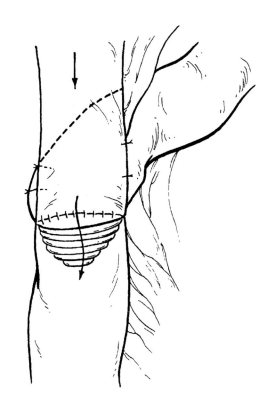

图10-9-8

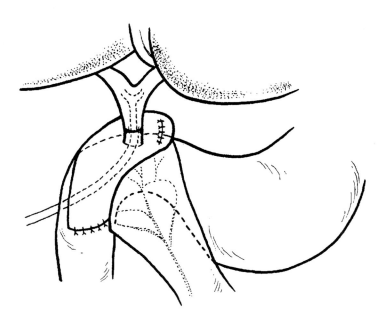

图10-9-9

353

第十节 胆囊空肠吻合术

适 应 证　适用于壶腹部周围癌不适合做根治手术时。

术前准备、　同胆囊造瘘术。
麻醉、体位

手术步骤
❶ 切口：右上腹经腹直肌切口。
❷ 探查腹腔：依次检查胆总管上端、壶腹部、十二指肠和胰头。如确定为恶性肿瘤，无法切除时，行胆囊空肠吻合术。
❸ 胆囊空肠吻合

（1）空肠袢吻合法

1）选择距十二指肠悬韧带50cm处空肠，经结肠前提起，穿刺吸净胆囊内胆汁后，胆囊底和空肠之间行浆肌层缝合约3cm，切开胆囊、空肠，前后壁行全程连续内翻缝合（图10-10-1），再间断缝合前壁浆肌层。

2）距此吻合口约40~50cm外，行空肠两肠袢间侧侧吻合。吻合口约5~6cm，并将上行性肠袢在靠近侧侧吻合处作结扎，或做一套叠瓣以防肠内容物流入胆囊（图10-10-2）。

（2）空肠Roux-en-Y吻合法

1）距十二指肠悬韧带15cm处切断空肠，行空肠胆囊端侧吻合术或远端空肠缝合关闭与胆囊行侧侧吻合，一般多采用后一种术式。当胆囊较大、位置较低时，多采用结肠前途径（图10-10-3）。

2）当横结肠系膜较长而游离时，多采用横结肠后途径（图10-10-4）。距胆囊空肠吻合口远端40~50cm空肠系膜对侧缘，与近端空肠行侧端吻合术。

术中要点
❶ 当胆囊张力不大或为白胆汁时，不宜做胆囊空肠吻合术。
❷ 胆囊炎症较重、壁明显水肿增厚或有坏疽、胆汁为脓性时，宜改做胆囊造瘘术。

术后处理　同胆囊造瘘术。

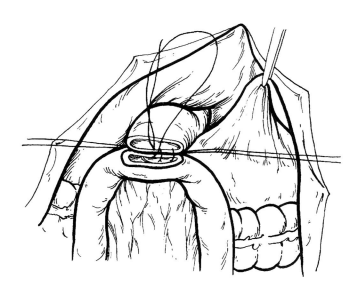

图10-10-1

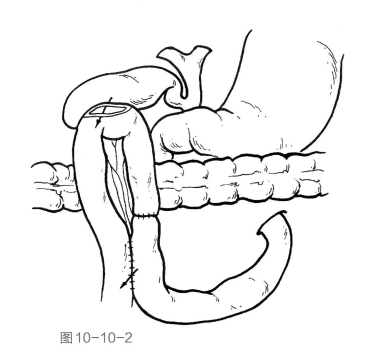

图10-10-2

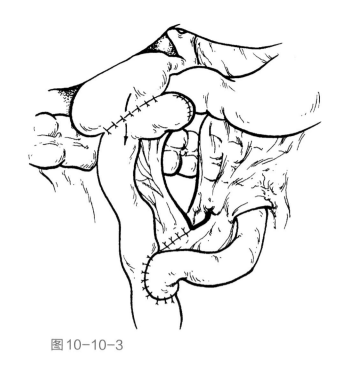

图10-10-3

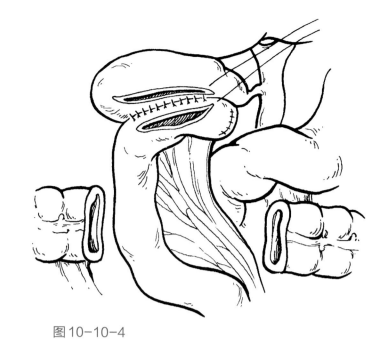

图10-10-4

第十一节　肝内胆管空肠吻合术

适　应　证	❶　肝外胆管狭窄，难于通过肝门部手术解决，而左右肝管间交通仍通畅。

❶　肝外胆管狭窄，难于通过肝门部手术解决，而左右肝管间交通仍通畅。

❷　肝胆管结石及狭窄时的联合手术。

❸　肝门部恶性肿瘤阻塞肝总管者。

❹　左肝管开口部狭窄，不宜行肝左叶切除或右肝管一级分支狭窄，而肝门部手术难以纠正者。

术前准备、麻醉、体位　同胆总管探查引流术。

手术步骤　❶　左肝内胆管空肠吻合术（Longmire术式）

（1）切口：一般选用左上腹经腹直肌切口，上到剑突左旁，下至脐部或右肋缘下斜切口或屋顶形切口。

（2）切断肝圆韧带、镰状韧带、左冠状韧带、左三角韧带，游离肝左外叶。

（3）沿镰状韧带附着的左侧2~3cm，切开肝包膜，钝性分离肝组织，钳夹并切断所遇管道（图10-11-1）。

（4）于左外上段和左外下段肝管汇合部外侧1~2cm处，切断左外叶肝管（图10-11-2）。

（5）切除左外叶大部分肝组织后，缝扎肝断面的出血处，清除肝内胆管中的结石，显露左外叶上下段胆管分叉部，剪开分叉处分隔，用3-0可吸收缝线作整形缝合对拢，使左外叶胆管开口呈喇叭口状张开（图10-11-3）。

（6）游离空肠：距十二指肠悬韧带15~20cm处切断空肠，远侧端两层缝合闭锁，将远端经横结肠系膜裂孔或结肠前拉至肝断面处。

355

（7）肝内胆管空肠吻合：将肠袢远端缝合固定于肝断面上，在与肝内胆管开口相应部位的肠系膜缘对侧切一开口，以3-0可吸收缝线间断缝合胆管与空肠后壁（图10-11-4）。

（8）通过肝胆管向肝门方向置入支撑引流导管，经空肠袢引出，然后缝合前壁，并将空肠袢与肝断面缝合固定（图10-11-5）。

（9）空肠端侧吻合术：距胆管空肠吻合口约50cm处横结肠系膜下行近远端空肠端侧吻合（图10-11-6）。

（10）冲洗腹腔，左膈下置胶管引流一枚，与支撑引流管另于右侧腹壁戳口引出，逐层缝合腹壁。

❷ 双侧肝内胆管空肠吻合术

（1）切口：上腹横切口或上腹正中切口。

（2）左肝内胆管空肠吻合：同左肝内胆管空肠吻合术，但插入左肝管内支撑引流管由空肠盲端附近戳孔拉出。

（3）切除部分右侧肝脏，寻找肝内胆管。由胆囊窝的右肝缘开始，向右延伸7~8cm，作为肝切除基底线，于此基底线的中点，向膈面做一长5~6cm垂直线，以两线为标准半圆形切除部分肝脏（图10-11-7），找到右前叶胆管的下段分支，予以保留。将其剥出5mm，结扎其余小分支。

（4）右侧肝内胆管空肠吻合：将左侧肝内胆管空肠吻合口下方的空肠拉到右肝切除部位，以同样的方法进行右侧肝内胆管空肠吻合，距此吻合口下方8~10cm的空肠壁上，将导尿管拉出。同法行空肠端侧吻合（图10-11-8）。

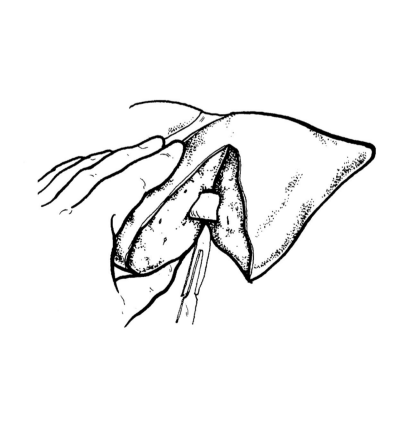

图10-11-1

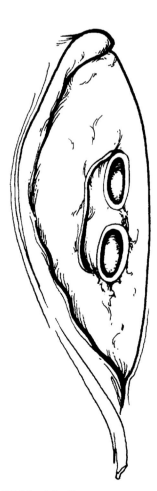

图10-11-2

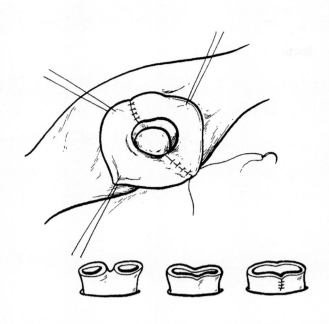

图 10-11-3

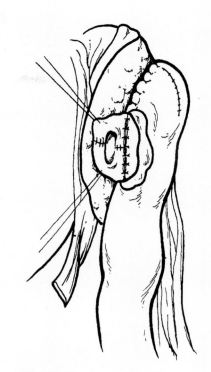

图 10-11-4

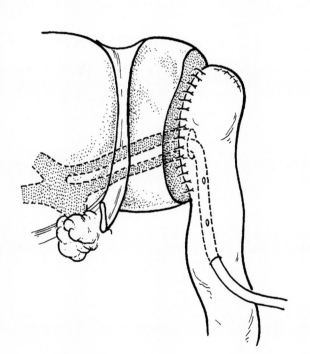

图 10-11-5

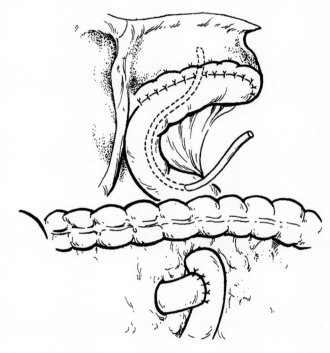

图 10-11-6

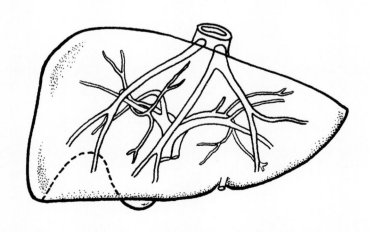

图 10-11-7

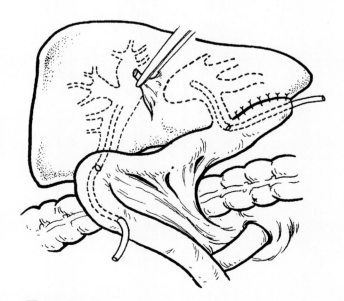

图 10-11-8

357

❸ 肝内肝外胆管空肠双重吻合术

（1）行肝内胆管空肠吻合术，但需将插入肝内胆管的支撑引流管由空肠盲端附近戳孔拉出空肠外。

（2）将肝总管或胆总管与距肝内胆管空肠吻合口10cm处的空肠按其自然相遇位置行侧侧吻合术，具体方法同肝外胆管空肠Roux-en-Y吻合术侧侧吻合术，将插入肝总管或胆总管内支撑引流管由距该吻合口远侧10cm的空肠壁拉出固定。

（3）同法行空肠端侧吻合术（图10-11-9）。

术中要点

❶ 典型的Longmire术式需切除左外叶，当肝左外叶体积较大时，可只切除左外叶下段，利用下段支胆管与空肠吻合，但应保证胆管直径不小于5mm。

❷ 肝内胆管空肠吻合口极易发生后期狭窄，故吻合时应剪齐胆管肠黏膜。

❸ 若左外叶体积较大或血流丰富，可于肝门横沟左端夹一无创伤钳，以阻断左半肝入肝血流。

术后处理

❶ 参见胆囊造瘘术。

❷ 为避免胆管空肠吻合口晚期狭窄，支撑引流管一般放置3~6个月。

❸ 术后3~4天拔除膈下引流管。

❹ 术后肝内胆管空肠吻合口支撑引流管，引流量突然减少，患者发热、腹痛、黄疸，可能由于脓苔、胆沙堵塞，应每日用生理盐水冲洗胆管直至泥沙、结石全部排出。

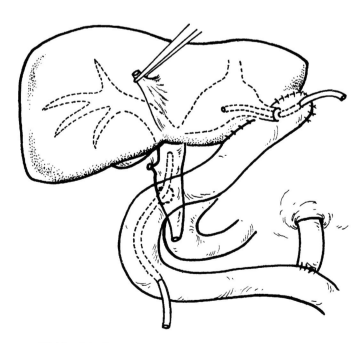

图10-11-9

第十二节　胆总管端端吻合术

适　应　证
① 胆总管中段肿瘤。
② 医源性或外伤所致胆总管损伤，范围较小。

术前准备、
麻醉及体位
同胆总管探查引流术。

手术步骤
① 切口：取右肋缘下斜切口或右侧经腹直肌切口。
② 切开十二指肠侧壁腹膜，充分游离十二指肠以保证吻合处无张力。
③ 切除不规则或损伤的胆总管边缘，两端用4-0缝线固定对拢（图10-12-1）。
④ 间断外翻缝合前后壁。
⑤ 在吻合口远侧或近侧胆管壁做一切口，置入T形管，使其一臂通过吻合口（图10-12-2）。
⑥ 于网膜孔置胶管引流，逐层缝合腹壁。

术中要点
胆总管缝合必须十分精确，采用4-0可吸收缝线，吻合完毕后注水观察吻合处有无渗漏。

术后处理
参见胆总管探查引流术，T形管至少应放置3~6个月。过早拔管容易发生狭窄。

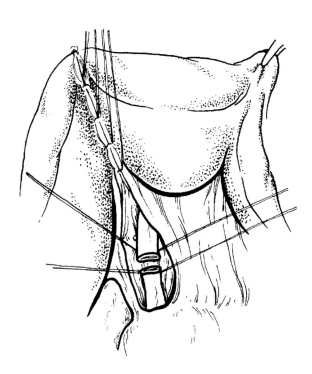

图10-12-1

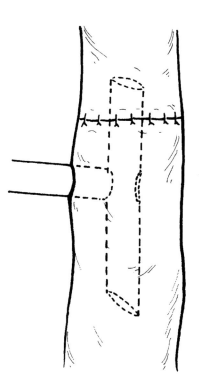

图10-12-2

第十三节　胆总管成形术

适　应　证　　既往医源性损伤所致肝外胆管狭窄。

术前准备、　　同胆总管探查引流术。
麻醉、体位

手术步骤　　❶　切口：右肋缘下斜切口或右侧经腹直肌切口。

❷　游离十二指肠第2段，沿其外侧切开腹膜反折（图10-13-1）。

❸　将十二指肠牵向内侧暴露胰头和下段胆总管，在狭窄之上或下做一开口，试用探针通过狭窄（图10-13-2）。

❹　沿探针在狭窄上下切开（图10-13-3）。

❺　于该切口下胆总管另做一切口放置T形管，使其一臂通过狭窄处（图10-13-4）。

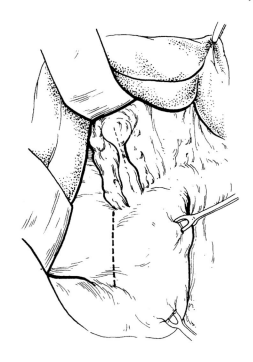

图 10-13-1

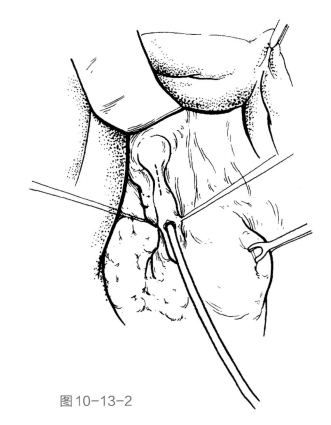

图 10-13-2

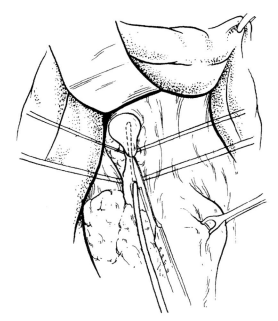

图 10-13-3

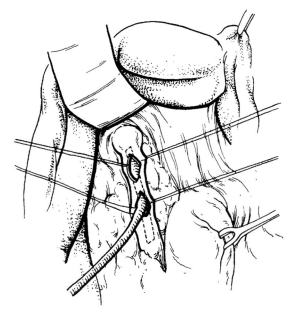

图 10-13-4

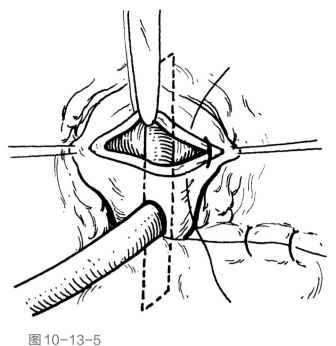

图 10-13-5

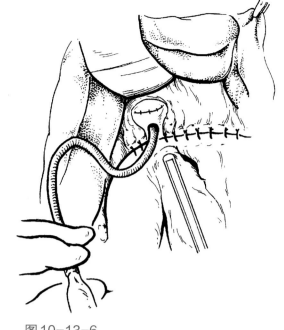

图 10-13-6

❻ 狭窄处垂直切口作水平缝合（图10-13-5）。

❼ 充分游离十二指肠，将十二指肠上推至肝门，将其上缘间断缝合，固定于增厚的肝十二指肠韧带上（图10-13-6），以保证胆总管水平缝合口无张力。

❽ 缝合 T 形管切口，注水无渗漏后，于网膜孔置胶管引流一枚，逐层缝合腹壁切口。

术中要点、
术后处理

同胆总管端端吻合术。

第十四节　肝门部胆管癌切除术

适 应 证

❶ 临床确诊为胆管上端癌累及肝管的分叉部。

❷ 有一侧肝内转移或限于肝门部肝十二指肠韧带上淋巴结转移的胆管癌。

❸ 有肝叶增大－萎缩综合征需同时作肝叶切除。

禁 忌 证

❶ 肿瘤双侧肝内转移。

❷ 肿瘤侵犯双侧肝管二级分支以上。

❸ 双侧肝动脉或门静脉主干或其分支受累。

❹ 患者重度黄疸或病毒性肝炎，肝实质有弥漫性损害、无法耐受手术者。

❺ 肿瘤有肝十二指肠韧带外转移，如腹膜、网膜或沿肝圆韧带转移至脐部。

术前准备

❶ B超、CT、磁共振胆道造影以进一步明确病变部位及范围。

❷ 黄疸指数超过80u者可先行经皮肝穿刺胆道引流术减黄，并应在早期适时手术。

③ 纠正贫血，补充白蛋白，给予大量维生素，纠正水、电解质、酸碱平衡紊乱。

④ 术前行肠道抗生素准备，预防性静脉应用抗生素，术前晚应用抑制胃酸药物。

麻　醉　一般采用全身麻醉。术中应中心静脉置管，桡动脉穿刺监测直接动脉压。

体　位　仰卧位，右腰部垫高。

手术步骤
❶ 切口：右肋缘下长斜切口或双肋缘下屋顶形切口（图10-14-1）。

❷ 探查腹腔：注意有无腹水，腹膜、网膜、脐部有无转移，确定肿瘤部位，与肝门部血管的关系及有无肝管二级分支受侵犯，肝内有无转移。穿刺细胞学或冰冻切片明确诊断。

❸ 肝门部重要血管骨骼化：切开肝十二指肠韧带前面的腹膜（图10-14-2）。

❹ 分离肝固有动脉，再游离门静脉主干，最后分离胆总管下端以达到肝十二指肠韧带内重要结构骨骼化（图10-14-3）。除门静脉、肝动脉外，肝十二指肠韧带内其他组织应整块切除。

❺ 游离胆囊方法同胆囊切除术。

❻ 结扎、切断胆总管：靠十二指肠上缘，切断胆总管，远端缝合闭锁，连同胆囊、胆总管一并向肝门部钝性剥离，直至胆管的上端（图10-14-4），分离肝门板。

❼ 切开肝左外叶及内叶间的肝组织桥，暴露肝左裂，穿刺抽吸辨别左肝管及门静脉左支，并将其分离。距肿瘤边界上2cm，切断左肝管（图10-14-5）。以胆管断端和左肝管断端作为牵引，沿门静脉前壁将门静脉分叉部与胆管肿瘤分开。

❽ 逐步向右侧分离，用穿刺抽吸法区别门静脉分支和扩张的肝胆管，切断右肝胆管（图10-14-6）。

❾ 将距肿瘤2cm的肝胆管及距肿瘤3~4cm的肝组织连同肿瘤、胆囊、肝十二指肠韧带内的淋巴、脂肪、神经组织全部切除，肝门部留下左右肝管开口，有待重建修复（图10-14-7）。

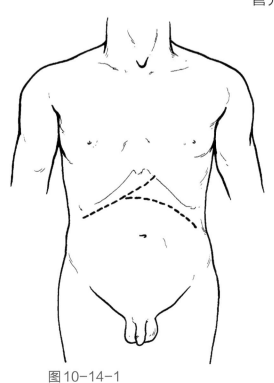

图10-14-1

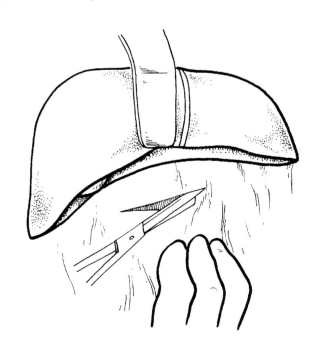

图10-14-2

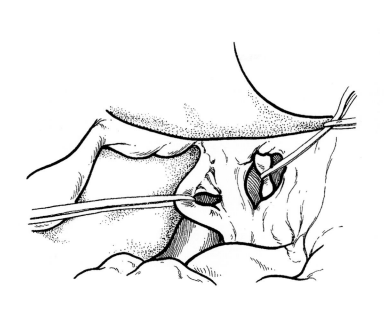

图 10-14-3

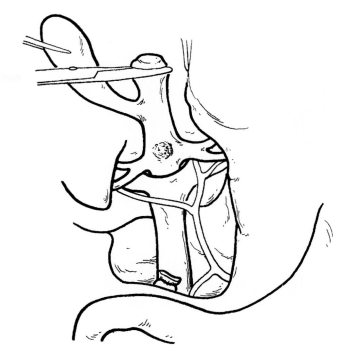

图 10-14-4

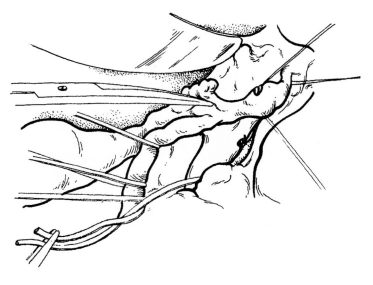

图 10-14-5

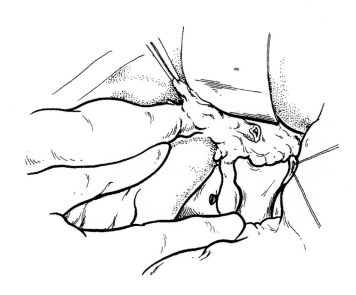

图 10-14-6

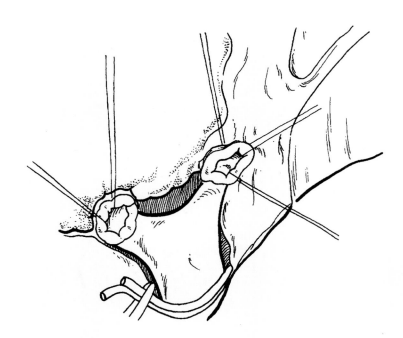

图 10-14-7

⑩ 复数胆管合拢：肝门部胆管癌切除后，肝门处常留有多个大小不等的肝内胆管开口（图10-14-8），可将邻近的复数胆管合二为一、合三为一进行吻合（图10-14-9）。

⑪ 胆肠吻合：距十二指肠悬韧带15cm处切断空肠，远侧断端闭锁，于结肠前或结肠后拉至肝门，与胆管行端侧吻合（图10-14-10）。

⑫ 一般后层吻合对拢后，放置U形引流管，最后缝合前壁。最后将空肠袢缝合固定于肝门处，使其自然，避免成角、扭曲（图10-14-11）。

⑬ U形管放置可根据术中所见选择合适的形式（图10-14-12），其在两侧肝内及空肠内应多剪一些侧孔，其穿出肝面处，宜将周围组织围绕引流管缝紧，以免术后发生胆汁渗漏。

⑭ 距胆肠吻合口50cm处行空肠间端侧Y形吻合。

⑮ 冲洗腹腔，肝下置引流胶管一枚，逐层缝合腹壁切口。

术中要点

❶ 若肿瘤在肝门部的位置较深，可先行肝方叶切除，以增加术野的显露（图10-14-13）。

❷ 门静脉的侵犯程度对术式有决定性影响。如果两侧门静脉干受累，根治性切除术已属不可能。如门静脉主干部分受累，切除之后能进行重建者，并不作为手术禁忌证。

❸ 一侧肝动脉分支及同侧门静脉分支均有浸润，对侧的肝管、动脉、门静脉分支正常，如条件允许，可做患侧的半肝切除术。

❹ 如术中发现癌肿不能切除，应行肝内胆管外引流术。左肝管寻找方法：将肝方叶下缘牵起，剪开肝方叶下缘的腹膜层，略加分离，可扪及扩张的软而有弹性的左肝管。右肝管寻找方法：切开胆囊肝床内侧腹膜层，将胆囊的左侧缘略加游离，一般在切开胆囊床1~1.5cm时，便可找到右前肝管下段支。

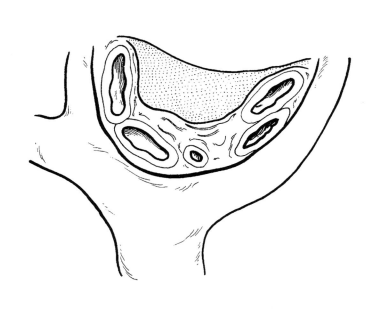

图10-14-8

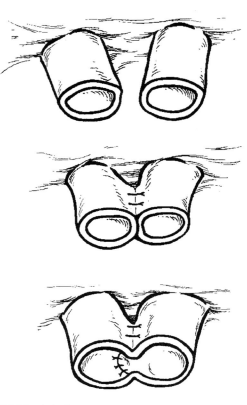

图10-14-9

术后处理

❶ 监测每小时尿量，可给予甘露醇、呋塞米等药物。

❷ 密切注意肝功能变化。

❸ 加强营养支持，必要时可应用全肠外营养治疗。

❹ 注意保持胆管引流通畅，术后早期可用灌洗负压吸引，U形管应留置6个月左右。

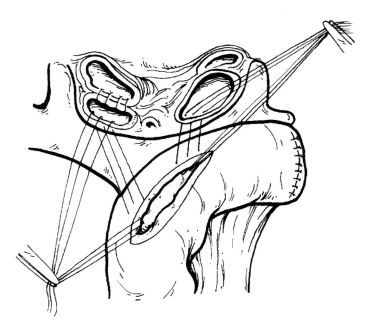

图 10-14-10

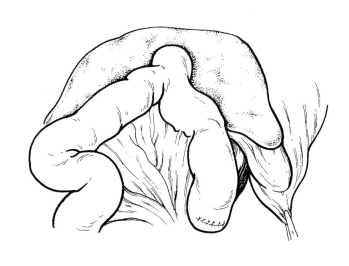

图 10-14-11

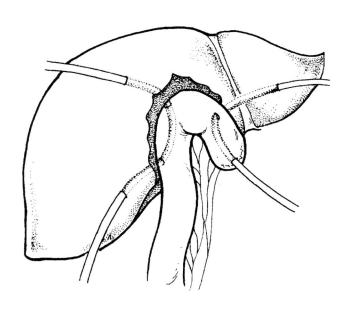

图 10-14-12

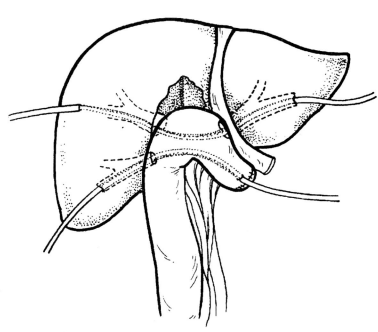

图 10-14-13

第十五节　中部胆管癌切除术

适应证、 术前准备、 麻醉、体位	同肝门部胆管癌切除术。
手术步骤	❶ 切口、腹腔探查、肝门部重要血管骨骼化同肝门部胆管癌切除术。 ❷ 剥离胆囊管，钳夹肿瘤上部，切断肝总管（图10-15-1）。 ❸ 游离肝动脉、门静脉，于十二指肠上缘切断胆总管，将肿瘤连同肝十二指肠韧带内淋巴、神经一并切除（图10-15-2）。如一侧肝动脉分支受累时，可一并结扎、切断。 ❹ 上部胆管和空肠行胆肠吻合术，具体方法同肝外胆管空肠吻合术（图10-15-3）。
术中要点及 术后处理	同肝门部胆管癌切除术。

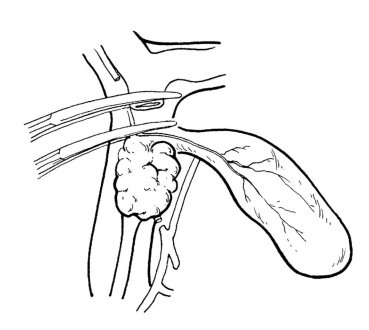

图 10-15-1

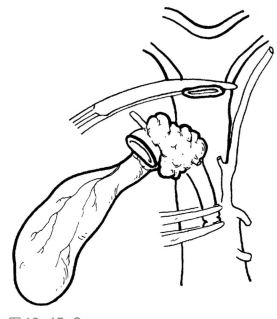

图 10-15-2

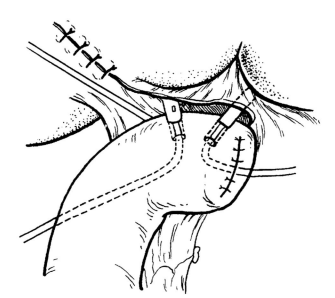

图 10-15-3

第十一章

胰脾手术

第一节

胰腺损伤剖腹探查术

第二节

急性坏死性胰腺炎切开引流术

第三节

胰管空肠吻合术

第四节

胆胰管空肠双重吻合术

第五节

胰腺囊肿摘除术

第六节

胰腺囊肿内引流术

第七节

胰腺囊肿外引流术（造袋术）

第八节

胰瘘胃（空肠）吻合术

第九节

胰岛细胞瘤核除术

第十节

胰体尾部切除术

第十一节

胰十二指肠切除术

第十二节

全胰切除术

第十三节

胰尾侧亚全切除术

第十四节

脾切除术

第十五节

脾部分切除术

第十六节

胃切开胃底曲张静脉缝合结扎术

第十七节

黏膜下胃底曲张静脉缝扎术

第十八节

经腹贲门周围血管离断术

第十九节

脾肾静脉吻合术

↓

第二十节

远端脾肾静脉吻合术

↓

第二十一节

肠系膜上静脉下腔静脉吻合术

↓

第二十二节

门腔静脉吻合术

视频目录

扫描二维码，
观看本书所有
手术视频

第一节　　胰腺损伤剖腹探查术

适 应 证

❶ 腹部外伤，有剖腹探查手术指征。

❷ 上腹部闭合性创伤有局部体征，血、尿淀粉酶持续升高者。

❸ 腹腔穿刺液淀粉酶升高并有腹部创伤的症状和体征者。

❹ 影像学显示胰腺实质破裂及小网膜内积液者。

术前准备

❶ 应针对出血、休克进行输血、补液处理。

❷ 伤情允许进行必要的检查，如B超、CT等。

麻　　醉

全身麻醉。

体　　位

仰卧位。

手术步骤

❶ 切口：取上腹正中切口或上腹左、右旁正中切口（图11-1-1）。

❷ 探查腹腔：应优先探查肝、脾、肠等有无损伤，最后探查胰腺。

❸ 术中探查胰腺指征：

（1）小网膜腔内血肿。

（2）胃穿透伤。

（3）横结肠系膜根部水肿、血肿。

（4）十二指肠壁血肿，十二指肠外侧腹膜后血肿、积气、胆汁染色。

（5）腹膜后血肿。

（6）腹腔内有皂化斑。

（7）腹腔内有血性或棕色液体，但未发现出血来源。

❹ 探查胰腺：从幽门到脾门切开胃结肠韧带（图11-1-2）。

❺ 将胃大弯及大网膜向上翻，同时将横结肠拉向下方，显露胰腺及其上下缘（图11-1-3）。必要时使用科克尔手法，切开十二指肠外侧的后腹膜，充分游离胰头及十二指肠以便探查。

❻ 处理胰腺，依据伤势不同进行以下处理：

（1）胰腺裂伤缝合修补术：适用于胰腺的表浅裂伤或伤缘较整齐，无主胰管断裂者。

1）距两侧伤缘1cm处，以不吸收缝线作与创缘平行的褥式缝合（图11-1-4）。

2）在褥式缝合之外侧用不吸收缝线加作间断缝合或"8"字缝合（图11-1-5）。

（2）胰体尾部切除术：适用于胰尾部伤合并有脾破裂或靠近尾侧的胰腺横断伤，具体方法同胰体尾部切除术。

（3）胰腺远端Roux-en-Y空肠吻合术：适用于胰头部断裂。

1）找出胰头侧主胰管断端，结扎，近端断面用不吸收线作一排褥式缝合，再间断缝合胰腺断端（图11-1-6）。

2）距十二指肠悬韧带15cm处切断空肠，造成Roux-en-Y形肠袢，旷置肠段40~50cm长，于胰腺远侧断端找到主胰管，置入内导管，空肠断端与胰腺远端行套入式双层吻合。胰腺内导管于胰空肠吻合口下

369

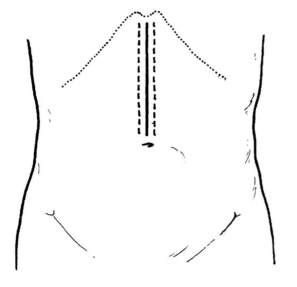

图 11-1-1

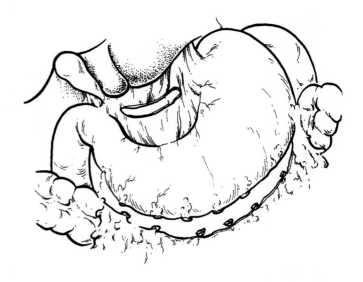

图 11-1-2

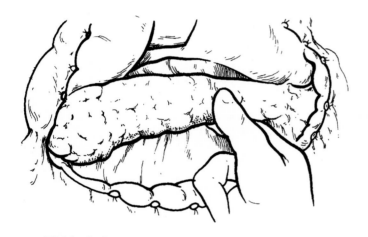

图 11-1-3

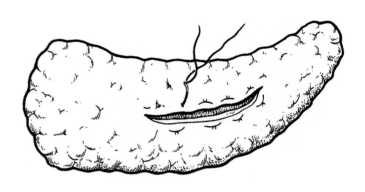

图 11-1-4

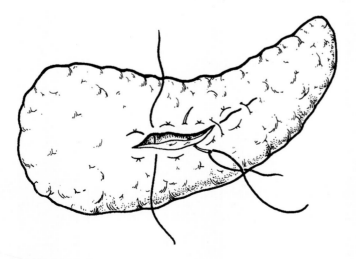

图 11-1-5

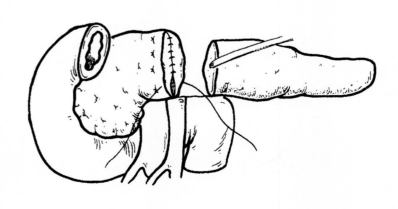

图 11-1-6

10cm处空肠壁另戳口引出，肠壁浆肌层缝合3~5cm后腹壁另戳口引出（图11-1-7）。

3）另一种方法是将胰腺断裂的近端和远端分别与Roux-en-Y空肠袢侧壁吻合，胰管内分别放置支撑引流管，即插入式胰腺Roux-en-Y空肠吻合术（图11-1-8）。

（4）十二指肠憩室化手术：适用于胰十二指肠联合损伤。先行胃部分切除、胃空肠吻合；再行迷走神经干切断术，缝合胰头及十二指肠破裂处；最后在十二指肠残端造瘘（图11-1-9）。

（5）幽门排外术：适用于胰十二指肠联合损伤，从胃外浆肌层或胃腔内黏膜下用可吸收缝线关闭幽门（图11-1-10），再行胃肠吻合术（图11-1-11）。缝线吸收后，幽门可自行开放，免去胃切除和迷走神经切断。

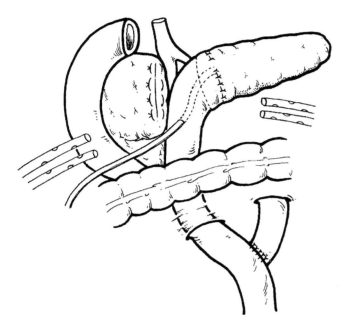

图11-1-7

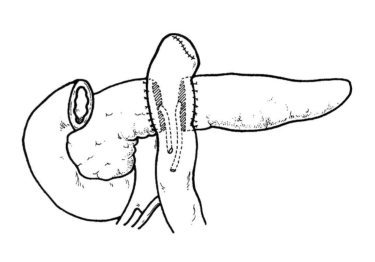

图11-1-8

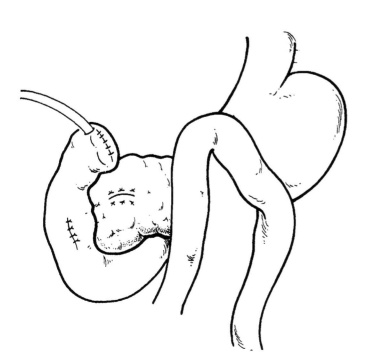

图11-1-9

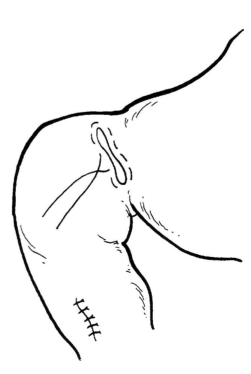

图11-1-10

（6）保留幽门的十二指肠空肠吻合术：适用于胰十二指肠联合损伤时，十二指肠损伤局限于第2段及第3段——缝合胰腺、十二指肠裂伤，幽门下2cm横断十二指肠第1段，缝合关闭十二指肠远端；游离Roux-en-Y空肠袢，行十二指肠近端空肠袢端侧吻合，最后行胃造瘘术（图11-1-12）。

（7）胰头十二指肠切除术：适用于胰头部大出血不能控制、胰头部损毁伤，无法修补或十二指肠的损毁伤无法修补，具体方法参见本章第十一节"胰十二指肠切除术"。

术中要点

❶ 胰腺伤的处理原则是应尽量保存正常的胰腺组织。

❷ 所有的胰腺伤必须充分引流。

❸ 若有多脏器伤，胰腺修复一般可放在最后。

❹ 若患者情况不佳，任何胰腺损伤均可以先用充分引流来处理。

❺ 胰腺引流应另戳口引出腹腔。

术后处理

❶ 监测呼吸、循环、肾功能改变。

❷ 应用广谱抗生素及抑制胰腺分泌药物如生长抑素等。

❸ 加强支持疗法，可行全肠外营养治疗。

❹ 腹腔引流管保存至胰瘘已闭锁时可逐步拔除。

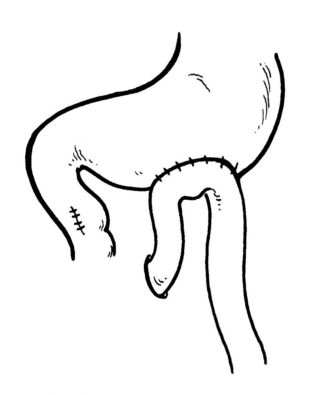

图 11-1-11

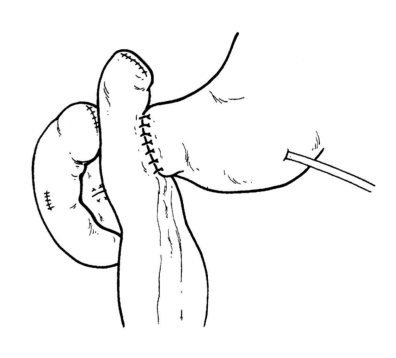

图 11-1-12

急性坏死性胰腺炎切开引流术

适 应 证	❶ 在急性胰腺炎非手术治疗过程中，病情恶化，出现弥漫性腹膜炎或中毒性休克。
	❷ 由胆道疾患引起的胆源性胰腺炎。
术前准备	❶ 纠正水、电解质、酸碱平衡紊乱。
	❷ 如有休克，应积极进行抗休克处理。
	❸ 应用广谱抗生素预防感染。
	❹ 禁食水，胃肠减压下应用镇痛、解痉药物，同时应用抑制胰腺外分泌药物如生长抑素等。
麻 醉	全身麻醉。
体 位	仰卧位。
手术步骤	❶ 切口：采用右上腹旁正中切口或横切口。
	❷ 探查腹腔、胰腺，方法同胰腺损伤的手术。
	❸ 松动胰腺、清除坏死组织：胰腺坏死时为紫黑色，用科克尔手法充分游离显露胰头部后面间隙（图11-2-1）。
	❹ 从胰下缘腹膜剪开处，伸入手指钝性分离，在胰腺与胰床间逐步扩展至胰体尾上缘，以减张松动胰腺体尾部（图11-2-2）。用指捏法清除坏死组织。为促使炎症消退，改善胰腺血液循环，可于胰腺周围用0.5%利多卡因溶液封闭。
	❺ 反复灌洗腹腔，于胰床上、下、左、右置多枚双腔引流管。缝合胃结肠和肝十二指肠韧带（图11-2-3），形成局部灌洗腔。
	❻ 三造口术：根据病情选用胆囊造瘘或胆总管T形管引流，胃造瘘或营养性空肠造瘘（图11-2-4）。
	❼ 切口处理：急性坏死性胰腺炎有时需要再次乃至多次手术将坏死组织清除，针对腹壁切口有几种不同处理方法。
	（1）切口开放：填塞敷料后腹壁安装特制拉链。
	（2）蝶形或袋形开放引流术：胃结肠韧带剪开处选在距横结肠上缘1~2cm处，清除胰腺坏死组织后将大网膜上、下切缘分别缝合固定于横切口上、下两侧腹膜（图11-2-5）。
	（3）用外裹凡士林纱布、中间填塞盐水纱布的引流物填塞，形成开放引流。
	（4）对于胰腺坏死不重、无感染及脓肿形成者，于坏死区插入两根粗双套管，持续灌洗引流，缝合切口（图11-2-6）。
术中要点	❶ 术中应行胆道探查，如为胆石或化脓性胆管炎引起者，应行胆总管引流术；如奥迪括约肌狭窄者，应行括约肌成形术。

373

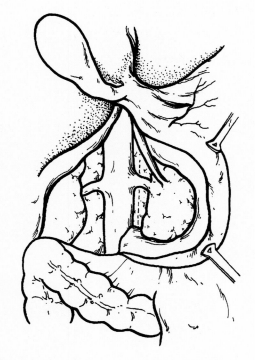

图 11-2-1

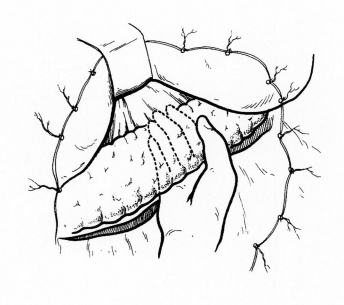

图 11-2-2

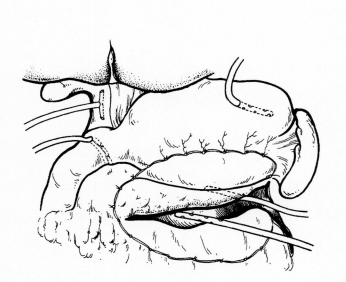

图 11-2-3

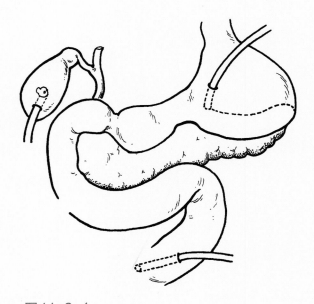

图 11-2-4

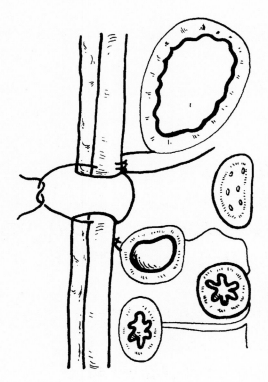

图 11-2-5

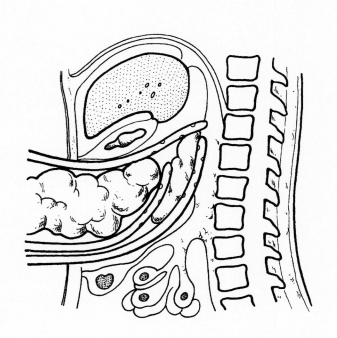

图 11-2-6

❷ 手术应有效清除胰腺坏死组织，保护仍有活力的胰腺组织，尽量用手指作钝性分离，坏死腔内的主要血管周围和肠系膜根部周围的坏死组织无须分离。

❸ 引流管应采用双腔套管，并应质地柔软，以避免压迫肠管形成肠瘘。

❹ 术中应用0.5%利多卡因行双侧肾脂肪囊封闭，有利于休克的好转和肠蠕动的恢复。

术后处理　❶ 持续双套管灌洗，吸出液行细菌培养。

❷ 若发现坏死腔出血，应停止灌洗，出血量不大可应用填塞压迫止血，出血量很大者应急行手术止血。

❸ 术后高热不退，局部引流不畅者，应考虑再次手术。

❹ 加强支持疗法，可应用全肠外营养治疗。

❺ 监测呼吸、循环及肾脏功能，尤其术后急性呼吸窘迫综合征发生率较高，一旦发现，可应用呼吸机治疗。

❻ 应用抑制胰腺外分泌药物，乳胶管引流量多、持续时间长，可能有胰瘘形成，半年后仍未愈者，应手术治疗。

第三节　胰管空肠吻合术

适 应 证　有症状的慢性复发性钙化性胰腺炎。

术前准备　❶ 行B超、CT及ERCP检查，了解胰腺及胆道情况，有胆石者应先切除胆囊或切开胆总管清除胆管结石。

❷ 检查血清钙、磷及尿钙以排除甲状旁腺腺瘤。

❸ 准备术中胆道和胰管造影。

麻　　醉　全身麻醉或持续硬膜外麻醉。

体　　位　仰卧位。

手术步骤　❶ 切口：左肋缘下斜切口或上腹正中或旁正中切口（图11-3-1）。

❷ 探查胆囊胆总管有无结石，如有应先行胆囊切除或胆总管切开取石术。

❸ 剪开胃结肠韧带，充分暴露胰腺，仔细触摸胰管内有无结石，穿刺抽吸确定胰管位置，并可向胰管内注入造影剂，拍片观察胰管情况（图11-3-2）。

❹ 第一种方法：侧方鱼嘴吻合。

（1）以穿刺针为引导，用电刀切开胰腺包膜和胰管前壁（图11-3-3）。

（2）切开胰管6~8cm，用胆囊刮匙取出全部结石（图11-3-4）。

（3）用细导尿管插向胰管以明确Vater乳头是否通畅（图11-3-5），必要时可术中造影明确。

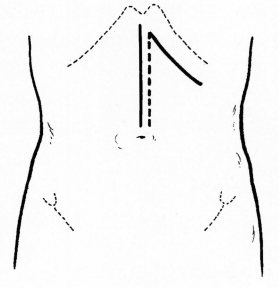

图 11-3-1

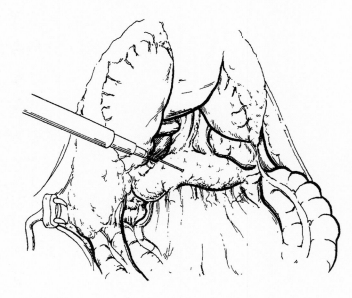

图 11-3-2

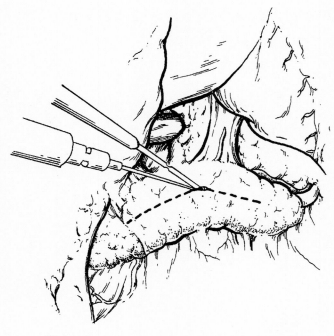

图 11-3-3

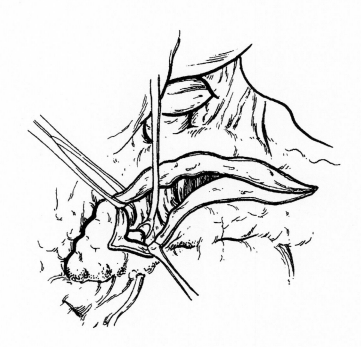

图 11-3-4

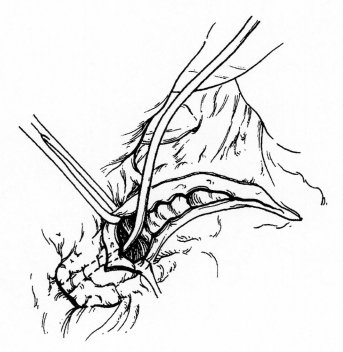

图 11-3-5

（4）距十二指肠悬韧带15cm处切断空肠，用止血钳压榨空肠开口系膜对侧缘后，于压榨区切开（图11-3-6、图11-3-7）。

（5）经结肠后上提空肠远侧端，裁剪空肠敞开空肠端如虚线所示（图11-3-8）。

（6）将空肠与胰腺切开处作侧侧吻合（图11-3-9）。吻合侧面示意图如图11-3-10。

（7）近端空肠断端与上提至胰腺的空肠段行端侧吻合，旷置段40~50cm（图11-3-11）。

❺ 第二种方法：全长侧侧吻合。

（1）胰管切开及Roux-en-Y空肠袢准备同侧方鱼嘴吻合。

（2）用丝线间断缝合、关闭远侧空肠断端（图11-3-12）。

（3）依照侧方鱼嘴吻合同样方法行空肠胰腺吻合（图11-3-13）。再行空肠端侧吻合。

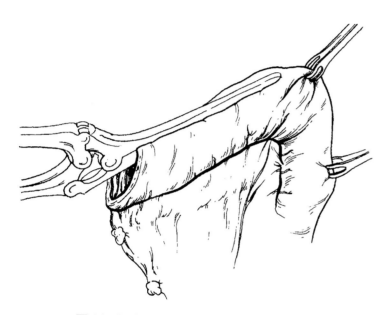

图11-3-6

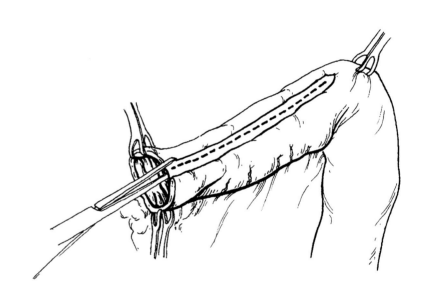

图11-3-7

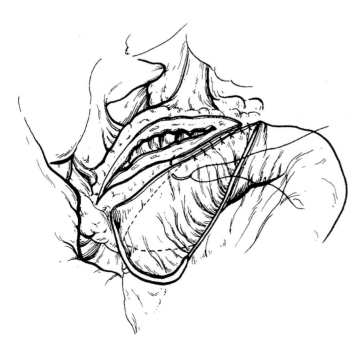

图11-3-8

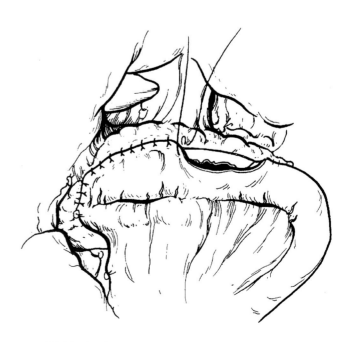

图11-3-9

377

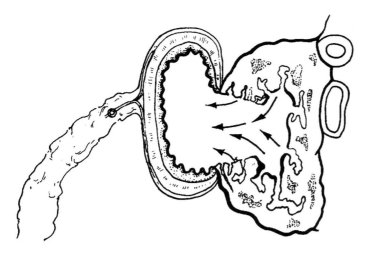

图 11-3-10

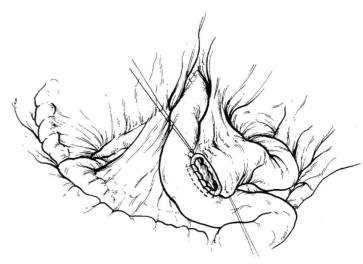

图 11-3-11

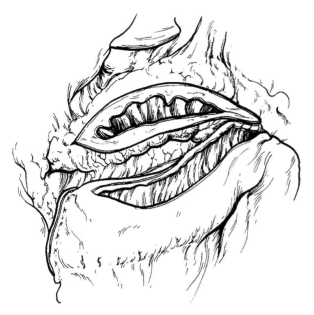

图 11-3-12

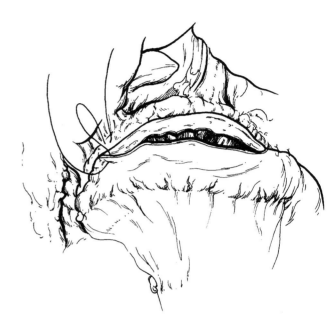

图 11-3-13

❻ 第三种方法：胰尾切除，胰腺空肠内植入。

（1）切除胰尾，具体方法参照胰体尾部切除术（可保留或切除脾脏）。

（2）于胰断端找到胰管插入探针，必要时可行术中胰管造影（图11-3-14）。

（3）沿探针从胰腺的前面将胰管切开一段距离（图11-3-15）。

（4）取净胰管内结石，明确Vater乳头是否通畅。

（5）同上方法准备一段Roux-en-Y空肠袢，通过结肠后，拉至左上腹部与胰腺吻合（图11-3-16）。

❼ 胰腺空肠吻合口周围放置腹腔引流，经左上腹戳口引出，逐层缝合腹壁切口。

术中要点

❶ 切开胰头部胰管时应避免损伤胆总管和十二指肠，胰腺切开处要彻底止血。

❷ 慢性胰腺炎周围粘连严重，应避免损伤脾静脉、左肾上腺和左肾静脉。

❸ 对于胰尾部有肿块和囊肿以及慢性胰腺炎伴有脾静脉阻塞及左侧门静脉高压者，适合做胰尾切除胰腺空肠植入术式。

❹ 胰管内可放置引流管，另一端经空肠袢引出，浆肌层缝3~5cm，另从左侧腹壁戳口引出。

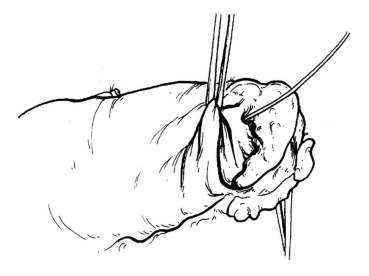

图11-3-14

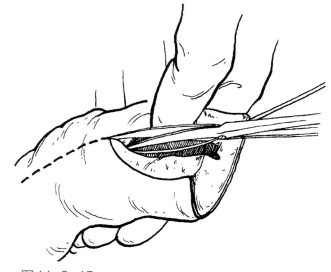

图11-3-15

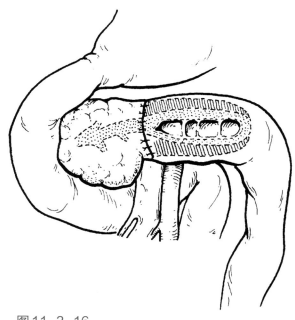

图11-3-16

术后处理

❶ 注意腹腔引流液的性质，作淀粉酶测定，以了解有无胰液渗漏，若无渗漏，术后5~7天拔除腹腔引流管。

❷ 术后腹胀呼吸费力时应注意检查有无左侧胸腔积液。

❸ 胰腺引流管应保留3~6个月。

第四节　　胆胰管空肠双重吻合术

适应证

对于壶腹部的创伤、结石、炎症、纤维性狭窄引起的胆管、胰管梗阻，胆总管直径>1.5cm，胰管直径>（0.5~1.0）cm。

术前准备

同胰管空肠吻合术。有黄疸者术前应给予保肝治疗。

麻　　醉		全身麻醉。
体　　位		仰卧位，右腰部垫高。
手术步骤	❶	切口：采用双肋缘下斜切口。
	❷	探查胆囊、胆道、胰腺，切开胆总管、胰管，取净其内胆石。具体方法同胆总管探查引流术及胰管空肠吻合术。
	❸	按常法准备一段Roux-en-Y空肠袢，经结肠后提至肝门部，行胆总管空肠侧侧吻合术。肠袢下方与胰管侧侧吻合（图11-4-1）。具体方法参照胆总管空肠侧侧吻合术及胰管空肠吻合术。
	❹	于胆总管空肠吻合口、胰管空肠吻合口周围放置胶管引流，逐层缝合腹壁。
术中要点	❶	胰管内可放置粗细合适的引流管，经空肠袢引出。对于胆管扩张不明显或有胆管炎、胆管结石时，胆管内应放置T形管，引流方法同胆管空肠吻合术。
	❷	亦可行胆总管十二指肠吻合及Roux-en-Y胰管空肠管吻合来达到对胆管及胰管减压的目的，但同一空肠袢作胆管及胰管吻合，并无不良后果发生。
	❸	亦可在纵行胰管空肠吻合的Roux-en-Y形肠袢之外，另取一游离空肠段，间置于扩张的胆总管与Y形肠袢之间，以引流胆汁（图11-4-2）。
	❹	纤维化性慢性胰腺炎，除胆、胰管阻塞外，少数病例同时有十二指肠狭窄，此时应在胰管空肠吻合口下方做胃空肠吻合术，亦可在空肠上端另作胃空肠吻合。
术后处理	❶	应注意腹腔引流液的性状和量，观察有无胰瘘或胆瘘。
	❷	术后应用抑制胃酸分泌药物。
	❸	其他同胰管空肠吻合术。

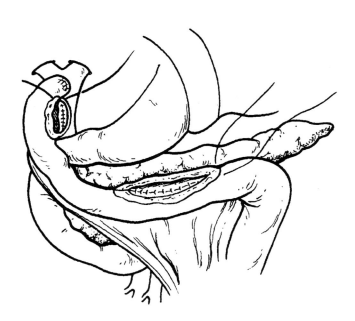

图11-4-1

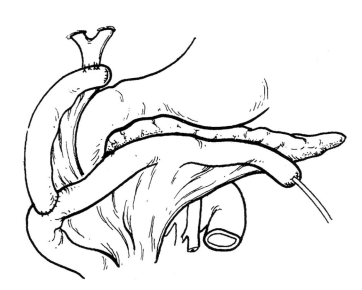

图11-4-2

第五节　胰腺囊肿摘除术

适 应 证		适用于胰腺真性囊肿体积小而被膜完整者。
术前准备	❶	同一般腹部手术。
	❷	术前行B超或CT检查，明确囊肿大小和部位。
	❸	囊内有感染者，应用抗生素控制。
麻　　醉		全身麻醉或连续硬膜外麻醉。
体　　位		仰卧位，腰部垫高。
手术步骤	❶	切口：取上腹正中切口。
	❷	切开胃结肠韧带，充分暴露胰腺，沿胰腺下缘切开后腹膜，检查胰腺确定囊肿位置（图11-5-1）。
	❸	于囊肿表面胰腺组织最薄处切开，直达囊肿包膜，钝性剥离囊肿（图11-5-2）。
	❹	切缘严格止血后，缝合胰腺切口。具体方法同胰腺裂伤缝合修补术。
	❺	大网膜覆盖胰腺切口，下缘置胶管引流一枚，缝合胃结肠韧带，逐层关腹。
术中要点	❶	胰腺切开时，应沿胰管走行纵行切开，分离囊肿，勿结扎，切断索状物，避免损伤胰管。
	❷	分离囊肿应紧靠包膜，避免损伤胰腺实质和血管引起大量出血。
术后处理		应监测腹腔引流液性状，检测淀粉酶，确定有无胰瘘，如无，3~5天可拔除引流管。

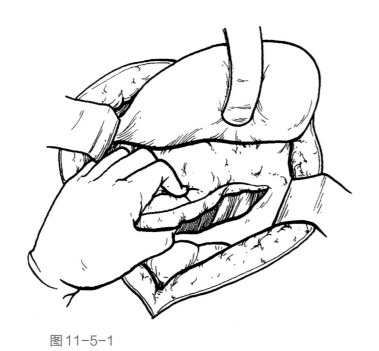

图 11-5-1

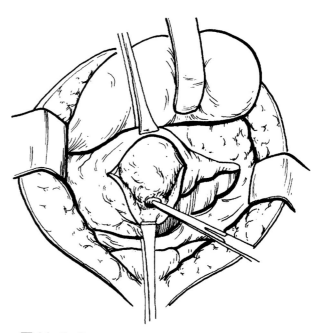

图 11-5-2

第六节　胰腺囊肿内引流术

| 适 应 证 | 适用于不能自然消退的，孤立、较大的，出现6~8周后且囊壁坚韧较厚的胰腺囊肿。 |

术前准备

❶ 术前晚、术晨洗肠。

❷ 有压迫症状、进食不佳者，应纠正水、电解质、酸碱平衡紊乱。

❸ 静脉应用抗生素。

麻醉与体位　同胰腺囊肿摘除术。

手术步骤

❶ 囊肿胃吻合术：适用于胰腺囊肿主要向胃小弯部突出，胃后壁与囊肿壁紧密粘连者。

（1）切口：选择上腹正中，左或右旁正中切口。

（2）于胃前壁触到囊肿最突起处，做牵引缝线，与血供平行切开胃前壁（图11-6-1）。

（3）吸净胃内容物，于胃后壁与囊肿粘连最紧密处穿刺抽吸，作囊肿定位（图11-6-2），可术中作囊肿造影，确定其范围和大小。

（4）切开胃后壁和囊壁（图11-6-3），吸净囊内容物，用示指探查囊内腔分离隔膜。

（5）梭形切除部分胃后壁及囊壁，使其长径约为4cm，囊壁与胃后壁作间断缝合或连续锁边缝合（图11-6-4）。

（6）双层缝合胃前壁（图11-6-5）。

❷ 囊肿十二指肠吻合术：适用于囊肿位于胰头部且与十二指肠降部贴近。

（1）穿刺抽吸进行囊肿定位后，选择囊肿低位处与十二指肠降部内侧壁，作浆肌层间断缝合（图11-6-6）。

（2）沿浆肌层缝线切开囊肿与十二指肠前壁3~4cm，吸净内容物，作囊壁和十二指肠内侧切缘间断缝合（图11-6-7）。

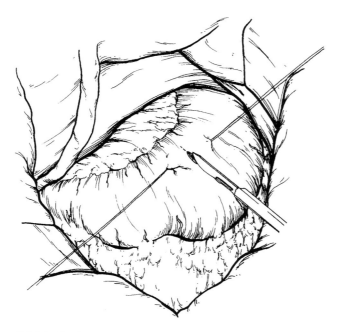

图11-6-1

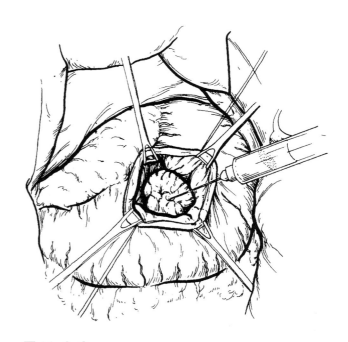

图11-6-2

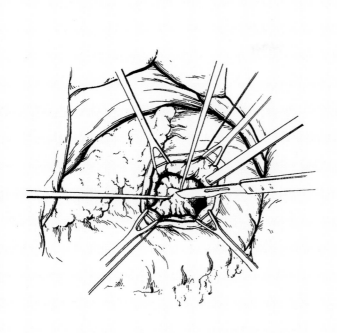

图 11-6-3

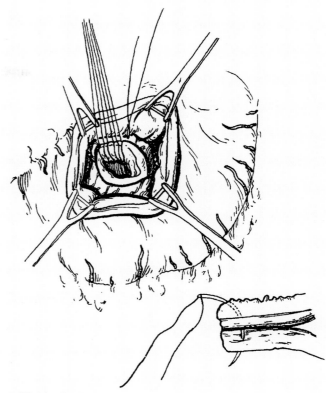

图 11-6-4

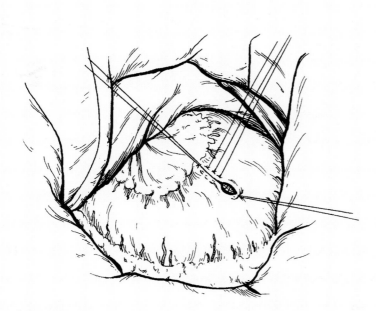

图 11-6-5

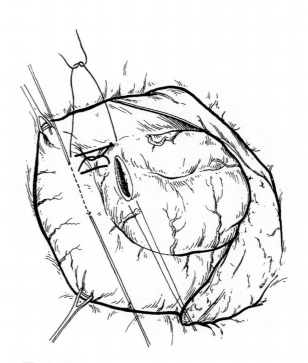

图 11-6-6

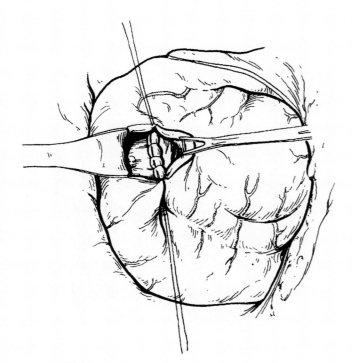

图 11-6-7

（3）通过十二指肠切口，充分暴露肝胰壶腹，通过Vater乳头插入导管，术中造影明确胆总管和胰管是否通畅（图11-6-8）。

（4）如有必要可行奥迪括约肌成形术，具体方法参见奥迪括约肌成形术（图11-6-9）。

（5）间断内翻缝合囊壁和全层十二指肠外侧壁（图11-6-10）。

（6）缝合十二指肠浆肌层和囊壁（图11-6-11）。

❸ 囊肿空肠吻合术：适用胰体尾部囊肿向横结肠及系膜突出者。

（1）选择囊肿最低位，一般选在横结肠以上胃结肠韧带或囊肿向横结肠系膜突出的无血管区。

（2）常法游离一段Roux-en-Y空肠袢，断端缝合关闭。经结肠后或结肠前提至胰腺囊肿附近，与囊肿低位处行双层侧侧吻合，吻合约4cm，再将空肠近侧端与距吻合口约40cm处的空肠远段行端侧吻合，此法即为囊肿空肠Roux-en-Y吻合术（图11-6-12）。

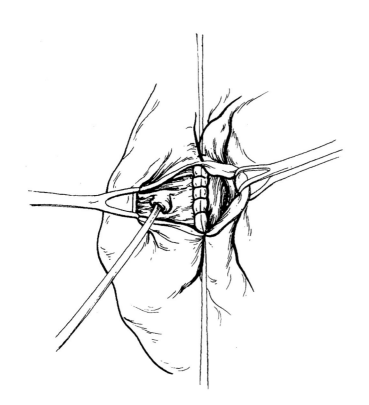

图11-6-8

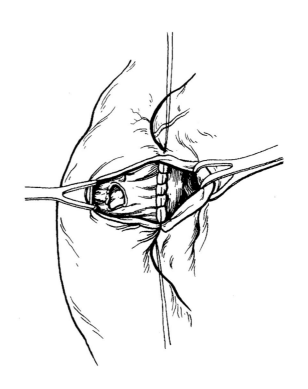

图11-6-9

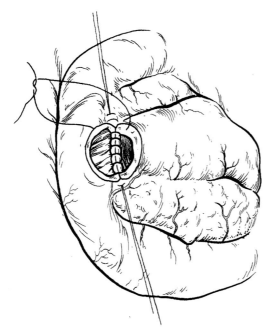

图11-6-10

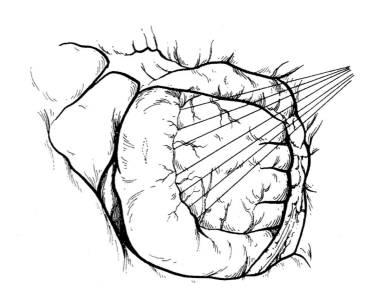

图11-6-11

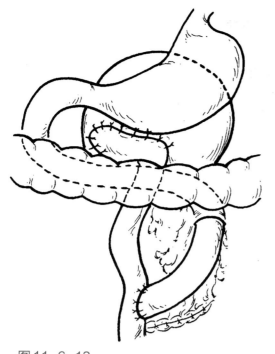

图 11-6-12

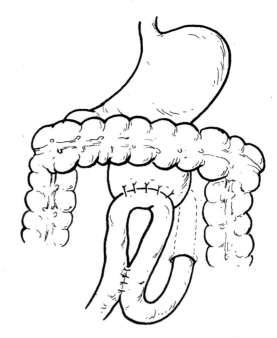

图 11-6-13

（3）亦可行囊肿空肠肠袢吻合术（图11-6-13）。取距十二指肠悬韧带45cm处空肠作为与囊肿吻合部位，将其经结肠前或结肠后上提，与囊肿低位处囊壁行双层侧侧吻合，吻合口约4cm长。

（4）在吻合口周围放置胶管引流，逐层缝合腹壁切口。

术中要点	❶ 切开囊肿壁后，应以示指伸入囊腔，去除囊内分隔，梭形剪除一部分囊肿壁再进行吻合，有利于保持吻合口通畅。
	❷ 囊肿位于胰体尾部者，如条件允许可行胰体尾部切除术。
	❸ 少数囊肿为囊腺癌或胰癌继发，术中囊肿壁应常规作冰冻病理切片检查。
	❹ 吻合时胃壁、肠壁及囊肿壁应严密止血。
术后处理	❶ 监测腹腔引流液的性状和量，测定胰淀粉酶含量，如无胰液渗漏，术后3~5天拔除腹腔引流管。
	❷ 囊肿胃吻合术者，进食应略晚，5~7天后进全流食。

第七节　胰腺囊肿外引流术（造袋术）

适 应 证	胰腺囊肿合并继发感染，病情严重不能耐受其他手术或囊壁很薄且脆，或广泛粘连，而不能行内引流术者。
术前准备、麻醉、体位	同胰腺囊肿内引流术。
手术步骤	❶ 切口同胰腺囊肿内引流术。

❷ 探查囊肿范围、大小及与周围粘连情况。

❸ 根据囊肿隆起位置，于胃结肠韧带、肝胃韧带或横结肠系膜无血管区切开，分离囊肿。

❹ 穿刺抽吸证实后，于囊肿壁缝2条支持线，于中间切开（图11-7-1），示指伸入囊内去除间隙及坏死组织，以便充分引流，将凡士林纱布填塞于囊腔内，其另一端留于腹外。

❺ 距囊腔切口边缘0.5~1cm处，囊壁与腹壁切口边缘的腹膜作间断缝合（图11-7-2）。

❻ 按层缝合引流口上、下腹壁切口（图11-7-3）。

术中要点　囊肿内为感染性液体时应行二期外引流术，即将囊肿四周与部分腹壁切口间断缝合，暂不切开囊肿，穿刺尽量抽出囊内感染液体后，于囊肿壁外露，填塞生理盐水纱布3~5天后再行切开引流。囊内填以大块凡士林纱布。

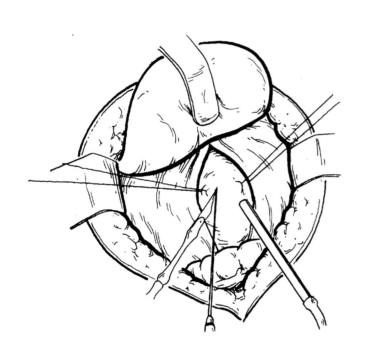

图11-7-1

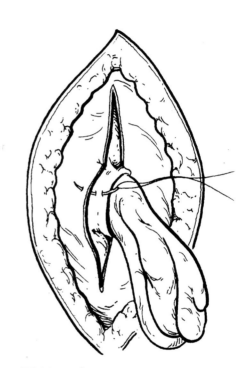

图11-7-2

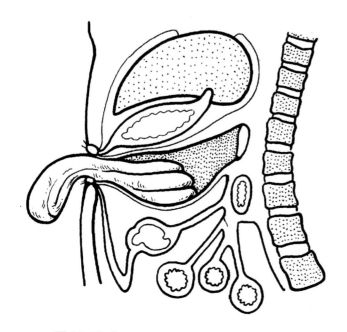

图11-7-3

术后处理	❶ 补充水、电解质，纠正酸碱平衡紊乱。
	❷ 应用抗生素，预防、控制感染。
	❸ 外引流口周围皮肤涂氧化锌以防腐蚀。
	❹ 可用1/5 000呋喃西林溶液或1/1 000新霉素溶液反复冲洗囊腔，减轻囊内炎症，促使囊腔早日愈合。
	❺ 如引流经半年以上仍不愈合，可行瘘管造影后。行瘘管与肠管吻合，或行瘘管与胰体尾部切除术。

第八节　　胰瘘胃（空肠）吻合术

适 应 证	经半年非手术疗法未治愈的胰瘘。
术前准备	❶ 静脉应用抗生素。
	❷ 胰瘘外溢较多者，应加强支持疗法，纠正水、电解质、酸碱平衡紊乱，以改善全身状态。
麻醉与体位	同胰腺囊肿摘除术。
手术步骤	❶ 瘘管胃吻合术
	（1）切口：腹壁纵切口，于瘘管处梭形切开（图11-8-1）。
	（2）瘘管内插入探针作为引导，将瘘管从周围组织中剥离（图11-8-2）。
	（3）行瘘管与胃吻合。将瘘管置于胃前壁，并用1号丝线将瘘管壁与其两侧的胃壁浆肌层行3~4针结节缝合，暂不打结（图11-8-3）。

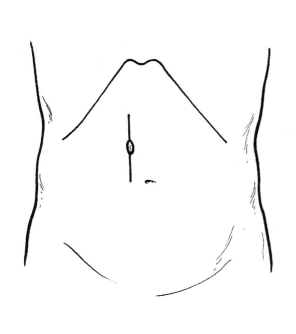

图 11-8-1

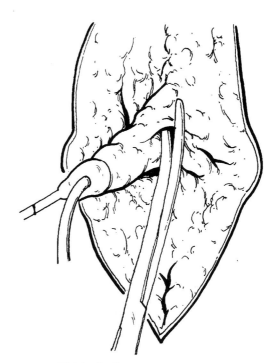

图 11-8-2

387

（4）于胃壁切口将瘘管置入胃腔内，并用丝线与胃壁固定，缝合瘘管两侧胃壁浆肌层，至先前浆肌层缝合处。

（5）结扎先前缝线，将瘘管埋入胃壁隧道内（图11-8-4），用大网膜覆盖。

❷ 瘘管空肠吻合术

（1）选择与瘘管自然靠近的空肠袢，于肠袢曲折处浆肌层缝合3~4针（图11-8-5）。

（2）于肠壁上切一小口，将瘘管插入肠腔内，并固定2~3针，再行肠袢两侧浆肌层缝合4~5针（图11-8-6），结扎，将瘘管包裹于两肠段之间（图11-8-7），于肠袢顶端缝合固定瘘管与肠壁。

（3）瘘管空肠吻合口以下15cm处，近远端空肠间行侧侧吻合，吻合口约4cm（图11-8-8）。

（4）瘘管空肠吻合口处放置胶管引流。

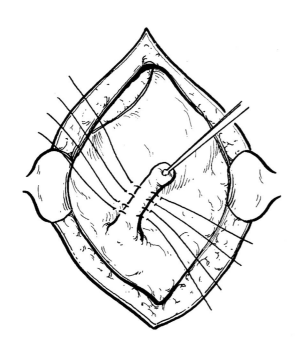

图11-8-3

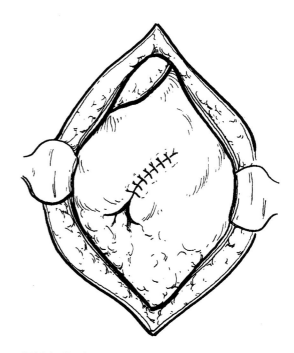

图11-8-4

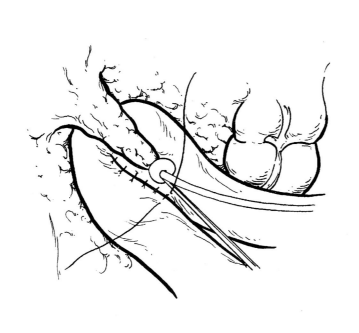

图11-8-5

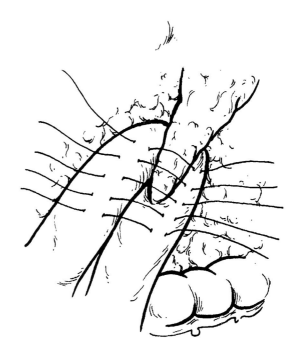

图11-8-6

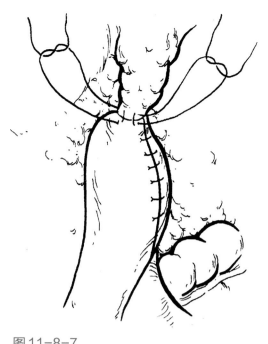

图 11-8-7

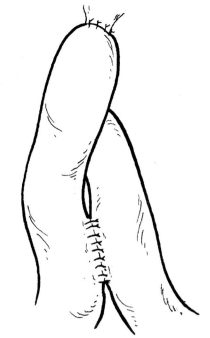

图 11-8-8

术中要点	❶ 剥离瘘管时应尽量剥离出其全长，瘘管壁应尽量厚，剥离中不能钳夹瘘管壁。
	❷ 如瘘管有破裂、渗漏可将瘘管切除，显露胰瘘口，行瘘口空肠吻合术。
术后处理	注意引流液的性质和量，如无胰液渗漏，3~5天可拔除腹腔引流管。

第九节　　胰岛细胞瘤核除术

适 应 证	胰腺头、体或尾部的胰腺细胞瘤，所在部位表浅，核除不致损伤主胰管者。
术前准备	❶ 补充水、电解质，保持水、电解质、酸碱平衡。
	❷ 术前晚或手术日晨静脉滴注5%~10%葡萄糖液以防止发生低血糖。
	❸ 术前行B超、CT或腹腔动脉造影，明确肿瘤的数量和位置。
麻醉与体位	同胰腺囊肿摘除术。
手术步骤	❶ 切口：上腹正中切口或上腹部横切口或上腹左、右旁正中切口。
	❷ 切断胃结肠韧带，充分显露胰腺，探查胰腺前面。沿胰腺下缘剪开后腹膜，钝性向上剥离，探查胰腺后面。用科克尔手法切开十二指肠外侧的后腹膜，检查胰头部及钩突部，具体方法参照急性坏死性胰腺炎的手术。
	❸ 肿瘤表浅时，一般胰腺表面隆起，呈紫红色、触摸较硬、边缘清楚，如未找到行术中胰腺B超检查，对可疑部位，行穿刺细胞学检查，以定位。
	❹ 找到肿瘤后，于其最表浅处，沿胰腺纵轴切开胰腺组织，直达肿瘤被

膜，再沿被膜将其核除。

❺ 距胰腺切缘 1cm 处，作与边缘平行的褥式缝合，然后在其外侧以不吸收缝线加作间断缝合。

❻ 于胰腺创面附近置乳胶管引流，结节缝合胃结肠韧带，逐层缝合腹壁切口。

术中要点

❶ 核除肿瘤时应紧靠包膜，避免损伤胰腺组织或大血管，造成大出血。

❷ 主胰管附近切口缝合时，切勿太深，以免损伤或结扎主胰管。

❸ 胰岛细胞瘤约有 15% 的患者是多发性的，应仔细探查胰腺有无多发肿瘤，以免遗漏。术中做冰冻切片以明确诊断，术中监测周围血中葡萄糖值，如肿瘤切除 30 分钟后血糖值仍低，一般提示可能有多发瘤，应继续寻找。

术后处理

❶ 术后 1 周监测血糖，若仅有暂时性血糖升高，无酮症表现无须特殊处理。

❷ 注意引流液的性状和量，如无胰瘘，术后 3~5 天拔除引流管。

❸ 若术后仍有低血糖，应补充足够的葡萄糖液并进一步研究原因。

第十节　胰体尾部切除术

适 应 证

❶ 胰体尾部癌无转移。

❷ 胰体尾部较大囊肿或多发腺瘤。

❸ 胰体尾部胰石和便于切除的胰体尾部瘘。

❹ 慢性胰腺炎证明胰头部胰管狭窄或堵塞者，可将胰体尾部切除，行胰管空肠吻合术。

术前准备、
麻醉、体位

同胰岛细胞瘤核除术。

手术步骤

❶ 切口：上腹部正中切口或上腹横切口。

❷ 探查：切开胃结肠韧带充分暴露整个胰腺、脾门和十二指肠上部，准备判定病变部位、范围及周围组织粘连程度，并确定能否作胰体尾单独切除或需要同脾脏一并切除（图11-10-1）。

❸ 游离胰腺体尾部：沿胰腺下缘和脾动、静脉上方切开后腹膜（图11-10-2）。

❹ 游离胰尾部，并进一步探查胰尾部肿瘤（图11-10-3）。

❺ 游离脾脏：如需切除脾脏时，右侧游离脾动脉少许，双重结扎，然后按脾切除术步骤，游离切断脾胃韧带和脾结肠韧带（图11-10-4）。

❻ 将脾脏推向右侧，分离切断脾肾韧带（图11-10-5）。

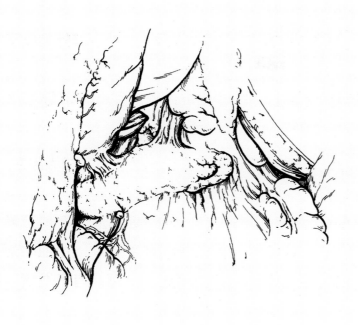

图 11-10-1

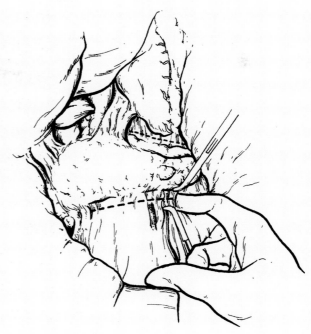

图 11-10-2

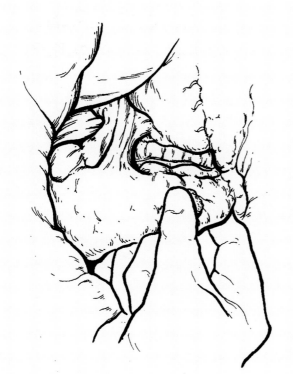

图 11-10-3

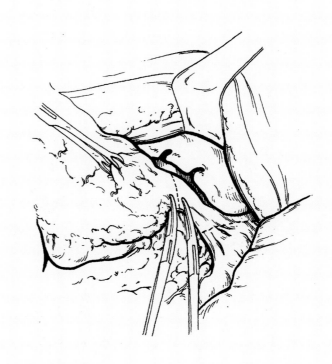

图 11-10-4

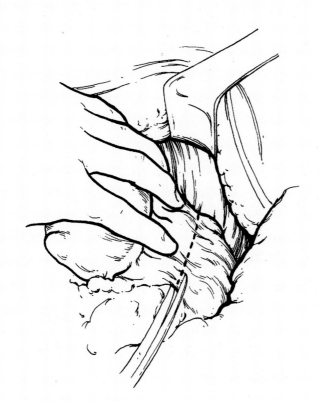

图 11-10-5

⑦ 将已游离的脾脏和胰尾一起翻向右侧，游离胰腺后面，切断结扎脾动脉、静脉（图11-10-6）。

⑧ 用两把非压榨性钳子夹住预定切断线两端的胰腺并切断（图11-10-7）。

⑨ 胰腺残端处理：妥善结扎胰管，彻底止血后重叠褥式缝合胰腺断端，再加间断缝合（图11-10-8、图11-10-9）。

⑩ 大网膜包绕缝合于胰腺残端，局部放置胶管引流（图11-10-10）。缝合胃结肠韧带，逐层缝合腹壁。

术中要点

❶ 胰腺切断前，可于胰头侧紧靠切断线的上下缘用4号丝线贯穿胰腺实质各缝合一针（胰腺下缘有胰横动脉通过），以减少断面出血，胰腺可呈前后楔形切断，使断面呈前后鱼嘴状并将胰管多留出2~3mm，以便于严密结扎胰管和缝合残端，降低胰瘘的发生概率。

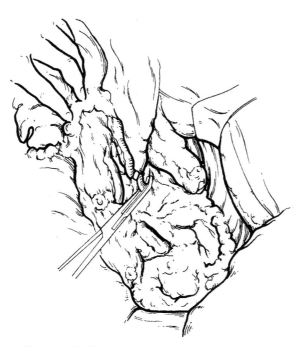

图 11-10-6

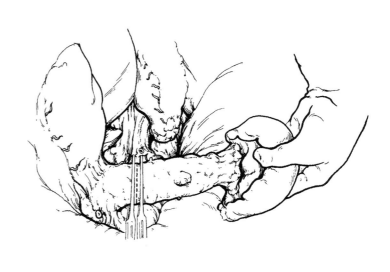

图 11-10-7

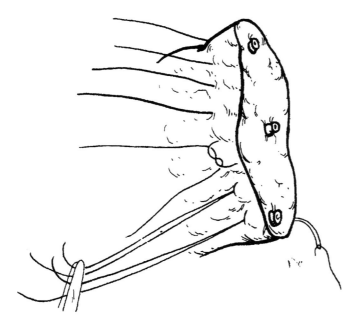

图 11-10-8

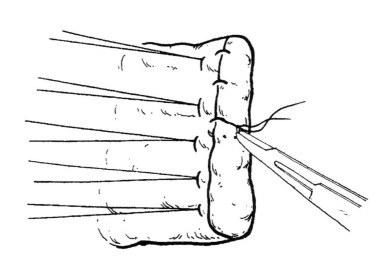

图 11-10-9

② 保留脾脏的胰体尾部切除术：可先将胰腺下缘向上钩起，切断胰腺（图11-10-11），从门静脉起始部将脾静脉从胰腺背面分离，并逐渐向脾门处分离。结扎切断脾静脉与胰腺背面间的小静脉分支，直至胰尾处（图11-10-12）。打开胰腺上缘脾动脉外鞘膜，沿脾动脉向脾门处，将其与胰腺分离。最后将胰腺体尾部从脾血管游离（图11-10-13）。至此，保留脾脏的胰体尾部切除术完成。

术后处理　　　　同胰瘘胃（空肠）吻合术。

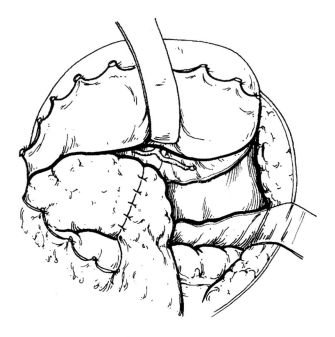

图 11-10-10

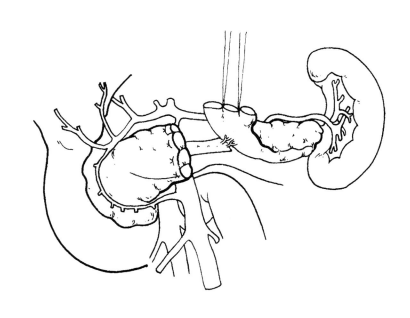

图 11-10-11

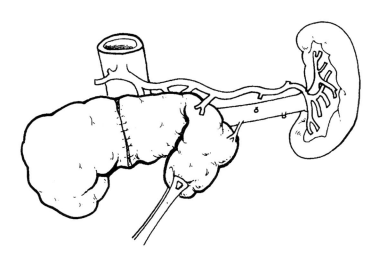

图 11-10-12

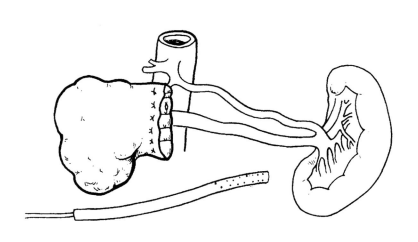

图 11-10-13

393

第十一节　胰十二指肠切除术

适 应 证

❶ 无远处转移，全身情况允许，侵及胰头、肝胰壶腹、十二指肠或胆总管下段能切除的恶性肿瘤。

❷ 胰头和十二指肠严重的不能修复的损伤。

❸ 偶尔用于治疗慢性钙化性胰腺炎的顽固性疼痛。

术前准备

❶ 黄疸患者，术前给予保肝治疗，有重症黄疸者（黄疸指数在 100u 以上，或血清胆红素 >171μmol/L）或胆道感染重者应先行经皮肝穿刺胆道引流术或胆囊造瘘术减黄，2~3 周后再行根治手术。

❷ 加强支持疗法，适当输以新鲜血和白蛋白，同时给予高蛋白、高热量、富含维生素饮食。改善患者的营养状态，纠正水、电解质、酸碱平衡紊乱。

❸ 预防性应用抗生素。

❹ 术前 3 日口服肠道抗生素，如庆大霉素、甲硝唑等。

❺ 术前晚口服抑制胃酸分泌药物，如法莫替丁等。

麻　　醉　全身麻醉或连续硬膜外双阻滞麻醉。

体　　位

❶ 切口：采用横切口或右侧经腹直肌切口。上延至剑突下，下抵脐下方 4cm，或低于胆囊切除术切口 2cm 的右肋缘下斜切口，延伸至左上腹部。

❷ 切断肝圆韧带（图 11-11-1）、镰状韧带，切断至肝顶部，将肝脏充分游离。

❸ 腹腔一般性探查：胆囊明显胀大者，影响视野与操作，可于胆囊底部穿刺抽吸以降低压力；检查盆腔、腹膜、大网膜、肝脏、肝十二指肠韧带、肠系膜根部、腹主动脉周围有无肿大淋巴结。

❹ 切开十二指肠外侧腹膜（图 11-11-2），将十二指肠第 2 段连同胰腺头部从腹膜后向前游离（图 11-11-3），此即科克尔手法。

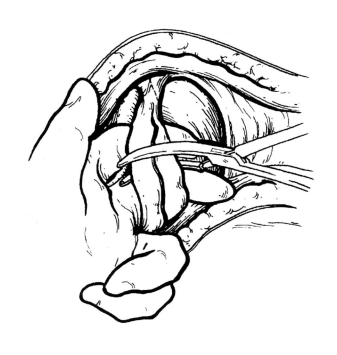

图 11-11-1

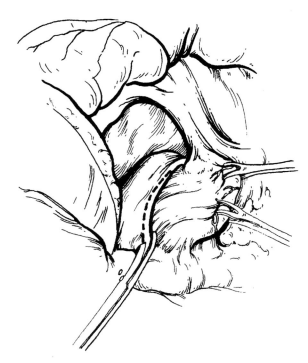

图 11-11-2

394

⑤　分开胰头后方的疏松组织，暴露下腔静脉（图11-11-4），向左达腹主动脉的前方，探查肿物是否侵及下腔静脉和腹主动脉，及胰头后方是否有淋巴结转移。

⑥　游离横结肠肝曲和横结肠右端，以便将十二指肠第2、3段进一步游离（图11-11-5），用拇指及示指触摸胰头可了解到更多的情况（图11-11-6）。

⑦　探查门静脉和肠系膜上静脉，游离扩张的胆总管（图11-11-7）。

⑧　在靠近幽门的小弯侧分离出胃右动脉和胃十二指肠动脉，分别结扎、切断（图11-11-8）。

⑨　将胆总管拉向右方，显露门静脉（图11-11-9）。

⑩　紧靠横结肠游离、切断胃结肠韧带全程（图11-11-10、图11-11-11）。

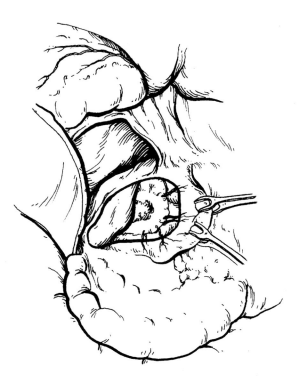

图 11-11-3

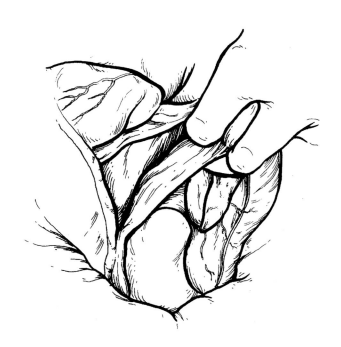

图 11-11-4

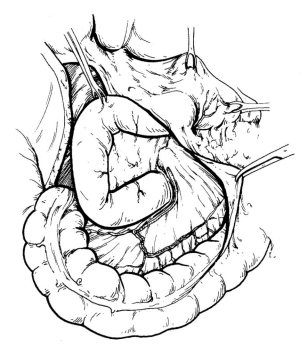

图 11-11-5

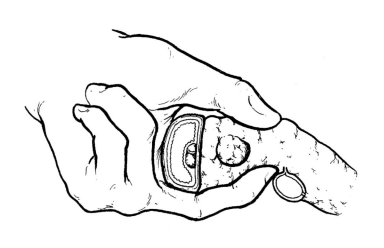

图 11-11-6

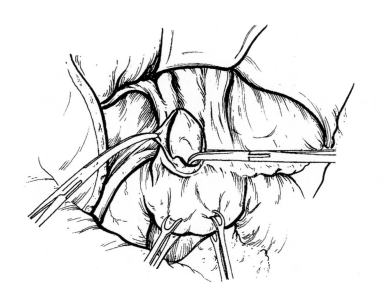

图 11-11-7

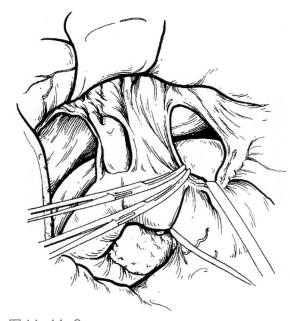

图 11-11-8

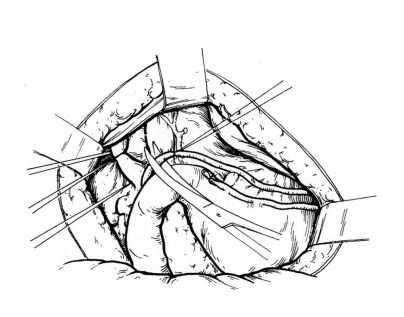

图 11-11-9

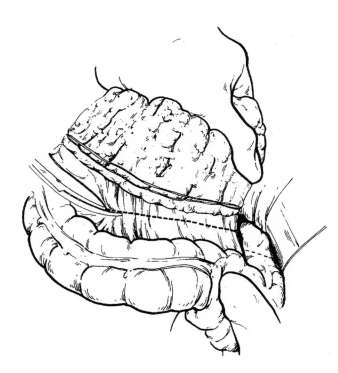

图 11-11-10

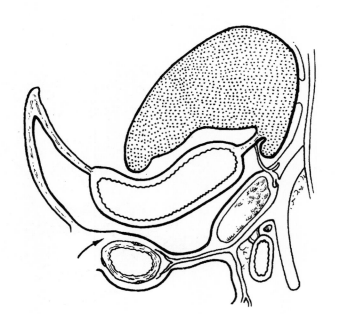

图 11-11-11

⑪ 将胃及大网膜向上翻，横结肠向下压，暴露全部胰腺。在胰腺下缘于肠系膜上动脉搏动位置，剪开腹膜找到肠系膜上静脉，剪开静脉前面疏松组织，继续向上分离。另一方面同样由门静脉和胰腺之间向肠系膜上静脉方向探查，直至两者汇合（图11-11-12），证明门静脉和肠系膜上静脉未被癌肿侵犯。亦可采用术中B超，判断两血管与癌肿关系。门静脉被部分侵犯时，并不妨碍手术进行，可将门静脉壁部分切除后，重新修复或作对端吻合。

⑫ 病变性质判定：可在肿瘤部位直接穿刺检查瘤细胞（图11-11-13）或肿瘤部位切除部分组织活检（图11-11-14），但可引起胰瘘及出血等并发症。通过十二指肠穿刺入肿块内取组织送病理作细胞学检查，并发症较少。至此整个探查过程完毕，一般可做出是否施行胰十二指肠切除术的决定。

⑬ 结扎切断胃网膜右动脉后，横断胃体部，预计胃切除量约为50%，连同网膜，一般在胃幽门窦部以上切断，将断端的胃小弯侧闭合，在大弯侧黏膜下止血后，准备按Hoffmeister术式行胃空肠吻合。

⑭ 切断胆管：对比较早期的壶腹部癌在胆总管处横断（图11-11-15）。一般情况下可在肝总管处切断，连同胆囊一并切除。

⑮ 将胃窦向右翻起，在胰腺预定切断处置两把非压榨性血管钳，以控制出血（图11-11-16），亦可在左侧胰腺上下缘各缝一针以止血和牵引。

⑯ 胰腺的切除范围：胰头癌一般在腹主动脉的左缘，壶腹癌可选在肠系膜上静脉走行线上。切断前注意把胰腺剥离出来。距尾端断面4~5mm处切断，尾侧断端严格止血后，行褥式结节缝合。注意此处胰腺背面，常有4~6条来自胰头、胰体至肠系膜上静脉的小静脉，必须仔细结扎，否则易引起术中、术后大出血。

⑰ 切断空肠：提起横结肠，于横结肠系膜根左侧找到十二指肠悬韧带（图11-11-17）。

⑱ 用小弯血管钳逐一小块钳夹、切断、结扎贴近十二指肠壁的短系膜（图11-11-18）。

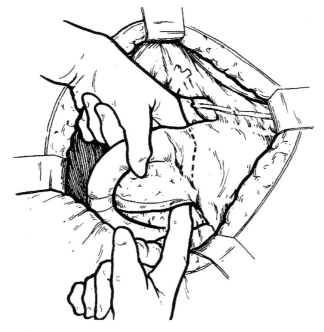

图11-11-12

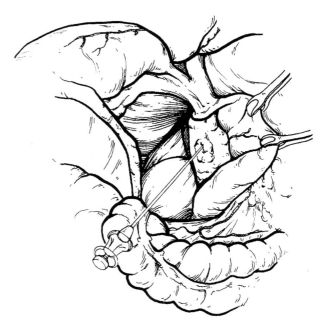

图11-11-13

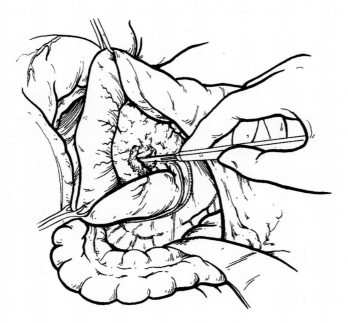

图 11-11-14

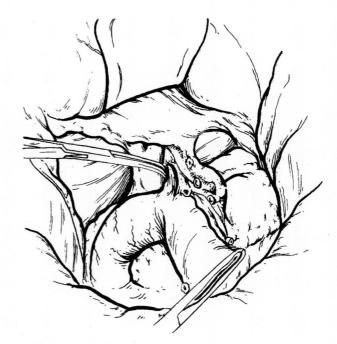

图 11-11-15

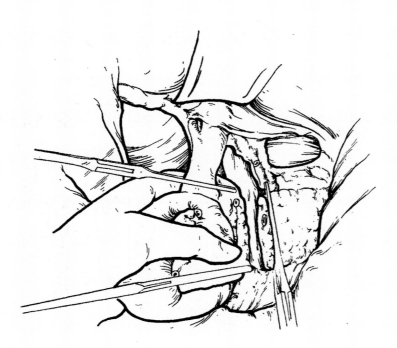

图 11-11-16

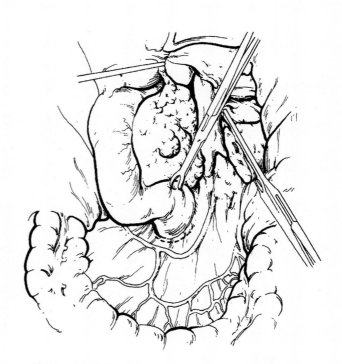

图 11-11-17

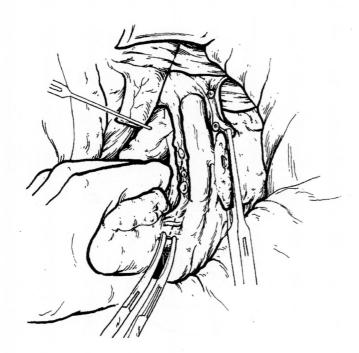

图 11-11-18

⑲ 将一段高位空肠在十二指肠悬韧带处的横结肠系膜开口处拖出，便可较容易辨认肠系膜静脉后方的十二指肠固定处（图11-11-19）。然后小心地用血管钳钳夹切断剩余的短系膜附着处，其中包括肠系膜下动脉的分支（图11-11-20），最后距十二指肠悬韧带10~15cm处切断空肠。

⑳ 切断胰腺钩突：仔细分离、切断、结扎胰腺钩突与肠系膜上动、静脉间的分支，切断钩突。至此，将胰头、十二指肠、远段胃、近段空肠和胆总管（及胆囊）及肝十二指肠韧带内的淋巴组织整块切除（图11-11-21）。

㉑ 重建消化管有2种方法。

（1）Child法（图11-11-22）

1）胰肠吻合：在胰腺后壁离断端2cm处与空肠离切缘2cm处浆肌层作结节缝合（图11-11-23）。

2）用4号丝线行空肠后壁全层与胰腺断端后缘之间缝合（图11-11-24）。

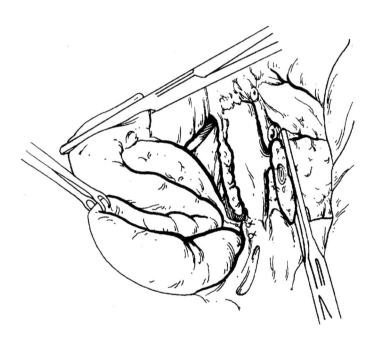

图11-11-19

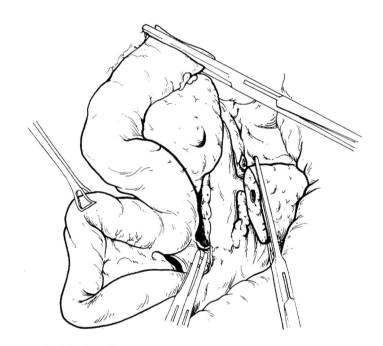

图11-11-20

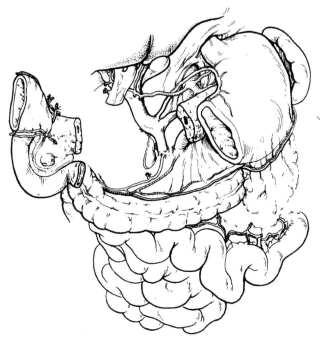

图11-11-21

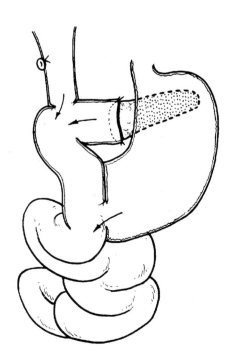

图11-11-22

3）胰管内插入硅胶管，以丝线缝合固定，另一端于距此吻合口20cm处空肠壁另戳口引出，荷包缝合后，行浆肌层缝合埋入3~4cm或另一端直接置于空肠内，继续作空肠前壁全层和胰腺断端前缘之间的缝合（图11-11-25）。

4）最后将距前缘吻合口2cm处的空肠壁和胰腺前壁各缝合2针，同时拉紧两线，将胰腺套入肠腔内，再行前壁浆肌层结节缝合（图11-11-26）。

5）胆肠吻合：距胰空肠吻合口约10cm行肝总管与空肠吻合，方法同肝外胆管空肠吻合术，端侧吻合法。可于胆道内置T形管（图11-11-27）或向胆管内插入支撑引流管，于距此吻合口20cm处另戳口引出空肠外潜行，缝合固定。

6）胃肠吻合：距胆肠吻合口40cm处行结肠前胃空肠吻合，可为全口吻合（图11-11-28）。

（2）Whipple法（图11-11-29）

1）胆肠吻合：缝合闭锁空肠的远侧断端，将其自结肠后拉到肝总管附近，距空肠断端3~4cm处和胆总管行端侧吻合（图11-11-30）。

2）具体方法参见肝外胆管空肠吻合术端侧吻合法，其内置导管，吻合口前壁行腹膜空肠浆肌层结节缝合加强（图11-11-31），导管另一端置于空肠内，或于距吻合口20cm处空肠壁另戳口潜行引出。

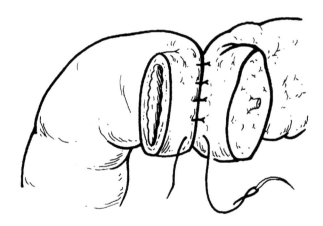

图11-11-23

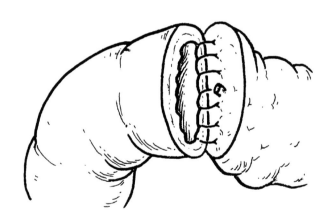

图11-11-24

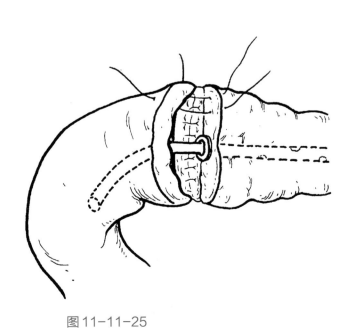

图11-11-25

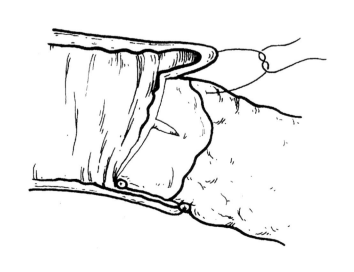

图11-11-26

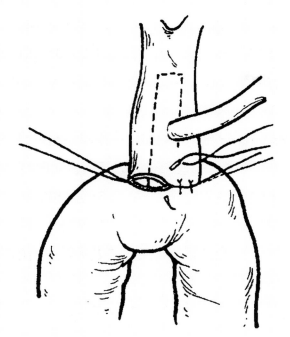

图 11-11-27

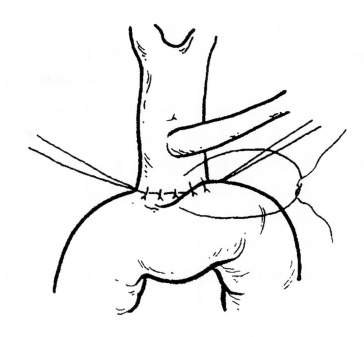

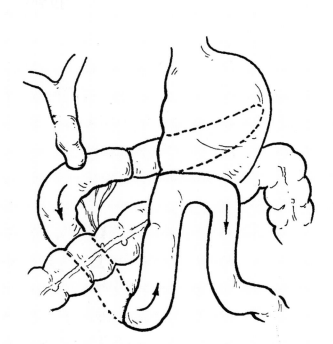

图 11-11-28

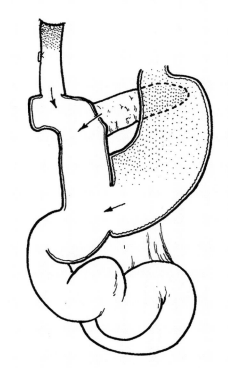

图 11-11-29

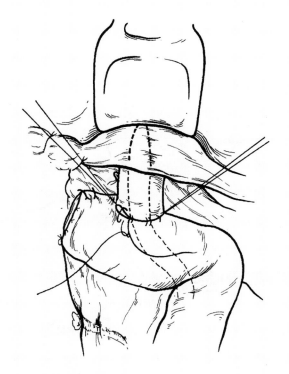

图 11-11-30

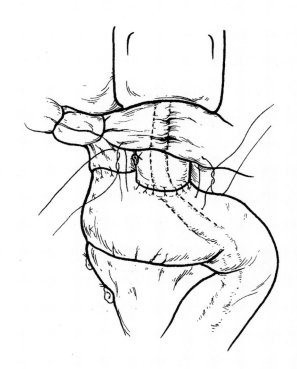

图 11-11-31

3）胰肠吻合：距胆肠吻合口10cm处行胰肠吻合。

胰管空肠端侧吻合法适用于胰管明显扩张增粗者。于空肠系膜对侧缘纵行切开肠壁浆肌层与胰腺断端等长，钝性剥离黏膜下层，范围约等于胰腺断面，先行空肠后壁浆肌层与胰腺断端后缘结节缝合，再行胰腺断端后缘与空肠浆肌层后切缘结节缝合（图11-11-32）。将与胰管对应的黏膜切一小孔，行肠黏膜与胰管后壁结节外翻缝合。向胰管内插入支撑引流管，深3~4cm，用相同的方法分三层缝合前壁。引流管另一端可留于肠腔内（图11-11-33）。

胰管空肠套入式吻合适用于胰管过长很小者，方法参照胰管空肠端侧吻合法。其中空肠套入距离约为5mm（图11-11-34）。

4）距胰肠吻合口30~40cm处，行结肠前胃空肠吻合。

㉒ 冲洗腹腔，于胰肠、胆肠吻合口附近放置胶管引流，逐层缝合腹壁。

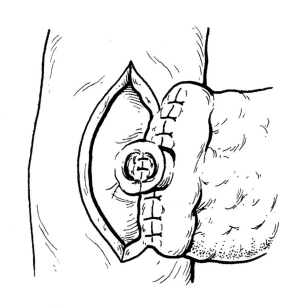

图11-11-32

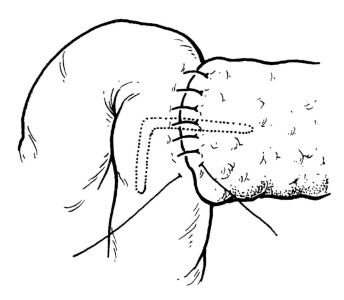

图11-11-33

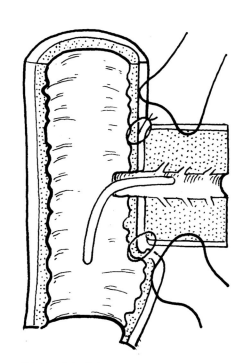

图11-11-34

术中要点	❶	胰十二指肠切除术的决定性步骤是从切断胰腺开始的，在此之前如切断胃体、胆管后仍可改做较简单的姑息性手术，因此在切断胰腺之前必须对情况有精确清楚的估计。能否做胰十二指肠切除术的关键有二：一是胰头后面是否侵及下腔静脉和腹主动脉，二为胰腺后面与门静脉和肠系膜上静脉之间有无癌瘤浸润。如有其中之一的情况则不适合做胰十二指肠切除术。若切断胰腺才发现癌肿浸润门静脉，可根据具体情况行血管单纯修补、移植。
	❷	有学者提倡胰管栓塞结扎，省去胰肠吻合步骤，避免术后胰瘘发生，术后需口服多酶片等促进消化。
	❸	胰瘘为胰十二指肠切除术后最危险的并发症，术中应仔细操作，尽量避免其发生。胰腺断端空肠套入式吻合时，肠腔直径应大于胰腺断端，以避免肠壁过紧而产生血运障碍，造成愈合不良产生胰瘘；胰管无明显扩张时可考虑行全胰十二指肠切除术，以避免胰瘘的发生；胰管空肠端侧吻合时剥离空肠壁黏膜下层，勿使黏膜破裂；空肠黏膜上切的小孔，应与胰管等粗，胰管与空肠黏膜细致对合；胰管吻合口放支撑引流；术后采用较长时间营养支持（一般为10~14天），直至无胰瘘发生可能后才经口进食。如此处理，可大大减少胰瘘的发生。
术后处理	❶	观察腹腔引流液性状和量，明确有无胰瘘、胆瘘、肠瘘发生。
	❷	持续胃肠减压，加强营养支持，行全肠外营养治疗，一般10~14天后才经口进食。
	❸	术后禁用肾毒性药物，术后注意肾功及尿量监测，必要时给予甘露醇或呋塞米。
	❹	胆管及胰管支撑引流管可在术后2~3周时关闭，若恢复顺利可予拔除。若有胰瘘或胆瘘则应继续保留。

第十二节　全胰切除术

适 应 证	❶	胰腺导管癌，全胰受累或全胰有多发性病灶。
	❷	急性出血坏死性胰腺炎，发生全胰坏死。
	❸	胰腺大部损伤无法修复者。
	❹	慢性胰腺炎患者，其胰管严重损害而其他手术不能控制疼痛者。
术前准备、麻醉、体位		同胰十二指肠切除术。
手术步骤	❶	切口：同胰十二指肠切除术。

❷ 用科克尔手法游离胰头与十二指肠，具体方法参照胰十二指肠切除术。

❸ 切开胰下缘腹膜，游离胰腺体尾部（图11-12-1）。

❹ 将胰腺上缘切开，用手指将胰腺后壁与门静脉、肠系膜上静脉分离（图11-12-2）。

❺ 于胃窦胃体交界处将胃壁横断（图11-12-3）。

❻ 游离脾脏：切断脾胃、脾结肠、脾肾韧带，具体方法参见本章第十四节脾切除术。将脾脏与左半胰腺翻向右侧，暴露脾动静脉，于其起始部结扎、切断。仔细结扎肠系膜上动脉的分支（图11-12-4）。

❼ 剥离钩突，切断钩突与肠系膜上静脉间分支（图11-12-5）。

❽ 用常规方法切除胆囊。间断缝合胆囊床，于胆管处切断（图11-12-6）。

❾ 于十二指肠悬韧带下10cm处切断空肠，具体方法参照胰十二指肠切除术。远端空肠经结肠后提起，准备吻合（图11-12-7）。

❿ 两种方法行胃空肠、胆管空肠吻合（图11-12-8）。

术中要点　　全胰十二指肠切除的手术步骤实际同时包括胰十二指肠切除术和胰体尾部切除术时的手术要点，但不需切断胰腺和进行胰肠吻合。

术后处理　　参见胰十二指肠切除术。术后注意监测血糖，调整胰岛素用量，使术后早期血糖维持在6~8mmol/L为宜，术后口服肠溶性胰酶片。

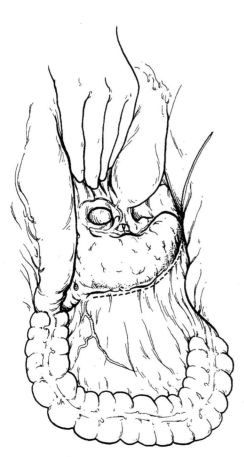

图11-12-1

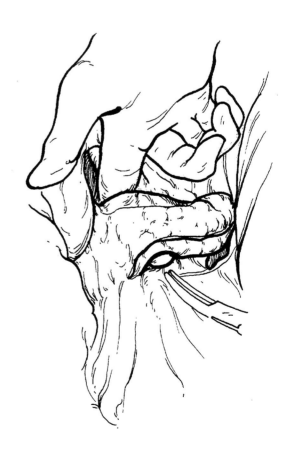

图11-12-2

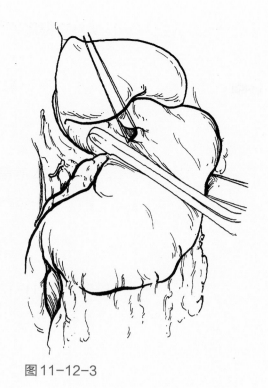

图 11-12-3

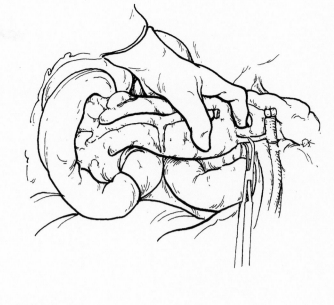

图 11-12-4

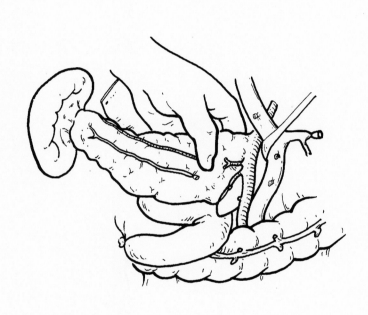

图 11-12-5

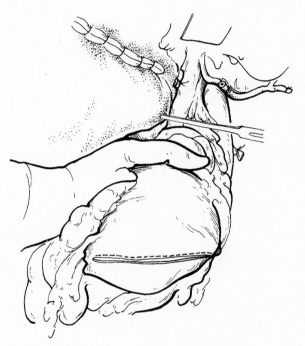

图 11-12-6

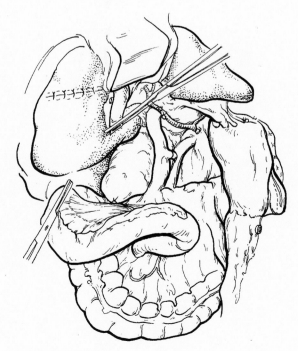

图 11-12-7

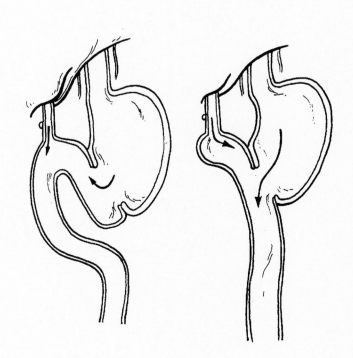

图 11-12-8

405

第十三节　胰尾侧亚全切除术

适应证、 术前准备、 麻醉及体位	同胰体尾部切除术。
手术步骤	❶ 游离胰体尾部，具体方法同胰体尾部切除术。将脾、胰体尾翻向右侧，游离胰头部并将钩突从肠系膜上动、静脉剥离下来（图11-13-1）。
	❷ 切断胰头部：在距十二指肠内侧缘约1~2cm处，做一排褥式缝合，沿预定切断线，切离胰头（图11-13-2）。
	❸ 胰尾侧亚全切除后如图11-13-3所示。
术中要点	❶ 80%以下的远端胰腺切除术，手术步骤同胰腺体尾部切除术，而胰尾侧亚全切除术仅保留胰头部十二指肠侧附着缘1~2cm，残留10%~20%。

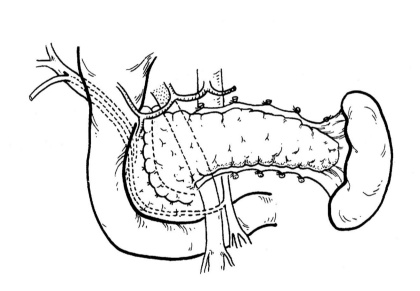

图11-13-1

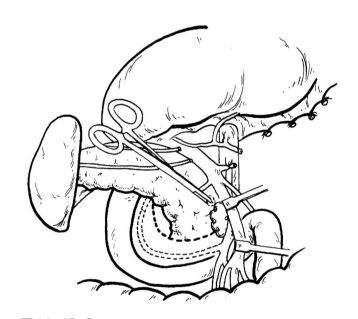

图11-13-2

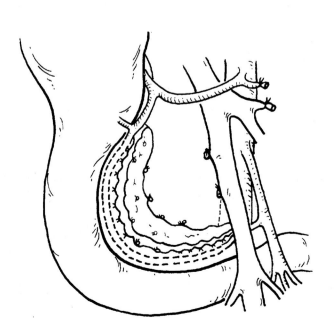

图11-13-3

❷ 为保证十二指肠及残胰的血供，应保留前上胰十二指肠动脉（发自胃十二指肠动脉）及前下胰十二指肠动脉（发自肠系膜上动脉）。

❸ 切断胰头后上方时，可先行切开胆总管末端，插入导尿管，用左手拇指、示指摸捏导管，以免损伤胆总管。

术后处理　　　　同胰体尾部切除术。

第十四节　脾切除术

适 应 证　　❶ 外伤性脾破裂无法修补。

❷ 脾肿大继发脾功能亢进。

❸ 某些血液疾病，如原发性血小板减少症等，可能需行脾切除术。

❹ 脾脏感染性疾病，如化脓性感染、结核等。

❺ 脾脏囊肿或肿瘤。

❻ 脾动脉瘤切除、胃癌根治术或胰体尾部切除术时，需同时切除脾脏。

术前准备　　❶ 外伤性脾破裂，出血迅猛。大量补液，抗休克，输血，同时及时手术。

❷ 血液病需切脾者，必须考虑周全，充分向患者家属交代病情，方能切脾。

❸ 如血小板过低，术前应输血小板。

❹ 术前留置胃管，常规备皮。

麻　　醉　　　全身麻醉或连续硬膜外麻醉。

体　　位　　　仰卧位，左季肋部垫高。

手术步骤　　❶ 切口：取左上腹经腹直肌切口、旁正中切口，切口下端可向外侧延长呈"L"形。如诊断明确，无其他伴随情况，可行左肋缘下斜切口，显露困难时可应用胸腹联合切口（图11-14-1）。

❷ 探查：外伤性脾破裂，进入腹腔后，清除积血，如发现脾破裂处仍有出血，术者应迅速将左手伸入腹腔内，捏住脾蒂，控制出血（图11-14-2）。如为肝硬化，门静脉高压患者，应探查肝脏硬化程度，门静脉系统曲张程度，测门静脉压力等，如为血液系统疾病，还需注意有无副脾存在。

❸ 脾蒂控制后，术者右手伸入脾上极和膈肌之间，钝性、锐性分离结合，分离脾的背面和膈下的粘连，用右手握住脾上极，将脾向下内，再向前轻轻地搬出切口外，立即用大块生理盐水纱布填于脾膈间隙，压迫止血同时可将脾脏垫高（图11-14-3）。

❹ 有时脾脏被脾肾韧带所固定，不能将脾脏游离拖出时，可分离剪开脾肾韧带，再将脾脏搬出切口（图11-14-4）。

❺ 分离脾结肠韧带，结扎、切断（图11-14-5）。

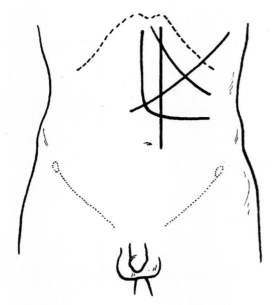

图 11-14-1

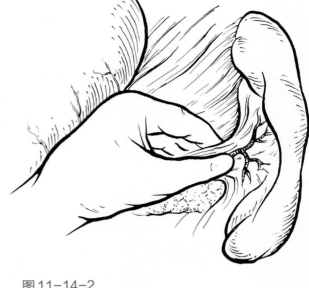

图 11-14-2

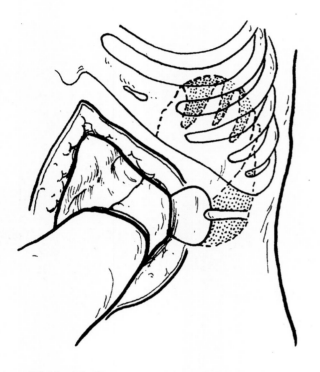

图 11-14-3

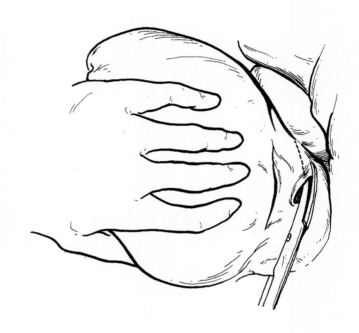

图 11-14-4

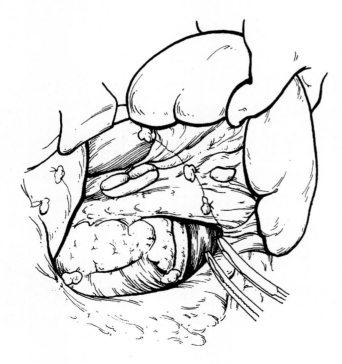

图 11-14-5

❻ 分离脾胃韧带，处理好脾胃韧带中的胃短血管（图11-14-6）。

❼ 探查胰尾，如胰尾紧贴脾门，应用手指轻轻推开脾蒂和胰尾间的疏松组织，仔细将胰尾分离出来，至此，脾蒂已完全游离（图11-14-7）。

❽ 用3把止血钳钳夹脾蒂（图11-14-8），在近脾门处两把止血钳之间切断脾蒂（图11-14-9）。

❾ 除去脾脏，脾蒂血管用7号丝线结扎并作贯穿缝扎（图11-14-10）。

❿ 脾切除后，取出塞入脾床内的纱布垫、冲洗，进行彻底止血，如有出血点可用丝线"8"字缝扎止血，于膈下留置引流管一枚，另戳口引出体外（图11-14-11）。

⓫ 如为门静脉高压症患者，可将大网膜松松地塞入脾区创面内，不必作固定缝合，以建立侧支循环。逐层缝合腹壁切口。

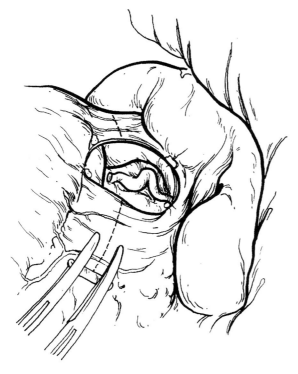

图11-14-6

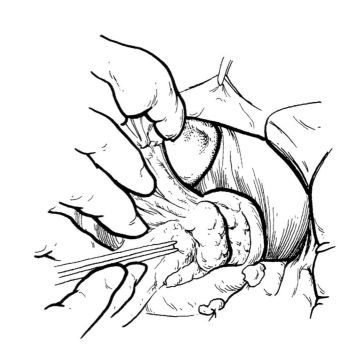

图11-14-7

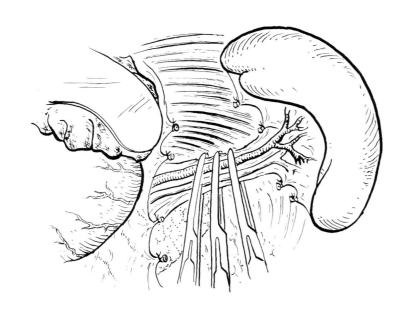

图11-14-8

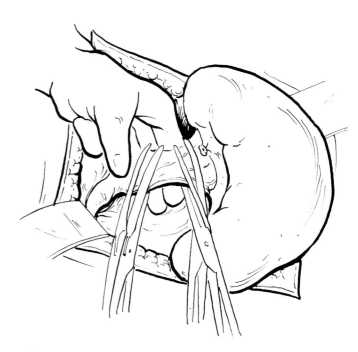

图11-14-9

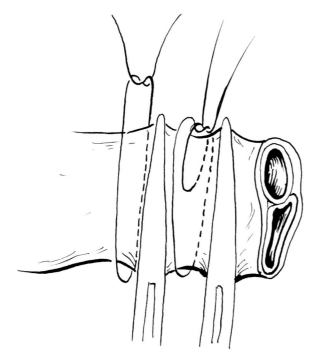

图 11-14-10

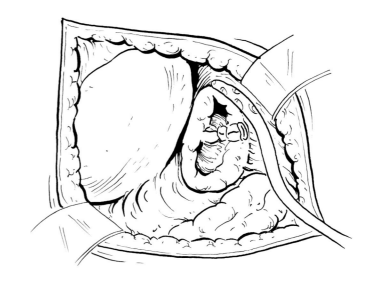

图 11-14-11

术中要点　❶ 脾切除过程中可能损伤胃和胰腺。分离切断脾胃韧带时应紧靠脾侧，切忌盲目钳夹、结扎胃壁，造成胃瘘。分离脾蒂时应小心，勿损伤胰尾，如有损伤，应包埋缝合，放置引流管。

　　　　❷ 副脾多在脾门、脾胃韧带、大网膜、小肠和结肠系膜等处，如血液系统疾病切脾，术中应全部切除，如为外伤脾破裂，则不需处理。

术后处理　❶ 术后严密观察生命体征变化。

　　　　❷ 术后 3~5 天如无渗出，拔除脾窝引流。

　　　　❸ 术后给予广谱抗生素预防感染。

　　　　❹ 术后 2 周检测血小板变化，给予相应处理。

第十五节　脾部分切除术

适 应 证　脾上极或下极严重的深度撕裂伤。

术前准备、
麻醉、体位　同脾切除术。

手术步骤　❶ 切口及腹腔探查参照脾切除术。

　　　　❷ 用手或无损伤血管钳夹住脾蒂控制出血（图 11-15-1）。

　　　　❸ 将脾脏向前内方托起，在脾窝内填以数块大盐水纱布，充分显露脾脏于切口处。（图 11-15-2）。

④ 仔细检查脾门区血管撕裂情况，游离切断被切除脾段的供血动脉，靠近脾门处加以双重结扎（图11-15-3）。

⑤ 沿变色线切开脾被膜，用刀柄钝性分离脾实质（图11-15-4）。

⑥ 用钳夹结扎断端血管（图11-15-5）。

⑦ 用重叠褥式缝合法闭合横断切面（图11-15-6）。

⑧ 断端用大网膜覆盖（图11-15-7）。

术中要点　① 缝合时必须确切，如因脾质地脆弱而造成切割撕裂时，可加用垫片缝合。

② 其他同脾切除术。

术后处理　① 严密观察血压、脉搏变化，一旦发现术后仍有出血，立即急行脾切除术。

② 术后24小时内绝对卧床休息，术后3日可视情况轻微下床活动。

③ 术后3~5天视情况拔除腹腔引流管。

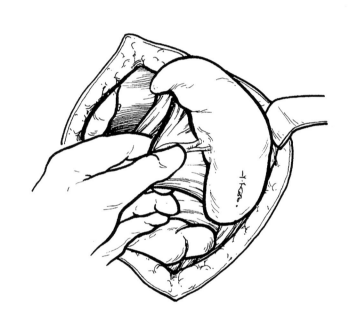

图11-15-1

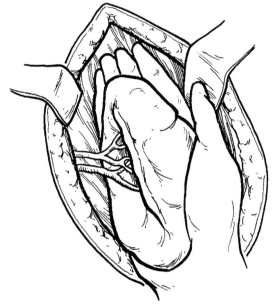

图11-15-2

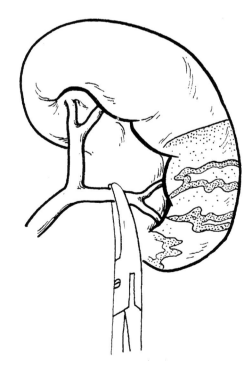

图11-15-3

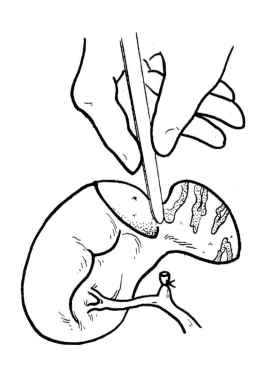

图11-15-4

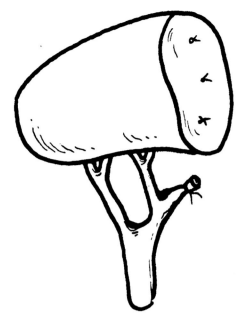

图 11-15-5

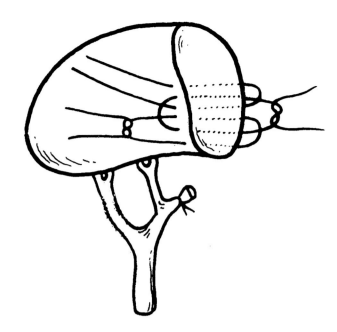

图 11-15-6

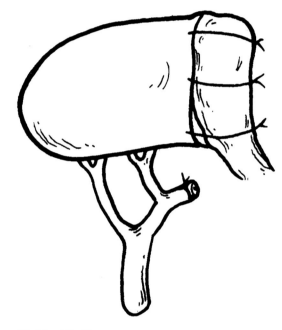

图 11-15-7

第十六节　胃切开胃底曲张静脉缝合结扎术

适 应 证	❶	门静脉高压症并发食管胃底曲张静脉破裂大出血，病情危重的紧急手术。
	❷	患者年龄大于60岁或肝功能Child分级B级以下，不适合做大手术者。
术前准备	❶	放置三腔双囊管压迫止血。
	❷	快速输入新鲜血补充血容量，酌情输以人血白蛋白。
	❸	静脉补入大量葡萄糖、维生素C及充足的六合氨基酸、精氨酸，以预防术后肝昏迷的发生。
	❹	给予大剂量广谱抗生素预防感染。

⑤ 静脉给予维生素K、氨甲苯酸、凝血酶及垂体后叶素等止血药物。

⑥ 静脉给予法莫替丁、质子泵抑制剂等抑制胃酸分泌的药物。

麻　醉　　　全身麻醉。

体　位　　　仰卧位，左腰背部垫高。

手术步骤

❶ 切口：采用左上腹旁正中或左侧肋缘下斜切口或左上腹"L"形切口（图11-16-1）。

❷ 切开胃壁，查找出血点：于贲门下5cm处横行或纵向切开胃前壁浆肌层，缝扎黏膜下的血管后切开胃腔，查找活跃出血点和曲张静脉（图11-16-2）。

❸ 缝合止血：发现活跃出血点，行黏膜和黏膜下静脉连续缝合止血（图11-16-3）。然后用热生理盐水纱布热敷黏膜面3~5min，显露曲张静脉，连续缝合结扎。

❹ 围绕贲门黏膜下缝扎一周（图11-16-4）。

❺ 摆正三腔双囊管位置：注气后将三腔双囊管外部稍加牵引，使胃囊恰好嵌于贲门口处，以确切压迫止血（图11-16-5）。

❻ 间断双层缝合胃壁。

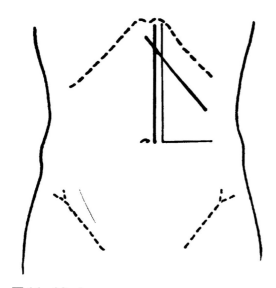

图11-16-1

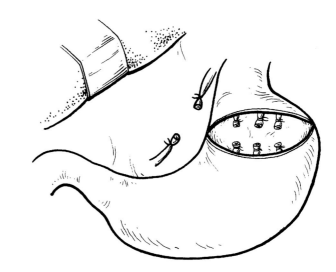

图11-16-2

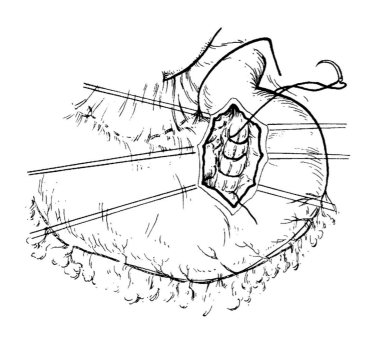

图11-16-3

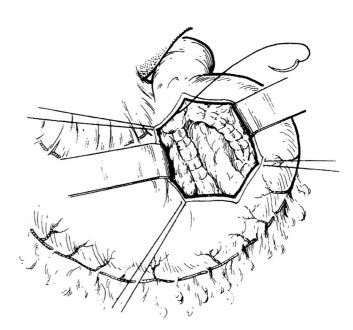

图11-16-4

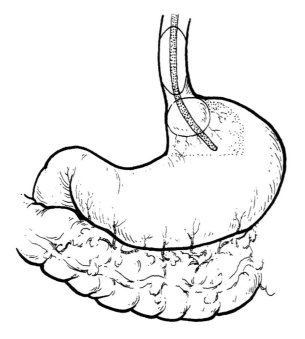

图 11-16-5

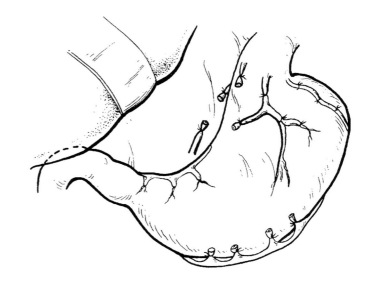

图 11-16-6

❼ 结扎胃左静脉：于胃小弯胃胰襞处缝扎胃左静脉根部，然后缝扎所有自贲门至胃底的曲张静脉（图11-16-6）。

❽ 逐层关腹。

术中要点

❶ 切开胃壁前可于拟行切口两侧各缝3~4条支持线，以便于黏膜下止血及牵开胃壁，查找出血点。

❷ 绕贲门黏膜下缝扎时应一针紧挨一针。

❸ 当切开胃壁后看到贲门连续不断流血时应考虑食管下端静脉破裂所致，可将手指伸入食管内暂时压迫止血，并在贲门口黏膜下缝扎一周，后用三腔双囊管压迫，查无出血后，再缝合胃壁。

❹ 缝合胃壁前向远端十二指肠内注入甘油果糖30ml，以加速肠道内积血的排出。

术后处理

❶ 三腔双囊管管理：胃囊充气量150~200ml，食管囊充气量100~150ml（压力10~40mmHg），每隔12小时应将气囊放空10~20分钟，如有出血再充气压迫。一般放置24小时，如出血停止，可先排空食管囊，后排空胃囊，再观察12~24小时，如确已止血，口服液体石蜡20ml，半小时后将管慢慢拔出。一般放置时间不宜持续超过3~5天，其间密切观察，慎防气囊上滑堵塞咽喉引起窒息。

❷ 继续给予葡萄糖、肌苷、维生素、能量合剂、支链氨基酸等保肝药物。

❸ 继续应用止血药物。

❹ 给予大剂量广谱抗生素，胃管内注入甲硝唑、庆大霉素、链霉素等抗生素。

❺ 及时输以新鲜血，补充白蛋白。

❻ 生理盐水灌肠每天1次，直至大便由黑色变为正常时为止，一般需3天左右。

第十七节　黏膜下胃底曲张静脉缝扎术

| 适应证、术前准备、麻醉及体位 | 同胃切开胃底曲张静脉缝合结扎术。 |

手术步骤

❶ 切口：取左侧经腹直肌切口或左侧肋缘下斜切口。

❷ 阻断贲门部胃壁血管：距贲门处约5cm胃横切线的两侧，各置一把肠钳。

❸ 缝扎黏膜下血管：横行切开胃前壁浆肌层，显露黏膜下曲张静脉，行血管上下双重缝合结扎（图11-17-1）。

❹ 同样缝合结扎胃后壁黏膜下血管（图11-17-2）。

❺ 结节缝合胃壁（图11-17-3）。

❻ 显露胃小弯：分离胃冠状静脉及上行食管支予以切断结扎。

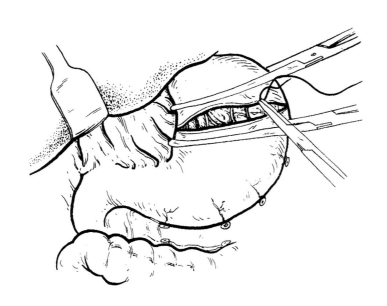

图11-17-1

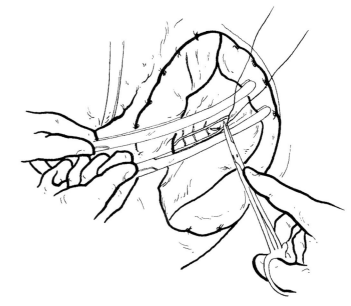

图11-17-2

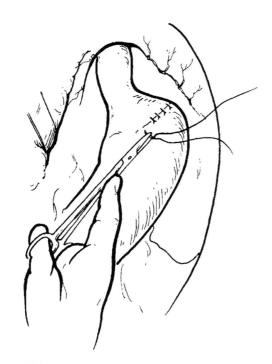

图11-17-3

415

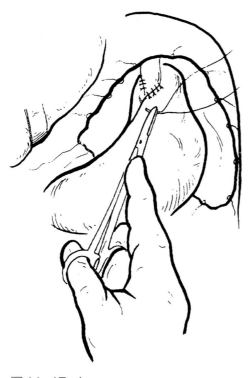

图 11-17-4

术中要点	❶ 切开胃壁时勿切开黏膜，如黏膜破损，应立即修补。
	❷ 为预防反流性食管炎，可行胃前后壁浆肌层和食管周围结节埋入缝合，将原缝合线埋入（图11-17-4）。
术后处理	同胃腔切开胃底曲张静脉缝合结扎术。

第十八节　经腹贲门周围血管离断术

适 应 证	适用于胃底、食管下段静脉曲张并发大出血者或分流后再出血者。
术前准备	同胃切开胃底曲张静脉缝合结扎术。
麻　　醉	连续硬膜外麻醉或全身麻醉。
体　　位	仰卧位，左侧腰背部垫高30°。
手术步骤	❶ 切口：左侧经腹直肌切口或左上腹"L"形切口。
	❷ 测定门静脉压：一般测定胃网膜右静脉压力。（图11-18-1）。
	❸ 先行脾切除术（详见本章第十四节脾切除术）。
	❹ 胃贲门周围血管（包括胃左动、静脉的胃壁分支，胃后动静脉，胃短动静脉，膈下静脉）结扎、切断。
	❺ 胃大弯侧上1/2处的血管结扎切断，其中包括胃短动静脉，将胃后壁显露分离，结扎切断来自胰腺上缘的胃后动静脉（图11-18-2）。

❻ 将小弯胃壁从胃角部向上分离，结扎及切断胃左动静脉在小网膜前后叶进入胃小弯前后壁的3~4个分支后，于胃胰襞起始部结扎胃左静脉主干（图11-18-3）。将食管向左下方牵拉，缝扎、切断左右膈下静脉。

❼ 分离、结扎、切断胃冠状静脉的高位食管支及异位高位食管支：切开胃食管交界处的前后浆膜，将胃向下方牵拉，结扎切断食管下端的周围血管。如此反复游离食管下段8~10cm。至此，贲门周围血管离断完成（图11-18-4）。

❽ 将胃大小弯侧胃壁浆膜化，以防术后胃胀引起线结脱落、出血及胃壁缺血坏死、穿孔（图11-18-5）。

❾ 再次测量门静脉压，在左膈下放置引流胶管一根，逐层关腹。

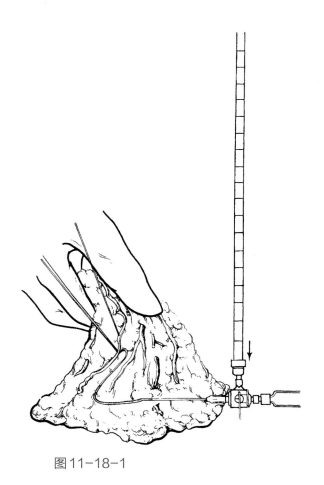

图11-18-1

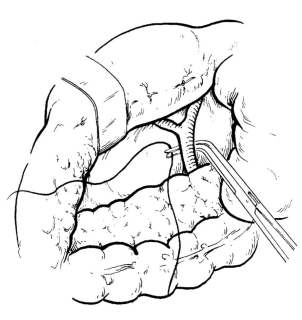

图11-18-2

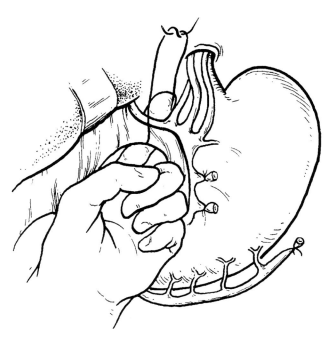

图11-18-3

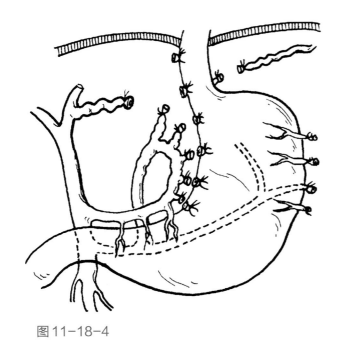

图 11-18-4

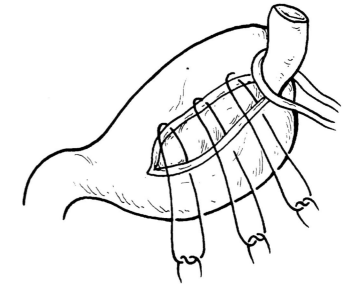

图 11-18-5

术中要点	❶	对小弯侧胃上半部的血管离断，有时需将增厚的小网膜紧靠胃壁全部切除，以彻底离断胃左动静脉构成的局部高压区。

术中要点

❶ 对小弯侧胃上半部的血管离断，有时需将增厚的小网膜紧靠胃壁全部切除，以彻底离断胃左动静脉构成的局部高压区。

❷ 胃小弯侧血管彻底切断后，进入胃壁的迷走神经胃支亦被切断，术后可并发暂时性胃无力及胃潴留，可行幽门成形术或胃造瘘术。但多数患者无胃潴留发生。

❸ 在贲门上 4~5cm（或更高些），于食管右侧可见胃冠状静脉的另一分支（直径 5~8mm），逐渐靠近食管并进入食管肌层，为高位食管支，应予以双重结扎或切断，此为阻断门奇血流之关键。胃后静脉并非经常出现，自胃后上 1/3 处汇入脾静脉，发现者应予以结扎、切断，否则成为术后再出血的一个重要原因。

术后处理

❶ 一般术后 3~4 天，引流量 24 小时小于 20ml 时，考虑拔除膈下引流管。

❷ 胃管一般应留置 5~7 天，以防胃胀和胃潴留。余同胃切开胃底曲张静脉缝合结扎术及脾切除术术后处理。

第十九节　脾肾静脉吻合术

适 应 证

并发食管-胃底静脉曲张患者，年龄一般要小于 60 岁，肝功能 Child 分级属 A 级或 B 级，门静脉显示向肝血流，以及门静脉系统血管适合做分流术。

术前准备

❶ 改善肝功能和全身状况。

❷ 对肝总血流量的估量：肝脏核素扫描、肝静脉插管、脾门静脉造影、间接门静脉造影和内脏动脉造影等测定肝脏和其他内脏血流动力学情况。

③ 用静脉肾盂造影或同位素肾图评价肾功能。

④ 术前3日口服肠道不吸收的抗生素（如链霉素）。术前晚、术晨生理盐水各洗肠1次。

⑤ 术前应用抑酸剂。静脉给予维生素K。

麻　　醉　　全身麻醉，亦可选用连续硬膜外麻醉。

体　　位　　仰卧位，左腰部垫高30°。

手术步骤
① 切口：左上腹"L"形切口（图11-19-1）。

② 测门静脉压力：通常大于30cmH₂O。

③ 于胰腺上缘结扎脾动脉后，游离切除脾脏，详见脾切除术（图11-19-2）。

④ 游离脾静脉：将脾静脉从脾蒂及胰尾部分离出3~4cm，结扎切断胰尾部进入脾静脉的细小分支（图11-19-3）。脾静脉剥出后，于近端置狗头夹，紧靠脾蒂切断脾静脉，以备吻合。

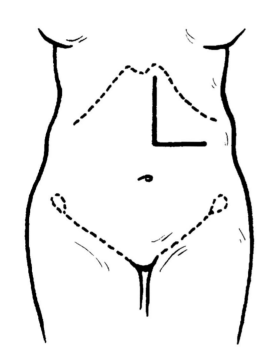

图 11-19-1

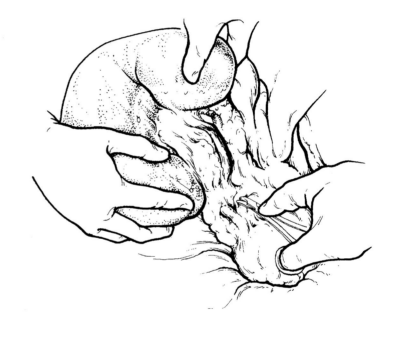

图 11-19-2

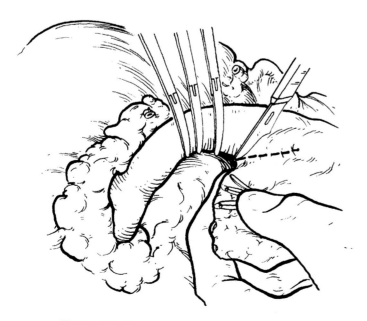

图 11-19-3

⑤ 游离肾静脉：剪开左肾前面的肾筋膜（图11-19-4），进一步游离左肾静脉，分离出其周径的2/3，长3~4cm。常需要切断左肾上腺静脉，它在距肾盂不远处自上方汇入左肾静脉。

⑥ 脾肾静脉端侧吻合：在肾静脉前壁切除与脾静脉口径相同的一小块静脉壁，在其两角分别与相应侧的脾静脉行结节缝合，血管腔外打结后（图11-19-5），连续外翻缝合前后壁，针距2mm，缝到最后1~2针时，先放松脾静脉，冲出凝血块，再用肝素水冲洗吻合口，重新夹住脾静脉，再继续吻合。

⑦ 再次测定门静脉压力：一般应小于20cmH$_2$O。

⑧ 脾窝置引流胶管一枚，在肝缘处取一小块组织送病理检查，估计肝脏病理变化过程。逐层缝合切口。

术中要点

① 如脾静脉周围有炎症、脾静脉管壁厚薄不均或其直径小于1cm或距离肾静脉过远，以及不慎剥破脾静脉等情况均不适合做脾肾静脉吻合术。

② 如胰尾过大影响脾肾静脉吻合，可切除部分胰尾。

③ 肾静脉下方有精索静脉（或卵巢静脉），可游离、结扎、切断。有时肾上极或下极的动脉分支横行跨过肾静脉，可用无损伤阻断钳钳夹，观察肾脏颜色变化，予以鉴别，避免误断。

④ 脾肾静脉吻合口直径要求至少大于1cm。吻合口应无环状狭窄和牵拉现象，脾静脉无扭曲成角。吻合口少许渗血可用热生理盐水纱布压迫1~2分钟即可止血。

术后处理

① 术后平卧2周，应用低分子右旋糖酐、阿司匹林等药物，监测凝血指标。

② 保护肝功能，给予能量合剂、肌苷、维生素、支链氨基酸等药物，给予精氨酸、谷氨酸预防肝昏迷，酌情输新鲜血、人血白蛋白。

③ 全身应用广谱抗生素。

④ 应用制酸药物，以预防溃疡出血。

⑤ 应用泻剂、肠道不吸收药物及灌肠等方法排净胃肠道内血液。

⑥ 一般术后2~3天拔除脾窝引流管。术后3天拔除胃肠减压管。

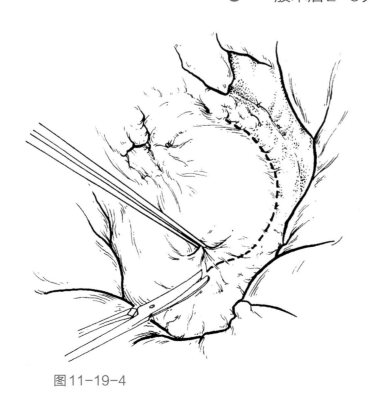

图11-19-4

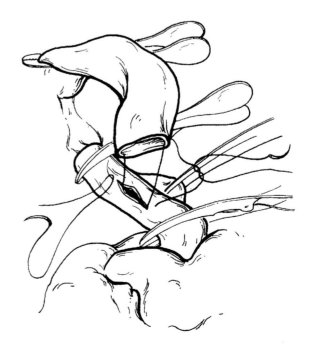

图11-19-5

420

第二十节　远端脾肾静脉吻合术

适应证、
术前准备、
麻醉与体位

同脾肾静脉吻合术。

手术步骤

❶ 切口：取左上腹经腹直肌切口（图11-20-1）。

❷ 剪开胃结肠、胃脾韧带，结扎切断胃网膜右动静脉，但应保留胃短静脉及胃网膜左静脉。

❸ 游离脾静脉：切开胰体尾下缘的腹膜，沿肠系膜上静脉分离至与脾静脉的汇合处（图11-20-2）。

❹ 游离肾静脉方法同脾肾静脉吻合术（图11-20-3）。

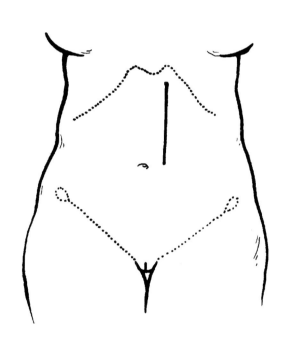

图 11-20-1

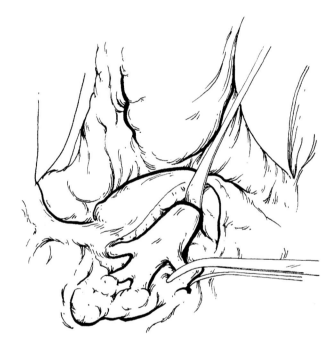

图 11-20-2

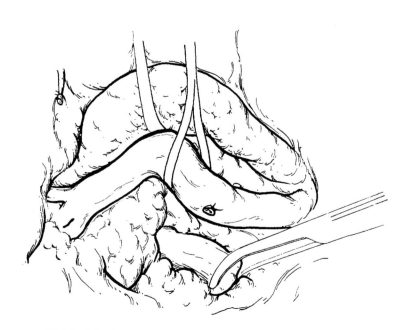

图 11-20-3

❺ 在靠近肠系膜上静脉汇合处，切断脾静脉（图11-20-4）。

❻ 连续缝合关闭肠系膜上静脉脾静脉端（图11-20-5）。

❼ 行远端脾静脉与肾静脉端侧吻合（图11-20-6）。

❽ 在胃小弯的上方缝扎、切断胃冠状静脉。完成后的静脉引流出口如图11-20-7。

❾ 逐层缝合切口。因术后可能有腹水产生，常用减张缝合。

术中要点

❶ 将脾静脉从胰床上游离出来，常非常困难，因为有许多纤细的静脉自胰腺入脾静脉，应先行结扎这些静脉的胰腺侧和脾静脉侧，再予以切断，可减少出血。

❷ 确定脾静脉和左肾静脉之间吻合的适当部位是该术式的关键，吻合口应无扭曲，若有成角可梭形切除一块肾静脉壁。斜截脾静脉端使脾肾静脉成角45°左右，以保证有一个宽大的吻合口。

❸ 脾静脉切断后，缝闭其近肠系膜上静脉端时，有时可见到胃冠状静脉，可在其进门静脉前结扎、切断。

术后处理

同脾肾静脉吻合术，本术式较其他分流手术更可能发生术后腹水，因此术中、术后早期均需限制液体输入量，并应用利尿药物。

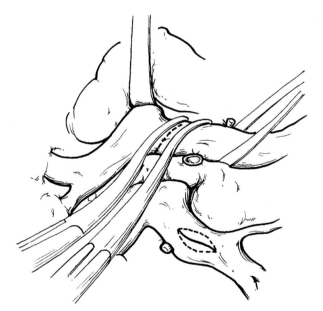

图11-20-4

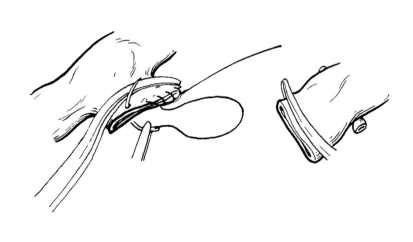

图11-20-5

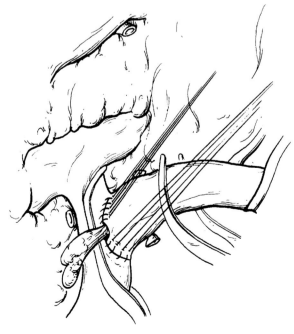

图11-20-6

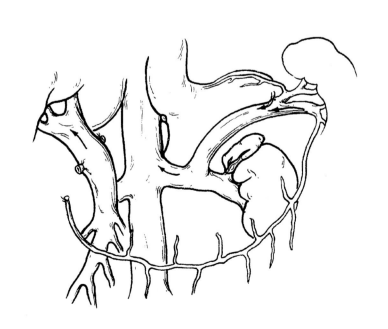

图11-20-7

第二十一节　肠系膜上静脉下腔静脉吻合术

适应证、
术前准备、
麻醉与体位

同脾肾静脉吻合术。

手术步骤

❶ 肠系膜上静脉下腔静脉侧端吻合术（Clatworthy法）。

（1）切口：采用右侧旁正中切口（图11-21-1）。

（2）测门静脉压力后，探查门静脉，如无血栓形成或闭塞，则决定做肠系膜上静脉下腔静脉吻合术。

（3）分离肠系膜上静脉：于肠系膜上静脉与横结肠系膜交界线处做"T"形切口（图11-21-2）。把肠系膜上静脉与周围解剖游离5cm左右，其右侧的小分支可结扎、切断，左侧的大分支应保留。

（4）分离下腔静脉：沿右结肠旁沟切开侧腹膜（图11-21-3）。

（5）将回盲部、升结肠推向左侧，暴露十二指肠、右侧输尿管及右肾下极（图11-21-4）。

（6）把十二指肠向上推，暴露下腔静脉（图11-21-5）。

（7）分离隧道：左手放在肠系膜上静脉的下面，后面握住升结肠向前牵拉，小心用手指抠出能容两个手指轻松通过的新通道（图11-21-6）。

（8）于左、右髂总静脉分叉处切断右髂总静脉，并连续缝合两断端（图11-21-7）。

（9）尽可能靠远端切断左髂总静脉，远端缝闭，将近侧断端拉过隧道，使其与肠系膜上静脉接近，准备吻合（图11-21-8）。

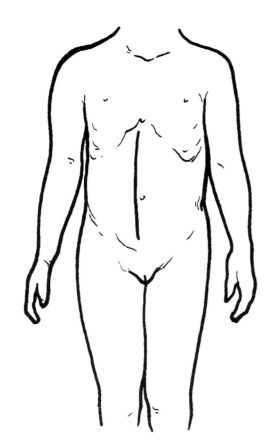

图 11-21-1

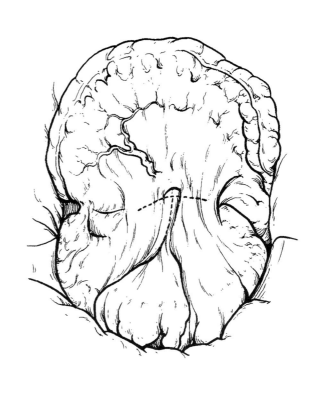

图 11-21-2

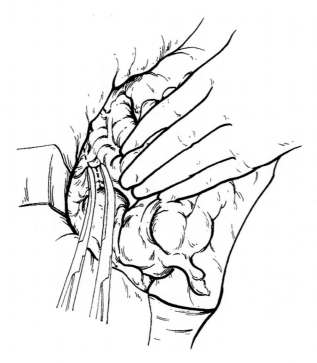

图 11-21-3

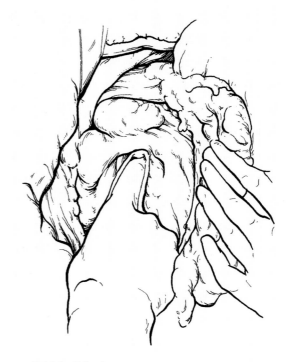

图 11-21-4

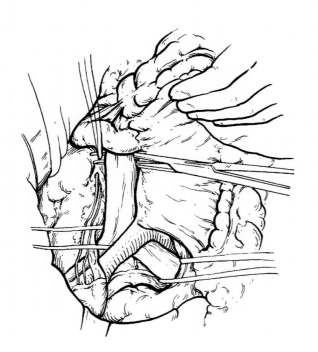

图 11-21-5

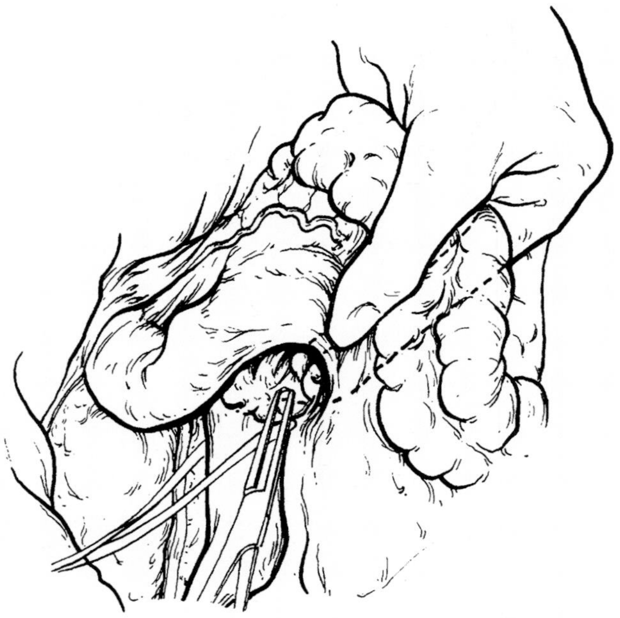

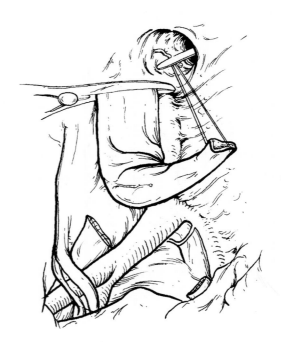

图 11-21-6

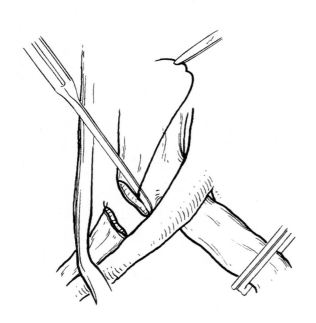

图 11-21-7

图 11-21-8

（10）修裁左髂总静脉或下腔静脉远端任何不需要部分，使其长度适中（图11-21-9）。

（11）在肠系膜上静脉右后外侧做一切口并切除部分管壁（图11-21-10）。

（12）下腔静脉和肠系膜上静脉吻合，具体吻合技术同脾肾吻合术（图11-21-11）。

（13）再测门静脉压力后，缝合腹壁。见吻合示意图（图11-21-12）。

❷ 肠系膜上静脉下腔静脉架桥分流术（Drapanas法）

（1）切口、肠系膜上静脉及下腔静脉显露步骤同肠系膜上静脉下腔静脉侧端吻合术。

（2）架桥血管可选择自体大隐静脉、颈内静脉或人工血管（直径1.5~1.8cm），长度在无张力状态下应尽量短，一般为4~6cm。

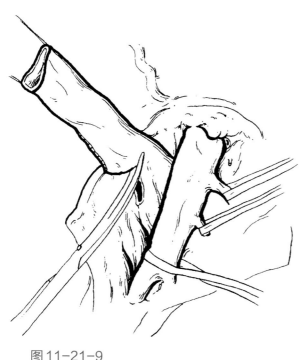

图11-21-9

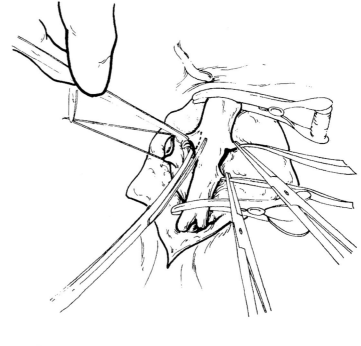

图11-21-10

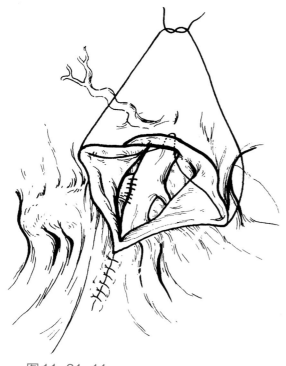

图11-21-11

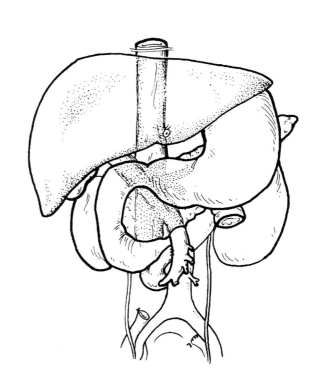

图11-21-12

（3）吻合：先与下腔静脉吻合，切除一块圆形的下腔静脉壁，先吻合外半边，再内侧半边，然后把架桥血管逆时针旋转30°，以接近肠系膜上静脉正常位置，再与肠系膜上静脉吻合（图11-21-13）。

❸ 肠系膜上静脉下腔静脉侧侧吻合术

（1）切口、肠系膜上静脉及下腔静脉的游离显露同肠系膜上静脉下腔静脉侧端吻合术。

（2）将肠系膜上静脉左后方的动脉鞘与下腔静脉内前方的结缔组织间断缝合数针，减少吻合时张力。

（3）行肠系膜上静脉与下腔静脉的侧侧吻合，吻合口在1.3~1.5cm之间（图11-21-14）。

术中要点

❶ 分离下腔静脉时，有数条腰静脉回流到下腔静脉，须仔细分离结扎后切断，可同时分离、结扎、切断右精索或卵巢静脉。

❷ 下腔静脉与肠系膜上静脉吻合时，应使下腔静脉断端的左缘，对肠系膜上静脉切口的后缘，下腔静脉断端的右缘对肠系膜上静脉切口的前缘。吻合口应约2cm宽，无张力、扭曲。

❸ 如果选用人造血管，不必通过十二指肠与胰腺之间的隧道，否则有发生胰腺炎的危险。

术后处理

同脾肾静脉吻合术。术后5~7天下肢、外阴部和腹股沟等处可能会有不同程度的浮肿，2周后离床活动时可穿弹力袜。

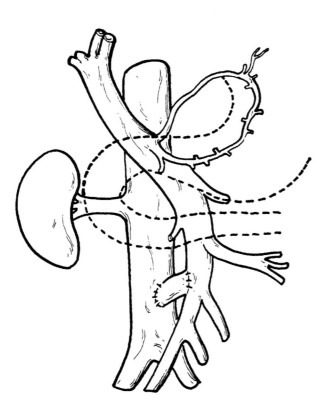

图11-21-13

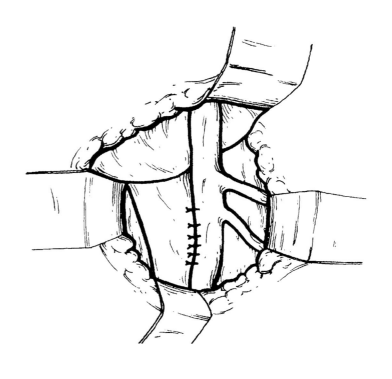

图11-21-14

第二十二节　门腔静脉吻合术

适应证、 术前准备、 麻醉	同脾肾静脉吻合术。
体　位	仰卧位，右侧垫高30°。
手术步骤	❶ 门腔静脉侧侧吻合术

（1）切口：沿右肋缘下做切口，横过左腹直肌，右侧面肋腹部延展，或胸腹联合切口（图11-22-1）。

（2）测量门静脉压力。

（3）行科克尔切开，将十二指肠推向左上方，显露下腔静脉（图11-22-2）。

（4）游离门静脉：沿胆总管走行将肝十二指肠韧带右缘前层纵行切开，分离胆总管，用纱布条将其提起，暴露门静脉（图11-22-3）。

（5）分别于门静脉和腔静脉壁上各切一长约5cm的切口（图11-22-4）。

（6）先缝合吻合口两角，结打在腔外（图11-22-5），行侧侧吻合（图11-22-6）。

（7）再次测量门静脉压力，逐层关腹。

❷ 门腔静脉端侧吻合术

（1）切口、门静脉、下腔静脉显露同门腔静脉侧侧吻合术。

（2）紧靠肝脏处切断门静脉（图11-22-7）。行门静脉-下腔静脉端侧吻合（图11-22-8）。具体技术同脾肾静脉吻合术。

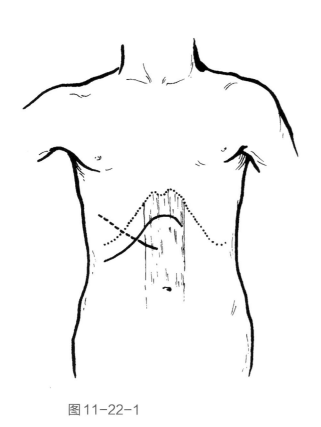

图11-22-1

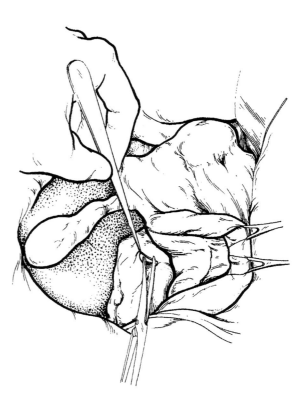

图11-22-2

427

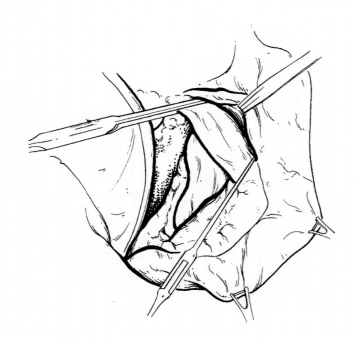

图 11-22-3

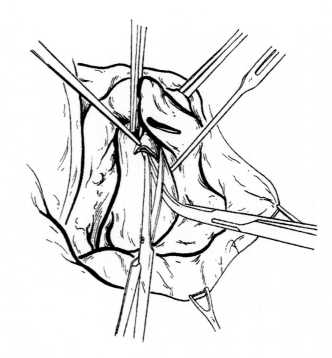

图 11-22-4

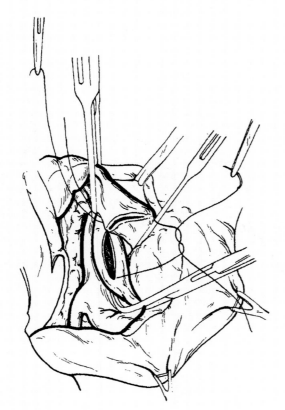

图 11-22-5

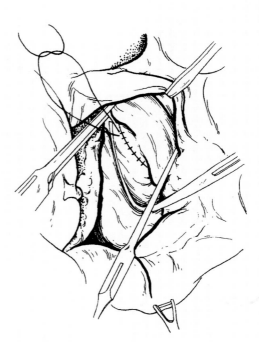

图 11-22-6

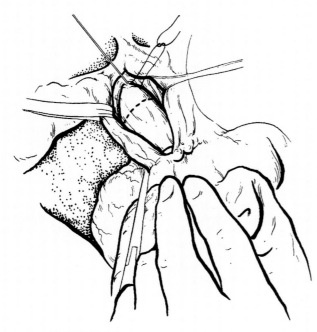

图 11-22-7

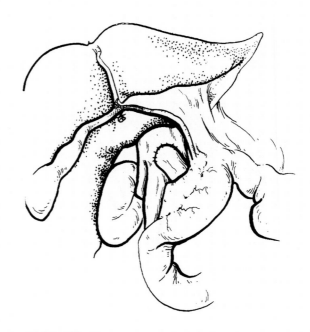

图 11-22-8

（3）如需行双重端侧门腔分流（图11-22-9），门静脉要保留较长的肝侧残余部分，下端阻断钳应尽量靠近胰腺，以尽可能长地留下作吻合用的游离门静脉。

术中要点 ❶ 有时肝尾状叶肿大，妨碍下腔静脉的显露和游离，可适当切除一部分（图11-22-10、图11-22-11）。

❷ 分离门静脉时，其周围常有肿大淋巴结和炎症性曲张静脉，需将其切除或切断再行分离，有时有胃冠状静脉还流于门静脉内，必须仔细分离结扎后切断。

❸ 切断门静脉时，门静脉近侧残干不要留得太短，因其为大静脉且处于高压力下，应双重结扎加贯穿缝扎。

术后处理 同脾肾静脉吻合术。

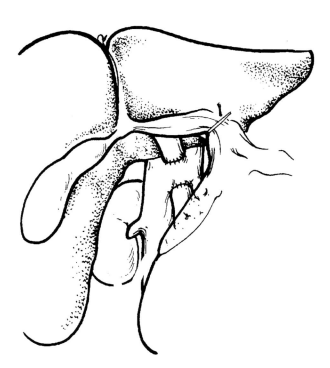

图11-22-9

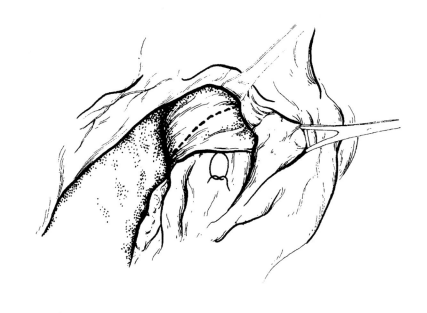

图11-22-10

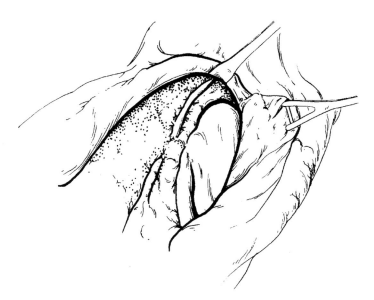

图11-22-11

429

参考文献

1. 沈魁，何三光.实用普通外科手术学[M].沈阳：辽宁教育出版社，1989：3-11.

2. 黄志强，金锡御.外科手术学[M].3版.北京：人民卫生出版社，2005：709-725.

3. 夏穗生，杜竞辉.普通外科手术图解[M].南京：江苏科学技术出版社，1995：325-331.

4. 段志泉，张强.实用血管外科学[M].沈阳：辽宁科学技术出版社，1999：242-283.

5. 黎介寿，吴孟超.手术学全集：普通外科手术学[M].2版.北京：人民军医出版社，1996：656-678.

6. 胡国斌.现代大肠外科学[M].北京：中国科学技术出版社，1996：115-121.

7. 孙衍庆.门静脉高压症的外科治疗研究[M].北京：北京出版社，1996：235-246.

8. 黄志强，黄晓强.肝脏外科手术学[M].2版.北京：人民军医出版社，1996：138-157.

9. 徐国成，韩秋生，王新文.普通外科手术图谱[M].沈阳：辽宁科学技术出版社，2003：13-35，217-233.

10. 陈峻青，夏志平.胃肠癌手术学[M].2版.北京：人民卫生出版社，2008：88-99.

11. 杨春明.实用普通外科手术学[M].北京：人民卫生出版社，2014：128-139.

12. 赵玉沛.普通外科学[M].3版.北京：人民卫生出版社，2020.

13. Gliedman ML.外科手术技巧图谱[M].王佐军，高亚，赵永同，译.西安：世界图书出版公司，1998：70-76，506-540.

14. Almeida JI.腔内静脉外科图谱[M].张福先，金辉，郭曙光，译.北京：人民卫生出版社，2015：57-97.

15. Braasch JW, Sedgwick CE, Veidenheimer MC. Atlas of abdominal surgery[M]. Philadelghia: W. B. Saunders company, 1990: 205-211.

16. Cameron JL. Atlas of surgery[M]. St. Louis: Mosby-Year Book Inc, 1994: 113-121.

17. Ellison EC, Zollinger RM. Atlas of surgical operations[M]. 10th ed. New York: McGraw-Hill Education, 2016: 375-393.

正文中融合的手术视频

ER 3-2-1	乳腺旋切术	
ER 3-8-1	乳腺癌改良根治术	
ER 5-0-1	巨大左锁骨下动脉瘤食管瘘的腔内治疗术	
ER 5-0-2	杂交手术重建左锁骨下动脉在主动脉夹层治疗中的应用	
ER 5-0-3	自体动静脉瘘狭窄的腔内治疗术	
ER 5-8-1	腹主动脉瘤腔内修复治疗中转开放手术	
ER 5-8-2	腹主动脉瘤切除人工血管置换术	
ER 6-1-1	腹腔镜全腹膜外腹股沟疝修补术	
ER 7-13-1	胃癌根治术	
ER 7-16-1	胃部分切除术	

ER 8-8-1	单孔法腹腔镜阑尾切除术	
ER 8-8-2	两孔法腹腔镜阑尾切除术	
ER 8-8-3	三孔法腹腔镜阑尾切除术	
ER 8-17-1	腹腔镜降结肠根治性切除术	
ER 8-26-1	腹腔镜下直肠癌根治术	
ER 10-2-1	腹腔镜胆囊切除术	

登录中华临床影像库步骤

公众号登录	扫描二维码 关注"临床影像库"公众号	
	点击"影像库"菜单 进入中华临床影像库首页	**临床影像及病理库** 发消息 人民卫生出版社有限公司 内容涵盖200多家大型三甲医院临床影像诊断和病理诊断中曾诊断的所有病种。每个病例在介绍病… 168篇原创内容 IP属地：北京 84个朋友关注 影像库 服务支持 内容支持　技术支持　我要投稿
网站登录	输入网址 medbooks.ipmph.com/yx 进入中华临床影像库首页	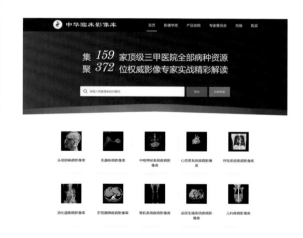
进入中华临床影像库首页注册或登录	PC 端点击首页"兑换"按钮 移动端在首页菜单中选择"兑换"按钮 输入兑换码，点击"激活"按钮 开通中华临床影像库的使用权限	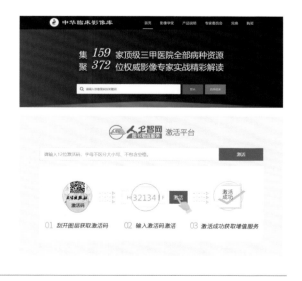

图书在版编目（CIP）数据

普通外科手绘手术图谱：精准手绘 + 操作视频 + 要点
注释 / 徐国成，罗英伟，韩秋生主编 . —北京：人民
卫生出版社，2023.5
ISBN 978-7-117-34535-4

Ⅰ.①普⋯　Ⅱ.①徐⋯　②罗⋯　③韩⋯　Ⅲ.①外科手
术 – 图谱　Ⅳ.①R61-64

中国国家版本馆 CIP 数据核字（2023）第 033974 号

普通外科手绘手术图谱——精准手绘 + 操作视频 + 要点注释
Putong Waike Shouhui Shoushu Tupu—— Jingzhun Shouhui + Caozuo Shipin + Yaodian Zhushi

主　　编　徐国成　罗英伟　韩秋生
出版发行　**人民卫生出版社**（中继线 010-59780011）
地　　址　北京市朝阳区潘家园南里 19 号
邮　　编　100021
E – mail　pmph @ pmph.com
购书热线　010-59787592　010-59787584　010-65264830
印　　刷　北京盛通印刷股份有限公司
经　　销　新华书店
开　　本　787×1092　1/8　印张：57.5
字　　数　879 千字
版　　次　2023 年 5 月第 1 版
印　　次　2023 年 5 月第 1 次印刷
标准书号　ISBN 978-7-117-34535-4
定　　价　298.00 元

打击盗版举报电话　010-59787491　　E-mail　WQ @ pmph.com
质量问题联系电话　010-59787234　　E-mail　zhiliang @ pmph.com
数字融合服务电话　4001118166　　E-mail　zengzhi @ pmph.com

52检